北京协和医院

肌电图

临床应用病例解析

主　　编：崔丽英
副 主 编：管宇宙　刘明生
名誉主编：汤晓芙

编　　者（按姓氏汉语拼音排序）

崔丽英（北京协和医院）

丁则昱（首都医科大学附属北京天坛医院）

冯新红（清华大学附属北京清华长庚医院）

管宇宙（北京协和医院）

翦　凡（首都医科大学附属北京天坛医院）

刘明生（北京协和医院）

牛婧雯（北京协和医院）

潘　华（首都医科大学附属北京天坛医院）

王　含（北京协和医院）

杨洵哲（北京协和医院）

赵　蕾（清华大学附属北京清华长庚医院）

邹漳钰（福建医科大学附属协和医院）

编写秘书（按姓氏汉语拼音排序）

丁青云（北京协和医院）

胡又方（北京协和医院）

吴　双（北京协和医院）

吴伊旻（北京协和医院）

人民卫生出版社
·北 京·

图书在版编目（CIP）数据

北京协和医院肌电图临床应用病例解析/崔丽英主编. —北京：人民卫生出版社，2024.6

ISBN 978-7-117-35715-9

Ⅰ. ①北… Ⅱ. ①崔… Ⅲ. ①肌电图－病案 Ⅳ. ①R741.044

中国国家版本馆 CIP 数据核字（2023）第 239874 号

人卫智网	www.ipmph.com	医学教育、学术、考试、健康，购书智慧智能综合服务平台
人卫官网	www.pmph.com	人卫官方资讯发布平台

北京协和医院肌电图临床应用病例解析

Beijing Xiehe Yiyuan Jidiantu Linchuang Yingyong Bingli Jiexi

主　　编：崔丽英
出版发行：人民卫生出版社（中继线 010-59780011）
地　　址：北京市朝阳区潘家园南里 19 号
邮　　编：100021
E - mail：pmph @ pmph.com
购书热线：010-59787592　010-59787584　010-65264830
印　　刷：天津市光明印务有限公司
经　　销：新华书店
开　　本：787 × 1092　1/16　印张：26
字　　数：633 千字
版　　次：2024 年 6 月第 1 版
印　　次：2024 年 7 月第 1 次印刷
标准书号：ISBN 978-7-117-35715-9
定　　价：159.00 元

打击盗版举报电话：010-59787491　E-mail：WQ @ pmph.com
质量问题联系电话：010-59787234　E-mail：zhiliang @ pmph.com
数字融合服务电话：4001118166　E-mail：zengzhi @ pmph.com

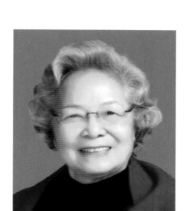

  汤晓芙，曾任北京协和医院神经科主任医师，北京协和医学院教授，博士生导师。离休。1951 年毕业于燕京大学理学院医预系专业，1956 年毕业于北京协和医学院，1979 年 7 月—1981 年 8 月在丹麦哥本哈根大学医院进修神经电生理，1981 年在英国伦敦大学皇后广场神经病学研究所进修神经病学 3 个月。1984 年在瑞典乌普萨拉大学医院学习，1986 年在美国纽约做蒙西奈医学中心访问教授。在北京协和医院神经科工作期间，主要从事临床神经生理，神经肌肉疾病以及运动障碍病的医教研工作。

  1984—2005 年任中华医学会肌电图及临床神经生理学组组长。1987—1997 年作为中国代表任国际临床神经电生理联盟理事，1993—1997 年任该联盟执行委员会委员。1992—1997 年任国务院学位委员会第三届学位评审员。主持培养临床肌电图及其他有关电生理进修医师四百余人，培养硕士 5 人，博士 5 人，博士后 1 人，现均为骨干人才。1984 年以来先后主持七届全国肌电图与临床神经电生理学术会议，两届（1989 年，1996 年）国际临床神经电生理学术会议，以及 1992 年的海峡两岸电生理学术会议。发表论文 88 篇，其中 31 篇为第一作者。参加翻译《实用肌电图学》（1984 年），参与《现代内科学》（1995 年）"肌电图及脑诱发电位"及"肌病"等章节编写。编著《神经病学》中的"肌电图及其他"章节（2002 年），主编《肉毒毒素临床治疗手册》（2005 年），编写《神经系统疾病药物治疗学》（2002 年）及《生物技术药物——概论与实用手册》（2008 年）中有关肌张力障碍疾病及肉毒毒素治疗的章节。

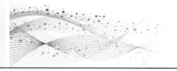

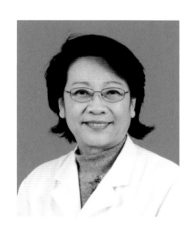

崔丽英，北京协和医院神经科主任医师，曾任北京协和医院神经科主任，北京协和医学院神经病学系主任，教授，博士生导师。主要从事临床神经电生理、运动神经元病以及周围神经病的临床和研究工作，先后获 10 余项国家级课题资助，发表中英文文章 500 余篇。曾任中华医学会神经病学分会主任委员、中国医师协会神经内科医师分会副会长、北京医学会神经病学分会主任委员、北京医师协会神经病学分会会长、国际临床神经电生理联盟执行委员会委员和《中华神经科杂志》总编等。现任中华医学会神经病学分会第八届委员会前任主任委员，神经病学分会肌萎缩侧索硬化协作组组长、中华医学会北京罕见病分会副主任委员和北京罕见病诊疗与保障学会监事长，以及 Chinese Medical Journal 等 5 个杂志副主任编辑。培养研究生 70 余人，参与五年制、七年制和八年制国家卫生健康委员会规划教材的编写。曾以第一名获得中华医学科技奖二等奖 2 项和三等奖 1 项，高等学校科学研究优秀成果奖（科学技术）二等奖 1 项，华夏医学科技奖三等奖 1 项，北京市科学技术奖三等奖等。第九届"吴阶平医学研究奖 - 保罗•杨森药学研究奖"——神经病学专业一等奖。曾获得卫生部有突出贡献中青年专家，北京市教育工会"教育先锋"，全国三八红旗手，北京市有突出贡献的科学、技术、管理人才，北京市高等学校教学名师奖等荣誉。

副 主 编

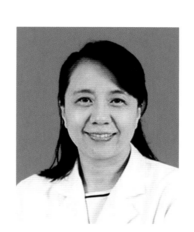

　　管宇宙，北京协和医院神经科，主任医师，北京协和医学院教授，博士生导师，长期从事神经肌肉疾病和临床神经电生理的研究和应用。目前担任中华医学会神经病学分会肌电图学组副组长，中华医学会神经外科学分会神经监测学组副组长，中国医师协会神经内科医师分会电生理委员会副主任委员，国家神经肌肉病 / 周围神经病规范诊疗中心专家委员会委员等。主笔和参与了 15 项临床神经疾病指南的撰写，第一作者和通信作者发表文章 80 余篇，担任多个杂志审稿人。

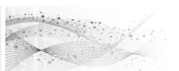

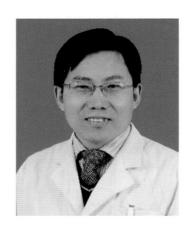

刘明生，北京协和医院神经内科，主任医师，北京协和医学院教授，博士生导师。中华医学会神经病学分会神经肌肉病学组副组长，周围神经病协作组副组长，肌萎缩侧索硬化协作组委员；中国罕见病联盟神经系统罕见病专业委员会副主任委员；主要从事运动神经元病、周围神经和肌肉疾病的肌电图联合超声诊断和治疗的研究。主持国家级和省部级基金项目3项，先后以第二、三研究者获得教育部医疗成果奖和科技进步奖二、三等奖4项。以第一作者和通信作者在国内外发表专业论文60余篇。

前　言

　　肌电图是神经系统检查的延伸，是诊断神经肌肉疾病最重要的检测手段，特别是在运动神经元病的早期诊断及神经根、神经丛和周围神经病的定位诊断中具有重要的价值。重复神经电刺激是诊断神经肌肉接头病变的特异性手段，而且可以鉴别突触前膜和突触后膜的病变。使用特殊针电极的单纤维肌电图可通过纤维密度这项指标反映周围神经的再生情况。肌电图也称为神经电生理诊断技术，在国外是神经科、康复科等住院医师必须培训的项目。我的恩师汤晓芙教授在 20 世纪 60 年代就关注肌电图的临床应用，80 年代初从国外进修归国后建立了肌电图室，并通过举办学习班、到全国各地讲学和出版书籍等方式推动了这门科学在国内的发展。近 20 年我们还组织编写了适合初学者的《简明肌电图学手册》，对该技术在全国的规范化推广起到了推进作用。

　　自我院肌电图室成立以来，共检测患者超过 13 万例，积累了大量案例，为了帮助肌电图初学者理解和解释肌电图的定位和使用价值，我们将对近 20 年的经典的神经肌肉疾病的病例和大家进行分享。部分病例经过了长期的随访，最后才得以明确诊断。病例的内容包括病史介绍、肌电图数据的解析、定位诊断思路、诊断和鉴别诊断的过程、其他必要的检查结果的展示（如基因检测结果或其他必要的辅助检查结果），最后是对病例的讨论及对治疗的建议。感谢肌电图室的技师李本红、杜华、吴双、丁青云、胡又方和吴伊旻等在前期对这些病例进行的肌电图检测，以及中期和后期为书籍撰写所做的大量工作。

　　该书由五部分组成，第一章为神经肌肉的解剖和生理功能，第二章为神经肌肉疾病的诊断思路，第三章为常用临床神经电生理诊断技术，第四章为肌电图病例解析，第五章为值得借鉴的肌电图报告。本书列举的病例包括了脊髓前角、神经根、神经丛、周围神经、单神经、神经肌肉接头和肌肉的典型病例，并增加了神经系统变性疾病、中枢和周围神经兴奋性异常增高等导致肌电图异常改变的疾病。每个病例数据真实可靠，图文并茂，并进行了点评，实用性和可读性较强。本书第五章所收集的部分值得借鉴的肌电图报告，希望从事肌电图检查的医生和操作者能以此为参考，并提示我们临床医生要密切结合临床，避免被与临床不符的肌电图结果误导。希望本书能成为广大的初、中级神经科医生和肌电图专业医师的案头备用参考书。

　　本书经过筹备和书写经历了 2 年的时间，其间经过大量的协调和核对工作，但难免会存在纰漏和缺失，希望读者在阅读和应用中发现问题时给予批评指正。

　　本书完稿之时，正预庆协和百年之际，以本书作为全部编者的献礼。更期冀，能将"一切为了患者"的协和人所始终坚守的信念传递给每位读者。

崔丽英

2023 年 12 月

目 录

第一章

神经肌肉的解剖和生理功能

第一节 概 述

　　肌电图（electromyogram，EMG）检测时涉及的解剖内容主要包括脊髓的前角细胞、脊神经节、周围神经、神经肌肉接头和肌肉。熟练掌握神经肌肉的解剖学特点和生理功能，是完成肌电图检测的基础。

　　前角细胞、脊神经节和脑干神经核团均属于神经元结构，而周围神经是指脊神经和脑神经，包括神经根、神经丛以及周围神经分支。周围神经纤维的分类方法很多，常用的方法是根据电生理学特性将神经纤维分为 A、B、C 三类（表 1-1-1）。根据有无髓鞘分为有髓神经纤维和无髓神经纤维，前者神经冲动的传导为跳跃性，传导速度快；而后者传导速度慢。有髓神经纤维由髓鞘和轴索两部分组成，无髓神经纤维则仅有轴索结构。周围神经在神经冲动的传入传出中具有重要作用，具有以下几个特点：

　　（1）绝缘性：周围神经为混合神经，神经干中有许多神经纤维。神经冲动沿一条神经纤维传导，而基本不波及邻近的纤维，称为神经纤维传导的绝缘性。

　　（2）双向性：神经纤维受刺激产生动作电位时，其传导是双向性的，在远端和近端均可以记录到动作电位。

　　（3）相对不疲劳性：神经冲动的传导不易产生疲劳。正常人连续使用频率为 50～100Hz 的电刺激，9～12h，仍保持传导冲动的能力。

表 1-1-1　周围神经纤维的分类（哺乳动物）

神经纤维分类	A 类有髓神经纤维				B 类有髓神经纤维	C 类无髓神经纤维	
	Aα	Aβ	Aγ	Aδ		自主神经节后纤维（sC）	躯体传入纤维（drC）
来源	支配梭外肌的传出纤维和初级梭内肌传入纤维	皮肤的触压觉传入纤维	支配梭内肌的传出纤维	皮肤痛温觉传入纤维	自主神经节前纤维	自主神经节后纤维	后根中传导痛觉的传入纤维
纤维直径 /μm	13～22	8～13	4～8	1～4	1～3	0.3～1.3	0.4～1.2
传导速度 /(m·s⁻¹)	70～120	30～70	15～30	12～30	3～15	0.7～2.3	0.6～2.0

第二节 不同解剖结构的特点和生理功能

一、脊髓

在脊髓切面上可见有白质和灰质。通过前根和后根与周围神经相连,在脊髓不同平面,相应灰质的前角处,有下运动神经元,接受中枢下传的神经冲动,并发出轴突参与前根的形成,将运动冲动经周围神经传导至肌肉。脊髓后角处为痛温觉传导通路的第二级神经元,接受来自脊神经节的中枢传入纤维。脊神经节发出的深感觉纤维,则在同侧后索上行。

前角细胞病变仅表现为相应节段支配的肌肉的肌电图(EMG)异常和/或运动传导异常,这对明确病变受累的范围非常重要,需要结合临床进行多部位检查。肌萎缩侧索硬化(amyotrophic lateral sclerosis,ALS)患者一般表现为延髓、颈、胸、腰段肌肉广泛受累,而脊髓空洞症或脊髓灰质炎后综合征患者,受累范围相对局限。

感觉纤维为假单极神经元的中枢传入部分,受累后存在临床的感觉障碍,但 EMG 和周围神经感觉传导速度通常正常。

二、神经根

共有 31 对脊神经根,8 对颈神经(cervical nerves)、12 对胸神经(thoracic nerves)、5 对腰神经(lumbar nerves)、5 对骶神经(sacral nerves)和 1 对尾神经(coccygeal nerve)。包括前根和后根,二者在椎间孔处汇合出椎管。感觉神经节位于椎管内、出椎间孔之前(图 1-2-1)。一个神经根往往同时参与支配多个肌肉,而同一肌肉往往有多个根参与支配、并以某一个根支配为主(表 1-2-1)。同样,在感觉支配中同一皮节也存在交叉支配现象。

1. 前根损害 表现为节段性分布的运动功能障碍,EMG 可见相应支配区肌肉神经源性损害,和/或运动神经传导异常。相应节段脊旁肌 EMG 也可以异常,与神经丛病变的表现不同。另外,由臂丛较近端发出神经所支配肌肉如菱形肌(肩胛背神经)、前锯肌(胸长神经)的肌电图提示神经源性损害时,在外伤性病变者多提示可能有神经根撕裂伤。

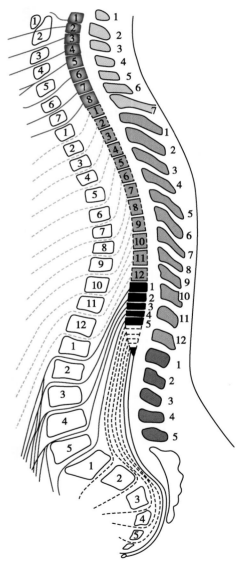

图 1-2-1 脊柱全长图

表 1-2-1　颈部和腰骶神经根支配简表

神经根	运动	感觉
C_5	三角肌	上臂外侧
C_6	肱二头肌	拇指
C_7	伸指总肌	示指
C_8、T_1	拇短展肌，小指展肌	小指
L_4	股四头肌	小腿和足内侧
L_5	胫骨前肌	足背内侧、踇趾
S_1	腓肠肌	足背外侧和腓侧三个脚趾

2. 后根损害　很少累及脊神经节，临床有根性分布的感觉障碍，但感觉神经传导速度测定一般正常。

3. 神经根损害的特点　颈椎病或腰椎病的根性病变一般为单侧，并以某一个或两个根为主。偶为双侧均受累，可能与椎管严重狭窄累及双侧有关，而椎间盘突出多为一侧受累。双侧受累时应注意合并有其他原因所致的损害。在颈神经根病变时，尽管感觉障碍分布可有助于根性病变的定位，但由于表皮的重叠支配，这种定位往往并不确切，针电极肌电图检查往往能够提供较为可靠的定位依据，对临床定位提供补充（表 1-2-2）。

表 1-2-2　脊旁肌肌电图操作时的定位

脊旁肌水平	体表标志
C_7 棘突	颈部第一个高出的棘突
T_3 棘突	两肩胛冈内端的连线
T_7 横突	两肩胛骨下角的连线
L_3 横突	脐平线
L_4 棘突	两髂脊最高点的连线
S_2 椎体	两髂后上棘的连线

脊旁肌也具有较多的交叉神经支配，因此其定位价值也是相对的。

4. 脊神经节损害　脊神经节位于椎管内，为痛温觉和深感觉传入的第一级中枢，为假单极神经元，接受外周皮肤、肌腱的感受信息，并发出轴突传向脊髓。脊神经节病变后，出现相应节段的分布的类似根性分布的感觉异常。当受累范围较大时，可以出现类似脊髓后索损害的假平面。患者可出现感觉性共济失调。感觉神经传导可见相应皮节感觉神经动作电位（sensory nerve action potential，SNAP）波幅下降。多见于干燥综合征、副肿瘤综合征、药物中毒等。

三、神经丛

包括颈丛、臂丛、腰丛和骶丛；临床上以臂丛和腰骶丛病变常见，我们将重点讨论臂丛和腰骶丛相关内容。通常为单侧受累，少数情况下也可以累及双侧。由于神经丛感觉纤维处于后根感觉神经节的远端，因此病变时感觉神经传导异常，与根性病变不同。需要注意的是，如果神经丛或相应神经近端存在脱髓鞘病变而无轴索损害时，尽管也有相应区域的感觉障碍，但是感觉传导也正常，应避免误诊为根性病变。

1. 臂丛 由 $C_{5\sim8}$ 和 T_1 前支组成，位于胸锁乳突肌外侧锁骨中点后方的区域内，由神经根前支进一步合并后又分开，分出多根神经，支配上肢和肩胛带区域的肌肉和皮肤感觉（图 1-2-2）。

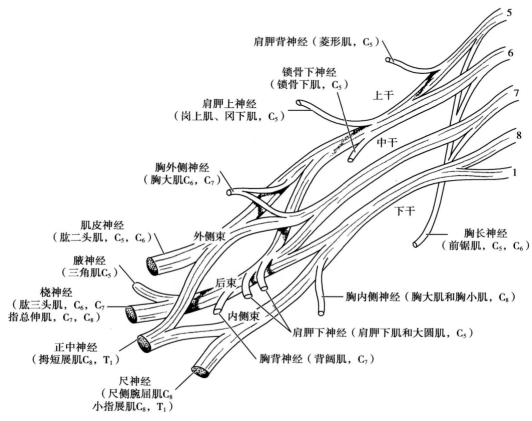

肩胛背神经（菱形肌，C_5）

锁骨下神经（锁骨下肌，C_5）

肩胛上神经（岗上肌、冈下肌，C_5）

胸外侧神经（胸大肌C_6，C_7）

肌皮神经（肱二头肌，C_5，C_6）

腋神经（三角肌C_5）

桡神经（肱三头肌，C_6，C_7 指总伸肌，C_7、C_8）

正中神经（拇短展肌C_8，T_1）

尺神经（尺侧腕屈肌C_8 小指展肌C_8，T_1）

上干

中干

下干

外侧束

后束

内侧束

胸长神经（前锯肌，C_5，C_6）

胸内侧神经（胸大肌和胸小肌，C_8）

肩胛下神经（肩胛下肌和大圆肌，C_5）

胸背神经（背阔肌，C_7）

5 6 7 8 1

图 1-2-2 臂丛神经支配模式图

（1）臂丛上干：由 C_5、C_6 根组成，运动支支配上肢近端肌肉，如冈上肌、冈下肌、三角肌、肱二头肌、大圆肌、小圆肌等，感觉支分布在上肢桡侧皮肤，包括拇指和示指。病变时相应近端肌肉 EMG 异常，正中神经（拇指和示指刺激）以及桡神经（提示 C_6 水平）的 SNAP 异常，而尺神经感觉传导通常正常。

（2）臂丛中干：由 C_7 根组成，运动支支配伸指总肌（桡神经支配）、桡侧腕屈肌（正中神经支配）、尺侧腕屈肌（尺神经支配）以及伸腕肌群等，感觉支支配包括中指。临床单独受累相对较少，病变时伸指总肌 EMG 异常，正中神经中指感觉传导异常，而尺神经感觉电位通常正常。

（3）臂丛下干：包括 C_8、T_1 根，运动支支配上肢远端肌肉，如拇短展肌（abductor pollicis brevis, APB）、小指展肌（abductor digiti minimi, ADM）、第一骨间肌、示指固有伸肌等，感觉支分布在上肢尺侧皮肤，包括小指。病变时相应支配肌肉神经源性损害，尺神经测定的

SNAP 波幅降低，而正中神经拇指记录的 SNAP 通常正常。

2. 腰丛 由 T_{12} 和 $L_{1\sim4}$ 前支组成，股神经为其主要分支（图 1-2-3）。运动支支配下肢屈髋、伸膝以及大腿内收肌群，如股四头肌（股神经）。感觉支分布于大腿前部（股神经）、外侧（股外侧皮神经）、内侧（闭孔神经）。病变时表现为隐神经感觉传导异常和相应神经所支配的肌群 EMG 异常，如股四头肌和大腿内收肌。

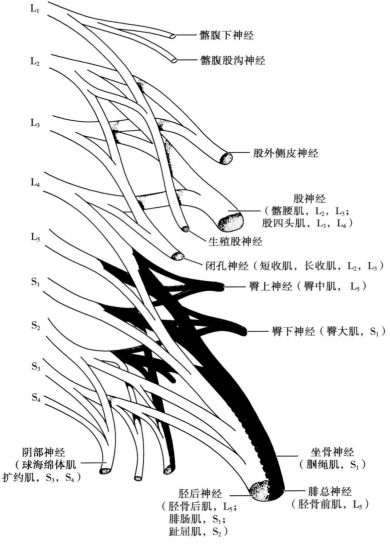

图 1-2-3　腰骶丛神经支配模式图

3. 骶丛 由 $L_{4\sim5}$，$S_{1\sim5}$ 和尾神经前支组成（图 1-2-3）。主要包括坐骨神经及其分支胫神经和腓总神经。臀部肌群的检测有利于坐骨神经单神经病与骶丛病变的鉴别。运动支支配臀部肌群、股二头肌（坐骨神经主干于股后发出）、胫骨前肌（tibialis anterior，TA）（腓总神经）和腓肠肌（胫神经）等下肢肌群，病变时相应肌肉的 EMG 异常。感觉支分布于臀部、会阴、股后、小腿以及足部的皮肤，病变时胫神经和腓总神经感觉测定均有异常。

四、周围神经

多发性神经病肌电图检查常用的神经包括：

正中神经：起自 C_6～T_1 神经根，由臂丛外侧束和内侧束在腋部发出。运动支支配桡侧腕屈肌、旋前圆肌、掌长肌、指浅屈肌；通过前骨间肌神经支配旋前方肌、拇长屈肌、第一二指深屈肌；后支配第一和第二蚓状肌，通过大鱼际返支神经支配拇短展肌、拇对掌肌和拇屈肌，主要功能为前臂旋前和屈腕、屈指；皮支支配手掌桡侧半和桡侧 3 指和环指桡侧半掌面的皮肤，以及桡侧三指末节指骨背面皮肤。拇指皮肤主要由 C_6 和部分 C_7 神经根支配，示指和中指主要由 C_7 神经根支配。神经传导测定时，需要注意在正中神经和尺神经之间在前臂有时可见神经变异支配现象，即 Martin-Gruber 变异，通常是正中神经在前臂发出纤维进入尺神经，支配部分原本由尺神经支配的肌肉。

尺神经：起自 C_8～T_1 神经根，由臂丛内侧束在腋部发出。运动支支配尺侧腕屈肌、指深屈肌尺侧半、小鱼际肌、拇收肌、骨间肌和第三四蚓状肌；皮支支配手背尺侧半和小指、环指及中指尺侧背面、小鱼际、小指和环指尺侧半掌面的皮肤。

肌皮神经：起自 $C_{5\sim7}$ 神经根，由臂丛外侧束延续而成。运动支支配肱二头肌、肱肌和喙肱肌，功能为前臂屈曲；该神经发出前臂外侧皮神经，支配前臂至腕部的外侧面皮肤。

桡神经：起自 C_5～T_1 神经根，由臂丛后束在腋部延续而成。主要支配上臂和前臂的所有伸肌，电生理检测常用的肌肉是伸指总肌和肱三头肌；感觉支支配上臂和前臂背面、手背桡侧半、桡侧 3 指和环指桡侧半的皮肤。

腋神经：起自 $C_{5\sim6}$ 神经根，由臂丛后侧束发出。运动支支配三角肌，主要功能为上臂外展；皮支支配肩部和三角肌后部、肱三头肌上部的皮肤。

胸长神经：起自 $C_{5\sim7}$ 神经根，由臂丛上干最近端处发出。主要支配前锯肌，功能为拉肩胛骨向前和紧贴胸廓。

胫神经：起自 L_4～S_3 神经根，由坐骨神经在腘窝上端发出。主要功能为足和足趾跖屈。其运动支支配腓肠肌和比目鱼肌、趾长屈肌等小腿后肌群；皮支主要支配足底和足趾背面的皮肤。

腓总神经：起自 L_4～S_2 神经根，由坐骨神经在腘窝上端发出。主要功能为足和足趾的背屈以及足外翻；皮支主要支配足背和小腿前外侧的皮肤。

腓肠神经：起自 $S_{1\sim2}$ 神经根，由胫神经和腓总神经发出的感觉支吻合而成，为纯感觉神经，支配小腿后下、足外侧至小趾的皮肤。

股神经：起自 $L_{2\sim4}$ 神经根，由腰丛发出。其运动支主要支配大腿前部伸肌群；皮支支配大腿前内侧、小腿和足内侧的皮肤。

隐神经：起自 $L_{2\sim4}$ 神经根，是股神经最大的分支。为纯感觉性，主要分布于髌下、小腿前内和后内侧以及踇趾基底部的皮肤。

腓浅神经：起自 L_4～S_1 神经根，由腓总神经于腓骨小头远端发出。运动支支配腓骨长、短肌，主要功能为足外翻；皮支支配小腿下方前外侧、足背大部分的皮肤。

此外，在脑神经的检测中，运动神经传导、重复神经电刺激测定时，常用神经有面神经和副神经；瞬目反射可检测面神经和三叉神经；针电极肌电图测定常用肌肉包括胸锁乳突肌、斜方肌、舌肌、额肌等。

面神经：面神经为混合神经，肌电图检测时主要涉及特殊内脏运动纤维，起自脑桥面神经核，经面神经管由茎乳孔出颅后，支配面部表情肌，重复神经电刺激和面神经传导测定时，一般刺激面神经，在眼轮匝肌记录。

副神经：副神经由颅根和脊髓根组成，颅根的纤维为特殊内脏运动纤维，起自疑核；脊髓根起自脊髓的副神经核，下缘可达 C_3 水平，但其在发育过程中起始于鳃弓，也属特殊内脏运动纤维，两根在颈静脉孔出颅后分开，颅根加入迷走神经支配咽喉肌，脊髓根支配胸锁乳突肌和斜方肌，胸锁乳突肌针电极肌电图检测在运动神经元病（motor neuron disease，MND）中具有重要价值，斜方肌常在重复神经电刺激时选用。

三叉神经：三叉神经是躯体感觉纤维，起自三叉神经脊束核，分为三支，眼神经、上颌神经和下颌神经，分别支配面部和口腔内相应区域的感觉，特殊内脏运动纤维起自三叉神经运动核，经下颌神经支配咀嚼肌。瞬目反射可以检查三叉神经传导通路，检查时在眶上切迹刺激眼神经的分支眶上神经。

周围神经损害的类型可以分为多发性神经病、多发性单神经病和单神经病。

1. 多发性神经病　上下肢神经均受累，临床和电生理检查双侧均相对对称。根据病变性质的不同，和神经纤维受累内容的不同，又可以进一步分为：感觉、运动和自主神经均受累者；感觉受累为主者；运动受累为主者；自主神经受累为主者。

2. 多发性单神经病　2 个以上周围神经受累，分布无明显规律，需要根据临床情况选择测定范围，同一个肢体可见正常神经和病变神经并存。在不同性质病变情况下，受累纤维程度有所不同，如血管炎性周围神经病（感觉运动同时受累）、多部位嵌压性神经病（感觉早于运动）、多灶性运动神经病（运动受累）等。

3. 单神经病　表现为受累神经的感觉、运动和自主神经纤维均受累，多发生于易嵌压部位，如腕管、肘管、桡神经沟、腓骨小头处和跗管等。也可以单独累及脑神经，表现为脑神经的单神经病，如外展神经和动眼神经麻痹等。

五、神经肌肉接头

包括突触前膜、突触后膜以及突触间隙三部分，为骨骼肌兴奋收缩耦联的解剖学基础，也称运动终板，是连接运动轴索和肌纤维的桥梁。正常情况下，每根肌纤维具有一个终板结构，位于肌纤维的中央部位。突触前膜由运动轴索末梢延续而成，在轴索移行为突触前膜过程中，髓鞘消失，仅有一层施万细胞的紧密连接覆盖。突触后膜则是肌纤维细胞膜的一部分。突触前膜位于后膜的沟槽内，二者之间为突触间隙。突触前膜内含有突触囊泡，在兴奋性冲动抵达前膜时，释放囊泡，经过突触间隙，囊泡中的乙酰胆碱与突触后膜上的乙酰胆碱受体结合，产生微终板电位，后者进一步叠加，形成终板电位，终板电位达到兴奋性阈值，则在肌纤维产生动作电位，肌纤维产生收缩动作。

根据解剖结构，神经肌肉接头病变也包括三部分，分别为突触前膜病变如 Lambert-Eaton 肌无力综合征；突触后膜病变如重症肌无力；突触间隙病变如终板胆碱酯酶缺乏型先天性肌无力综合征。对于神经肌肉接头的病变，通常采用重复神经电刺激和单纤维肌电图来进行评估。

1. 突触前膜病变。重复神经电刺激表现为低频刺激波幅递减，高频刺激波幅递增，或者易化试验出现递增（患者主动最大用力收缩小指展肌 10s 左右，比较运动前和运动后波幅差别），递增的程度在一倍以上。由于高频 RNS 使患者感觉到明显的不适，通常选用远端部位进行检测,如尺神经支配的小指展肌。

2. 突触后膜病变。重复神经电刺激表现为低频刺激和高频刺激波幅均递减,低频刺激更明显,更有临床意义,肢体近端肌肉的阳性率较远端高。

3. 神经肌肉接头处病变时单纤维肌电图(single-fiber electromyography,SFEMG)表现为颤抖值增宽伴或不伴有阻滞,纤维密度正常。

六、肌肉

肌肉组织是运动通路的最后一个结构,为效应器。肌肉组织由肌纤维构成。每块肌肉由不同数目的运动单位支配,每个运动单位均含有不同数量的肌纤维。针电极肌电图检测需要将针电极刺进肌肉,可以反映肌肉本身的病变,也可间接反映前角细胞或运动纤维的病变。运动神经传导测定则要在肌肉部位进行记录复合肌肉动作电位。

1. 肌电图常用测定肌肉 肌肉病变时,通常以近端受累为主,远端病变相对轻微。临床肌电图主要检测的肌肉,如三角肌,肱二头肌、肱三头肌、股四头肌、股二头肌、髂腰肌。少见情况下,如远端型肌病,也可以出现远端受累的情况。在周围神经病变时,检测肌肉可选择远端,或相应神经所支配的肌肉及邻近肌肉,以协助诊断和鉴别。在神经根病变时,则需要围绕病变节段以及近端和远端均进行测定。在运动神经元疾病时,则需要对不同受累区域进行分别测定,并对同一区域内、不同神经、不同神经根支配的肌肉进行测定。

2. 肌肉疾病的肌电图特点 针电极肌电图检测结果通常记录为窄小的运动单位电位,表现为肌源性损害,而神经传导通常正常。但是,受不同病因、病程、严重程度、治疗以及自身代偿能力等影响,肌病患者的针电极肌电图表现可以多样,有时可以表现为类似正常的运动单位,甚至可出现宽大运动单位的表现。在周围神经或前角细胞病变时,针电极肌电图测定主要表现为运动单位的宽大,募集减少,具体改变程度也受不同疾病、病程阶段及严重程度的影响。在部分疾病中,针电极肌电图可以表现为肌源性损害合并神经源性损害,如结缔组织病、包涵体肌炎、遗传代谢性肌病以及副肿瘤综合征等。

第三节 神经肌肉的电生理特性

一、运动单位的解剖和生理

1. 运动单位的概念 脊髓前角运动神经元包含 α- 运动神经元(Ⅰ型运动神经元)和 β- 运动神经元(Ⅱ型运动神经元)。β- 运动神经元支配的是慢肌纤维或Ⅰ型肌纤维,而 α- 运动神经元支配的是快肌纤维或Ⅱ型肌纤维。

运动单位是肌肉收缩的最小功能单位,由一个前角细胞Ⅰ型或Ⅱ型运动神经元和它的轴突、运动终板和轴突所支配的所有肌纤维组成(图 1-3-1)。

2. 运动单位的大小

(1)运动单位的大小是指神经轴索与所支配的肌纤维数目的比例的大小,与肌肉的精细活动有关。负责精细动作的运动单位小,负责粗大动作的运动单位大。

(2)每个运动单位大小通常采用轴索所支配肌纤维的数目表示,不同肌肉运动单位大小可以存在较大差异,如眼肌为 1:3 或 1:2;而腓肠肌为 1:1 934。

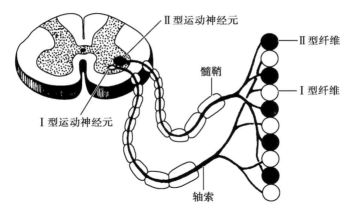

图 1-3-1　运动单位模式图

（3）记录面积为 $150\mu m \times 580\mu m$ 的同芯圆针电极所记录到的运动单位电位，仅为 1mm 直径范围内 5～12 根肌纤维的综合电位。

3. 运动单位的数目　不同的肌肉中运动单位的数目非同芯圆针电极研究范围，目前所谓的运动单位数目均为估计的结果。参见运动单位数目计数有关章节。

4. 肌纤维的种类　根据组织化学反应将人类的肌纤维分为两型。红肌纤维（又称慢肌纤维或 I 型纤维）为直径较小的纤维，收缩速度慢，抗疲劳性强，运动单位小，易兴奋。白肌纤维（又称快肌纤维或 II 型纤维）为直径较大的纤维，收缩速度快，不耐疲劳，运动单位大，兴奋性低。同一个运动单位所支配的肌纤维为同一类型的肌纤维。在同一肌肉同时含有两种纤维，不同肌群二者比例不同，与功能有关。失神经支配后，出现再生支配，当支配红肌纤维的轴索支配到白肌纤维时，则后者的生化特性也相应转化为前者，反之亦然。

5. 运动单位中肌纤维的排列　同一块肌肉中，不同运动单位肌纤维的分布呈现为镶嵌型混合分布，使同一运动单位中肌纤维相邻的机会很小。因此在同芯圆针电极记录时，同一个部位可以记录到多个运动单位的肌纤维电位。

二、静息电位和动作电位

1. 静息电位　在静息状态下，细胞膜电位处于内负外正的电平衡状态，与钠 - 钾泵等离子通道的调节有关。

2. 动作电位　当细胞膜受到外来刺激时，即可产生去极化电位，当去极化电位达到阈电位水平时，产生可传导的动作电位。

三、神经细胞电兴奋的特点

1. 神经细胞去极化产生动作电位后，兴奋即可沿着同一神经纤维传播，在无髓神经纤维传播速度较慢（如痛觉纤维和自主神经纤维），在有髓神经纤维则为跳跃式传导，速度较快，如躯体运动传出和深感觉传入纤维。

2. 能否从神经上获得神经传导波形，不仅取决于神经的兴奋性、刺激电量，还与刺激时限有关，神经细胞对短时程电流刺激较肌肉敏感，而肌肉仅对长时程的电流刺激敏感，因此在进行神经电刺激时，尽量采用短时程的电刺激，避免直接兴奋肌肉产生影响。另外两次刺激的间隔如果小于神经细胞的不应期，也会影响后一次刺激的结果。

四、肌细胞电兴奋的特点

运动神经纤维兴奋冲动下传到达神经肌肉接头处，通过突触传递，产生微终板电位，叠加成终板电位，达到阈电位而形成动作电位，兴奋即可沿着肌细胞膜传播，形成兴奋收缩耦联过程。肌细胞兴奋时，兴奋起始于运动终板处，一般位于相应肌肉的肌腹，向两端传播，传播速度为 3～5m/s。记录复合肌肉动作电位（compound muscle action potential，CMAP）时，作用电极应置于肌腹，参考电极置于远端肌腱，这样可以记录到起始相为负的最大 CMAP。

五、容积传导

1. 临床电生理测定过程中，通过记录电极进行记录时，细胞的兴奋要通过一定的介质（结缔组织和体液）才能传播到记录部位。这种电流通过介质到达记录部位的过程，即为容积传导的过程。

2. 在 EMG 检查和感觉运动神经传导速度测定过程中，均会受到容积传导的影响。也可以说我们所记录到的电位，均为容积传导后的电位，而非在兴奋细胞膜上直接记录到的电位。

3. 记录电极与兴奋电流发生源距离的大小，会明显影响记录到的动作电位波幅大小。记录针电极与肌纤维的距离增加 0.5mm，波幅下降至原来的 1/10。使用表面电极记录，或者在较深位置所记录到的电位较低，便是这一道理。

4. 容积传导影响记录到的波形：以单个肌纤维兴奋为例，当记录电极与电位发生源紧邻时，产生负正双相波；距离非常远时，形成正负双相波；介于二者之间时，形成负正负三相波。

（刘明生　崔丽英）

参 考 文 献

1. Preston DC，Shapiro BE. Electromyography and Neuromuscular Disorders：Clinical-electrodiagnostic Correlations. 3rd ed. Amsterdam：Elsevier Health Sciences，2012.

2. 崔丽英，刘明生，管宇宙. 简明肌电图学手册. 北京：科学出版社，2006.

3. 姚志彬. 临床神经解剖学. 广州：广东世界图书出版社，2001.

4. 朱大年，王庭槐. 生理学. 9 版. 北京：人民出版社，2018.

5. 卢祖能. 实用肌电图学. 北京：人民卫生出版社，2000.

第二章　神经肌肉疾病的诊断思路

第一节　病史采集

神经系统疾病病史的采集是神经肌肉疾病诊断的第一步也是最关键的一步,病史的重要性超过任何辅助检查。病史和查体的结合对疾病的定位诊断和定性诊断有方向性的作用,在初步进行定位和定性诊断后作出疾病的初步诊断,才能选择有针对性的辅助检查,最终作出疾病的诊断。非神经肌肉疾病(如脑梗死)可表现为类似肌肉瘫痪的特点,但由于病变不在神经肌肉,肌电图不会有阳性发现。"通过采集病史和查体后确认为神经肌肉疾病是整个过程中关键的步骤,而后选择性地进行肌电图检查,进而帮助疾病定位和提供定性诊断的线索。"

神经肌肉疾病的病史和系统神经病变的原则与程序相同。肌电图医生先向患者说明问诊和检查的目的并征得患者同意后开始检测。病史包括一般情况(年龄、性别、职业、居住地、左/右利手),主诉、现病史、既往史、发育和个人史、家族史。神经肌肉疾病病史采集中要注意:①连贯性,根据时间顺序引导患者描述具体症状和演变过程,并注意询问重要的阴性症状;②客观真实,尽量让患者自行描述而不诱导患者,病程中的外院检查结果要客观评价。

一、主诉

神经肌肉疾病的主诉主要集中于运动系统和感觉系统症状。患者的主诉主要包括瘫痪或无力,肌肉萎缩(伴或不伴有肌肉束颤),感觉异常或缺失,尿便障碍。主诉应体现患者此次就诊的目的和最为凸显疾病的特征,包括症状,持续时间和演变。注意不是所有的不舒服都能构成症状,要注意用神经科术语来归纳患者的主诉。

二、现病史

①症状的起病有无诱发因素;②症状的部位,蔓延,有无波动性,严重程度,发展过程;③治疗的情况;④与现病史相关的重要阴性症状;⑤病程中的全身状况,包括饮食睡眠精神状态等。

三、既往史

既往史的采集要注意:①常见病病史,包括高血压、糖尿病、甲状腺功能亢进(简称甲亢)等病史;②针对病因的既往史包括感染史,药物使用史,可疑中毒史,营养史,内分泌系统疾病史,风湿免疫病史,手术外伤史,以及相应的药物使用和治疗史。

四、个人史和发育史、家族史

对神经肌肉疾病而言，尤其是年轻人，要询问个人发育史，包括胎儿期的胎动，出生史，生长过程中运动功能的发育情况，比如体育，跑步是否达标。家族中是否有类似病史或已诊断的疾病。

第二节 神经肌肉疾病临床表现特点

一、瘫痪

神经肌肉疾病的瘫痪一般表现为单瘫或多个肢体的软瘫，截瘫或偏瘫一般提示传导束的病变，非神经肌肉疾病的范畴。瘫痪问诊时应该注意：①发病形式，急性还是亚急性还是慢性，疾病发展的快慢，是持续性的还是波动性或间歇性的；②瘫痪部位，单个肌群还是单个肢体，偏侧还是截瘫，单肢的瘫痪注意远端还是近端，并注意是否双侧对称；③瘫痪是否伴有肌肉萎缩，肌肉肥大或肌肉束颤，是否伴有感觉异常或感觉缺失；④瘫痪查体时，伴有腱反射亢进或病理反射阳性提示上运动神经元或传导束病变，则肌电图检查无异常改变，非肌电图检查适应证；瘫痪伴有腱反射减低，病理反射阴性或肌肉萎缩，提示下运动神经元病变，通过肌电图或重复神经电刺激检查可提示阳性结果。

二、肌肉萎缩

肌肉萎缩和瘫痪一样，可以由于上运动神经元或下运动神经元（神经肌肉疾病）病变造成。询问肌肉萎缩时应注意：①发病形式，是急性、亚急性还是慢性发病，疾病发展的快慢；②萎缩部位，单个肌群还是单个肢体，注意远端还是近端，并注意是否双侧对称；③是否伴有感觉异常或感觉缺失；④肌肉萎缩查体时，伴有腱反射亢进或病理反射阳性提示上运动神经元或传导束病变，或者上运动神经元和下运动神经元同时受累，肌电图检查可进一步确认下运动神经元的损害。如果是失用性肌萎缩，肌电图无异常改变。肌肉萎缩伴有腱反射减低，病理反射阴性或肌肉萎缩，提示下运动神经元病变，通过肌电图或重复神经电刺激检查可提示阳性结果。

三、感觉异常

由于传导束病变造成偏侧或平面性的感觉异常，非神经肌肉疾病范畴。由于后根病变可造成根性感觉异常，周围神经病变则造成局部感觉异常，问诊时应注意：①发病形式，是急性、亚急性还是慢性发病，疾病发展的快慢；②感觉异常部位，注意是从远端到近端，还是近远端同时，并注意是否双侧对称；③是否伴有同部位的瘫痪或肌肉萎缩；④感觉异常查体时，应与神经根和脊髓传导平面对应，分辨根性、周围性或传导束性感觉障碍。

四、其他伴随症状

很多神经肌肉疾病会伴有特殊的症状。如肌肉跳动或肌肉束颤，是运动神经病变的特征或神经兴奋性增高的伴随症状，并非前角细胞病变特有的体征。

第三节 定位诊断思路

一、脊髓前角病变

前角病变表现为单纯的下运动神经元病变，临床上肌肉萎缩与无力同时出现，较早出现肌肉束颤（但肌肉束颤不是前角病变的特有表现），出现在肢体远端小肌肉，一般从单侧蔓延到双侧，并逐渐蔓延到四肢，可以伴有后组脑神经运动核的受累。前角病变临床体征包括腱反射早期减低和消失，病理反射阴性，单纯前角病变不会有感觉异常。

神经传导显示病变部位的神经传导，多数情况下正常，在肌肉萎缩严重时复合肌肉动作电位（CMAP）波幅降低，一般不会有远端运动潜伏期（distal motor latency, DML）延长（注意轻度延长是由快传导纤维丢失造成，不是由于脱髓鞘导致）。针电极肌电图显示受累部位的肌肉神经源性损害，有些肌肉处于损害的早期，在临床上还没有症状，此时肌电图可能已经出现异常，表现为不同前角或根水平支配的肌肉均可受累，一般从肢体远端开始，如 C_8 水平的拇短展肌（正中神经支配）和小指展肌（尺神经支配）的神经源性损害。

二、前根病变

单纯前根病变也表现为单纯下运动神经病变，临床上肌肉无力，如果单纯脱髓鞘病变，早期不发生萎缩，如果早期就有轴索损伤，则萎缩出现较早。嵌压性或损伤性前角病变往往合并后根病变，这时出现后根分布区的感觉异常，查体可出现受损区域的肌群或肢体无力，腱反射减低，病理反射阴性，后根受损区的根性或周围性感觉减退或异常。神经传导显示病变区域运动神经和感觉神经正常，病变区域同一个根，而不同周围神经支配的肌肉神经源性损害。

病变部位的神经传导结果在多数情况下正常，在肌肉萎缩严重时 CMAP 波幅可降低，一般不会有 DML 延长。针电极肌电图显示受累部位的肌肉神经源性损害，表现为在同一个前角或根水平的肌肉均受累，一般从远端开始，如 C_8 水平的受累可以同时出现拇短展肌（正中神经支配）和小指展肌（尺神经支配）的神经源性损害。要注意，怀疑神经根的损害需要做同水平的脊旁肌，因脊旁肌是神经根前根在合并后根前的最近端支，脊旁肌的受累可以与神经丛病鉴别。

三、神经丛病变

神经丛病变在临床上表现为局部的运动和感觉异常，依据神经丛病变范围受累。臂丛病变可表现为上肢近端（臂丛上干）或远端（臂丛下干）的无力萎缩，伴有上臂或前臂疼痛，体征表现为局部的肌肉萎缩和感觉异常。腰骶丛神经病在临床上分为腰丛和骶丛疾病。

1. 臂丛上干 由 $C_{5\sim6}$ 神经根组成。臂丛上干病变可导致三角肌、肱二头肌、肱桡肌、冈上肌和冈下肌受累；旋前圆肌和肱三头肌表现为部分受累。感觉异常的范围包括上臂、前臂和手的外侧以及拇指，涉及的神经分别是腋神经、前臂外侧皮神经、正中神经和桡神经到拇指的分支。肱二头肌和肱桡肌反射消失，但肱三头肌反射存在。

运动神经传导显示腋神经、桡神经（肱三头肌记录）、肩胛上神经、肌皮神经可出现异常,因损伤程度的不同可有不同程度的 CMAP 波幅降低和 DML 延长。感觉神经传导显示前臂外侧皮神经的感觉神经动作电位(SNAP)异常,桡神经和正中神经感觉异常,尤其是在拇指记录时。正中神经和尺神经的运动和 F 波正常。针电极肌电图(EMG)的异常包括三角肌,肱二头肌、肱桡肌、冈上肌和冈下肌。肱三头肌、旋前圆肌和桡侧腕屈肌可能部分受累。臂丛上干损伤需要与神经根损害进行鉴别,在臂丛上干损害时前锯肌和颈脊旁肌应该是正常的。

2. 臂丛中干 臂丛中干单独损害非常少见。臂丛中干由 C_7 根组成,临床与 C_7 神经根病类似要注意鉴别。肱三头肌、桡侧腕屈肌、旋前圆肌、伸指总肌和桡侧腕伸肌会出现无力。感觉缺失包括中指、示指和环指的部分。只有肱三头肌反射异常。

运动神经传导显示桡神经(肱三头肌记录)可有异常。感觉神经传导显示臂丛中干病变时正中中指记录时 SNAP 异常。正中神经和尺神经的运动和 F 波是正常的。针电极肌电图可以显示 C_7 支配肌肉的异常(肱三头肌、旋前圆肌、桡侧腕屈肌、伸指总肌、背阔肌)而脊旁肌正常。

3. 臂丛下干 由 $C_8 \sim T_1$ 根组成,包括胸内神经、臂内侧皮神经、前臂内侧皮神经、尺神经。臂丛下干支配的肌肉包括所有尺神经支配肌肉,正中神经 $C_8 \sim T_1$ 节段支配的肌肉(拇短展肌、拇长屈肌、指浅屈肌)和桡神经 C_8 支配的肌肉(示指伸肌)。感觉障碍包括上臂、前臂和手的内侧以及小指和环指。单独的臂丛下干神经病变,没有反射的异常。

正中神经和尺神经的运动神经传导检查可出现异常,CMAP 波幅降低,DML 轻度延长和传导速度轻度减慢。感觉神经传导显示尺神经的小指记录、尺背侧皮神经和前臂内侧皮神经的 SNAP 异常。针电极肌电图所有尺神经支配肌肉异常以及包含 $C_8 \sim T_1$ 节段的由正中神经和桡神经支配的肌肉均存在异常,胸大肌肋骨部异常,而颈椎旁肌正常。

4. 腰丛 病变主要影响 $L_{1\sim4}$。病变会造成股四头肌,髂腰肌和髋内收肌(股神经和闭孔神经)无力。膝反射减弱或消失。如果有疼痛,通常在骨盆处并向大腿前部放射。感觉障碍通常在大腿外侧、前侧和内侧并可能扩展到小腿内侧。

运动神经传导显示胫神经和腓总神经运动神经传导、F 波以及 H 反射正常,股神经 CMAP 降低。感觉神经传导显示腓肠神经和腓浅神经感觉正常。但隐神经 SNAP 降低或消失。针电极肌电图显示股神经和闭孔神经支配的肌肉失神经或神经再生,但腰脊旁肌正常。有些患者腓总神经和臀上神经支配的肌肉(胫骨前肌,臀中肌)有部分 L_4 支配,可出现异常。

5. 骶丛 病变主要影响 $L_4 \sim S_2$ 神经。患者可感到骨盆深部有疼痛,从后部放射到大腿,并可能延伸到小腿的后部和外侧。感觉症状在大腿后部,小腿后部和外侧以及足。下肢无力发生在臀大肌、臀中肌、阔筋膜张肌以及所有胫神经和腓神经支配的肌肉;症状上以坐骨神经和 L_5 受累比较明显,而组成腓神经的纤维受累的症状更重。因此患者容易表现为足下垂和足背和足外侧的感觉障碍。有些病例在临床上与单独的腓神经损伤难以区分。因此这种病例需要严格的电生理检查。

运动神经传导显示胫神经和腓神经运动波幅比对侧降低,潜伏期和传导速度正常或轻度下降。同样,胫神经和腓神经的 F 波,以及 H 反射延长或消失。感觉神经传导显示腓肠神经和腓浅神经也消失或波幅降低(和对侧比较)。EMG 显示近端的坐骨神经,腓神经和胫神经,臀上神经和臀下神经支配的肌肉失神经和神经再生,而腰骶脊旁肌正常。

四、单神经病变

神经干是神经丛的终末分支，直接支配肌肉，或接受感觉器，神经干病（单神经病）是周围神经病的基本模式，临床表现为感觉受累为主，疼痛、麻木，符合神经分布，夜间重，活动加重，有时可见向近端的放射性麻木、疼痛，严重可出现相应肌肉的无力和萎缩神经支配的肌肉无力，感觉分布区感觉异常。神经干叩击试验（又称 Tinel 征，Tinel test）阳性：在神经走行通路上叩击神经干，出现麻木刺痛样感觉、电击样感觉或神经分布区的感觉变化时，查体应包括全部神经系统。神经传导检查提示：神经传导速度减慢，CMAP 降低。EMG 提示：病变神经支配的肌肉神经源性损害，神经传导速度和 EMG 检查时还需要证明邻近神经和肌肉正常。

常见的单神经病包括正中神经、尺神经、桡神经、腓神经、胫神经、坐骨神经的病变，不常见的单神经病包括腋神经、副神经、舌下神经、股神经、股外侧皮神经、腓肠神经等神经的病变。

1. 正中神经病变（腕管） 腕管综合征（carpal tunnel syndrome，CTS）患者主诉腕和前臂疼痛伴手部麻木。疼痛可以在腕部，放射到前臂，上臂或偶尔到肩部，但颈部不会受累。少数患者主诉为定位不明确的整个上肢的疼痛。麻木可以出现在正中神经分布区（拇指内侧，示指，中指和环指外侧）。主诉睡眠中整个手麻木，但如果仔细询问有没有小指的麻木时，患者往往指出小指没有麻木。症状往往在手腕屈或伸的位置诱发。常见于日常生活中，比如驾驶，拿电话等。夜间麻醒也很常见。患者可从睡眠中麻醒，甩手后症状减轻。感觉纤维往往较早受累。在更严重病例可以有运动纤维受累。在大鱼际肌萎缩后可以见到拇指外展和对掌无力。患者主诉系扣子，开瓶盖，开门锁费力。观察是否有大鱼际肌萎缩，运动检查包括手指张开，拇指伸展，对掌活动是否正常。感觉检查可以见到正中神经分布区的感觉减退。两点辨别觉在痛觉和温度觉前先受累。大鱼际肌处的感觉正常因为此区的感觉由正中神经、掌皮神经支配，在腕管近端已经发出。神经干叩击试验（叩击腕管处正中神经）与腕掌屈试验（又称 Phalon 征）（使腕屈曲相对）检查可出现阳性，表现为拇指内侧，示指，中指和环指外侧出现麻木现象。

典型的 CTS，远端运动和感觉潜伏期延长，重症者可出现 F 波潜伏期延长；神经传导会发现正中神经运动神经正常或异常；相比运动神经，感觉神经速度减慢和波幅降低会较早出现。针电极肌电图在轻度或早期的 CTS，拇短展肌通常正常。在疾病晚期或严重病例，继发轴索损伤后针电极肌电图显示正中神经支配的大鱼际肌神经源性损害。但在非正中神经支配的小指展肌和伸指总肌不会有异常，这可以和 C_8 神经根及臂丛下干病变进行鉴别。

2. 尺神经病变（肘管） 尺神经在肘管处出现病变时，运动损害的症状更突出，尤其是慢性机械压迫时。大部分手部小肌肉由尺神经支配，因此尺神经病变时出现手的抓和握力减弱。在大鱼际肌（拇收肌和拇短屈肌由尺神经深支支配）和小鱼际肌都可以见到肌肉萎缩（拇指外展正常，由正中神经和桡神经支配）。检查可见典型的爪形手姿势（"祝福手"），表现为小指和环指弯曲。感觉障碍出现在尺神经分布区。

尺神经传导测定时，要注意对肘上区域和肘下区域的结果进行比较。运动神经传导显示尺神经 CMAP 波幅降低，肘上 - 肘下段传导速度较肘下 - 腕段速度减慢超过 10m/s，尺神经 SNAP 异常。针电极肌电图显示腕部远端的尺神经肌肉（第一骨间肌、小指展肌）神经源性损害，且前臂尺神经肌肉（第4、5指深屈肌，尺侧腕屈肌）异常，可以判断病变位于肘部的尺神经。

3. 桡神经病变（螺旋沟） 螺旋沟处桡神经病变临床有明显的垂腕和各手指下垂（示指伸肌、伸指总肌、尺侧腕伸肌、桡侧腕长伸肌受累），伴有轻度旋后（旋后肌受累）和屈肘（肱桡肌受累）力弱。但伸肘（肱三头肌）力量正常。在腕和手指被动伸至水平位时测试手指外展（尺神经支配肌）力量正常。感觉障碍分布在桡浅神经分布区，包括手背桡侧，拇指、示指的背侧。螺旋沟处单独的桡神经病变，正中神经和尺神经支配的肌肉正常。桡神经病变和更近端的臂丛神经后束病变的区别在于桡神经损害时三角肌（腋神经）和背阔肌（胸背神经）正常。

桡神经运动神经检查提示波幅减低，但由于桡神经运动波幅正常范围较大，与对侧对比更有意义，波幅较对侧减低一半或以上可以提示病变侧的病变。为分辨桡神经的病变部位，应分段进行桡神经的传导测定，分别在前臂、螺旋沟下、螺旋沟上、腋部刺激，在螺旋沟下-螺旋沟上发现CMAP的下降可提示病变位于螺旋沟处。感觉神经传导提示桡浅神经SNAP降低。针电极肌电图显示示指伸肌、伸指总肌、尺侧腕伸肌、桡侧腕长伸肌和肱桡肌神经源性损害。

4. 腓神经病变（腓骨小头） 患者通常表现为足下垂和小腿外侧和足背的感觉障碍。在腓骨小头处腓神经病变通常腓深神经和腓浅神经都受累。腓深神经病变造成足趾和踝背屈无力，导致垂足和垂趾。腓浅神经病变导致足外翻不能。临床上，这些肌肉的无力可造成一系列症状。患者感觉到行走时拖步，外翻无力导致足跛行，踝关节容易扭伤。

运动神经传导显示腓神经运动传导异常，分别在踝、腓骨小头下、腓骨小头上刺激，可出现腓骨小头上刺激时较腓骨小头下波幅降低，和腓骨小头上-腓骨小头下的速度减慢。腓浅神经SNAP异常。腓肠神经和胫神经运动感觉神经传导正常。针电极肌电图显示胫骨前肌、趾长伸肌、腓骨长肌、腓骨短肌神经源性损害，股二头肌长头为坐骨神经支配，在腓神经损伤时正常，这是与坐骨神经病变鉴别之处。

5. 胫神经病变（跗管综合征） 胫神经在踝内侧跗管处嵌压造成跗管综合征。胫神经运动支病变造成足趾和踝跖屈无力，患者通常表现为足趾的麻木和无力。

运动神经传导显示胫神经运动神经传导速度（MNCV）异常（腘窝刺激和内踝刺激，姆展肌记录），足底内侧皮神经SNAP消失（由于足掌内侧皮微小，应与对侧比较），而腓肠神经SNAP正常。针电极肌电图显示姆展肌神经源性损害，而腓肠肌等胫神经支配的近端肌肉正常。同时腓神经MNCV感觉和运动神经传导正常。

6. 坐骨神经病变 坐骨神经是指$L_4 \sim S_3$神经根在骶丛从坐骨结节的腰骶丛分出，到腘窝上方分出胫神经和腓神经部位之间的部位，在此区域的病变较为少见，早期表现与腓神经病变类似，表现为足下垂。但因坐骨神经支配的股二头肌长头异常，所有坐骨神经病变均可导致膝关节屈曲力弱。

运动神经传导显示胫神经和腓神经CMAP波幅降低。F波和H反射潜伏期延长或波形消失。感觉神经传导显示腓肠神经和腓浅神经SNAP异常。针电极肌电图发现：腓神经和胫神经支配的肌肉包括胫骨前肌和腓肠肌神经源性损害，股二头肌长头（坐骨神经支配）神经源性损害，而臀大肌、臀中肌、阔筋膜张肌（除外骶丛病变）和腰脊旁肌（除外腰骶神经根病）肌电图正常。在神经传导和EMG中，腓神经纤维比胫神经纤维容易受损。

五、神经肌肉接头病变

神经肌肉接头病变表现为纯运动改变，从某个肌群开始蔓延到多个肌群，表现为波动性无力。突触前膜病（Lambert-Eaton 肌无力综合征）通常先累及双下肢，之后可出现双上肢和面部肌肉无力；突触后膜病（重症肌无力）通常先累及眼外肌，之后出现面肌，延髓部肌肉或肢体肌力弱。突触前膜病会导致腱反射减低或消失，但在持续用力后腱反射可部分恢复，突触后膜病不会引起腱反射减低。神经肌肉接头病通常不会导致肌肉萎缩。

突触前膜病运动神经传导检查可发现具有明显的特征，表现为与肌力不平行的 CMAP 减低，但潜伏期一般正常，在持续用力后波幅升高；感觉神经不受累；重复神经电刺激（RNS）提示高频（10Hz 以上）刺激 CMAP 波幅递增，典型病例波幅增高 >100%。低频可以出现递减或不递减。

突触后膜病运动神经传导测定一般正常；感觉神经传导正常。RNS 提示低频（3～5Hz）刺激 CMAP 波幅递减 >10%。针电极肌电图在前膜疾病和后膜疾病中均可正常，或表现为假性"肌源性损害"，通常认为是神经肌肉接头信号传递阻滞导致部分肌纤维不能兴奋导致，出现这种情况要和肌肉疾病鉴别。

六、肌肉病变

肌肉病变大多数表现为四肢近端或面部对称性无力，逐渐的肢体瘫痪，伴有或不伴有压痛，体格检查可见四肢近端或面部肌群力弱，腱反射轻度减低或正常，无感觉障碍。病程长久的肌病也可以出现远端的受累和腱反射轻度减弱，而导致无法与周围神经病区分。

运动神经传导一般正常，在肌肉萎缩严重时可以出现运动神经波幅降低，神经传导速度一般正常。针电极肌电图可见到时限缩短，波幅减低的"肌源性"损害。

第四节　神经肌肉疾病的定性诊断

在神经肌肉疾病的病因诊断时，同样可遵循神经系统疾病诊断的大致原则，首先需要获得常规的临床资料，包括发病年龄、起病形式、演变特点、治疗反应，既往病史、个人史和家族史，结合必要的实验室检查和其他辅助检查，最终明确病因。由于神经肌肉疾病自身的解剖学特点，其定性诊断思路与中枢神经系统病变有不同之处，在临床实际诊断过程中，很难使用某一个统一的诊断思维模式完成所有疾病的定性和鉴别诊断。必须在结合临床特点，遵循常规原则的前提下，抓住疾病的关键特点。在不同临床背景下，根据患者个体化特点，进行病因的鉴别诊断。

一、寻找病因诊断的临床线索

1. 发病年龄　不同疾病的发病年龄谱有所不同。如脊髓性肌萎缩（spinal muscular atrophy，SMA）、Duchenne 肌营养不良（Duchenne muscular dystrophy，DMD，又称进行性假肥大性肌营养不良）多为婴幼儿发病。夏科 - 马里 - 图思病（Charcot-Marie-Tooth disease，CMT）又称腓骨肌萎缩症，其 1A 型则多为青少年发病，遗传性小脑共济失调（hereditary cerebellar ataxia）多为成年发病。某些疾病各个年龄段均可发病，如吉兰 - 巴雷综合征（Guillain-Barré syndrome，

GBS）。需要注意的是，某一年龄段为某一疾病的常见发病年龄，这只是一个概率的大小问题，并不意味着其他年龄不能发病，如运动神经元病通常中老年发病，但也有 20 岁左右发病的患者，只是所占比例极少。

2. 性别 性别差异在某些疾病的诊断中有一定的价值，特别是在 X 连锁隐性遗传性疾病，如 DMD、脊髓延髓性肌萎缩［（spinal and bulbar muscular atrophy，SBMA）又称肯尼迪病（Kennedy disease）］、门克斯病（Menkes disease）男性发病，女性理论上不发病，除非另一条 X 染色体在相同基因上也存在异常。

3. 起病形式和演变特点 临床起病形式和演变特点有多种形式：如隐袭起病，逐渐进展，可见于多数遗传病、变性疾病，当然也可以见于未经干预的慢性中毒性疾病等；急性起病，快速达到高峰，之后逐渐恢复好转，可见于免疫相关，如 GBS，病毒感染如脊髓灰质炎等；急性或亚急性病程，之后逐渐进展或间断有稳定期，如慢性炎性脱髓鞘性多发性神经病（chronic inflammatory demyelinating polyneuropathy，CIDP）、炎性肌病；发作性症状，简单加重好转，如周期性瘫痪、腕管综合征、神经根型颈椎病等；临床有明显的波动性，如重症肌无力。

4. 治疗反应 治疗反应对于疾病的诊断有重要价值。对于某一周围神经病患者，当病史中存在既往使用静脉注射免疫球蛋白（IVIg）或激素有所好转时，提示可能与免疫介导机制相关；当给予某些维生素治疗后临床好转，可能与维生素缺乏有关。在某些临床情况下，当鉴别诊断存在一定难度时，也常常采用试验性治疗，通过观察疗效，最终明确诊断，被称为诊断试验，如重症肌无力患者的新斯的明试验；儿童 CIDP 和腓骨肌萎缩症 1A 型（CMT1A）鉴别困难时，尝试 IVIg 治疗。但需要注意的是，对于治疗反应的判断需要慎重，仔细分析患者临床转归与治疗药物之间，究竟是因果关系，还是伴随关系。因为有些疾病，可能有自愈的过程，并非均为药物治疗的效果，有些药物可能为安慰剂效应或暗示治疗效应。同样治疗启动后，症状仍在加重，也并非都是药物治疗不当导致的副作用，比如 CIDP 患者，糖皮质激素治疗启动后，发挥作用需要一定时间，不可能期望在治疗几天后就见到好转。

5. 病变部位和功能受累的特点 明确神经肌肉疾病的病变部位，对于病因诊断具有关键性作用。不同病变部位的鉴别诊断谱有所不同。不同的周围神经病类型，因为受累神经分布不同、受累的神经纤维种类不同，需要考虑的疾病谱也有所不同。

6. 既往史、个人史和家族史 既往史、个人史和家族史的详细询问，对于神经肌肉疾病的诊断具有关键性作用。询问病史时要详细、有耐心，争取获得更多信息，这样会有事半功倍的效果。在很多疾病中，有效的病史可以直接提示病因线索。如获得明确的家族史，则考虑遗传性疾病；而发现中毒性物质接触史，对于诊断也具有关键性价值。如果询问病史不详细，导致遗漏重要的信息，则会导致大量不必要的辅助筛查，而最终仍一无所获，在门诊经常有带着大量检查资料、反复就医的患者，但仍然无法得到确诊。有时候我们怀疑患者是遗传病时，可以通过对陪同其就诊的直系亲属进行体格检查，如果家属也存在类似临床表现，那么就可支持遗传性疾病的诊断。

7. 必要辅助检查 在神经肌肉疾病诊断过程中，有多种辅助检查可有助于诊断，包括生化检测、肌电图检测、神经或肌肉超声和磁共振等影像学检测、神经或肌肉活检、遗传学检测等。比如，对于儿童起病的表现为近端肌肉无力的患者，血清肌酸激酶（creatine kinase，CK）增高达几千甚至几万单位每升（U/L），则高度怀疑 DMD，可以考虑进行基因检测。当一个多发性单神经病的患者,有红细胞沉降率明显增高时,高度提示临床医生有无结缔组织病或肿瘤。当肌电图提示脱髓鞘病变时,也可以明显缩小鉴别诊断的范围。神经活检对于淀粉样变性、血管炎等具有重要的诊断价值。基因检测的普及提高了遗传性疾病的确诊率。但需要注意的是,对于基因检测结果的解释,需要密切结合临床。另外,在众多遗传性疾病,基因检测的检出率还很低,目前仍只能证实部分患者的诊断。

二、神经系统疾病的病因诊断思路

尽管神经肌肉疾病的种类繁多,从病因和发病机制角度,可以分为几个大类,如免疫相关、感染相关、肿瘤相关、营养相关、代谢相关、内分泌相关、外伤相关、中毒相关、危重病相关、先天性、遗传性等。每种病因又可以具体细分多种情况,如免疫相关可以细分为神经科常见的自身免疫相关疾病,包括急性炎性脱髓鞘性多发性神经病(acute inflammatory demyelinating polyneuropathy,AIDP)、CIDP、多灶性运动神经病(multifocal motor neuropathy,MMN)、重症肌无力(myasthenia gravis,MG)等,以及结缔组织病相关疾病如干燥综合征(Sjogren syndrome,SS)、系统性红斑狼疮(systemic lupus erythematosus,SLE)等。肿瘤相关神经肌肉疾病又可以分为肿瘤直接浸润相关神经肌肉疾病和副肿瘤综合征。中毒相关神经肌肉疾病又可以分为药物和毒物相关,具体又可以分为不同种类的药物或毒物,不同的药物或毒物导致的情况各有其特点。遗传性神经肌肉疾病可以分为遗传代谢性肌病和遗传性变性病,前者包括线粒体疾病、糖原代谢异常性疾病、脂肪代谢相关疾病等;后者又可以分为遗传性共济失调、遗传性运动神经元病、进行性肌营养不良等。有时会遇到一些疑难性疾病,临床上无法确认为某一种具体疾病时,也可先从疾病表现推测发病机制,然后根据治疗效果,初步区分大致的病因。

从病变受累的解剖学部位分析,神经肌肉疾病根据受累的部位,可以分为运动神经元病变、周围神经病变、神经肌肉接头病变和肌肉病变。不同解剖部位的病变,其病因鉴别诊断谱也有所差异。将解剖定位与发病机制结合,进行定性分析,可以进一步简化鉴别诊断内容。根据临床表现和体征入手,可从不同角度进行鉴别,如只累及运动系统的疾病,只累及感觉系统的疾病,只累及自主神经的疾病,感觉和运动系统均受累的疾病,或其他组合,而不同的组合也有着不同的鉴别诊断思路。

周围神经疾病可以通过肌电图测定,首先区分其为髓鞘病变还是轴索病变,再进一步展开病因的鉴别。在明确解剖定位后结合病因学对其进行分类,因为不同受累部位的病因和鉴别诊断谱有所不同。

在只累及运动系统的疾病的病因诊断中,首先需要明确运动系统的受累是下运动神经元病变,还是周围神经运动纤维的髓鞘或轴索病变,还是神经肌肉接头病变,或者肌肉病变。

对于下运动神经元受累,还需要注意其是否伴有上运动神经元的病变,如上运动神经元受累体征与下运动神经元体征为同一病因所致,疾病诊断相对简单,常见的有肌萎缩侧索硬化、复杂型遗传性痉挛性截瘫(complex hereditary spastic paraplegia)等。

下运动神经元病变引起的常见疾病包括进行性肌萎缩(progressive muscular atrophy,PMA)、SMA、脊髓延髓性肌萎缩、脊髓灰质炎后综合征、青少年上肢远端肌萎缩(又称平山病)等。具体情况需要根据下运动神经元受累部位的不同,进行下一步的鉴别诊断。

导致纯运动受累的周围神经病的病因较少，以髓鞘病为主者，主要是多灶性运动神经病、CIDP 的纯运动型等。以轴索损害为主者，如急性运动轴突性神经病（acute motor axonal neuropathy，AMAN）、遗传性远端运动神经病等。

神经肌肉接头病变的鉴别诊断谱包括重症肌无力、Lambert-Eaton 肌无力综合征、肉毒中毒、先天性肌无力综合征等。

肌病的患者鉴别诊断谱复杂，病因众多，几乎可以涉及前述的各种病因机制。

三、熟练掌握各种疾病的临床要点

在临床诊断过程中，快速、准确、高效地收集有价值的临床信息，是获得正确诊断的基石。神经肌肉疾病的临床诊断思路，需要在临床工作中，通过实践不断总结和培养。不同临床医生，根据自己的知识背景和能力，会形成不同的风格。另外，临床思路和经验，都还需要建立在对于每个疾病深刻认识的基础之上。这就要求临床和肌电图医生，应该认真阅读神经肌肉疾病的相关专业书籍，掌握常见神经肌肉疾病的病因、发病机制、病理改变、临床要点、治疗方法、预后转归等，并在临床实践中不断磨炼。熟练掌握常见疾病的常见表现、少见疾病的经典表现以及常见病的少见表现，同时了解少见病的少见表现，并结合文献最新进展，丰富自己的疾病知识背景，才能更好地建立起自己独特的诊断思路。

临床诊断过程，是大脑处理复杂信息的过程，需要对临床线索有敏锐的、本能的反应。可以想象，如果对某一疾病的具体临床特点并不了解，想要鉴别诊断该疾病，就根本无从谈起，在真正面对这种疾病的患者时，诊断思路中就不可能出现该疾病，从而导致对疾病"视而不见"。比如，对于 POEMS 综合征（polyneuropathy，organmegaly，endocrinopathy，M-protein，skin changes syndrome）患者，皮肤已经明显变黑，但如果缺乏相关知识，就会忽略到这一重要信息。当一个患者进行 F 波检测时出现大量后发放波，如果不了解其意义，就可能将其忽略，而不能联想到神经兴奋性异常的周围神经病。

第五节　肌电图检查方案的制订

一、临床定位

每个患者来到肌电图室后，需要医生对患者进行临床评估，确定为神经肌肉疾病后进行初步的定位，然后开始神经传导，F 波或 H 反射，针电极肌电图，或 RNS 的检查。对于神经肌肉疾病的肌电图方案的制订，要遵循"病变处开始，注意对比，到正常处结束"的原则，而不是预先诊断患者的疾病（病因诊断）并用肌电图"套装"来给患者做检查。

二、神经传导

先从临床病变的神经范围开始，先做运动神经，再做感觉神经（如怀疑腕管处病变，则从正中神经开始检测，并注意分区域检测）。如果发现病变处神经的异常，则进行对侧的对比和相同肢体邻近神经的检测（如发现正中神经病变，则进行对侧肢体正中神经检测和同侧尺神经检测），先双上肢，后双下肢，直到发现检测的神经正常为止，同时注意，对四肢均有病变的病例神经传导应覆盖左右双侧。

三、针电极肌电图

针电极肌电图检查，检查原则也是从病变肌肉开始，如正中神经范围病变则从大鱼际肌开始，然后是同一条肌肉的近端肌肉（如桡侧腕屈肌），或同侧肢体不同神经但同一根的肌肉（如与大鱼际肌同一个根水平的小鱼际肌或第一骨间肌），还可以加上脊旁肌，如果这些都有异常，则选择上一个和下一个根的肌肉进行检测，如果本侧肢体都有病变，则需要检查对侧同一节段肌肉。注意，对于四肢均有病变的病例，其肌电图应覆盖左右双侧。

四、其他检查

如 F 波、H 反射、瞬目反射、重复神经电刺激等，根据可能的病变部位选择。

五、结果和结论

经过神经传导和针电极肌电图等检查后，对结果进行展示，最后根据神经传导和针电极肌电图的异常，结合解剖知识，进行肌电图定位诊断，包括节段性的神经源性损害（提示根或丛病变）、周围神经损害、广泛神经源性损害（提示前角或根病变）、肌源性损害（提示肌肉病变）等。

（管宇宙　刘明生）

参 考 文 献

1. Rowland LP. Merritt's Neurology. 10th ed. Philadelphia：Lippincott Williams & Wilkins，2000.
2. Bradley WG，Daroff RB，Fenichel GM，et al. Diagnosis of neurological disease//Neurological in Clinical Practice. 5th ed. Philadelphia：Butterworth-Heinemann，Elsevier Inc.，2008：3-9.
3. 王维治. 神经病学. 4 版. 北京：人民卫生出版社，2001.
4. Preston DC，Shapiro BE. Electromyography and Neuromuscular Disorders：Clinical-electrodiagnostic Correlations. 3rd edition. Amsterdam：Elsevier Health Sciences，2012.

第三章 常用临床神经电生理诊断技术

第一节 常规神经传导的检测

神经传导检查（nerve conduction study，NCS）是评估周围神经系统功能状态的基本的方法。运动神经的检测主要通过复合肌肉动作电位（compound muscle action potential，CMAP）推测从前角细胞到其纤维支配的终末肌纤维的功能状况。感觉神经动作电位（SNAP）可反映感觉神经纤维从远端的皮肤感受器到近端的脊神经节以远整个通路的功能状态；测量SNAP和CMAP波幅、面积等不同参数可评估参与神经传导的神经纤维数量，与传导速度和潜伏期等检测结果结合可协助判断潜在的病理生理损伤是轴索还是脱髓鞘改变。常规神经传导检查能反映大有髓神经纤维的功能，对无髓神经纤维功能和小有髓神经纤维，可用皮肤交感反应（skin sympathetic response，SSR）和心率变异性分析等方法检测。

神经传导受环境和其他一些因素的影响，操作中应注意排除干扰性误差；神经传导是相对安全的无创性检查，但患者身上有插入的电设备如心脏起搏器时，须谨慎。本章就神经传导检查的临床应用，对病理改变的判断，可能出现的误差及安全操作等问题进行阐述。

一、神经传导的操作

神经传导可为判断周围有髓神经纤维的完整性提供可靠的帮助，结合针电极肌电图，对潜在的病理改变也可作出合理的判断；同时，神经传导检查可客观地评估病变的部位、分布形式、严重程度及预后，对前后结果的比较还可用于病情监测及指导进一步的治疗。但所有这些都需要建立在对患者病史的详细询问和仔细的神经系统查体之上。

常规NCS由运动神经传导检查和感觉神经传导检查组成。操作方法：给予被检查神经电刺激，并产生动作电位，该动作电位接收部位为肌肉（运动神经传导检查）或在该神经干上（感觉神经传导检查）记录。记录可以得到运动CMAP和感觉SNAP波形的各种参数，这些参数可提示参与神经反应的轴突的数量和最快神经的传导速度。

评估所得到的参数：将结果与正常值进行比较，不同检查方法有不同的正常值，应与相应检查方法的正常值比较，如感觉神经顺向检查，就应与顺向检查的正常值比较，逆向检查就应与逆向正常值比较；也可与对侧未受影响的肢体进行比较。左右侧比较对于每个患者都有意义，特别是有些身高、体重与常人有差别的个体患者，此外，个体随访时前后结果的比较也是有临床意义的。

1. 运动神经传导检查　刺激电极放置于运动神经干走行的皮肤表面，阴极朝向效应肌肉，阳极位于阴极远端2～3cm。记录电极位于肌腹，参考电极位于肌腱。地线位于刺激电极和记录电极之间，其中每条神经的刺激电极与记录电极之间的距离有国际推荐的统一标准。

运动神经传导检查的刺激器常见的是手柄状或鞍状刺激器，由阴极和阳极两个刺激头组成。成人刺激器两极之间固定距离约为 2cm，儿童刺激器两极之间距离 1cm。记录电极为表面电极，方形或圆形，电极由作用电极（R1，又称记录电极）和参比电极（R2，又称参考电极）组成，记录电极放置在终板区域的肌腹上方，参考电极放置于肌肉远端肌腱上。在刺激电极和记录电极之间放置接地电极（地线），用于减少刺激伪迹。在运动神经干上给予刺激，阴极靠近记录电极（图 3-1-1），以确保阴极下产生的动作电位沿着神经轴突传播，最终到达记录电极。刺激从小刺激量开始，缓慢增加，特别是在儿童，直到获得最大反应。此时增加刺激电流 20%～25%，CMAP 的波幅仍保持不变。由此方法获得的双相波形即为 CMAP。CMAP 是被记录的肌肉内肌纤维动作电位的总和。

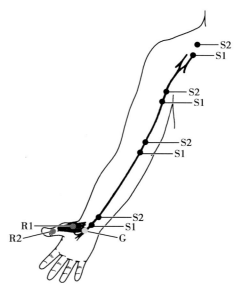

图 3-1-1 正中神经运动神经传导检查模式图
S1：刺激阴极；S2：刺激阳极；R1：记录电极；R2：参考电极；G：地线。

对于常规的运动 NCS，刺激是在沿神经走行的两个不同位置即近端和远端进行的，从而在支配同一肌肉神经的远端和近端都记录到波形。

常规上下肢运动神经检查包括：①正中神经，在手腕和肘部刺激，有些怀疑正中神经腕部卡压的患者需要添加掌心刺激，记录在拇短展肌。②尺神经，在腕部、肘下和肘上刺激，记录在小指展肌。③腓总神经，刺激踝部和腓骨小头下、腓骨小头上（腘窝偏外侧刺激），记录在趾伸肌；也可以仅刺激腓骨小头下和腓骨小头上，记录在胫骨前肌。④胫神经，在踝部和腘窝刺激，记录在踇展肌。

测定参数包括：①远端运动潜伏期（DML），指动作电位起始的时间，提示末端神经传导功能；②复合肌肉动作电位（CMAP）波幅；③运动神经传导速度（motor nerve conduction velocity，MNCV）。潜伏期是从刺激瞬间到 CMAP 负相波开始的时间，潜伏期的测量单位为毫秒（ms）。在常规的 NCS 中，只报告远端的潜伏期，称为远端运动潜伏期或起始潜伏期。近端潜伏期用于计算传导速度。而远端运动潜伏期仅代表被激活的最快传导神经纤维的潜伏期，它包括在神经末梢传导的时间、神经肌肉接头传递的时间和在肌肉上传导的时间 3 个部分。CMAP 波幅可测量从基线到负相波波峰值，称之为负峰波幅，反映产生动作电位的运动神经纤维的数量。也可测量峰-峰波幅，即负相波波峰到正相波波峰的数值，不同的测量方法所得结果正确与否的判定需要依据其采用方法的正常值而定，波幅的测量单位为毫伏（mV）。传导速度是通过将两个刺激点之间的距离除以近端和远端潜伏期的差值来计算的，也反映的是最快传导神经纤维的速度，传导速度的测量单位为米每秒（m/s）。对于正常成年人，上肢的运动神经传导速度通常是 50m/s，而下肢的传导速度是 40m/s。其他测量指标包括 CMAP 负相波面积和波形持续时间。CMAP 负相波面积与负相波波幅一样代表被激活的运动纤维总数，有学者认为它比负相波波幅更准确，因为它包括所有参与反应的神经纤维，而不仅仅是同步程度较高的神经纤维；波形持续时间，即时限（duration），是衡量同步性的一个指标，可以协助诊断，特别是在鉴别是否是脱髓鞘神经病变中。

2. 感觉神经传导检查 顺向测定方法：刺激电极放置于肢体远端皮肤表面，阴极朝向肢体近端，阳极位于阴极远端 2～3cm。记录电极位于神经干表面皮肤，参考电极位于记录电极近端 2～3cm。地线位于刺激电极和记录电极之间。逆向测定方法：将刺激电极和记录电极对换。

测定参数：感觉神经动作电位（SNAP）波幅、感觉神经传导速度（sensory nerve conduction velocity, SNCV）、感觉神经末端潜伏期。刺激电极和记录电极可为环状电极，盘状表面电极或鞍状电极。刺激和记录都在神经干上（图 3-1-2）。与运动 NCS 一样，阴极放置在最靠近记录电极的位置，刺激强度逐渐增加，直到出现超强刺激（通常小于 30～40mA）。刺激产生的波形即为 SNAP，形态为双相或三相波（图 3-1-3）。SNAP 波幅是测量从基线到负相波的峰值，反映了参与反应的感觉神经纤维动作电位的数量，但因感觉波幅较低，通常使用峰 - 峰波幅。感觉神经的起始潜伏期是从神经刺激到波形偏离基线的时间，代表了最快传导的感觉神经纤维。SNAP 的时限是从波形离开基线到最终返回基线的时间，比 CMAP 的持续时间短。因为刺激与记录均在同一神经干上，因而只需在一个部位进行刺激即可计算出传导速度。在健康人群中，SNAP 也会由于时间离散和相位抵消的原因，影响近端刺激，近端刺激引出的 SNAP 与远端 SNAP 比较往往幅度降低和时限延长。因而不需要像运动那样进行常规的节段检查。与 CMAP 不同，CMAP 代表激活的肌肉纤维，而不是运动神经纤维，SNAP 是感觉神经动作电位的直接测量，为微伏（μV）级单位，因而需要特别关注技术因素和背景噪声对其影响。

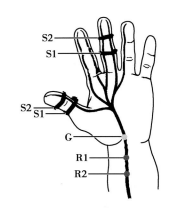

图 3-1-2 感觉神经传导检查模式图（正中神经）
S1：刺激阴极；S2：刺激阳极；R1：记录电极；R2：参考电极；G：地线。

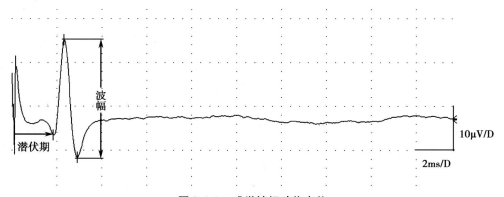

图 3-1-3 感觉神经动作电位

实验室常用顺向法检测的感觉神经包括：①正中神经，刺激拇指远端或示指、中指，在腕部正中神经走行处记录；②尺神经，刺激小指，在腕部尺神经走行处记录；③桡浅神经，刺激拇指近端，在前臂桡神经走行处记录；④腓肠神经，外踝部刺激，腓肠肌外缘记录；

⑤腓浅神经，外踝部上缘刺激，腓骨小头下记录；⑥胫神经（足底内侧皮神经感觉支），刺激蹑趾，内踝部记录。

3. 顺向与逆向技术　由于去极化导致神经冲动的双向传导，感觉 NCS 既可以顺向刺激（神经传导的生理方向），也可以逆向刺激。感觉神经逆向检测技术可以产生更大的 SNAP 波幅。而顺向检测技术，神经刺激在远端，记录在近端，近端神经可能走行在较深的地方，因而表面记录的 SNAP 波幅较低。逆向技术的一个缺点是，近端神经刺激可能会同时诱发 CMAP 和 SNAP，从而干扰远端感觉波幅的测量。仔细评估形态和时限的波形特征可以帮助识别波形是运动反应还是感觉反应。

二、影响神经传导的常见因素

在日常实践中，许多技术和生理因素可能导致波形改变和虚假的发现。以下因素会影响 NCS：

1. 温度　肢体温度较低是肌电图检查时最常遇到的问题之一，可影响 NCS 和针电极肌电图检查。随着肢体温度的降低，可以看到传导速度减慢、末端潜伏期延长和波幅升高。理论上，低温会导致钠通道的缓慢开放和延迟失活。钠通道的缓慢开放影响神经传导的速度，而钠通道的延迟失活导致波幅增高。在操作过程中，应监测肢体温度，并保持在理想温度 33℃左右。在检测之前，对肢体温度较低的患者可以通过将肢体浸泡在温水中、用热毛巾包裹或使用红外线加热灯来加热肢体。虽然潜伏期和传导速度可通过数学校正，但其结果缺乏真实性和准确性。

2. 年龄　波幅和传导速度都受年龄的影响，其原因包括正常的神经纤维髓鞘丢失以及神经和肌膜随年龄的变化。足月婴儿的神经传导速度相当于成人正常值的一半，3～5 岁时达到成人范围，传导速度与髓鞘成熟程度相关。30 岁以后，传导速度每 10 年都会出现减慢，60 岁时下降约 10%。同样地，SNAP 波幅每 10 年也会有所降低，特别是在 60 岁以后，下肢远端的感觉神经检查尤为明显。60 岁以上健康人足底内侧皮神经或 70 岁以上健康人腓肠神经 SNAP 可能无法测出。

3. 身高　高个子个体的潜伏期可更长，传导速度减慢，可能是与神经越长髓鞘越薄有关。

4. 性别　女性比男性波幅更高，传导速度更快。目前尚不清楚明确的机制。

5. 记录电极位置　当使用肌腹 - 肌腱记录技术进行常规的运动传导检查时，CMAP 之前如果出现初始正相波及"向下"形态的波出现，表明记录电极没有放在记录肌肉的肌腹上，应调整记录电极的位置，直到正相波消失或降至最低。

6. 超强刺激　超强神经刺激可同步激活所有神经纤维，有助于精确的波形分析，对 NCS 至关重要。在常规 NCS 中，随着刺激强度的逐渐增加，更多的神经纤维被激活，因而 SNAP 或 CMAP 波幅也相应升高，直到神经受到超强的刺激为止。潜伏期也随着刺激强度的增加而缩短，但变化较小。而次强刺激可导致波幅假性降低和潜伏期轻度延长。但如果刺激强度超过超强的范围，或刺激电极滑动离开神经干也会导致电流扩散到邻近的神经干，影响波形形态和波幅。

7. 其他　CMAP 的波幅与记录电极和参考电极之间的距离直接相关。另外，肢体水肿或肢端肥大的患者，波幅减低或 SNAP 无法引出可能被误认为是病理性的。在这种情况下，增加刺激时限或增加刺激电极之间的间隔有助于电流穿透，可以帮助解决这种情况。

三、神经传导检查的注意事项

1. 周围神经走行的变异　当解剖学上出现神经变异时,神经传导就会记录到异常的波形,如果不被识别,就会被误认为是"病理性的"。最常见的神经变异之一是 Martin-Gruber 吻合,在 15%～30% 的解剖学研究中都有报道。这种异常情况下,正中神经在前臂发出部分神经纤维交叉到尺神经上共同支配原本仅由尺神经支配的手部肌肉。如果交叉纤维支配小指展肌,常规的尺神经节段检测时,与肘部的尺神经刺激相比,腕部尺神经刺激记录的尺神经 CMAP 更高,因为正中神经交叉过来的神经纤维在腕部也受到刺激,而肘部并未刺激到这部分神经纤维。这种模式可能被误解为肘部尺神经纤维的病理性传导阻滞(conduction block,CB)。但临床上并无尺神经支配肌肉的相应异常表现。这种情况下,刺激肘部正中神经并在小指外展肌记录并获得波形将可确认这种变异并排除肘部的尺神经病变。

2. 伪迹　伪迹的来源很多,常见的原因有交流电电源环境的干扰相导致基线的漂移;刺激电量过大,导致刺激伪迹增加;另外滤波器设置不当,记录电极与皮肤接触的阻抗过大,刺激或记录电极的导联线损坏,甚至患者手脚汗液都可以导致伪迹的出现。伪迹的出现可以导致测量出现误差(不准确的潜伏期、距离的测量导致传导速度不准确);如果滤波器设置错误,会导致波幅和潜伏期的改变;刺激量过大还可导致邻近神经被刺激,出现波形异常。

四、对神经传导检查结果的病理生理评估

神经病变的病理生理学可表现为轴索损害或脱髓鞘。轴索损害会导致神经传导出现异常,最终导致病变远端的整个神经部分变性,神经传导波形消失。与此相反,脱髓鞘导致病变部位的传导阻滞或传导减慢,并且具有局灶性或多灶性损害的特点。两种类型都有特定的神经传导检查的表现,有些神经损害会同时出现两种病变类型,但通常会以一种为主。

1. 轴索损害　轴索损害是肌电图实验室中最常见的神经损害类型。轴索损害的特征是 CMAP 和 / 或 SNAP 波幅降低或缺失(图 3-1-4)。远端潜伏期轻度延长或传导速度轻度减慢(一般不超过 30%),这通常只发生在最快的神经纤维出现轴索损害时。这种情况下,速度的减慢与波幅的降低程度成正比。在轴索损害的病变中,若神经被损伤,华勒氏变性(Wallerian degeneration)随之发生,损伤远端的神经节段也会变性。在急性神经损伤后的最初几天,损伤部位远端的感觉和运动神经波幅检测正常,是由于远端神经段尚未病变,仍能机械性传导神经冲动。神经损伤后,远端 SNAP 波幅在第 5 天开始下降,到第 9～11 天完全退变。CMAP 波幅在第 3 天之后开始下降,到第 5～8 天完成退变。CMAP 比 SNAP 波幅下降快,因为轴突运输和神经肌肉接头间信号传递的丢失在神经动作电位传导障碍之前就已经出现异常了。

2. 脱髓鞘　脱髓鞘病变在神经传导上表现多样,可以为非局灶、均匀的脱髓鞘,如腓骨肌萎缩症,其特征性神经表现为各节段传导速度均匀一致的减慢,且波形及波幅变化不大。在不均匀脱髓鞘的情况下,如获得性的脱髓鞘相关的周围神经病,如 CIDP,当刺激神经干时,未脱髓鞘的神经纤维的动作电位会较脱髓鞘的神经纤维的动作电位先到达记录部位,导致神经纤维电位的异常离散,对 CMAP 或 SNAP 的波幅和时限均有影响(图 3-1-5)。

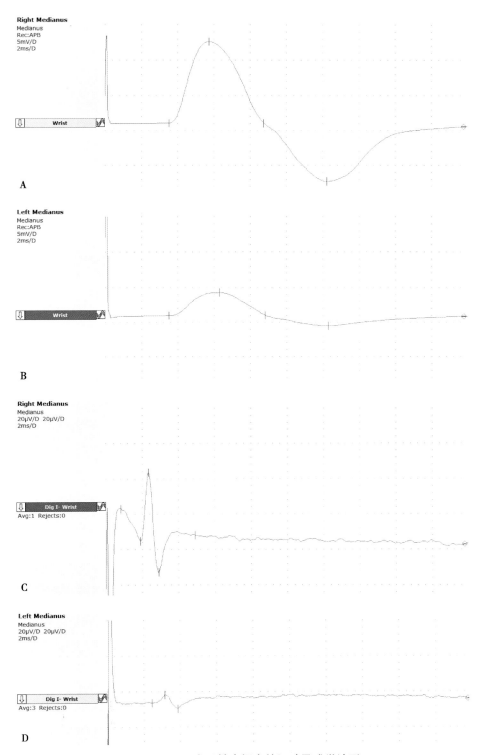

图 3-1-4　正常及轴索损害的运动及感觉波形

A. 正常运动波形（右正中神经）；B. 轴索损害运动波形（左正中神经）；C. 正常感觉波形
（右正中神经）；D. 轴索损害感觉波形（左正中神经）

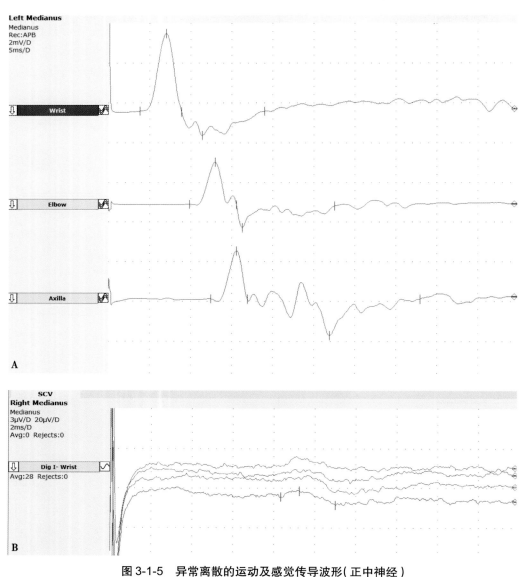

图 3-1-5 异常离散的运动及感觉传导波形（正中神经）
A. 离散的运动神经传导（左正中神经）；B. 离散的感觉神经传导波形（右正中神经）。

外周神经脱髓鞘的标准包括：潜伏期延长＞125% 正常值上限，传导速度减慢到＜正常值下限的 80%。当 CMAP 波幅小于正常值的 80% 时，潜伏期和传导速度要求分别为＞150% 正常值上限和＜70% 正常值下限。与轴索损害病变一样，脱髓鞘导致的传导阻滞使得病变部位的神经冲动无法传递。在 NCS 上，表现为病变近端的神经波幅降低，而病变远端的波幅正常（图 3-1-6）。明确的传导阻滞通常被定义为近端较远端刺激部位的负相波波幅或负相波面积减低 50% 及以上。

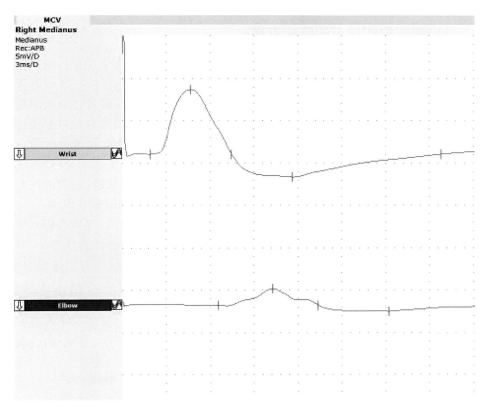

图 3-1-6　传导阻滞图

五、神经传导的安全性

常规的 NCS 是无创的，风险相对较低，因为神经刺激和记录是在皮肤表面进行的。但常规的 NCS 也有一些绝对和相对禁忌证。心脏外部起搏器是 NCS 检查的禁忌证。近期急性心肌梗死发作的患者不做 NCS。对于使用双极感应配置的内置心脏起搏器，或植入心脏除颤器的患者，常规 NCS 被认为是相对安全的。单极传感配置的起搏器，应慎做 NCS，尤其避免重复的神经刺激和近端锁骨上窝神经刺激检查。对于植入脑或脊髓深部的刺激器在打开运行状态时应慎做。

（潘　华）

第二节　针电极肌电图

针电极肌电图是将针电极刺入肌肉，观察并记录主动收缩时运动单位电位（motor unit potential，MUP）的形态特点、发放频率，以及安静状态时有无自发电位的检查方法，在针电极肌电图测定过程中，除了在显示器上对检查到的动作电位进行观察，还需要认真识别与波形相伴随的声音的特点。目前使用的是一次性同芯针电极，但国内部分肌电图室仍使用可重复使用的针电极进行记录。

一、针电极肌电图检查的临床意义

1. 诊断和鉴别诊断 协助临床判断无力肌肉的病变部位，根据运动单位的大小以及募集情况等改变，可以鉴别存在萎缩无力的肌肉为神经源性损害，肌源性损害或者失用性萎缩等。如周围神经病和远端型肌病均可出现远端肌无力、肌萎缩，前者针电极肌电图为神经源性损害改变，后者则表现为肌源性损害。Duchenne 肌营养不良和脊髓性肌萎缩均可表现为近端肌无力，临床有时难以鉴别，而针电极肌电图可以较好地对其进行区分。神经肌肉接头病变 EMG 通常正常。

2. 发现临床下病灶或易被忽略的病变 例如运动神经元病的早期，肌力尚正常的肌肉即可检查到针电极肌电图异常；也有助于肥胖患者深部肌肉萎缩和轻瘫的识别。

3. 补充临床的定位 针电极肌电图有助于判断疾病分布节段，如颈神经根病变受累的范围，臂丛受累的水平，结合感觉和运动神经传导，区分神经丛、神经根病变等。

4. 辅助判断病情及预后评价 在神经源性损害中，如果一块肌肉有大量的自发电位，则提示进行性失神经、可能在病变的早期或急性期；在肌源性损害中，特别是炎性肌病中，大量自发电位提示肌炎处于活动状态，这些表现为治疗的选择提供依据。对很多检查来说治疗前后数据的对比测定可能更有意义，但是针电极肌电图对于定量评价疾病的严重程度价值有限，因此在各种临床治疗试验中一般不采用针电极肌电图作为疗效的评价指标。

二、针电极肌电图检查的目的、适应证、禁忌证和注意事项

1. 明确肌电图检查的目的 对拟行肌电图检查的患者进行详细病史询问和神经系统检查，明确检查目的，选择合适的检查项目，以及需要测定的神经和肌肉，并根据检查所见，动态调整检查方案。

2. EMG 检查的适应证 脊髓前角细胞及其以下的运动通路，包括构成运动单位所有部分的病变均为 EMG 检查的适应证，同时也包括脑神经的运动核团及其以下所支配的肌肉的病变。

3. EMG 检查的禁忌证和注意事项 出血倾向、血友病、血小板明显降低为禁忌证。需要注意的是，EMG 检查后的 24 小时内血清肌酸激酶（CK）水平可增高，48 小时后可恢复正常。另外在检查时应避免在短时间对同一块肌肉反复测定。

三、针电极肌电图检查方法

1. EMG 检查的原则

（1）通过神经系统检查：选择最佳的方案，以最少的肌肉测定，取得最佳的结果。

（2）根据患者临床表现：选择病变最明显的神经和肌肉进行检查，利于发现病变。如果"无的放矢"，往往出现假阴性结果。

（3）根据病情：选择最可能出现病变的神经或肌肉进行检查，此时阳性率高。例如，对怀疑肌炎或肌病的患者，首先检查近端肌肉。

（4）选择具有鉴别诊断价值的部位进行检查：如怀疑为坐骨神经病变时，对臀中肌或臀大肌检查，可与腰骶神经根或丛病变鉴别；选择腰脊旁肌，有利于神经根和神经丛病变的鉴别。

（5）不可完全局限于症状明显的部位：检查时要根据病情，考虑全局，如在肌萎缩侧索

硬化（ALS）早期可以仅有单个肢体远端萎缩，如果仅仅局限于单肢测定，则会导致误诊为神经根病。对于病变极为严重，已经严重萎缩纤维化的肌肉，往往不能引出有代表性的 MUP，价值往往较小。检查过程中，应该根据情况随时变化调整检查方案，使得结果能够完美的解释临床，包括诊断和鉴别诊断。

2. EMG 检查的步骤

（1）首先进行详细的神经系统检查，明确检查目的，选择检查项目，以及需要测定的神经和肌肉。先进行神经传导测定，然后再进行针电极肌电图测定。

（2）耐心向患者解释需要进行检查的内容，告知即将进行检查可能带来的不适和疼痛，征求患者意见，取得患者的信任和配合。

（3）对每块肌肉测定前，使患者处于合适的体位，根据不同检查部位和内容的需要，保证患者能够充分放松或便于用力。对患者进行放松、小力收缩、大力收缩的训练，同时判断进针部位。

（4）消毒局部皮肤，将针电极快速刺入皮下肌肉。首先在肌肉放松状态，观察自发电位，观察屏幕上的波形，监听声音，扎针检查时要做到多个部位均探测到。嘱患者小力收缩肌肉，测定单个 MUP 的参数。嘱患者尽最大力量收缩，测定和记录募集电位。此时患者的配合极为重要，否则结果的可信度就会下降。

（5）检查完毕后从肌肉中快速拔出针电极，用无菌棉签压迫进针部位。然后选择下一块需要测定的肌肉，直到结束测定。

（6）结合神经传导结果，出具检查报告，结论的原则是尽可能为临床提供帮助。

3. 检查技巧和注意事项

（1）掌握不同肌肉放松的姿势和技巧：如测定脊旁肌时，让患者取侧卧位、低头、屈髋、弓腰姿势，进针侧在上，对于观察静息电位非常重要。由于进针时疼痛，有时患者很难放松，需要一定的技巧。

（2）注意不要在同一部位反复采样，避免多次采集同一个 MUP。一般在同一个进针点可以记录到几个不同的 MUP，可以轻微移动针电极，监听声音，保证所记录到的电位声音清脆。采样时，要选择近针电极的肌纤维电位进行分析，其声音清脆、尖锐，上升时间 <500μs。距离针尖较远的电位声音低钝、时限长、上升时间长。要注意观察运动单位的发放的声音、频率和稳定性，是判断异常的重要指标。

（3）在自发电位检查时，注意患者肢体的保温，温度低时，自发电位的出现率下降。检查时应注意波形和声音。

（4）大力收缩时，由于疼痛明显，许多患者会不自主地采取保护性姿势，似乎全身用力，但所测定肌肉并未真正用力，此时所得募集相结果可靠性下降。需要教会患者配合用力。

（5）初学者要注意，在某些厂家的针电极与导线连接时，具有一定的极性，要避免接反，否则波形反向。在操作过程中以及擦拭针电极时，时刻注意避免刺伤自己。

（6）避免在进行肌电图检查的部位进行肌活检。

（7）建议两次肌电图检查最好间隔 3 个月以上，最少也应间隔 1 个月。

四、针电极肌电图记录时仪器设置

1. 滤波 20～10 000Hz。

2. 扫描速度 静息电位和 MUP 测定时扫描速度应为 5～10 毫秒 / 格（ms/D）；募集电位的测定应为 100ms/D。

3. 灵敏度 静息电位和运动单位测定时增益为 100 微伏 / 格（μV/D）。采集过程中可以调整增益使得整个波幅均包括在屏幕内，但手动分析时限时，仍需调整为 100μV/D。测定募集电位时为增益 1 毫伏 / 格（mV/D），可根据波幅募集电位的波幅高低进行调整。

五、针电极肌电图记录与分析

1. 肌肉安静状态需要观察和记录的指标。自发电位包括插入电位（insertion potential）、终板电位（endplate potential）、正锐波（positive sharp wave）、纤颤电位（fibrillation potentials）、束颤电位（fasciculation potential）、复合重复放电（complex repetitive discharge，CRD）、肌强直放电（myotonic discharge）、肌颤搐放电（myokymic discharge）以及神经性肌强直放电（neuromyotonic discharge）等。

自发电位又可以分为正常自发电位和异常自发电位，前者包括终板电位和终板噪声，异常自发电位包括纤颤电位和正锐波等。束颤电位可见于正常人，也可以见于疾病状态，疾病状态出现束颤电位通常伴有 MUP 的异常改变。

从发生源来说，自发电位可以分为两大类，一种是单个或几个肌纤维兴奋产生的动作电位，包括纤颤电位、正锐波、肌强直放电、复合重复放电；另一种是由单个或更多运动单位兴奋产生的动作电位，如束颤电位、双联放电、肌颤搐电位、神经性肌强直放电等。

（1）插入电位：是针电极插入肌肉内机械损伤导致的一阵短暂的电位发放，为成簇伴有清脆的声音、持续时间 300ms 左右的电活动；停止进针后，插入电位即刻消失。①插入电位延长或增加，见于神经源性和肌源性损害，但应注意仔细寻找有无纤颤电位或正锐波。如果无纤颤电位或正锐波等自发电位，且运动单位及募集电位正常，此时单纯插入电位轻度延长意义不大。②插入电位减少或消失，见于肌肉纤维化或肌肉为脂肪组织替代。

（2）终板电位：包括终板噪声和终板棘波。终板噪声波幅 10～50μV，时限 1～2ms；终板棘波波幅 100～200μV，时限 2～4ms。其起始相为负相，并伴有贝壳摩擦样的声音，借此可与纤颤电位鉴别。当针电极插到肌肉终板区时，患者会感到明显疼痛，电极移动后疼痛即刻减轻。

（3）纤颤电位和正锐波：纤颤电位为双相或三相短时限（<2ms）、低波幅（<100μV）起始为正相的电位，一般在失神经支配 2 周后发生，为单个肌纤维兴奋性增高导致的自发放电的表现（图 3-2-1）。其主要特点为发放规则，起始为正相，声音如雨滴打在篷布上。可见于神经轴索损害和肌病活动期。正常人也有 5% 左右的概率会记录到一处纤颤电位，足部肌肉和脊旁肌概率更高，可达 15%，老年人更容易出现。在失神经时，以下几种情况不能发现纤颤电位：发病早期（2 周内）；脱髓鞘性疾病或传导阻滞未出现轴索损伤时，温度太低或循环差，严重的肌肉萎缩晚期，神经完成再生支配的恢复期。

正锐波起始为正相，伴有一个较长的负相波，时限为 10～50ms，波幅 20～200μV，规则出现，声音稍钝，或如钟表的滴答声，其出现时间较纤颤电位早（一般损伤后 8～14 天出现），临床意义与纤颤电位相同（图 3-2-1）。

大部分肌电图室根据纤颤电位和正锐波出现的情况和发放频率将其分为 0～4 级：0 级，屏幕上无自发电位；1 级，至少在肌肉的两个不同点检测到自发电位；2 级，至少在一块

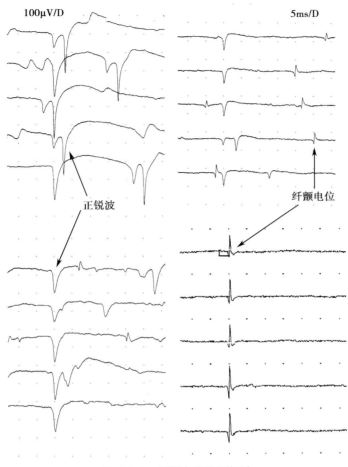

100μV/D 5ms/D

正锐波

纤颤电位

图 3-2-1 纤颤电位和正锐波

肌肉的 3 个或更多点发现中等量自发电位；3 级：所有检测点均可以见到很多自发电位；4 级：所有检测点均可见到广泛密集的自发电位。

（4）复合重复放电：是单个肌纤维兴奋后，传导至邻近的失神经支配的肌纤维，从而产生一组肌纤维的高频同步放电，多相复杂的波形在放电过程中波幅和频率保持一致，记录后将电位进行叠加观察，每次发放的一组电位几乎完全重叠。放电过程中没有波幅和频率的变化，突然出现突然消失，其声音类似机关枪的响声，其发放频率可高达 50～100Hz（图 3-2-2）。为肌膜兴奋性增高所致，往往与纤颤电位等同时存在，多见于慢性失神经或肌病的活动期，如肌萎缩侧索硬化、脊髓性肌萎缩、遗传性运动感觉神经病、肌强直综合征、酸性麦芽糖酶缺乏症（acid maltase deficiency）和肌炎等。

（5）肌颤搐放电：是同一个（偶尔为几个）运动单位的重复放电，呈半节律性，成簇的发放，每簇的发放频率一般小于 2Hz，每次发放一簇电位中通常包含 2～10 个棘波，一簇电位内单个棘波的发放频率可达 5～60Hz（图 3-2-3）。其声音类似于阅兵队伍正步走时踏地的声音。临床上常伴有皮下肌肉的蠕动。见于放射性臂丛神经病、神经根病、嵌压性神经病、响尾蛇咬伤中毒、脱髓鞘性周围神经病、前角细胞病变，也可以见于脑干胶质瘤所致面肌颤搐等。

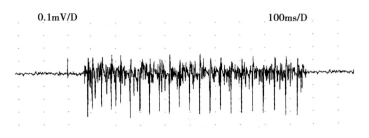

0.1mV/D　　　　　　　　　　　　　　　　　　100ms/D

图 3-2-2　复合重复放电

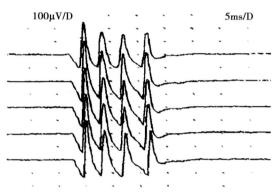

100μV/D　　　　　　　　　　　5ms/D

图 3-2-3　肌颤搐放电

（6）束颤电位：为单个 MUP 的不规则发放，根据针电极距离运动单位的距离，声音可以尖锐或低钝，有时束颤电位也可以近乎规则地发放，此时需要长时间的观察。束颤电位的发放频率一般小于 1～2Hz，而主动收缩或未放松时运动单位的发放通常不低于 4～5Hz。只有保证肌肉完全放松时，才能判断束颤电位。束颤电位可见于前角细胞病变、神经根病或脱髓鞘性周围神经病，也可见于电解质异常、胆碱酯酶药物过量，15% 的正常人群也可记录到偶发束颤电位。只有当束颤电位与纤颤电位或正锐波等同时出现，或所发放的运动单位为高波幅、宽时限、多相电位比例增多时，才可看作异常。

（7）肌强直放电：指的是肌肉在自主收缩后或受机械刺激后，单根肌纤维的不自主强直放电，波幅 10～1 000μV，频率可达 20～150Hz。单个发放的电位类似纤颤电位或正锐波。发放的过程中波幅逐渐降低，频率逐渐减慢，声音似轰炸机俯冲的声音或摩托车减速时发出的声音（图 3-2-4）。肌强直放电是肌膜自发持续去极化的结果，是强直性疾病的特异性表现，见于先天性肌强直、萎缩性肌强直、先天性副肌强直，但也可见于其他肌病，如肌炎、糖原贮积症、高钾性周期性麻痹等。需要注意的是，少数情况下，任何病因导致的失神经支配，都可能会偶尔记录到一过性的肌强直放电，但不会是肌电图的主要表现。

（8）神经性肌强直放电：是单个运动单位的高频（150～250Hz）、重复放电，波幅逐渐递减，伴有类似于赛车发动时的声音。通常为运动神经末梢轴索病变所致，与电压门控钾通道病变有关，临床可见肌肉僵硬、多汗、用力收缩后放松缓慢，需要和肌强直鉴别。可见于神经性肌强直疾病（又称为 Issacs 综合征）或电压门控钾离子通道异常的相关周围神经病等。僵人综合征（stiff-man syndrome）尽管在临床上有肌肉僵硬，但无神经性肌强直放电或肌强直放电。

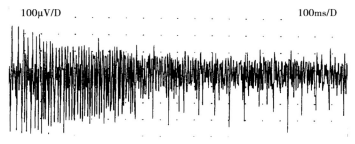

100μV/D　　　　　　　　　　　　　　　　100ms/D

图 3-2-4　肌强直放电

2. 肌肉小力收缩状态,观察和记录运动单位电位。

（1）MUP 是肌肉在小力收缩时记录到的电活动,是一个运动单位中所有肌纤维同步兴奋的电位的综合。主要兴奋的是 I 型纤维。主要记录 MUP 的时限、波幅和多相波的百分比（波的形态）,另外还可以记录面积和转折数等（图 3-2-5）。对于 MUP 的观察包括定性和定量两种方法。后者较为费时,但有助于对于轻微运动单位改变的评价。

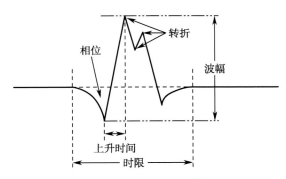

图 3-2-5　正常运动单位模式图

1）时限（duration）:为电位偏离基线到恢复至基线的时间,为该运动单位内所有肌纤维兴奋后,电信号传导至针电极记录点的时间的总和。受针电极位置的影响较小,相对稳定。

2）波幅（amplitude）:采用峰 - 峰值计算,反映针电极附近,大约 1mm 直径范围内 5～12 根肌纤维的综合电位的波幅,而非全部肌纤维的综合,波幅大小受针电极位置的影响较大,变异大。

3）多相波:正常电位多为三相波或四相波,反映同一个运动单位中肌纤维传导同步化的程度。一般肌肉多相波百分比不超过 20%,但部分肌肉如胫骨前肌可达 35%,三角肌可达 26%。

（2）在神经肌肉病变时,可出现 MUP 的异常,包括以下几种情况:

1）宽时限、高波幅 MUP:一般于轴索损伤后数周至数月才会出现,与神经纤维对失神经支配的肌纤维进行再生支配,导致单个运动单位的范围增大有关,是神经源性损害的典型表现（图 3-2-6）。此时肌肉的募集相往往出现异常,表现为募集减少,或称为单纯相。在病变早期,自发电位、多相波 MUP 以及募集相异常对神经源性损害诊断更有价值,因为早期 MUP 的时限尚未增宽。

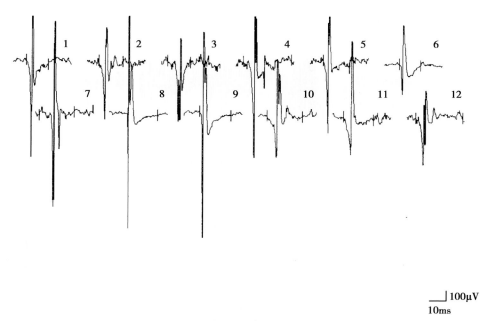

$100\mu V$
$10ms$

图 3-2-6　运动单位神经源性损害

2）短时限、低波幅 MUP：是肌源性损害的典型表现（图 3-2-7）。其时限短、波幅低的原因与肌纤维坏死后运动单位内有功能的肌纤维减少，运动单位变小有关。在严重肌病时易于记录到，在轻度肌病时病变呈灶性分布，则需要仔细寻找。当多相波比例较高时，时限的计算应除去多相波电位，以便提高诊断肌病的敏感性。另外在较为严重的神经肌肉接头疾病、失神经支配后再生的早期也可以出现小 MUP。而部分慢性肌病，出现明显代偿时，MUP 也可能表现为接近正常，甚至宽大的运动单位。在进展快速的 ALS 缺乏有效的再生支配或急性周围神经病轴索损害再生支配尚未形成时，也可以出现窄小的 MUP。

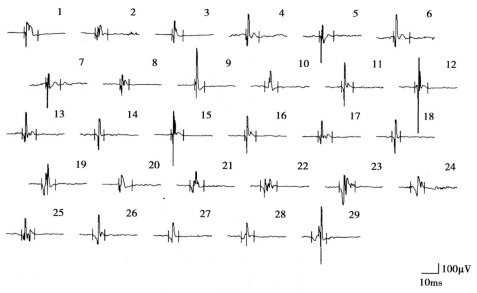

$100\mu V$
$10ms$

图 3-2-7　肌源性损害运动单位

3）大小动作电位混合存在：主要见于肌源性损害和神经源性损害共存的情况，此时不应仅仅观察平均的 MUP 时限，还要注意各个 MUP 的波形。大小动作电位混杂的现象还可见于包涵体肌炎、血管炎性疾病导致的神经和肌肉同时受累以及进展较快的前角细胞病变。

4）多相电位：MUP 相位大于四相被称为多相波或多相电位。多相波百分比增高伴有低时限和低波幅 MUP，提示肌源性损害；多相波比例增高伴高波幅、宽时限者，为神经源性损害的表现。

5）稳定性：MUP 在正常人中发放节律较为恒定，形态较为一致。在肌萎缩侧索硬化、Lambert-Eaton 肌无力综合征或病情较重的重症肌无力患者中，神经肌肉接头传递安全系数下降，可以出现 MUP 稳定性下降，连续记录过程中存在 MUP 形态变异度增加。

3. 肌肉用力收缩状态募集电位的观察。观察项目包括运动单位募集频率，大力收缩时的相型，如干扰相、混合相、单纯相和病理干扰相，以及募集电位的峰 - 峰值。不同实验室对募集相检查的习惯有所差异。

（1）运动单位电位（motor unit potential，MUP）：最初的募集频率为 4Hz，随着收缩力量的增加，发放频率增加。小的 MUP 首先被兴奋，主要来自Ⅰ型肌纤维。随着力量增加到一定程度，会出现更多运动单位的兴奋，而呈现干扰相。正常情况下，第二个运动单位被募集时，第一个运动单位的发放频率通常小于 10Hz，随着频率的增加，会有更多运动单位募集。募集频率（recruitment frequency）是指第二个 MUP 被募集时第一个被募集的 MUP 的发放频率。募集比率（recruitment ratio）是指在显示器上见到的第一个被募集的 MUP 的发放频率除以所有被募集的不同的运动单位数目。正常情况下募集比率小于 5。

（2）相型：肌肉大力收缩时多个运动单位同时兴奋的综合电位，既有Ⅰ型纤维也有Ⅱ型纤维，正常为干扰相或混合相，表现为在屏幕上扫描速度为 100ms/D 的条件下难以区分出单个的 MUP，无法辨认基线。募集相受到多种因素的影响，特别是患者配合的程度，分析时必须与其他参数一起分析。单独的募集相异常价值较小。正常肌肉最大力收缩时募集相为干扰相，但由于配合因素，也可以呈现为混合相。在病变程度较轻的神经肌肉疾病，募集的相型也可以呈现为干扰相或混合相。

（3）最大募集电位波幅：正常为 2～4mV 之间，需要结合相型一起分析。募集电位波幅的测定以绝大部分电位波幅所在范围为准，通常取的范围为 80%（图 3-2-8）。

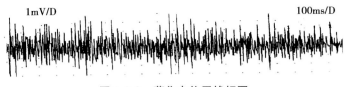

1mV/D   100ms/D

图 3-2-8　募集电位干扰相图

4. 在神经肌肉病变时，用力收缩的募集相可有不同改变特点。

（1）募集频率：在神经源性损害时，运动单位丢失，数目减少，或存在传导阻滞时，表现为募集减少，募集频率和募集比率增高，在严重肌病的晚期，也可以出现类似表现。在肌源性损害时，募集频率和募集比率下降，但存在早募集现象，即轻微用力收缩时，即出现更多运动单位的兴奋。在癔症、中枢病变或因疼痛不敢用力收缩时，募集频率和募集比率正常，但无法募集到更多的运动单位。

（2）单纯相：表现为单个清晰可辨的 MUP，可以识别出基线，类似于"篱笆样"，见于下运动神经元损害（图 3-2-9）。出现再生支配时，最大募集电位波幅一般大于 4mV，在发病早期，自发电位出现之前，可以仅有募集相的异常。在上运动神经元损害或癔症时，也可以出现类似表现，但二者运动单位发放频率较慢，且不规律。

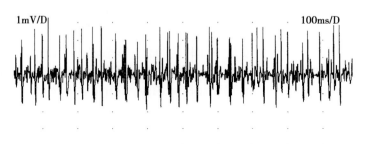

1mV/D   100ms/D

图 3-2-9 募集电位单纯相图

（3）病理干扰相：相型为干扰相，但是最大募集电位波幅低于 2mV，见于肌病（图 3-2-10）。大力收缩时，需要大量运动单位同时发放，而形成干扰相，但是由于运动单位内肌纤维丢失，因此波幅最大募集电位波幅较低。

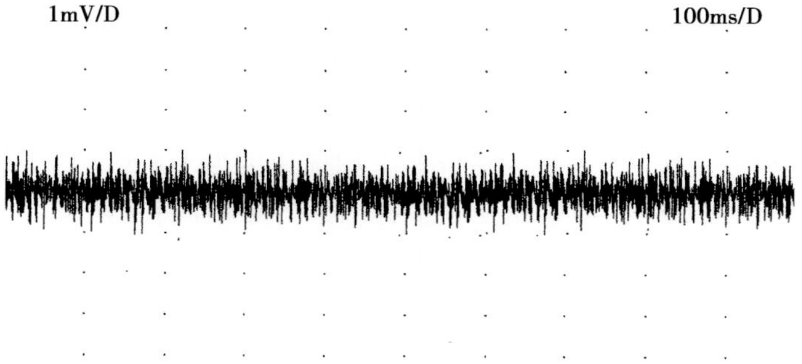

1mV/D   100ms/D

图 3-2-10 募集电位病理干扰相

六、EMG 结果的判定

EMG 结果的判定必须在病史和神经系统检查的基础上，结合传导速度测定以及 F 波测定的结果，作出结论。

1. 广泛神经源性损害 在延髓、颈、胸、腰骶四个节段至少 3 个节段存在神经源性损害表现。如果自发电位和 MUP 增宽共存，可以作为提示肌萎缩侧索硬化的下运动神经源性损害的证据，但是必须注意，许多周围神经病、颈椎胸椎和腰椎同时多处有病变影响神经根时 EMG 也可以表现为广泛神经源性损害，必须结合临床才能做出诊断。

2. 单肢神经源性损害 如果感觉和运动神经传导速度正常，应考虑神经根损害的可能，注明损害的水平如 C_5、C_6 等；神经根损害往往为单侧，部分也可以为双侧，如果双侧几乎同等程度受累，则要注意排除其他原因。结论可以表示为：左上肢神经源性损害（C_5、C_6 根性损害）。除了有节段性分布的肌肉 EMG 异常，且有相应神经的感觉神经传导异常，应考虑为臂丛损害的可能。结论可以表示为：左上肢神经源性损害（臂<u>丛</u>上干或臂<u>丛</u>下干）。

3. 上下肢神经源性损害　如果神经传导正常可能是多发神经根病变，也可以是周围神经的运动轴索损害，见于多发性神经病。如果周围神经传导异常，可以提示轴索损害为主。严重的髓鞘脱失也可以继发轴索改变。常见的结论可以表示为：上下肢周围神经源性损害（感觉运动纤维均受累，轴索损害为主或者髓鞘脱失继发轴索损害）。

4. 单神经损害　如果急性起病应主要考虑血管因素；如果隐袭起病多见于嵌压性周围神经病，应该注意寻找和识别嵌压部位。如正中神经神经源性损害可考虑腕管综合征；尺神经损害应在肘关节上下进行测定，除外肘管综合征。

5. 肌源性损害　如果是炎性肌病应注意活动期或恢复期。报告肌源性损害活动期对指导临床治疗有重要的意义。

6. 神经源性损害和肌源性损害并存　既有肌源性损害表现，又有神经源性损害表现，此种情况有经验的临床电生理医生才能作出判断。多见于血管炎、代谢性疾病、中毒性疾病、包涵体肌炎和部分类型的肌营养不良等。

（刘明生　崔丽英）

七、特殊部位针电极肌电图检查方法

实验室常用的特殊部位肌电图主要为肛门括约肌肌电图。肛门括约肌是环绕直肠远端和肛管的肌环，包括由自主神经支配、不受意识控制的肛门内括约肌，以及由躯体神经支配、受意识控制的肛门外括约肌。肛门外括约肌由位于脊髓 S_2 水平前角的 Onuf's 核经骶丛、阴部神经支配，神经电生理检查的是肛门外括约肌部分。因此，肛门括约肌肌电图的异常可反应 Onuf's 核、骶神经根、骶丛及周围神经的病变。

1. 检查方法　肛门外括约肌由三部分组成，即皮下部、浅部及深部，其中浅部及深部合称为较深部。

受试者检查前排空膀胱以充分放松盆底肌肉，左侧卧位于检查床上，屈髋屈膝，分开双臀，以距肛门口 1cm 处中线左右的 3 点及 9 点位置与皮肤呈锐角进针（图 3-2-11），直至出现张力性发放的电活动，进针深度约 2～5mm；改变进针方向，与肛管中轴呈 30°～50° 锐角进针 1～3cm，可以采集较深部（包括浅部及深部）的 MUP。通常情况下，肛门外括约肌可以被看作一块肌肉，仅取 1～2 个象限皮下部操作即可，在骶神经根病变时常常需要双侧进针。

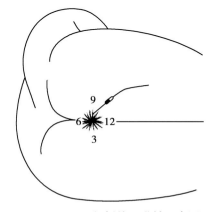

肛门括约肌肌电图分析的参数包括时限、波幅、面积、多相波比例，在不同年龄性别有不同参考值，其中分娩后女性时限增宽。北京协和医院神经科在对 62 例健康志愿者的肛门括约肌肌电图影响因素的研究显示，性别和女性的经阴道分娩史是影响 MUP 时限的主要因素，肛门括约肌肌电图 MUP 平均时限正常值范围男性 7.91～12.19ms，女性无经阴道分娩史 7.43～10.47ms，女性有经阴道分娩史 7.50～13.54ms。

图 3-2-11　肛门括约肌进针示意图

卫星电位（satellite potential）是肛门括约肌肌电图的另一个重要指标。卫星电位是指出现于 MUP 主波之外，与主波具有锁时关系的电位成分，被认为是由于神经纤维末端、神经肌肉接头及肌膜冲动传递异常而出现时间上的不一致导致。最常用的卫星电位的诊断标准：出现于运动单位主波之前或之后，波幅小于主波，且与主波具有锁时关系并以大于 1ms 的等电位线间隔的额外电位成分。肛门括约肌神经再生较肢体肌肉易出现卫星电位。我们对健康志愿者研究发现，阴道分娩史影响卫星电位的出现率，男性和无阴道分娩史女性的卫星电位出现率超过 13%（在常规取 20 个运动单位情况下，出现 3 个或者以上的伴有卫星电位的运动单位）以及有阴道分娩史女性超过 20%（在常规取 20 个运动单位情况下，出现 4 个或者以上的伴有卫星电位的 MUP）均应视为异常。

因此，肛门括约肌及肌电图受多种生理因素影响，如性别及女性经阴道分娩史，肌电图结果应该结合患者生理特征来判断。

2. 适应证 腰骶神经根病及圆锥马尾综合征（cauda equina syndrome）、帕金森病（Parkinson disease，PD）及帕金森叠加综合征的鉴别诊断，以及不明原因的尿便功能及性功能障碍等的诊断及鉴别诊断。

3. 临床意义

（1）骶神经根及阴部神经病变：肛门括约肌肌电图可用于 S_2 水平骶神经根以及双侧阴部神经病变的诊断，此时需要双侧检查。

（2）帕金森病与帕金森叠加综合征的鉴别：在多系统萎缩及进行性核上性麻痹（progressive supranuclear palsy，PSP）中，常见 MUP 时限增宽，多相波增多，卫星电位出现率增高，而原发性帕金森病的肛门括约肌肌电图在病程早期往往正常，即使异常也多出现于病程后期，因此，肛门括约肌肌电图可早期用于帕金森病与多系统萎缩及 PSP 的鉴别，尤其是病程 5 年之内意义较大，而在疾病晚期价值有限。

（赵　蕾）

第三节　F 波

F 波最早因为从足部记录到而得名。现在已经成为神经传导研究的常规组成部分，与其他电生理检测一起用于评估周围神经系统病变。

F 波的潜伏期和形态具有很大的变异性，因为每一个刺激都会激活不同的运动单位，因此在技术上比顺向运动冲动引起的 CMAP 波要求更高。F 波潜伏期可以用来评估多发性神经病的损害情况，它的出现率和波幅大小对运动神经元及轴索的兴奋性评估具有参考价值。

一、F 波的刺激和记录

1. 刺激 常规刺激上、下肢运动神经的远端，手腕部的正中神经和尺神经，踝关节处的胫神经和腓总神经，可诱发出潜伏期远长于 CMAP 波的 F 波。电极放置应将阴极朝向肢体近端，阳极置于阴极的 2~3cm 的远端。腕部或踝部为远端刺激（图 3-3-1），诱发的 F 波潜伏期是对整个神经长度运动传导时间的测量，沿神经走行的任何部位轻微损伤都可引起 F 波潜伏期的延长。在正中神经肘部和胫神经膝部刺激时同样可以记录到 F 波，被称为近端刺激时的 F 波。如果刺激点在肢体上从远端向近端移动，F 波潜伏期会逐渐减小，因为它传播的距离在逐渐缩短,而 CMAP 波的潜伏期会逐渐增加,因为离记录点距离逐渐增加所致。因在同一神经上移动,因而 CMAP 波潜伏期 +F 波潜伏期的总值不变。通常近端 F 波的传导速度快于远端 F 波的传导速度。

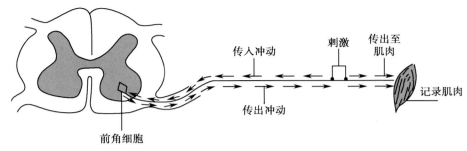

图 3-3-1   F 波传导通路图

敏感度通常设置为 0.2 或 0.5mV/D,扫描速度为 5ms/D(上肢)或 10ms/D(下肢),检查中避免肢体活动,有助于顺利引出 F 波。常规检查中通常连续刺激 16～20 次,刺激频率≤1Hz,自动连续刺激或手动连续刺激均可。

2. 记录   理论上,F 波在刺激任何运动神经后均可出现,但对于某些走行较短的运动神经,如面神经而言,F 波有时会出现在 CMAP 波波形的延续部位,很难区分 F 波的起始点。临床中 F 波检测的神经上肢多为正中神经和尺神经,记录点分别为远端的拇短展肌和小指展肌;下肢多为胫神经和腓总神经,胫神经记录点为足部肌肉(踇展肌)。胫神经 F 波出现率最高,健康人群为 100%,腓总神经出现率低且变化大,与腓总神经足部支配的肌肉较小有关。因而腓总神经 F 波出现率通常不作为判断异常与否的指标。记录电极的放置与运动神经传导测定的标准位置相同。

3. 测量   F 波的检测指标主要是潜伏期、出现率和速度,波幅供参考。潜伏期指从刺激伪迹出现到 F 波起始点,连续刺激出现的 F 波,潜伏期和波形均可有不同程度的变异。潜伏期的测定可以自动或人工测量,可以测量最小 F 波潜伏期和最大 F 波潜伏期,也可计算出平均 F 波潜伏期。成人的 F 波潜伏期与手臂和腿部的长度相关,正常值应基于身高 - 潜伏期对应的数据得出。我国身高 -F 波潜伏期正常参考范围已建立。对于神经轴索和髓鞘正在完善的婴儿而言,月龄与 F 波的潜伏期直接相关,我国婴儿不同月龄的 F 波参考范围也已经建立,可参考使用。尽管使用了超强刺激,F 波只包含少量逆向激活的运动单位;因此,F 波的波幅要比 CMAP 波波幅低得多。

4. 影响因素   与运动神经传导检查相同,计算 F 波传导速度时,距离测量的标准化和统一化非常必要。成人 F 波不受意识状态的影响,但是婴儿睡眠和觉醒状态有所不同,值得注意。

二、F 波的临床应用

F 波反映整条运动神经的功能,因而为近端神经病变提供了辅助判断的手段,补充了常规神经传导不足。

F 波潜伏期的延长和出现率的降低有助于吉兰 - 巴雷综合征在的早期诊断。F 波在临床检测中主要应用于遗传相关的周围神经病、获得性脱髓鞘性神经病变、糖尿病神经病变、尿毒症周围神经病变、酒精性周围神经病变以及其他周围神经病变。

三、A波

A波是进行上肢和下肢的F波检测时神经对次强刺激的一种晚电位,通常出现在CMAP波和F波之间,也可在F波之后(图3-3-2)。A波产生的机制与临床意义尚不完全清楚,可能与急性或慢性轴突损伤导致的侧支芽生有关,还有很多的推测,有待进一步研究。

A波在年轻人少见且上肢神经出现率低,健康老年人特别是下肢神经可见。在各种周围神经病变时,A波出现率可以增加,目前尚不作为电生理诊断的特异指标。

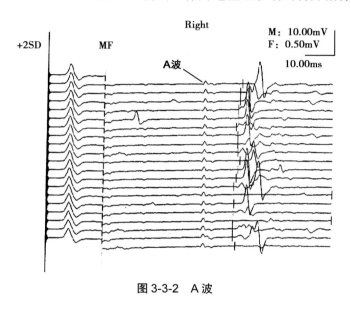

图3-3-2　A波

（潘　华　崔丽英）

第四节　重复神经电刺激

重复神经电刺激(RNS)是指以固定的频率超强重复刺激运动神经干,在支配的肌肉记录复合肌肉动作电位(CMAP),观察波幅的变化趋势,这是诊断神经肌肉接头部位病变的特征性检查方法。

一、方法学

1. 检测方法及部位

(1)低频重复神经刺激:以3Hz或5Hz频率刺激运动神经,在肌肉记录CMAP,观察波幅的变化。低频刺激以第4或第5个波较第1个波下降百分比计算,下降超过10%～15%为阳性。

(2)高频重复神经刺激:以10～20Hz和50Hz频率刺激运动神经,在肌肉记录CMAP,观察第75个波、第100个波或之后波幅的变化。以最后1个波较第1个波的波幅下降或上升百分比计算，下降超过 30% 即为高频递减阳性，上升超过 100% 即为高频递增阳性。在实际应用中，由于高频尤其 50Hz 难以耐受，可用运动易化试验代替高频，即肌肉以最大力量（加以阻力）收缩 10～15s 后即刻刺激运动神经，肌肉 CMAP 波幅升高达 100% 称为运动易化试验递增阳性，与高频递增有相同的临床意义。

（3）机器设定：仪器的电流刺激时程设定为 0.1～0.2ms，扫描速度 2～3ms/D，灵敏度 0.5～5mV/D，建议根据不同 CMAP 波幅的大小设定灵敏度，以保证整个 CMAP 波形完整地出现在示波器上。刺激强度要保证超强刺激，以保证兴奋所有的运动纤维。另外刺激过程中要保持肢体固定，以免移动时造成记录电极移位。

2. 常用的检测神经和肌肉

（1）面神经：记录部位眼轮匝肌，记录电极（R1）置于眼轮匝肌肌腹，参考电极（R2）置于对侧鼻梁或颧骨，地线置于同侧颧骨突出处，刺激部位位于耳前面神经体表处。

（2）副神经：记录部位斜方肌，R1 置于斜方肌肌腹，R2 置于同侧肩峰，地线置于同侧颈后部，刺激部位位于胸锁乳突肌中点后方。

（3）腋神经：记录部位三角肌，R1 置于三角肌肌腹，R2 置于同侧肩峰，地线置于同侧颈部，刺激部位位于 Erb's 点。

（4）尺神经：记录部位小指展肌，R1 置于小指展肌肌腹，R2 置于小指掌指关节，地线置于腕部，刺激位置位于腕部尺侧。

（5）正中神经：记录部位拇短展肌，R1 置于拇短展肌肌腹，R2 置于拇指掌指关节，地线置于腕部，刺激位置位于腕部正中神经。

（6）肌皮神经：记录部位肱二头肌，R1 置于肱二头肌肌腹，R2 置于肘部肌腱，地线置于肩部，刺激部位位于 Erb's 点。

（7）腓神经：记录部位胫骨前肌，R1 置于胫骨前肌肌腹，R2 置于踝部肌腱，地线置于膝下，刺激部位位于腓骨小头处。

（8）股神经：记录部位位于股四头肌，R1 置于股四头肌肌腹，R2 置于膝部，地线置于腹股沟下方，刺激部位位于腹股沟上方股神经穿行处。

因为部分刺激点较深的近端神经不易固定，而且有明显的不适，目前很少应用，最常使用的是面神经、副神经、尺神经、正中神经。

二、影响因素

1. 药物　胆碱酯酶抑制药会改善神经肌肉接头的传递而导致重复神经电刺激（RNS）假阴性结果。建议在检查前停药 12 小时或以上；但对停药有风险的患者可以不停药，而选择在患者下一次服药之前检测提高阳性率，但未停药的患者检测时不要受主观因素影响，客观观察检测结果，即使阴性也可以接受，在结果阴性时要慎重解释结果，并不代表可以排除神经肌肉接头病。

2. 温度　降温会改善神经肌肉接头传递，因此如果患者体表温度较低（比如冬天刚从寒冷的室外进来），则可能出现假阴性结果。建议检查前保证患者体表温度，可以用热水或加热器复温后再检测。

3. 病变部位　做 RNS 建议除了常规部位，包括面部，上肢近端，上肢远端以外，要根据患者症状部位增加 RNS 的检测神经，如下肢无力的病例需要加做下肢 RNS。

三、临床意义

1. 神经肌肉接头病的诊断意义 低频 RNS 波幅递减提示神经肌肉接头病变,尤其是后膜病变,结合患者的病史和体征,支持重症肌无力的诊断。但在眼肌型重症肌无力病例中,由于病变位于眼外肌,而 RNS 检测的是面神经,因此阳性率低于 50%,阴性不能用于排除重症肌无力的诊断。另外,在很多神经再生不良或肌肉病变再生不良的神经肌肉疾病中也可以见到低频 RNS 递减的现象,如肌萎缩侧索硬化进展期。

2. 肉毒素中毒 肉毒素由于抑制突触前膜乙酰胆碱的释放,导致神经肌肉接头传递阻滞,出现低频递减和高频递增现象,但在突触前膜病变严重致 CMAP 明显降低时,重复频率无法出现高频递增现象。

3. 强直性肌病或肌病 强直性肌病部分肌肉可以表现为递减现象,一般刺激频率越高,下降越明显,和临床上无力疲劳现象一致。

(管宇宙)

第五节 单纤维肌电图

一、单纤维肌电图概述

单纤维肌电图(SFEMG)是 Stalberg 和 Ekstedt 在 20 世纪 60 年代首先创立的电生理诊断技术,它通过记录面积很小的特殊针电极,选择性地记录单个肌纤维的动作电位。80 年代以后,该技术在临床的应用越来越广泛。SFEMG 检测中最有价值的参数是颤抖(jitter)和纤维密度(fiber density,FD)。颤抖客观地反映单个神经肌肉接头的传导功能;FD 反映同一运动单位内肌纤维的密度。SFEMG 检测必须在常规 EMG 的基础上进行,SFEMG 的结论也应结合临床及常规 EMG 检查结果来进行判断。

二、SFEMG 测定的方法学

1. 记录电极 经典的 SFEMG 针电极为不锈钢套管,直径 0.5~0.6mm,内有一绝缘细铂丝,记录部位为距离针尖 3~5mm 处的旁开口,直径为 25μm(图 3-5-1),记录面积 500μm²。侧孔优越性在于避免进针时机械压迫或损伤所致肌纤维电活动的影响。

由于经典的 SFEMG 电极价格昂贵,且近年来为减少疾病传播,使用一次性电极的要求增加,越来越多的肌电图室开始使用同芯针进行单纤维肌电图测定。同芯针电极最小型号的记录面积 300μm²。

2. 测定参数 在采用经典的 SFEMG 针电极测定时,滤波频带 500~10 000Hz;扫描速度为 1ms/D;增益通常为 200μV/D,也可以根据所测得电位的波幅进行调整。保证所得波形尽可能最高且能够完整地显示在屏幕范围内。

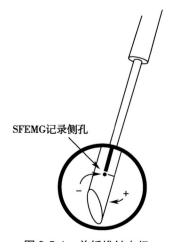

SFEMG记录侧孔

图 3-5-1 单纤维针电极

在采用同芯针电极测定时，滤波范围建议调整为 1 000～10 000Hz，其他记录参数不变。

3. 记录部位 最常用的记录部位是伸指总肌，其他肌肉包括肱二头肌、肱桡肌、三角肌、额肌、眼眶周围肌肉、胫骨前肌及股四头肌外侧头等。选择测定肌肉的原则：患者能够较好地配合；针对不同疾病特点记录部位应该有所不同。

4. 测定方法和步骤

（1）肌肉自主收缩 SFEMG：嘱患者自主收缩所测定肌肉，用单纤针进行记录的方法。需要患者主动良好地配合。

（2）电刺激 SFEMG：包括神经干、轴索和肌肉内刺激。主要用于临床上不能合作的患者，包括儿童、严重肌肉无力以致不能轻收缩者、精神异常者及意识障碍者等。

（3）检查步骤：以伸指总肌自主收缩 SFEMG 测定为例。①患者取卧位或坐位，前臂略内屈，保证肌肉完全放松。②判断进针部位：嘱患者伸屈中间三指，判断伸指总肌进针点的位置。通过反复伸屈练习，也可以使患者能够良好配合。③针电极刺入肌肉后，让患者做轻度的肌肉收缩，而检测者必须持稳电极，细微移动电极的深度和方向，直至示波屏上显示出声音清脆的一对单个肌纤维的动作电位。当该这对电位稳定发放 100 次后，按下"分析"键，程序会自动分析，获得颤抖值，同时判断有无阻滞。通常在每块肌肉不同的部位测定 20 个电位对。④每次移动针电极的同时要注意，在新的记录部位，记录下针电极所记录到的肌纤维数目，用以分析获得纤维密度。在采用同芯针电极进行 SFEMG 测定时，所记录到的"肌纤维数目"被称为棘波数目，其含义不同于经典 SFEMG 所记录到的纤维数，每个棘波其实是多个肌纤维同时兴奋性的电位综合。⑤在测定结束后，程序会自动计算出平均的颤抖值和纤维密度，以及其他参数如：平均波间期（mean interpotential interval，MIPI）、平均连续波间期差（mean values of consecutive differences，MCD）（图 3-5-2）。在采用同芯针电极测定时，一般不再记录纤维密度。⑥打印结果，出具报告，结合临床最后做出结论。

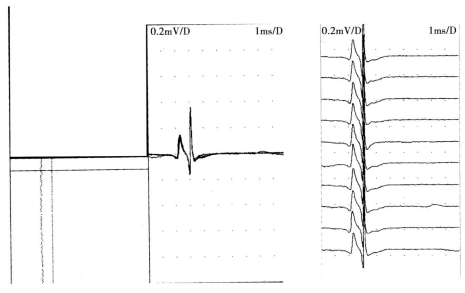

图 3-5-2 正常 SFEMG

三、SFEMG 的主要观测指标的意义和正常值

1. 颤抖

（1）颤抖的概念和意义：在单纤维针电极记录时，是指同一运动单位内的两条肌纤维在连续放电时，二者潜伏期时间间隔的差异，一般为微秒（约 10μs）水平。颤抖主要由神经肌肉接头传递时间的差异所决定，包括终板电位波形上升斜率的微小变化、终板电位发放阈值的波动以及肌膜阈值的改变等，反映神经肌肉接头的传导功能（图 3-5-3）。在同芯针电极记录时，所记录到的波形为多根肌纤维兴奋的结果，其波形产生的生理过程与前者有所不同，但计算所得的颤抖值与单纤维针所得的颤抖的临床价值相似。

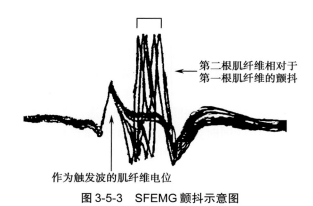

第二根肌纤维相对于
第一根肌纤维的颤抖

作为触发波的肌纤维电位

图 3-5-3　SFEMG 颤抖示意图

（2）颤抖的测定及计算

1）波间期（interpotential interval，IPI）：将 SFEMG 针电极插入受试者肌肉后，利用触发和延迟的功能，使同一轴索支配的两条肌纤维所产生的一对电位稳定地重复发放，并显示在示波屏上，这两个电位传导的时间差称为 IPI。

2）平均波间期（MIPI）：连续放电过程中两个电位之间传导时间差的均值称为 MIPI。MIPI 不仅反映神经分支传导速度、肌纤维传导速度及终板传递时间的差异，还与两条通路解剖上的长短差异有关。

3）颤抖的计算：用平均连续波间期差（MCD）的绝对值表示，而不用 MIPI 表示。其优越性还在于易于计算机处理和保证颤抖的准确性测定（图 3-5-3）。

计算方法：

$$MCD = \frac{|IPI_1 - IPI_2| + |IPI_2 - IPI_3| + \cdots + |IPI_{n-1} - IPI_n|}{n-1}$$

（3）阻滞（block）：指一对或一对以上的肌纤维电位在连续放电的过程中，如一个电位间断出现或脱落称为阻滞。是由于神经肌肉接头处传递障碍，轴索的神经冲动未能向下传导到肌纤维所致。阻滞为病理性传导障碍，为颤抖严重时的一种表现。阻滞通常在颤抖大于 80~100μs 时出现。

（4）颤抖的正常值

1）不同的肌肉具有不同的正常值。

2）北京协和医院肌电图实验室对 68 例健康受试者采用特殊单纤维针电极测定的结果：

伸指总肌颤抖范围为 7～57μs，平均值±标准差为（30±9）μs；胫骨前肌 9～59μs，平均值±标准差为（34±10）μs（不同年龄组的均值及 99%CI 见表 3-5-1、表 3-5-2）；伸指总肌颤抖 >45μs 占4.4%，其中 >55μs 占 0.3%；胫骨前肌颤抖 >45μs 占 12.4%，其中 >55μs 占 1.8%。不同年龄组颤抖 >45μs 所占百分比随年龄增长而升高（表 3-5-3）。

表 3-5-1　68 名健康受试者伸指总肌和胫骨前肌颤抖值　　　　　　　　　　　单位：μs

（均数 / 均数 + 2.58SD）

	<20 岁	21～40 岁	41～60 岁	>61 岁
伸指总肌	25.7/44.8	29.0/50.2	30.6/51.4	32.7/53.3
胫骨前肌	25.3/50.8	34.3/59.2	35.2/59.6	39.4/58.2

表 3-5-2　68 名健康受试者伸指总肌和胫骨前肌颤抖值　　　　　　　　　　　单位：μs

年龄 / 岁	伸指总肌		胫骨前肌	
	颤抖值均数	99%CI 或均数 + 2.58SD	颤抖值均数	99%CI
≤20	25.7	44.8	25.3	50.8
>20～40	29.0	50.2	34.3	59.2
>40～60	30.6	51.4	35.2	59.6
>60	32.7	53.3	39.4	58.2

表 3-5-3　68 名健康受试者伸指总肌和胫骨前肌颤抖 >45μs 的百分比分布

年龄 / 岁	伸指总肌			胫骨前肌		
	>45μs	>50μs	>55μs	>45μs	>50μs	>55μs
≤20	0	0	0	0	0	0
>20～40	2.3%	0	0	13.9%	3.8%	1.0%
>40～60	5.9%	1.7%	0.7%	10.4%	5.6%	3.2%
>60	7.7%	1.8%	0	21.2%	6.1%	3.0%

　　3）SFEMG 异常的判断：异常颤抖必须满足以下指标的任意一个：①平均颤抖值大于正常值上限（>99%CI）；② 10% 以上的单个纤维颤抖增宽（>55μs）；③出现阻滞。

　　尽管同芯针电极测定的颤抖值会略小于单纤维针电极的结果，但已经有多项研究显示，同芯针电极测定的颤抖正常值范围和采用单纤维 SFEMG 针电极测定的正常值无明显差异，基本可以通用。重症肌无力患者测定的结果，两种针电极也无明显差异。

　　（5）颤抖的影响因素

　　1）体温：<35℃，每下降 1℃，颤抖增宽 1～3μs；体温由 35℃升高到 38℃时，颤抖无明显改变。

　　2）年龄：颤抖随年龄增高而轻度增加，60 岁以后更明显。

　　3）性别：颤抖与性别无关。

2. 纤维密度

（1）纤维密度（FD）的测定：指特殊的单纤维针电极记录范围内所记录到的肌纤维数目。测定方法是将单纤维针电极插入肌肉，轻微移动针电极，至发现波幅高于 $200\mu V$，上升时间小于 $300\mu s$ 的动作电位（图 3-5-4）。在同芯针电极记录时，其所记录到的棘波数目，与特殊针电极生理含义不同，不再称之为纤维密度。

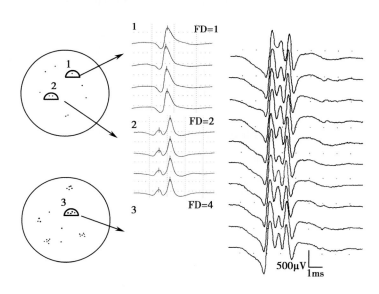

图 3-5-4　纤维密度显示图
SFEMG 针电极在相同记录范围内所记录到的肌纤维数目可以反映相应记录部位的肌纤维密度。图中红色所标记的共有三个波，来自三个不同的肌纤维，FD 为 3。

（2）FD 的正常值：示波器显示 1 个动作电位时，FD 为 1（最常见）；2 个电位时为 2（常见），3 个电位时为 3（少见）。连续测定 20 个部位，将 20 个记录部位所有的单纤维电位数除以 20，其平均值为该肌肉的 FD。伸指总肌的 FD 正常值为（1.2±0.3）；胫骨前肌的 FD 为 1.1±0.3；FD 与年龄有明显的相关性，随着年龄增长而升高，特别是 60 岁以上更明显（表 3-5-4）。

表 3-5-4　68 名正常人伸指总肌和胫骨前肌 FD（均数/99%CI）

	<20 岁	21~40 岁	41~60 岁	>61 岁
伸指总肌	1.1/1.9	1.1/1.9	1.2/2.0	1.2/2.1
胫骨前肌	1.1/1.7	1.2/1.9	1.2/2.1	1.3/2.3

（3）FD 的分布

1）伸指总肌 FD 为 1 占 85.4%，FD 最高为 3，占 1.9%；胫骨前肌 FD 为 1 占 89.6%，FD 最高为 3，占 3.1%。

2）FD 的分布与年龄的相关性：随着年龄增长，FD 为 3 者所占百分比增加（表 3-5-5）。

3）FD 正常值范围一般为均值 ±2.58SD 及 99%CI。一般伸指总肌 FD>2 为异常。在采用同芯针电极记录时，无法再记录 FD。

表 3-5-5　68 名正常人伸指总肌和胫骨前肌 FD 的百分比分布

年龄/岁	伸指总肌			胫骨前肌		
	FD = 1	FD = 2	FD = 3	FD = 1	FD = 2	FD = 3
<20	88.0	12.0	0	95.0	5.0	0
>20~40	87.0	13.0	0	89.8	10.2	0
>40~60	81.1	17.2	1.7	80.6	19.4	0
>60	75.8	22.2	2.0	72.7	24.2	3.1

3. 检查中的注意事项及对检查者的要求

（1）有临床经验的神经科医生。

（2）熟练掌握常规 EMG 的检查。

（3）操作要耐心和细心。

（4）初学者对阻滞的诊断应慎重，阻滞一般见于颤抖明显增宽的纤维对，颤抖值多在 80μs 以上。

四、SFEMG 的临床应用

1. 重症肌无力（MG）

（1）SFEMG 可以更加灵敏地反映 MG 神经肌肉接头的改变：全身型重症肌无力 RNS 的阳性率为 80%～90%，眼肌型重症肌无力 RNS 的阳性率 <50%。伸指总肌 SFEMG 阳性率为 84%～99%，额肌或眶肌阳性率达 95%。眼肌型重症肌无力伸指总肌 SFEMG 检测阳性率可达 50%～68%；额肌或眶肌的阳性率可达 75%～88%。

（2）如果 RNS 已经有阳性发现，则不必再进行 SFEMG 测定。当 RNS 阴性时，可进一步选择 SFEMG。

（3）SFEMG 主要异常表现为颤抖增宽和阻滞，FD 正常或轻度增高（图 3-5-5）。SFEMG 的异常与临床分型和肌肉无力的程度明显相关。

（4）临床上表现有肌肉明显的无力而相应肌肉的 SFEMG 正常，可基本排除 MG 的诊断。

（5）检测时需要注意：轻症患者检测时为提高敏感性，应尽可能选择有症状的肌肉，如果颤抖 <50μs 时出现阻滞，应考虑误差的可能。一般认为颤抖 >80μs 以上才会出现病理阻滞。

2. SFEMG 对神经源性疾病的测定

（1）肌萎缩侧索硬化（ALS）和颈椎病的诊断和鉴别诊断：ALS 和颈椎病是两组病因、发病机制及预后完全不同的疾病，但在 ALS 的早期，两者的鉴别诊断比较困难。颈椎病误诊为 ALS，使患者丧失治疗时机；ALS 误诊为颈椎病，或者 ALS 合并颈椎病行手术治疗将明显加速病情的进展。经验丰富的神经科医生，95% 以上的病例可根据病史、临床症状和体征确诊。缺乏经验的医生特别对早期病变，仍有 43% 误诊机会，部分患者选择手术治疗。EMG 和 SFEMG 对颈椎病和 ALS 的诊断和鉴别诊断及降低误诊率具有重要的意义。ALS 的 SFEMG 表现为颤抖明显增宽、FD 增高和阻滞。原因是病变进展快，再生的神经尚未形成成熟的神经末梢或运动终板，神经冲动的传导尚未达到同步，并且颤抖增宽、FD 增高与肌肉无力的程度呈明显的正相关（图3-5-6）。颈椎病 SFEMG 的表现根据神经根受累范围的不同，FD 正常或增高，颤抖可以有增宽，但程度一般较轻微，很少出现阻滞，这与 ALS 不同。

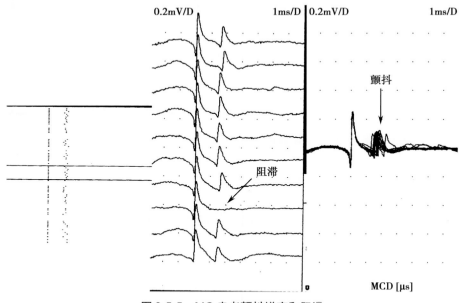

图 3-5-5　MG 患者颤抖增宽和阻滞

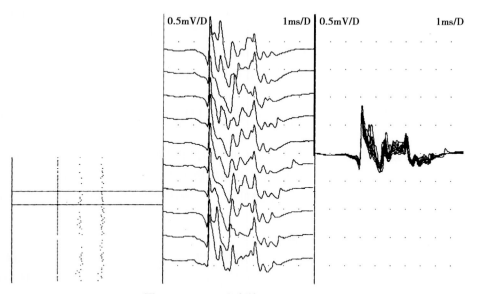

图 3-5-6　ALS 患者的 SFEMG 结果

（2）SFEMG 在其他神经源性疾病的研究：文献中也有多项研究观察了 SFEMG 在吉兰-巴雷综合征、糖尿病相关周围神经病、多灶性运动神经病中的改变，但临床一般较少使用。

3. SFEMG 在肌病中的应用

（1）SFEMG 主要表现为纤维密度（FD）升高，颤抖正常范围或轻度增宽（图3-5-7）。

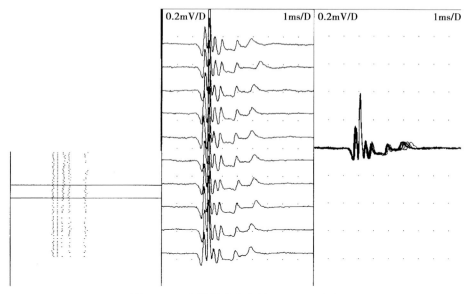

图 3-5-7　炎性肌病患者的 SFEMG 改变

（2）SFEMG 不能作为肌病的首选检查和诊断标准。

（3）当常规肌电图 MUP 时限和波幅在正常范围，而 SFEMG 的 FD 明显增高时，可以提示为肌源性损害。

（4）由于肌炎的病理改变往往呈灶性分布，因此在检测过程中应该注意在多点检查，寻找有无纤维密度特别高的部位。

4. SFEMG 在其他神经肌肉接头病变中的应用　Lambert-Eaton 肌无力综合征也可以出现颤抖增宽、阻滞的表现，与 MG 比较并无明显差异，但该病 RNS 的高频递增更有价值。另外还有研究用于观察肉毒毒素治疗后的远隔部位的不良反应，可以见到在距离注射部位较远处，也可以看到颤抖的增宽。另外，先天性肌无力综合征、肉毒杆菌中毒等，也可见到颤抖的异常。

五、SFEMG 检查注意事项

1. 由于特殊单纤维检查的记录电极昂贵，测定时要注意防止损坏针电极，比如当胫骨前肌猛力收缩时，易于造成针电极的扭曲。

2. 纤维密度为针电极刺入该部位后稍微稳定时所记录到的电位，而非反复移动电极所寻找到的肌纤维动作电位数目。在采用同芯针电极记录时，无法记录到纤维密度。

3. 记录结束时，拔出针电极，用棉签压迫进针部位，防止出血，在额肌进行记录时，尤其需要注意，因该部位组织疏松，压迫不当，容易出现局部瘀斑。仔细用生理盐水或酒精擦拭针电极，去除污渍，特别是注意对于记录孔处的清洁，否则会导致针孔阻塞，影响下一次使用。

（刘明生　崔丽英）

第六节　H反射

一、概要和解剖通路

H反射是脊髓单突触反射,选择性地激活来自肌梭的Ⅰa类传入神经纤维,冲动顺着Ⅰa纤维向近端传导经过脊神经节的假单极神经元及其中枢突进入脊髓,与脊髓前角较小的α运动神经元发生突触联系,运动神经元产生动作电位并沿着运动轴索向远端传导至肌肉而记录到的电位称H反射。2岁以后仅在胫神经-腓肠肌、正中神经-桡侧腕屈肌、股神经-股四头肌可诱发出H反射,且后两组方法的检出率低。目前临床上仅常规应用胫神经-腓肠肌记录H反射,其传入支和传出支是胫神经的感觉纤维(Ⅰa)和运动纤维,反射中枢在S_1脊髓节段,效应器是腓肠肌(图3-6-1)。也有研究显示比目鱼肌是H反射的主要来源。

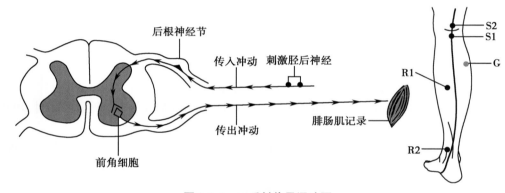

图 3-6-1　H反射传导通路图
S1:刺激阴极;S2:刺激阳极;R1:记录电极;R2:参考电极;G:地线。

二、检测方法和参考值

H反射检测的参数设置如下:滤波范围10～10 000Hz,扫描速度10ms/D,初始灵敏度500μV/D。刺激波宽1ms,以选择性激活Ⅰa纤维。

患者俯卧,踝部以软垫支撑使膝关节屈曲成110°～120°并放松。将表面电极贴于腓肠肌作为记录电极,记录电极R1的最佳位置是比目鱼肌与腓肠肌内外侧头相遇点以远约2～3横指,参考电极R2置于跟腱。在腘窝刺激胫神经,刺激电极阴极置于近端。地线置于刺激电极与记录电极之间。从非常低的刺激强度开始,以2s以上的时间间隔逐渐增加刺激量,最初于潜伏期25～34ms处出现极低波幅的H反射,且无CMAP波,此时仅低阈值的Ⅰa感觉纤维被激活,随刺激量逐渐增加,H反射波幅逐渐增高,潜伏期逐渐缩短;当出现低波幅的CMAP波时,运动纤维开始激活,冲动除向远端传导至肌肉形成直接反应CMAP波外,也沿运动纤维逆向传导,在近端可与下行的H反射电位发生对冲,此时虽然有对冲抵消的作用存在,但因刺激量逐渐增大而更多的Ⅰa纤维兴奋参与产生H反射,H反射仍逐渐增大,此阶段会得到波幅最高潜伏期最短的最大H反射;刺激强度再进一步增高,CMAP

波越来越大，对冲作用越来越强，H 反射开始逐渐降低至消失，当刺激量达到超强刺激时，CMAP 波最大，其后原 H 反射的位置被 F 波所取代（图 3-6-2）。

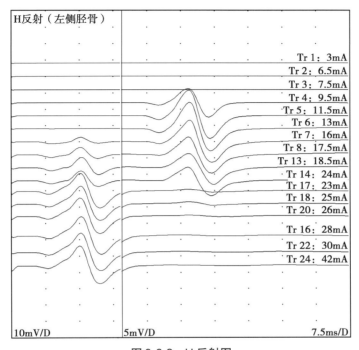

图 3-6-2　H 反射图

记录电极的位置决定 H 反射的波形，比目鱼肌记录是双相波；如 R1 靠近腓肠肌，会记录到起始为正相的三相波。将出现 H 反射的迹线叠加显示以便于量取最短潜伏期，通常潜伏期最短的 H 反射波幅也最高。无论双相波还是三相波，均于迹线偏离基线处测量最短潜伏期。以最大 H 反射波幅除以最大 CMAP 波（又称为 M 波）波幅计算 H/M 波幅比。将双侧 H 反射潜伏期相比较以发现单侧病变，检测时注意刺激电极与记录电极之间的距离双侧应相同。

H 反射的潜伏期参考值与腿长、身高和年龄成正比。胫神经 - 腓肠肌的 H 反射参考值不同实验室略有不同，潜伏期上限一般为 30~36ms，侧间差一般小于 1.5~2.0ms，H/M 波幅比小于 50%~70%。老年人双侧 H 反射消失并不一定是异常，随年龄增长，双侧 H 反射引不出的比例也增加。

三、适应证和临床意义

1. 多发性神经病　多发性神经病一般为长度依赖性，双下肢远端先受累。H 反射通路经过感觉纤维传入、脊髓中枢和运动纤维传出的反射弧全长，受远端神经病变程度的影响。病变早期可轻度异常，表现为潜伏期延长。

2. S_1 神经根、神经丛或近端神经病变　在远端感觉运动传导检测正常的前提下，H 反射一侧消失或潜伏期较对侧延长，提示近端病变。需结合病史，确定是 S_1 神经根、腰骶神经丛、坐骨神经还是胫神经近端病变。

3. 上运动神经元损害 上运动神经元或锥体束损害后，其对脊髓运动神经元的抑制作用降低，脊髓运动神经元池的兴奋性增高，可表现为 H/M 波幅比增高，或可在胫骨前肌记录到 H 反射，见于脑血管病、肌萎缩侧索硬化、痉挛性截瘫等情况。

（蒭 凡）

第七节 瞬 目 反 射

一、概要和解剖通路

瞬目反射（blink reflex，BR）是一种脑干反射，电刺激或机械刺激三叉神经，双侧眼轮匝肌诱发出眨眼反应。其传入支是三叉神经眼支中的感觉纤维，经过脑桥和延髓到达相应的脑干核团，传出支是面神经的运动纤维（图 3-7-1），反映三叉神经 - 脑干 - 面神经的完整性和功能状态。作为电生理检测技术，电流刺激一侧眶上神经，在正常人眼轮匝肌上可以记录到两个反应波：同侧的早反应 R_1 波和双侧的卫星电位 R_2 波。R_1 波潜伏期约 10ms，是波形稳定重复性好的双相波或三相波。三叉神经的传入冲动投射于脑桥中部的三叉神经感觉主核，通过中间神经元与同侧脑桥下部的面神经核相联系而于同侧面神经传出。R_2 波潜伏期约 30ms，是波形和潜伏期变异较大的多相波，为多突触反射，传入冲动进入脑桥后沿外侧下行，投射于脑桥下部和延髓的三叉神经脊束核，通过中间神经元联系同侧和对侧的面神经核而于双侧面神经传出，双侧同时可以记录到。

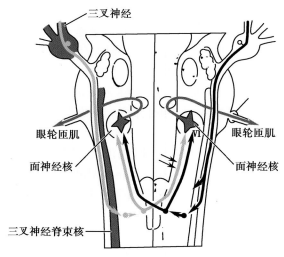

图 3-7-1 瞬目反射的传导通路

二、检测方法和参考值

瞬目反射的检测参数设置如下：滤波范围 10～10 000Hz，扫描速度 5ms/D 或 10ms/D，灵敏度 100μV/D 或 200μV/D。

患者仰卧放松，双眼睁开或轻闭，以表面电极于双侧眼轮匝肌下部同时记录，记录电极

R1 置于下睑正中，参考电极 R2 置于外眦外侧，地线置于颏下或前额中央。刺激电极分别于左右眉弓内侧的眶上切迹刺激眶上神经（图 3-7-2），刺激波宽 0.2ms，至多 15～25mA 的刺激强度即可达到超强刺激。刺激同侧可记录到 R_1 波，同侧及对侧均可记录到 R_2 波，对侧记录的 R_2 波以 R_2' 波表示（图 3-7-3）。每侧刺激 4～6 次得到 4～6 条平行迹线，叠加显示以便于量取最短潜伏期，R_1 波、R_2 波均于迹线偏离基线处测量最短起始潜伏期。注意每侧的连续刺激是不规则的时间间隔，每两次刺激间隔应在 5s 以上，以避免 R_2 波因适应现象而波幅降低或消失。

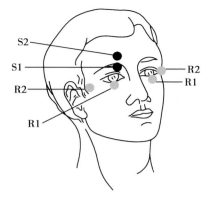

图 3-7-2　瞬目反射检查方法（右侧刺激）

S1：刺激阴极；S2：刺激阳极；R1：记录电极；R2：参考电极。右侧刺激同时在双侧眼轮匝肌记录。

R_1 波、R_2 波的潜伏期与正常参考值相比较，并进行双侧对比。实验室的参考值上限分别为：R_1 波潜伏期 11.8ms，R_1 波潜伏期的侧间差 2ms，同侧 R_2 波潜伏期和 R_2' 波潜伏期 35～36ms，左/右侧刺激得到的相应 R_2' 波的潜伏期侧间差 4ms。R_1 波、R_2 波的波幅在正常人中变异就很大，一般仅作观察不测量。

刺激左侧三叉神经　　　　　　　　刺激右侧三叉神经

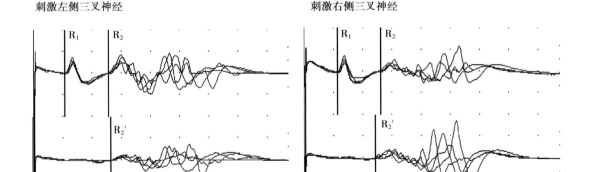

图 3-7-3　瞬目反射的正常波形图

三、适应证和临床意义

瞬目反射异常见于三叉神经病变、面神经病变、脑干病变及多发性神经病，因传导通路的不同部位受损，而呈现不同形式的异常。但单独的瞬目反射异常不能诊断脑干病变，需要结合临床和影像学异常。

1. 三叉神经病变　病变侧刺激，同侧的 R_1 波、R_2 波和 R_2' 波潜伏期延长或消失；健侧刺激，R_1 波、R_2 波和 R_2' 波均正常（图 3-7-4）。此种传入型瞬目反射异常，常见于结缔组织病、感染或中毒（如三氯乙烯）等引起的三叉神经感觉神经病、桥小脑角肿瘤或血管畸形压迫三叉神经，罕见于原发性三叉神经痛。

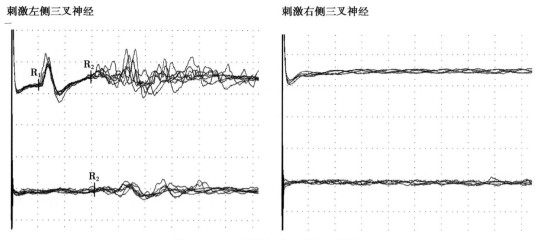

图 3-7-4　三叉神经病变瞬目反射图

右侧三叉神经病变：右侧刺激，R_1 波、R_2 波和 R_2' 波未引出（灵敏度：200μV/D，扫描速度 10ms/D）。

2. 面神经病变　病变侧刺激，同侧的 R_1 波、R_2 波潜伏期延长或消失，R_2' 波正常；健侧刺激，R_1 波、R_2 波正常，R_2' 波潜伏期延长或消失（图 3-7-5）。此为传出型瞬目反射异常，见于感染、炎症、外伤等各种原因引起的面神经损伤，最常见于特发性面神经麻痹（又称 Bell's 麻痹）。

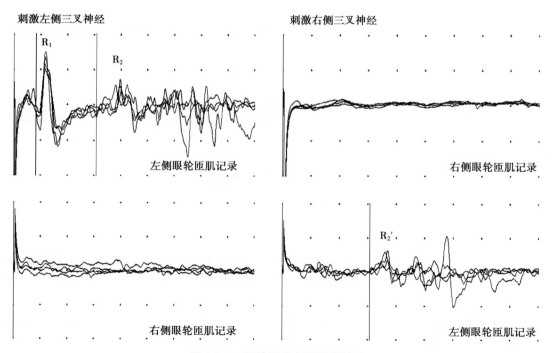

图 3-7-5　面神经病变瞬目反射图

右侧面神经病变：右侧刺激，R_1 波、R_2 波未引出；左侧刺激，R_2' 波未引出（灵敏度：200μV/D，扫描速度 10ms/D）。

3. 脑干病变　不同位置的脑干病变影响到瞬目反射传导通路的不同部位，会引起不同的 R_1 波、R_2 波异常组合。一侧脑桥中部病变累及三叉神经感觉主核或联系同侧面神经核的中间神经元时，病变侧刺激，同侧的 R_1 波潜伏期延长或消失，同侧的 R_2 波和对侧的 R_2' 波正常；健侧刺激，R_1 波、R_2 波和 R_2' 波均正常。一侧延髓病变累及三叉神经脊束核或联系同侧和对侧面神经核的延髓中间神经元时，病变侧刺激，同侧的 R_1 波正常，同侧的 R_2 波和对侧的即 R_2' 波潜伏期延长或消失；健侧刺激，R_1 波、R_2 和 R_2' 波均正常。如延髓病变更广泛，累及双侧三叉神经脊束核或联系双侧面神经核的延髓中间神经元通路时，左 / 右侧分别刺激，双侧 R_1 波均正常，双侧 R_2 波和 R_2' 波均潜伏期延长或消失。脑血管病、多发性硬化等炎性脱髓鞘病、肿瘤、感染性病变累及脑桥或延髓时可出现瞬目反射异常，瞬目反射是脑干病灶检出及功能状态监测的手段之一。

4. 多发性神经病　双侧 R_1 波、R_2 波和 R_2' 波潜伏期均显著延长或消失，可伴 R_1 波波形离散（temporal dispersion，TD），见于遗传性运动感觉神经病Ⅰ型、吉兰 - 巴雷综合征、慢性炎性脱髓鞘性多发性神经病等脱髓鞘性神经病，与脱髓鞘病变累及双侧面神经和 / 或三叉神经所致的运动和 / 或感觉传导速度减慢相一致。糖尿病性周围神经病、酒精中毒性周围神经病等轴索性神经病罕见瞬目反射异常。

值得注意的是，R_1 波或 R_2 波的异常不仅可由反射弧或传导通路直接受损引起，影响中间神经元或运动神经元兴奋性的病变也可能间接导致 R_1 波、R_2 波波幅降低或消失，见于急性幕上脑梗死、闭锁综合征、假性延髓麻痹、昏迷、麻醉或镇静状态、睡眠等情况。

（翦　凡）

第八节　其他技术

一、节段性运动神经传导和寸移技术

运动神经传导测定是肌电图检测的最基本内容之一。在肌电图临床工作中，常规测定时，一般只是进行远端节段的测定，如正中神经腕部 - 肘部节段，对于较为明确的轴索性周围神经病，基本满足需要。但是对于临床疑诊脱髓鞘性周围神经病的患者，如 AIDP、AMAN、CIDP、MMN、POEMS 综合征等，则需要进行更多节段的测定，以提高髓鞘病变诊断的阳性率。寸移（inching）技术是在常规节段运动神经传导测定的基础上，进一步细化，可以更加详细地对运动神经病变进行精确定位和分析。

1. 检测方法

（1）检测准备：①检测仪器为普通肌电图仪；②检测程序为常规 MNCV 测定程序；③患者体位采用平卧位；④刺激电极为鞍状电极或手柄式电极，方便刺激过程中寻找最佳刺激点；⑤记录电极为表面电极；⑥其他材料，75% 酒精以及磨砂膏（清洁皮肤）、暖水袋、软尺（精确到 1mm）。

（2）常规节段运动神经传导的测定：常规节段传导是指相邻两个刺激点之间的距离 >10cm，常见测定神经及检测部位见表 3-8-1、图 3-8-1。

检测方法及参数设置：记录电极置于测定肌肉的肌腹，参考电极置于远端的肌腱，保证起始部位为负相波；刺激电极阴极于远端，以防止阳极阻滞。记录不同刺激点获得的 CMAP

波幅、面积、时限和潜伏期以及两个刺激点之间的传导速度。滤波范围 20～10 000Hz，潜伏期测定时的扫描速度为 2～3ms/D，灵敏度为 3～5mV/D，检测时需调整扫描速度和灵敏度将所有波形均包含在检测窗口内。

表 3-8-1 不同神经常规节段测定的刺激部位和记录部位

测定神经	刺激点	记录点
正中神经	腕、肘、腋、Erb's 点	拇短展肌
尺神经	腕、肘下、肘上、腋、Erb's 点	小指展肌
桡神经	肘上、桡神经沟、腋部、Erb's 点	指总伸肌
胫神经	内踝、腘窝	踇展肌
腓总神经	踝、腓骨小头下、腓骨小头上	趾短伸肌

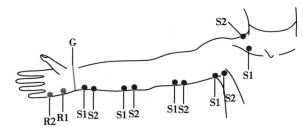

图 3-8-1 常规节段测定示意图
S1：刺激阴极；S2：刺激阳极；R1：记录电极；R2：参考电极；G：地线。

（3）Inching 测定技术：检测时需保证两相邻刺激点之间的距离 <3cm，常用检测神经为尺神经，距离为 2cm（图 3-8-2）。仪器及参数设置同常规节段神经传导。

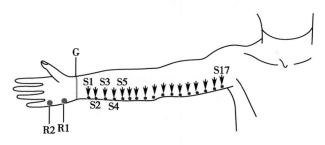

图 3-8-2 Inching 技术测定模式图
S1～S17：刺激点；R1：记录电极；R2：参考电极；G：地线。

检测过程：检测时从腕部腕横纹处开始，刺激点逐渐向近端移动，两相邻刺激点之间距离为 2cm，直至检测到腋部。刺激时将刺激电极垂直放置在检测部位皮肤上并施加一定压力，使刺激电极尽量接近神经，减少刺激电流的扩散。但某些检查位置由于神经走行较深，导致无法达到超强刺激，可以不对此结果进行分析。

记录参数：包括复合肌肉动作电位（CMAP）负相波的波幅、面积和时限。

结果判断：在某一个节段，记录到近端和远端两个刺激点的 CMAP 后，分别计算近端与远端波幅、面积、时限变化的百分比，计算公式如下。

波幅下降百分比＝（远端波幅－近端波幅）/ 远端波幅×100%

面积下降百分比＝（远端面积－近端面积）/ 远端面积×100%

时限增宽百分比＝（近端时限－远端时限）/ 远端时限×100%

2. 传导阻滞判定标准 美国电生理学会（American Association of Electrodiagnostic Medicine）关于节段神经传导阻滞的有着明确的判断标准，其中包含了常规节段测定判断标准（图3-8-3），具体可参考文献。

Inching 技术 CB 的判断标准：CB 波幅和面积下降百分比≥20%，时限增宽不超过10%；PCB 波幅和面积下降百分比>10% 而<20%（图3-8-4）。

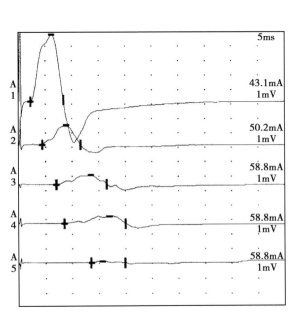

图 3-8-3　常规节段传导阻滞

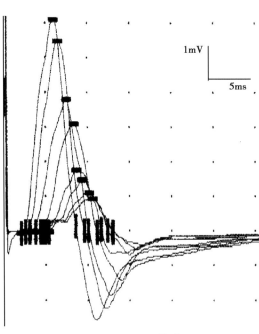

图 3-8-4　Inching 技术 CB

3. 注意事项

（1）超强刺激：沿着神经走行刺激时，某些部位如正中神经前臂中上部难以达到超强刺激，分析时应该排除，可以通过近端的刺激点的结果间接判断是否存在神经损害，避免出现假性传导阻滞。在脱髓鞘疾病，由于脱髓鞘病灶局部兴奋性阈值增高，更难达到超强刺激。在脱髓鞘病灶附近刺激时，在逐渐增加刺激电流以达到超强刺激时，可能会出现 CMAP 波幅的突然增高，但潜伏期却缩短，提示刺激电流扩散到病灶远端，引起了病灶远端神经兴奋，在测定时要注意鉴别。

（2）神经变异：神经变异是造成假性传导阻滞的原因之一，如上肢正中神经 - 尺神经交通支变异（Martin-Gruber 变异）时，尺神经在肘部刺激时波幅较腕部刺激时下降，出现假性传导阻滞。

（3）在神经近端刺激，当逐渐增加刺激电量时，可能会出现波幅突然增高，但 CMAP 波的形态出现明显变化，这提示刺激扩散到了其他神经，并导致其兴奋引起远端肌肉产生动作电位并通过容积传导传递至记录电极。例如正中神经腋部刺激，拇短展肌记录时，过高的电量导致尺神经兴奋,使拇收肌兴奋,动作电位被离其较近的记录电极记录到,导致正中神经的 CMAP 波幅增加,波形变化。这种情况在近端神经邻近的部位如腋部、Erb's 点刺激时容易出现。

(4) Inching 技术测定时两个刺激点之间的距离较小,传导速度不准确。

(5) 在某些疾病,如 ALS 重复刺激时会出现 CMAP 波幅递减,需要注意两次刺激的时间间隔,避免假性 CB。

(6) 测定过程中不应移动记录电极位置,测定结束时应该重新对最远端刺激点再刺激测定一次,保证 CMAP 波形与第 1 次测定相似,确保结果的准确性。

4. 节段神经传导测定和 Inching 技术的临床意义

(1) 协助多灶性运动神经病(MMN)的诊断:MMN 的电生理特点如下,①在非嵌压部位发现运动传导阻滞,是诊断 MMN 的基本条件;② MMN 诊断一般要求在非嵌压部位存在 2 处以上 CB 或可能的 CB;③ MMN 的远端潜伏期(DML)和运动传导速度往往正常,但也有部分患者可见异常;④感觉神经传导(包括存在 CB 的节段)正常;⑤检查时要求尽可能多选择神经进行测定,提高发现 CB 的阳性率;⑥ MMN 患者传导阻滞的分布与临床表现并非完全符合,CB 可见于临床相对正常的神经;⑦当常规节段测定发现 CMAP 波幅下降 20% 以上,但不足 40% 时,或存在明显波形离散时,可以进行 inching 测定,有助于发现短节段的 CB。

(2) 协助慢性炎性脱髓鞘性多发性神经病(CIDP)的诊断:CIDP 电生理特点如下,①发现 CB 或异常波形离散,为脱髓鞘的证据,有助于 CIDP 诊断。②与 MMN 不同,CIDP 往往伴有感觉运动传导速度的减慢,DML 延长。CIDP 传导速度的减慢具有不均一的特点,这有助于与腓骨肌萎缩症 1(CMT1)型鉴别。③如果常规节段传导测定已经证实为存在传导阻滞或异常波形离散,则一般不必再进行 inching 测定,除非出于研究目的。

(3) 协助急性炎性脱髓鞘性多发性神经病(AIDP)的诊断:AIDP 电生理特点如下,①AIDP 患者可出现传导速度减慢,传导检查早期便可发现 CB,有助于早期诊断,较 F 波更可靠,早于蛋白细胞分离和肌电图的改变;②CB 的阳性率与临床严重程度有关,仅有轻微无力的病例发现机会小;③部分患者近端病变较重,检查时需检测包括 Erb's 点在内的近端位置,可以提高 CB 诊断的阳性率,以及发现传导速度的异常。

(4) 协助嵌压性周围神经病的诊断:有助于嵌压部位的定位,急性期神经损害的传导速度减慢不明显,此时 CB 的存在更有意义,不过根据临床情况的不同,有些患者神经损害则主要表现为跨嵌压部位的传导速度减慢。在常规节段测定后,若存在 CB,此时 inching 测定有助于进一步明确嵌压点。

(5) 协助下运动神经元综合征的鉴别诊断:在 ALS 早期,临床表现为下运动神经元为主者,需要进行运动神经传导测定,以便与 MMN 进行鉴别;在极少数的 ALS 患者也可以出现常规节段的假性传导阻滞样表现,Inching 技术有助于对假性传导阻滞的识别,表现为 inching 测定时波幅呈现逐渐下降的趋势,且面积改变程度较小。

(刘明生)

二、MUNE 和 MUNIX

1. 概述　运动单位数目估计(motor unit number estimates,MUNE)和运动单位数目指

数（motor unit number index，MUNIX）测定均是从宏观的角度，定量地评价某神经所支配的一块肌肉中所有有功能的 MUP 数量的方法。二者的差别在于获得运动单位大小的方式不同。MUNE 测定方法有多种，如递增法、棘波触发平均法、F 波法、多点刺激法和统计学方法等，其中后两种最为常用。MUNIX 则是在 MUNE 技术之后发展的一种新的技术。MUNE 测定时无需患者主动收缩测定肌肉，在 MUNIX 测定时，则需要患者采用不同强度的力量等级进行收缩。如果患者测定肌肉无力收缩，则无法进行 MUNIX 测定。MUNE 主要对远端肌肉进行测定，而 MUNIX 对远端和近端肌肉均可测定。

2. MUNE 测定的方法学（统计法）　MUNE 测定的原理：MUNE = 总 CMAP 波幅 / 平均的单个 MUP 的波幅，不同测定方法之间的差异在于获得平均的单个 MUP 波幅的方法不同。

（1）检查前准备：①检测仪器，带有 MUNE 测定程序的肌电图仪；②患者平卧位，放松状态；③刺激电极为鞍状电极或手柄式电极；④其他材料包括 75% 酒精以及磨砂膏（清洁皮肤）、暖水袋。

（2）测定内容以及记录参数：①测定肌肉通常为浅表的神经所支配肌肉，如正中神经支配的拇短展肌；②测定参数根据不同 MUNE 软件设置。

（3）测定步骤：①MUNE 测定前均进行常规感觉及运动传导测定，并排除神经变异支配。②清洁记录部位和刺激部位局部皮肤。③放置电极：首先以鞍状刺激电极寻找最佳刺激点，阴极置于距离记录电极 R1 近端约 5cm 处，在确定最佳刺激点和记录点后，贴表面电极，记录电极置于测定肌肉肌腹，参考电极置于远端肌腱处（图 3-8-5）。④刺激强度：以最小电量获得最大波幅。调整负相波起始及终结点。选择最佳起始电量及最终电量，之后开始扫描，获取刺激反应功能曲线（图 3-8-6）。⑤采样：调整刺激电量，使所获得的点落于采样区间内，然后进行采样，每个组包括 30 个采样点（图 3-8-7）。当完成一个组的采样后，继续进行下一个组的采样，一般在每个区间内测定 4～10 组，当采样结果满意时，则结束该采样区间的采样过程，即完成一个采样。重复上述过程，共完成 2～4 个采样区间的测定，将采集的表面 MUP 电位波幅或面积进行平均，获得平均的具有代表性的 MUP 电位波幅或面积。最后以最大的 CMAP 波幅或面积除以表面记录的 MUP 电位平均的波幅或面积。目前计算机程序可自动计算出 MUNE。

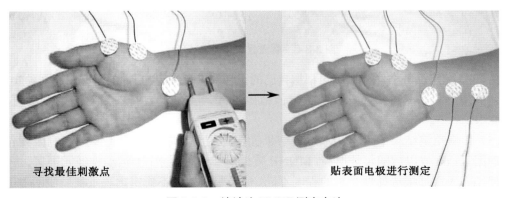

寻找最佳刺激点　　　　　　　　贴表面电极进行测定

图 3-8-5　统计法 MUNE 测定方法

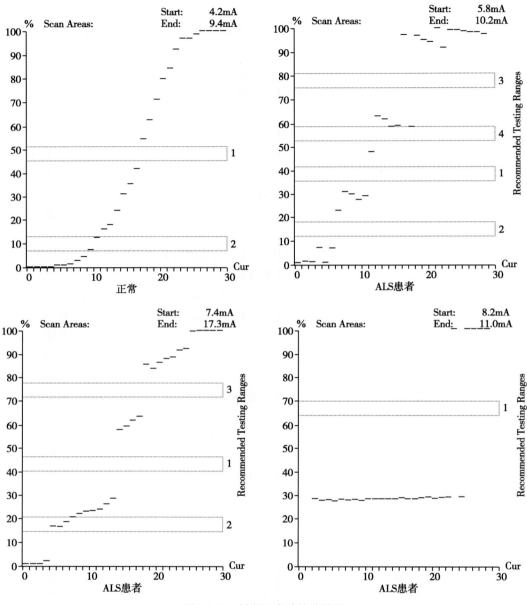

图 3-8-6 刺激反应功能曲线图

（4）正常值范围：各个实验室可根据自己的正常值进行判定，目前的研究中有几种MUNE结果的计算方法，不同的计算方法正常值范围不同。受试者自身前后对照的意义更重要（图3-8-8）。

（5）影响测定结果的因素：MUNE结果受多种因素影响。其中主要的影响因素包括，①生理因素：60岁以后随年龄增高，MUNE减少。②病理因素：上运动神经元损害、嵌压性周围神经病大小纤维选择性受累的程度不同、神经肌肉接头不稳定出现重复刺激明显递减、自发电位或束颤的存在，均可影响测定的结果。③技术因素：采样区间的选择方法不同，会得到不同的结果。

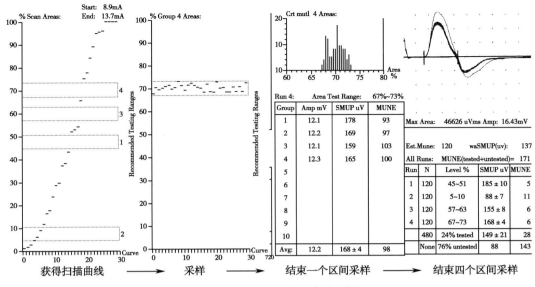

图 3-8-7　MUNE 测定过程中的采样图

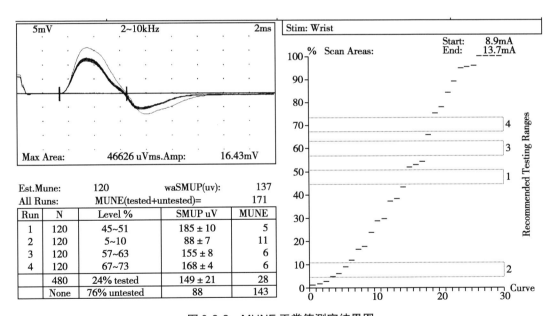

图 3-8-8　MUNE 正常值测定结果图

3. MUNIX 测定的方法学　MUNIX 测定时, 先获得测定神经所支配肌肉的最大的 CMAP 波幅; 然后获得表面电极记录的干扰相 (surface electromyographic interference patten, SIP), 最后根据公式 (可由特定软件完成), 获得运动单位大小指数 (motor unit size index, MUSIX) 和 MUNIX。和 MUNE 类似, MUNIX 所反映的也并非真正病理学意义的运动单位数目, 而是估计的一种相对数量。

在进行测定时, 首先采用常规运动传导的方法, 在最佳记录和刺激位置, 通过超强刺激, 获得所测定肌肉的最大 CMAP 波幅。之后嘱患者用力收缩测定肌肉, 检查者给予一定阻力,以帮助患者产生不同等级的力量。可嘱患者注意仪器中提供的声音及图形信号可作为反馈,来帮助被测试者施加恰当的力量。使用的力量可以分为 5 个力量级别,大致相当于最大力量的 10%、25%、50%、75% 和 100%(大力收缩),不同程度收缩的力量等级,总计产生 10 个 SIP;之后将 CMAP 和 SIP 信号导入到分析软件中,计算每个 SIP 面积和功率。结合 CMAP 面积和功率,计算出"理想状态运动单位计数(ideal case motor unit count,ICMUC)",进而得出运动单位数目指数。MUSIX 用于反映运动单位的大小。MUNIX 测定可以对能够比较灵活地配合肌肉分级收缩的所有肌肉进行测定,如肱二头肌、拇短展肌、小指展肌、胫骨前肌、趾短伸肌(extensor digitorum brevis,EDB)等。

4. MUNE 和 MUNIX 应用价值

(1)当 MUNE 减少时,提示所测定的神经存在轴索性损害。适用于慢性运动神经前角细胞或轴索病变的辅助判定,能够定量地反映运动单位数目。目前 MUNE 和 MUNIX 主要用于下运动神经元或轴索性周围神经病的随诊研究,以及药物治疗效果的评价,判断预后(图 3-8-9)。对于反映轴索损害性疾病的进展变化而言,MUNE 比 CMAP、肌力更加敏感。另外,已经报道的关于 MUNE 的研究涉及的疾病还有脊髓性肌萎缩、脊髓灰质炎、吉兰 - 巴雷综合征、遗传性运动感觉神经病、糖尿病、尿毒症周围神经病、腕管综合征等。

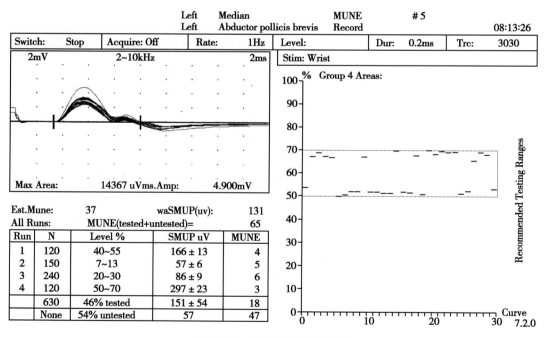

图 3-8-9 ALS 患者 MUNE 图

(2)MUNE 和 MUNIX 均具有无创的特点,从一个侧面可以反映神经系统的情况。需要注意的是,脱髓鞘疾病,统计法 MUNE 测定结果并不能真正地反映 MUNE 大小,其特点为测定的单个运动单位的波幅减小,而 MUNE 正常或增高,当脱髓鞘和轴索病变共存时,结果的解释更为复杂。该组技术的正常值范围较大,主要用于随访测试,而难以用于临床诊断。

尽管该类技术一度成为电生理研究热点之一,但是在大量的临床试验和 ALS 药物临床试验很少将其作为研究的辅助终点指标。在实际使用过程中，还需要注意各种可能因素对于结果准确性的影响。

（刘明生）

三、多通道肌电图测定技术

在日常感觉神经、运动神经传导、F波和针电极肌电图测定时，均采用单个通道进行记录。在某些临床情况下，也会用到多通道记录，如采用表面电极，多通道记录进行震颤分析，采用针电极肌电图多通道记录僵人综合征拮抗肌群的同步放电，在皮肤交感反应测定、三重磁刺激、对冲技术、诱发电位测定时，也会用到多通道进行记录。

多通道肌电图可以用于神经肌肉兴奋性异常的检测。神经肌肉兴奋性异常的检测是肌电图室需要关注的内容之一。尽管有神经兴奋性阈值追踪技术的研究报道，但由于设备商用有一定难度，以及其临床实用价值尚待明确，目前主要用于研究。实际临床工作中，可以利用目前已有的神经传导、F波以及针电极肌电图技术，对神经肌肉兴奋性异常疾病进行评估，例如，周围神经兴奋性异常疾病如Issacs综合征、Morvan综合征、僵人综合征等。

僵人综合征是一种由于脊髓中间神经元闰绍细胞功能异常导致的疾病，通常与免疫机制有关，部分患者可伴有恶性肿瘤。其临床经典的表现为以躯干和肢体近端中轴肌肉为主的僵硬、痉挛性疼痛，可以伴有锥体束征，也有少数表现为僵肢综合征，仅有一个肢体的僵硬痉挛，姿势异常。谷氨酸脱羧酶抗体（glutamic acid decarboxylase antibody，GAD-Ab）阳性是诊断的生物学指标，肌电图检测有助于协助鉴别诊断。

僵人综合征常规感觉运动神经传导并无异常。在进行针电极肌电图测定时，因为并无下运动神经元损伤，因此无纤颤电位、正锐波等异常，MUP大小正常，大力收缩通常正常。其主要异常表现为，在患者肌肉完全非自主收缩状态下，运动单位的连续发放，严重时运动单位发放等级可表现为干扰相。其最主要的特点在于，在躯干或肢体的近端，主动肌和拮抗肌同时记录时，可见二者的同步发放现象。这有别于震颤等的交替性运动单位收缩。这种主动肌与拮抗肌的同步收缩，在给予地西泮肌注后，可以减弱或消失。

僵人综合征多通道肌电图测定方法：

（1）患者体位：根据拟测定部位，选择适当体位，以满足同时完成主动肌和拮抗肌测定。

（2）仪器设置：采用双通道或更多通道记录模式，灵敏度200μV/D，扫描速度100ms/D。

（3）记录位置：腹直肌和下胸段脊旁肌，或股四头肌和股二头肌，同时采用同芯针电极或表面电极进行记录。

（4）记录过程：嘱患者完全放松测定肌肉，观察并记录肌肉收缩方式，记录时间通常大于10s。

（5）结果分析：正常人群可见肌肉处于电静息状态，僵人综合征患者，可见主动肌和拮抗肌均有多组运动单位的连续放电。调整扫描速度，可见主动肌和拮抗肌的运动单位发放为同步进行，而非交替收缩或一组肌肉收缩，另一组肌肉放松。对于轻症患者，当测定肌群均无异常放电时，可以轻微碰触所测定肌肉，进行诱发，如碰触腹肌，在诱发腹肌收缩的同时，脊旁肌也会出现同步收缩现象。如果需要，可以给予患者肌内注射地西泮5～10mg，观察同步收缩是否减少或消失。

（刘明生）

参 考 文 献

1. Preston DC，Shapiro BE. Electromyography and Neuromuscular Disorders：Clinical-electrodiagnostic Correlations. 3rd edition. Amsterdam：Elsevier Health Sciences，2012.

2. 卢祖能. 实用肌电图学. 北京：人民卫生出版社，2000.

3. 崔丽英. 简明肌电图学手册. 北京：科学出版社，2006.

4. Weiss JM，Weiss LD，Silver JK. 轻松学习肌电图：神经传导检查和肌电图操作指南. 2. 潘华，崔丽英，译，北京：北京大学医学出版社，2007.

5. STÅLBERG E，van Dijk H，Falck B，et al. Standards for Quantification of EMG and Neurography. Clinical Neurophysiology，2019，130（9）：1688-1729.

6. Sanders DB，Arimurak K，Cui L，et al. Guidelines for Single Fiber EMG. Clinical Neurophysiology，2019，130（8）：1417-1439.

7. Olney R . Guidelines in electrodiagnostic medicine. Consensus criteria for the diagnosis of partial conduction block. Muscle & Nerve，1999，22（1）：S225.

8. 崔丽英，汤晓芙，周瑞玲，等. 单纤维肌电图正常值的研究. 中华神经科杂志，1999（01）：27-29.

9. 崔丽英，管宇宙，王含，等. Single fiber electromyography in the diagnosis of ocular myasthenia gravis：report of 90 cases. 中华医学杂志：英文版，2004.

10. 刘明生，崔丽英. 单纤维肌电图在神经肌肉疾病诊断中的应用. 中国现代神经疾病杂志，2008.

11. 潘华，林金嬉，陈娜，等. 国人 F 波正常参考值范围的建立. 中华神经科杂志，2015（2）：1.

第四章

肌电图病例解析

本章为病例解析，病例来自不同医院，因此肌电图检查方式会略有不同。本章节以病例形式呈现，每份病例都包括病历摘要、神经传导和肌电图结果、肌电图结果分析、临床诊断思路、小结和要点以及最终诊断几个部分。病例以肌电图结果为基础，阐述了不同疾病的诊断思路及肌电图表现。同一种疾病有时有几份不同的病例，便于读者熟悉同一种疾病可能出现的不同的肌电图表现；同一个患者随诊多次的肌电图结果也有呈现，方便读者了解随着疾病变化，肌电图结果可能存在的变化。

下文中将有大量的数据表格，我们下面对表格中出现的表达形式和符号进行统一说明：

1. 运动与感觉神经传导结果均呈现在表格中，数据已经与各实验室正常值进行对比，当数据出现异常时，我们将异常数据与正常值相比，公式为（异常数据 − 正常平均值）/ 正常平均值，若在正常范围内则不作任何标记，若出现异常则标记出异常百分比。CMAP 潜伏期或时限延长、MUP 时限延长表示为"百分比↑"（如"50%↑"），CMAP 波幅降低或 MUP 时限缩短表示为"百分比↓"（如"50%↓"）

2. 长节段运动神经传导最远端记录的波幅与正常值进行比较，若波幅异常降低标记为"百分比↓"，近端记录点波幅与前一个记录点波幅进行比较，若近端记录点波幅较远端记录的波幅（如：正中神经肘部与腕部相比）降低超过 30% 则进行标记（如较腕 30%↓），未达30% 则不标记。

3. 运动神经传导各节段在表格中表示为"刺激部位 - 记录肌肉"，如"腕 - 拇短展肌（APB）"；传导速度则表示近端刺激点到相邻的远端刺激点间速度，如正中神经的"肘 - 拇短展肌"在表格同行的速度指的是"肘部到腕部"的速度，"腋 - 拇短展肌"同行的速度指的是"腋部到肘部"的速度，最远端刺激点到记录肌肉因为没有速度则用空格表示。

4. 所有 MUP 时限均与正常值进行了计算并标记出百分比，公式为（MUP 时限 − 正常平均时限）/ 正常平均时限。当时限延长或缩窄超过 20% 被视为异常。

5. 针电极肌电图表格中募集相分为几种：干扰相、混合相、单纯相、病理干扰相。

6. 在表格中存在一些英文缩写及特殊符号的应用，在此进行统一的备注。

MUP：运动电位；CRD：复杂重复放电。

（−）：未见异常；

—：未进行检测或无需检测或计算；

↑：与正常值相比潜伏期延长、波幅增高、时限延长或面积增大；

↓：与正常值相比波幅降低、速度减慢，或节段神经传导近端波幅较远端波幅降低。

第一节 运动神经元相关疾病

一、肌萎缩侧索硬化

【病例 4-1-1】双下肢起病 ALS

【病历摘要】

男性，48 岁，双下肢无力 2 年，右上肢无力 1 年，言语欠清半年。

2 年前患者无明显诱因逐渐出现双下肢无力，右侧为著，蹲起困难，爬楼梯费力，平地步行尚可，无晨轻暮重。逐渐出现双大腿变细，偶有肌肉跳动，症状逐渐加重。1 年前患者出现右上肢无力，上举重物时费力。半年前出现言语含糊，吐字欠清晰，饮水偶有呛咳，缓慢加重，否认吞咽困难。否认四肢麻木疼痛，二便正常，体重下降约 3kg。外院查血清 CK 525U/L。

家族史：父母非近亲结婚，父亲 50 岁时因车祸去世，母亲健在。一兄 51 岁，因"四肢无力、言语不清 1 年余"诊断为肌萎缩侧索硬化，因呼吸衰竭已去世。

神经系统体格检查发现：神清，构音欠清，悬雍垂居中，双侧软腭抬举尚可，咽反射存在。伸舌居中，舌肌欠丰满，可见纤颤，转颈、耸肩有力。双下肢及双上肢近端肌容积下降。四肢肌张力正常。右上肢近端肌力 4 级，左上肢肌力 5⁻ 级，右下肢肌力近端 4⁻ 级，远端 2～3 级，左下肢肌力近端 4 级，远端 4 级，四肢腱反射对称活跃，双侧掌颏反射阳性，双侧巴宾斯基征（又称 Babinski 征）阳性。深浅感觉、共济检查未见异常。

神经传导和肌电图结果见表 4-1-1 和表 4-1-2。

表 4-1-1 运动和感觉神经传导测定结果

运动神经	潜伏期 /ms	波幅 /mV	传导速度 /(m·s⁻¹)
右正中神经			
腕 - 拇短展肌	3.4	15.5	
肘 - 拇短展肌	7.8	15.2	52.3
右尺神经			
腕 - 小指展肌	2.2	13.3	
肘上 - 小指展肌	7.7	12.4	50.9
右胫神经			
踝 - 踇展肌	3.7	0.01（99%↓）	
左胫神经			
踝 - 踇展肌	3.8	0.7（95%↓）	
右腓总神经			
踝 - 趾短伸肌	4.7	1.6（72%↓）	
腓骨小头下 - 趾短伸肌	13.5	1.5（67%↓）	43.2
左腓总神经			
踝 - 趾短伸肌	4.2	3.5（38%↓）	
腓骨小头下 - 趾短伸肌	13.1	3.2（30%↓）	40.4

F 波：正中神经出现率 100%，潜伏期 26.7ms

续表

感觉神经	潜伏期 /ms	波幅 /μV	传导速度 /(m·s⁻¹)
右正中神经			
拇指 - 腕	2.5	23	50.0
中指 - 腕	3.0	17	55.0
右尺神经			
小指 - 腕	2.8	7.1	51.4
左胫神经			
踇趾 - 踝	4.2	3.5	47.8
左腓神经			
踝 - 腓骨小头下	5.0	2.9	56.9

表 4-1-2　肌电图结果

肌肉	安静	MUP 时限 /ms	MUP 波幅 /μV	多相波 /%	募集 /mV
右小指展肌	正锐 4+	15.7（43%↑）	1 371	33	混合相 3.7
右胸锁乳突肌	（－）	12.9（31%↑）	782	42	混合相 4.1
左胫骨前肌	正锐 4+	17.2（26%↑）	1 396	13	单纯相 5.3
左伸指总肌	正锐 1+	12.5（3%↑）	784	45	混合相 4.1
左小指展肌	正锐 3+	14.1（28%↑）	771	44	混合相 3.8
脊旁肌 T₁₀	正锐 3+	—	—	—	—
脊旁肌 T₁₁	正锐 4+	—	—	—	—

注：表中 T 的下标应为 T_{10}、T_{11}。

【EMG 结果分析】

患者上下肢感觉神经传导测定和 F 波均未见异常。EMG 显示为广泛神经源性损害。延髓、颈段、胸段、腰骶段四个节段均受累，可见大量异常自发电位（正锐波），提示进行性失神经改变。MUP 时限明显增宽、波幅明显升高，伴多相波增多。大力收缩时运动单位募集减少，呈单纯相，符合慢性神经再生为主的电生理改变。结合患者上下肢和双侧肌力以及肌电图改变不对称，提示前角细胞受累可能性大。

【临床诊断思路】

（1）定位诊断：患者临床表现为非对称性的肢体远端为主的肌肉萎缩、无力，肌束颤动，并有构音不清、舌肌萎缩，肌电图提示广泛神经源性损害，首先考虑下运动神经元受累；四肢腱反射亢进，双侧病理反射（+），提示上运动神经元受（锥体束）累。病变累及脑干、颈、胸和腰骶四个区域。

（2）定性诊断：患者临床隐袭起病，逐渐进展，临床上同时存在上运动神经元及下运动神经元受累，需要首先考虑肌萎缩侧索硬化（ALS）。患者存在可疑运动神经元病家族史，需要警惕家族性 ALS 的可能，应该对其家族中类似患者进一步核实。如家族史不明确，鉴别诊断还需要注意有无其他继发因素导致上下运动神经元受累的表现，如颈椎病合并腰椎病等，但患者无明显感觉异常，可进一步行影像学检查排除。

（3）需要补充的检查：颈椎 MRI：颈椎退行性改变，$C_{3\sim4}$、$C_{4\sim5}$ 椎间盘略膨出。腰椎 MRI：腰椎退行性改变，$L_{4\sim5}$ 椎间盘轻微突出，均不足以解释临床表现。

（4）讨论：患者临床表现为隐袭起病，逐渐进展，查体及电生理检查提示患者同时存在上运动神经元及下运动神经元受累，首先考虑运动神经元病。根据 EL Escorial ALS 国际诊断标准，该患者病情呈逐步发展，在脑干、颈段、腰段同时存在上下运动神经元受累证据，排除其他疾病，临床确诊为 ALS。该患者存在可疑阳性家族史，可进一步行 ALS 常见基因突变筛查，以明确患者是否为遗传性 ALS。

【小结和要点】

该患者临床表现符合较为典型的运动神经元病，根据查体及电生理检查结果，该患者至少在 3 个区域同时存在上运动神经元及下运动神经元受累，支持运动神经元病的诊断。对于家族中有类似运动功能受累者，需要仔细核实，以免将家族中其他患者其他因素导致的肢体无力，也误认为肌萎缩侧索硬化。

最终诊断：肌萎缩侧索硬化。

（杨洵哲）

【病例 4-1-2】下肢起病 ALS

【病历摘要】

女性，40 岁，进行性左下肢无力半年。

半年前患者无明显诱因逐渐出现左下肢无力，表现为左足下垂，行走时左腿稍拖曳，上楼梯时抬腿困难，偶可见左下肢肌肉跳动，伴腰痛。外院考虑"腰椎病"，予营养神经及针灸治疗后，患者左下肢无力症状仍继续加重，出现跛行，足趾不能活动。否认双下肢感觉异常，否认双上肢无力、肌肉压痛。否认言语不清、饮水呛咳等。

神经系统体格检查发现：神清语利，舌肌未见萎缩和纤颤，鼓腮有力，转颈、耸肩有力。双上肢肌力 5 级，右侧屈髋肌力 5⁻ 级，屈膝、足背屈肌力 5 级，左侧屈髋肌力 3 级，屈膝肌力 3 级，踝背屈肌力 0 级，跖屈肌力 2 级。右下肢股四头肌、腓肠肌萎缩。双下肢偶可见肌肉束颤。左下肢肌张力减低，双上肢腱反射对称活跃，左侧膝反射较对侧减低，双侧跟腱反射未引出，双侧病理反射未引出，踝阵挛阴性。深浅感觉、共济检查未见异常。

否认既往脊髓灰质炎病史，否认外伤史。

神经传导及肌电图结果见表 4-1-3 和表 4-1-4。

表 4-1-3 运动和感觉神经传导测定结果

运动神经	潜伏期 /ms	波幅 /mV	传导速度 /(m·s⁻¹)
右胫神经			
踝 - 踇展肌	3.5	12.1	
左胫神经			
踝 - 踇展肌	4.5	1.2（91%↓）	
右腓总神经			
踝 - 趾短伸肌	5.3（102%↑）	4.8	
腓骨小头下 - 趾短伸肌	11.7	3.6	48.1

续表

运动神经	潜伏期 /ms	波幅 /mV	传导速度 /(m·s⁻¹)
左腓总神经			
踝 - 趾短伸肌	6.5（137%↑）	0.1（98%↓）	
腓骨小头下 - 趾短伸肌	16.8	0.1（98%↓）	31.6（49%↓）

F 波：胫神经出现率 80%，潜伏期 62.7ms

感觉神经	潜伏期 /ms	波幅 /μV	传导速度 /(m·s⁻¹)
右胫神经			
踇趾 - 踝	4.4	1.4	38.2
左胫神经			
踇趾 - 踝	4.6	1.6	37.0
右腓神经			
踝 - 腓骨小头下	6.0	4.0	55.0
左腓神经			
踝 - 腓骨小头下	6.1	1.2	54.0

表 4-1-4　肌电图结果

肌肉	安静	MUP 时限 /ms	MUP 波幅 /μV	多相波 /%	募集 /mV
右胫骨前肌	正锐 4+	19.1（45%↑）	1 257	0	单纯相 4.5
右小指展肌	正锐 4+ 纤颤 2+	14.7（37%↑）	1 304	22	干扰相 4.0
右胸锁乳突肌	（-）	15.4（62%↑）	1 276	18	混合相 2.5
左小指展肌	正锐 3+	15.1（41%↑）	1 332	29	干扰相 6.1
脊旁肌 T₁₀	正锐 4+	—	—	—	—
脊旁肌 T₁₁	正锐 4+	—	—	—	—

【EMG 结果分析】

患者上下肢感觉神经传导测定和 F 波均未见异常。运动神经传导速度正常，但是左下肢胫神经和腓总神经 CMAP 波幅下降。针电极肌电图显示为广泛神经源性损害，延髓、颈段、胸段、腰骶段四个节段均受累，可见大量异常自发电位（包括纤颤电位和正锐波），提示进行性失神经改变。MUP 时限明显增宽、波幅明显升高，伴多相波增多。大力收缩时运动单位募集减少，呈单纯相，符合慢性神经再生为主的电生理改变。综合来看，肌电图支持前角细胞病变，但从肌电图本身来看，运动轴索损害不能除外，进一步定位需要结合临床体征进行综合分析。

【临床诊断思路】

（1）定位诊断：患者临床表现为逐渐进展的、一侧下肢无力，伴肌肉萎缩，逐渐累及对侧下肢近端，为纯运动系统受累，肌电图提示广泛神经源性损害，提示前角细胞病变可能性大。患者无力萎缩主要局限于左下肢，伴腱反射减低，需要与运动神经病进行鉴别，但上肢腱反射活跃,而肌电图可见上肢也存在下运动神经元受累表现,不符合周围神经轴索改变规律。可行节段性运动神经传导测定进一步排除传导阻滞。患者上肢腱反射活跃,而 EMG 可见轴索损害证据,需要考虑同时合并有锥体束损害可能。

(2)定性诊断:患者临床隐袭起病,逐渐进展,临床上主要表现为左下肢无力,然而电生理检查提示除腰段外其他的 3 个节段也存在下运动神经元损害,需要考虑运动神经元病(肌萎缩侧索硬化)。鉴别诊断方面,需要注意与下肢起病的多灶性运动神经病鉴别,可行抗鸟苷二酸单酰神经元鞘氨醇过氧化物酶(Ganglioside M1,GM$_1$)检测以及节段性运动神经传导测定以排除。另外还需注意与腰椎病、脊髓灰质炎后综合征导致的下运动神经元受累鉴别。

(3)需要补充的检查:腰椎 MRI,腰椎退行性改变,L$_{2\sim3}$、L$_{3\sim4}$ 椎间盘突出。节段性运动神经传导测定:未见传导阻滞。腰椎穿刺(简称腰穿)检查脑脊液压力 130mmH$_2$O(1mmH$_2$O = 9.806 65pa),脑脊液常规检查,白细胞总数、单核细胞、红细胞总数均为 0;脑脊液生化检查,脑脊液蛋白 0.29g/L,抗 GM1(IgG + IgM)抗体(-),细胞学(-)。

(4)讨论:患者临床表现为隐袭起病,逐渐进展,虽然患者的临床症状仅有左下肢无力,然而电生理检查发现了更多的临床下受累,即患者 4 个节段同时存在下运动神经元损害,远远超出了腰椎病可以受累的范围。腱反射活跃提示上运动神经元损害的可能。腰穿检查未见异常,抗 GM1 抗体阴性,节段性运动神经传导测定未见传导阻滞,因此最终考虑诊断运动神经元病(肌萎缩侧索硬化)。

经随诊,该患者肢体无力逐渐进展,出现右下肢无力及双上肢无力伴手部肌肉萎缩,腱反射活跃,符合肌萎缩侧索硬化的临床特点。

【小结和要点】

该患者临床表现虽然仅有左下肢受累,电生理检查结果对患者的病情提供了更为全面的评估,发现该患者的 4 个节段均存在下运动神经元受累,在排除了其他的可能后,支持运动神经元病的诊断。肌电图在 ALS 早期诊断中发挥了重要作用。定期随诊,有助于最终确认临床诊断。

最终诊断:肌萎缩侧索硬化。

(杨洵哲)

【病例 4-1-3】延髓起病的肌萎缩侧索硬化

【病历摘要】

男性,48 岁,言语费力、声音嘶哑 1 年。

1 年前患者无明显诱因逐渐出现言语费力感、偶有吐字不清,症状逐渐加重,出现言语含糊,饮水偶有呛咳,进食速度变慢,无晨轻暮重,无眼睑下垂和四肢无力。二便正常,体重无明显下降。

神经系统体格检查发现:神清,构音欠清,悬雍垂居中,双侧软腭抬举稍差,咽反射存在。伸舌居中,可见舌肌萎缩及纤颤,鼓腮稍力弱。四肢肌张力正常。双上肢近端肌力 5$^-$ 级,分指和并指肌力 5$^-$ 级,左下肢肌力 4 级,右下肢肌力 5$^-$ 级。双侧上下肢腱反射对称亢进,双侧掌颏反射阳性,双侧 Hoffmann 征阳性,双侧 Babinski 征阳性。深浅感觉、共济检查未见异常。

既往史无特殊。

神经传导及肌电图结果见表 4-1-5 和表 4-1-6。

表 4-1-5 神经传导及肌电图结果

运动神经	潜伏期 /ms	波幅 /mV	传导速度 /(m·s⁻¹)
右正中神经			
腕 - 拇短展肌	2.9	7.4	
肘 - 拇短展肌	6.4	7.1	57.1
右尺神经			
腕 - 小指展肌	2.6	8.2	
肘上 - 小指展肌	7.2	8.2	54.3

F 波：正中神经出现率 95%，潜伏期 26.8ms

感觉神经	潜伏期 /ms	波幅 /μV	传导速度 /(m·s⁻¹)
右正中神经			
拇指 - 腕	2.1	27	52.4
中指 - 腕	2.6	14	60.4
右尺神经			
小指 - 腕	2.1	11	55.2

表 4-1-6 肌电图结果

肌肉	安静	MUP 时限 /ms	MUP 波幅 /μV	多相波 /%	募集 /mV
右小指展肌	正锐 4+	15.4（40%↑）	1 120	56	混合相 2.8
右胫骨前肌	正锐 4+	16.2（18%↑）	766	22	混合相 3.4
左胫骨前肌	正锐 4+	17.1（25%↑）	989	20	单纯相 3.0
右胸锁乳突肌	（－）	13.1（34%↑）	772	8	混合相 3.0
脊旁肌 T₁₀	正锐 3+	—	—	—	—
脊旁肌 T₁₁	正锐 4+	—	—	—	—

【EMG 结果分析】

上下肢运动及感觉神经传导测定和 F 波均未见异常。针电极肌电图显示为广泛神经源性损害，延髓、颈段、腰骶段和胸段四个节段均受累，可见大量异常自发电位，提示进行性失神经改变。MUP 时限明显增宽、波幅明显升高，伴多相波增多。大力收缩时运动单位募集减少，部分呈单纯相，符合慢性失神经和神经再生为主的电生理改变。

【临床诊断思路】

（1）定位诊断：患者临床表现为构音障碍，舌肌萎缩和纤颤，双侧掌颏反射阳性提示皮质核束和脑干运动神经核受累。双侧腱反射亢进，双侧病理反射（+），提示皮质脊髓束（锥体束）受累。四肢无力，肌电图表现为广泛神经源性损害，提示下运动神经元病变，累及脑干、颈、胸和腰骶段。

（2）定性诊断：患者临床隐袭起病，逐渐进展，首发症状为构音障碍，逐渐出现肢体无力，查体发现多个区域上下运动神经元同时受累的体征，需要首先考虑运动神经元病（肌萎缩侧索硬化），符合延髓起病的 ALS。临床上还需要注意与脑干占位性病变鉴别，但肌电图所见广泛病变不支持脑干占位。

（3）需要补充的检查：头部 MRI 示，脑实质未见明显异常。颈椎 MRI 示，颈椎退行性改变，$C_{4\sim5}$、$C_{6\sim7}$ 椎间盘膨出。

（4）讨论：患者临床表现为隐袭起病，逐渐进展，查体及电生理检查提示患者同时存在上运动神经元及下运动神经元受累，首先考虑运动神经元病。头部和颈椎 MRI 未见明显异常。根据 EL Escorial ALS 国际诊断标准，该患者病情呈逐步发展，在脑干、颈段、腰段同时存在上下运动神经元受累证据，排除其他疾病，为临床确诊 ALS。

【小结和要点】

该患者临床表现符合较为典型的延髓起病的肌萎缩侧索硬化，患者缺乏肢体无力的主诉，或许是由于尚未引起重视，但查体可见部分肌群肌力下降。根据查体及电生理检查结果，该患者至少在 3 个区域同时存在上运动神经元及下运动神经元受累，支持运动神经元病的诊断。

最终诊断：肌萎缩侧索硬化。

（杨洵哲）

【病例 4-1-4】遗传性肌萎缩侧索硬化

【病历摘要】

女性，34 岁，上肢无力 10 个月，左下肢无力 1 个月。

10 个月前出现左手无力，表现为开锁或扣衣扣时笨拙，症状逐渐发展，出现左上肢抬举困难，肌肉萎缩，7 个月前出现右手无力，提重物困难，1 个月前出现左下肢无力，自觉爬楼梯稍费力，并出现上肢肌肉跳动，无肢体麻木、疼痛、无吞咽困难和言语含糊，二便正常。

神经系统体格检查发现：神清语利，对答切题，鼻唇沟两侧对称，伸舌居中，无舌肌萎缩和纤颤；双侧咽反射灵敏，悬雍垂居中。伸颈、屈颈和转颈肌力正常；左上肢近端肌力 3 级，远端肌力 2 级；右上肢近端肌力 4 级，远端肌力 3 级；双侧大小鱼际、骨间肌萎缩，左手明显；左下肢近端、远端肌力 4^+ 级，右下肢肌力 5 级。四肢肌张力正常，四肢腱反射均可引出。双侧 Hoffmann 征、掌颌反射阴性，双侧腹壁反射存在，双侧 Babinski 征未引出。双侧深浅感觉对称正常，双上肢共济检查未见异常。

既往史无特殊。父亲 3 年前出现上肢无力，逐渐进展，出现下肢无力、言语含糊、吞咽困难，未确诊，目前卧床。

神经传导及肌电图结果见表 4-1-7 和表 4-1-8。

表 4-1-7　运动和感觉神经传导测定结果

运动神经	潜伏期 /ms	波幅 /mV	传导速度 /(m·s⁻¹)
左正中神经			
腕 - 拇短展肌	3.7	2.9（85%↓）	
肘 - 拇短展肌	6.8	3.8（76%↓）	63.3

续表

运动神经	潜伏期 /ms	波幅 /mV	传导速度 /(m·s⁻¹)
左尺神经			
腕 - 小指展肌	2.7	2.6（86%↓）	
肘下 - 小指展肌	4.2	2.6（82%↓）	60.8
肘上 - 小指展肌	7.5	2.3（84%↓）	58.6
左胫神经			
踝 - 踇展肌	3.7	3.6（72%↓）	
腘窝 - 踇展肌	12.0	3.4（71%↓）	45.7
左腓总神经			
踝 - 趾短伸肌	3.6	1.7（74%↓）	
腓骨小头下 - 趾短伸肌	9.8	1.6（69%↓）	48.9

F 波：左正中神经出现率 100%，潜伏期 27.1ms，传导速度 59.5m·s⁻¹
左胫神经出现率 100%，潜伏期 52.5ms

感觉神经	潜伏期 /ms	波幅 /μV	传导速度 /(m·s⁻¹)
左正中神经			
拇指 - 腕	1.8	27.3	49.2
左尺神经			
小指 - 腕	2.1	31.9	51.9
左腓浅神经			
踝 - 小腿外	2.0	29.0	65.0
左腓肠神经			
外踝 - 小腿中	2.8	39.0	46.4

表 4-1-8 肌电图结果

肌肉	安静	MUP 时限 /ms	MUP 波幅 /μV	多相波 /%	募集 /mV
左伸指总肌	正锐 4+ 纤颤 2+ 可见束颤	22.2（83%↑）	1 092	30	单纯相 4.0
左拇短展肌	正锐 3+ 纤颤 2+ 可见束颤	无力收缩			
右胸锁乳突肌	（－）	12.4（27%↑）	756	40	混合相 3.0
脊旁肌 T₁₀	正锐 2+ 纤颤 1+	—	—	—	—
脊旁肌 T₁₁	正锐 2+ 纤颤 1+	—	—	—	—
右股四头肌	正锐 2+ 纤颤 1+	15.4（26%↑）	823	20	混合相 5.0
右胫骨前肌	正锐 3+ 纤颤 2+	16.4（23%↑）	786	25	单纯相 3.0

【EMG 结果分析】

患者上下肢运动神经传导测定见左正中神经和尺神经 CMAP 波幅明显降低，DML 和 MNCV 未见异常，F 波出现率降低，感觉神经传导测定上下肢神经均未见异常。针电极肌电图为广泛神经源性损害，延髓、颈段、腰骶段和胸段四个节段均受累，除胸锁乳突肌外所检肌肉均可见大量纤颤电位和正锐波，上肢肌肉还可见束颤电位，所有肌肉 MUP 时限明显增宽、波幅明显升高，大力收缩募集减少，符合急性失神经和慢性神经再生并存的电生理改变，高度提示前角细胞病变。

肌电图结论：广泛神经源性损害。

【临床诊断思路】

（1）定位诊断：患者临床表现为逐渐进展的、非对称性的双上肢和右下肢远端为主的肌肉无力和萎缩，感觉系统未见异常，表现为纯运动系统受累，肌电图提示广泛神经源性损害，定位首先要考虑脑神经运动核团和脊髓前角细胞；尽管运动神经轴索病变时也可以出现类似肌电图表现，但患者双上肢肌肉萎缩明显的前提下，双上肢腱反射仍正常，不符合周围神经病变特点，并提示应合并有锥体束受累。总之，该患者上下运动神经元均有受累，下运动神经元已累及颈胸腰骶和脑干四个区域，至少颈段和腰骶段 2 个区域存在上运动神经元受累证据。

（2）定性诊断：患者临床隐袭起病，缓慢发展，纯运动系统受累，表现为不对称性肢体无力萎缩，有明显肌肉束颤，EMG 呈广泛神经源性损害，明显萎缩的肢体腱反射保留，存在同一个节段上下运动神经元损害并存的证据，首先需要考虑 ALS，结合患者的父亲有类似病史，考虑遗传性 ALS 的可能性大，肢体肌肉萎缩明显但四肢腱反射仍可引出，不符合遗传性运动神经病的表现。由于患者存在明确的家族史，获得性疾病的可能性较小，但其父诊断并不明确，从可治性角度考虑，仍有必要排除多灶性运动神经病、延髓和高颈段脊髓病变、副肿瘤综合征，以及年轻女性常见的系统性自身免疫性疾病相关运动神经病变等。

（3）需要补充的检查：血抗 GM_1 抗体、副肿瘤抗体未见异常。脑脊液常规、生化正常。颈髓 MRI 未见明显异常。高通量测序（又称第二代测序技术）检测出 SOD1 基因已知 p.G38R 突变（图 4-1-1），家系验证其父亲也携带同样的突变。

（4）讨论：患者临床表现为隐袭起病，逐渐进展，不对称的肢体无力萎缩，远端更重，有肌肉束颤，结合 EMG 广泛神经源性损害改变，累及脑干、颈段、胸段和腰骶段，证实存在下运动神经元损害，明显萎缩的上肢腱反射保留，提示脊髓颈段上运动神经元损害，符合肌萎缩侧索硬化表现。进一步的检查排除了副肿瘤综合征和自身免疫性疾病等，患者脊髓颈段上、下运动神经元损害并存，符合 El Escorial ALS 国际诊断标准中实验室支持临床拟诊 ALS 的诊断标准。由于患者父亲有类似病史，进一步行基因检测发

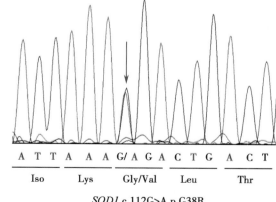

图 4-1-1 患者的基因结果

患者的基因二代测序结果，提示 SOD1 基因的 p.G38R 位点突变（箭头处）。

现患者及其父亲均携带 *SOD1* 基因已知的 Ap.G38R 突变,因此诊断遗传性 ALS 成立。

大约 5%~10% ALS 为遗传性 ALS,目前已确定的 ALS 致病基因有 30 多种,*SOD1* 基因是亚洲遗传性 ALS 患者最常见的致病基因,在遗传性 ALS 中的突变率高达 50% 以上。*SOD1* 基因突变的 ALS 患者的临床表型主要是经典型 ALS,但在携带不同 *SOD1* 基因突变位点的患者中,甚至携带同一突变位点的患者在发病年龄和疾病进展速度等方面都存在异质性。该病例基因突变位点与其父亲相同,但发病年龄较其父亲明显提前,提示环境以及其他因素可能在发病中也具有一定的作用。

【小结和要点】

该患者临床表现为下运动神经元损害为主的 ALS,EMG 为典型的广泛神经源性损害,阳性家族史,基因检测发现 ALS 相关致病基因的已知突变,诊断遗传性 ALS 成立。该患者双上肢萎缩明显而腱反射保留是锥体束损害的证据,也是诊断 ALS 的重要线索,临床医生在诊断肢体无力萎缩且无感觉障碍的患者时,应注意通过体格检查在脑干、颈段、胸段和腰骶段寻找上运动神经元损害的证据。

最终诊断:遗传性 ALS,*SOD1* 基因 Ap.G38R 突变。

(邹漳钰)

二、进行性肌萎缩

【病例 4-1-5】单上肢起病

【病历摘要】

男性,56 岁,主因右上肢无力、萎缩半年。

半年前患者无明显诱因逐渐出现右上肢无力,上举重物时费力,并发现右上臂肌肉萎缩,偶有肌肉跳动,不伴右上肢麻木、疼痛。否认左上肢及双下肢无力,二便正常,体重无明显变化。

神经系统体格检查发现:神清语利,构音清,未见舌肌萎缩及纤颤。右上肢近端和远端肌容积均下降,右手第一骨间肌萎缩。四肢肌张力未见明显异常。右上肢近端肌力 4 级,分、并指肌力 4⁻ 级;左上肢肌力近端 5⁻ 级,分、并指肌力 5 级;双下肢肌力 5 级;右上肢腱反射较对侧减低,双下肢腱反射对称引出,双侧病理反射阴性。深浅感觉和共济运动检查未见异常。

既往史无特殊。

神经传导及肌电图结果见表 4-1-9 和表 4-1-10。

表 4-1-9　运动和感觉神经传导测定结果

运动神经	潜伏期 /ms	波幅 /mV	传导速度 /(m·s⁻¹)
右正中神经			
腕 - 拇短展肌	2.5	6.2(61%↓)	
肘 - 拇短展肌	6.0	4.9(65%↓)	62.9
左正中神经			
腕 - 拇短展肌	2.4	9.8	
肘 - 拇短展肌	5.8	9.7	58.8

续表

运动神经	潜伏期 /ms	波幅 /mV	传导速度 /(m·s⁻¹)
右尺神经			
腕 - 小指展肌	2.2	8.2	
肘上 - 小指展肌	6.4	8.2	59.5
左尺神经			
腕 - 小指展肌	2.1	10.8	
肘上 - 小指展肌	6.4	10.3	59.3

F 波：正中神经出现率 100%，潜伏期 23.9ms

感觉神经	潜伏期 /ms	波幅 /μV	传导速度 /(m·s⁻¹)
右正中神经			
拇指 - 腕	1.96	19	49.0
中指 - 腕	2.5	16	58.0
右尺神经			
小指 - 腕	1.77	7.6	65.0

表 4-1-10　肌电图结果

肌肉	安静	MUP 时限 /ms	MUP 波幅 /μV	多相波 /%	募集 /mV
左小指展肌	正锐 4+	14.1（26%↑）	897	7.7	混合相 2.9
右小指展肌	正锐 4+	13.9（24%↑）	1 225	18.2	单纯相 4.2
右三角肌	正锐 4+	14.8（25%↑）	757	25.0	单纯相 3.6
左胸锁乳突肌	（－）	13.0（30%↑）	759	23.5	干扰相 3.2
左胫骨前肌	正锐 3+	14.4（4%↑）	765	36.4	混合相 3.1
脊旁肌 T₁₀	正锐 4+	—	—	—	—
脊旁肌 T₁₁	正锐 4+	—	—	—	—

【EMG 结果分析】

右侧正中神经运动传导除 CMAP 波幅降低外，上下肢运动及感觉神经传导测定和 F 波均未见异常。针电极肌电图显示为广泛神经源性损害，延髓、颈段、腰骶段和胸段四个节段均受累，可见大量异常自发电位（包括纤颤电位和正锐波），提示进行性失神经改变。MUP 时限明显增宽、波幅明显升高，伴多相波增多。右上肢肌肉大力收缩时运动单位募集减少，呈单纯相，符合慢性神经再生支配为主的电生理改变。

【临床诊断思路】

（1）定位诊断：患者临床表现为一侧上肢无力，伴肌肉萎缩，不伴感觉障碍，提示外周运动系统受累，肌电图提示广泛神经源性损害，病变可以在前角细胞，也可以是运动轴索，但从临床无力和萎缩的分布特点，以及运动神经传导和 F 波传导正常来看，患者的临床表现不符合周围神经病受累的特点，更符合下运动神经元损害可能（前角细胞）。

（2）定性诊断：患者临床隐袭起病，逐渐进展，临床上主要表现为右上肢无力，然而电生理检查提示除颈段外，其他的 3 个节段也存在下运动神经元损害，符合下运动神经元综合征，首先需要考虑运动神经元病（肌萎缩侧索硬化）。鉴别诊断方面，由于患者缺乏明确的锥体束体征，对于单肢无力，还需要注意与多灶性运动神经病进行鉴别，节段性运动神经传导测定和血抗 GM_1 抗体检测有助于排除。另外还需注意与颈椎病导致的下运动神经元受累鉴别。

（3）需要补充的检查：颈椎 MRI 示，颈椎退行性改变，$C_{3\sim4}$、$C_{4\sim5}$ 椎间盘膨出。腰椎 MRI：腰椎退行性改变，$L_{4\sim5}$ 椎间盘突出。甲状腺功能正常。血红细胞沉降率 14mm/h，超敏 C 反应蛋白 0.80mg/L。血清免疫固定电泳（−）。节段性运动神经传导：未见传导阻滞现象。腰穿检查脑脊液压力 100mmH₂O，脑脊液常规：白细胞总数 $2\times10^6/L$，单核 $2\times10^6/L$，红细胞总数 0。脑脊液生化：脑脊液蛋白 0.40g/L。抗 GM_1 抗体（−）。

（4）讨论：患者临床症状仅有右上肢无力，然而电生理检查发现了更多的临床下受累，即患者 4 个身体节段同时存在下运动神经元损害，远远超出了颈椎病可能累及的范围。患者同时完善了腰穿检查、甲状腺功能检测、肿瘤及炎症筛查、节段性运动神经传导，排除了其他疾病的可能。因此最终诊断为运动神经元病。

【小结和要点】

该患者临床表现虽然仅有右上肢受累，电生理检查结果对患者的病情提供了更为全面的评估，发现该患者的 4 个节段均存在下运动神经元受累，在排除了其他的可能后，支持运动神经元病的诊断。

最终诊断：运动神经元病，进行性肌萎缩。

（杨洵哲）

【病例 4-1-6】球部起病

【病历摘要】

男性，49 岁，双下肢无力 1 年，双上肢无力半年，言语欠清 2 个月。

1 年前患者无明显诱因逐渐出现双下肢无力，主要表现为蹲起困难，爬楼梯费力，平地步行尚可，无晨轻暮重。逐渐出现双大腿萎缩，偶有肌肉跳动，症状逐渐加重。半年前患者出现双上肢无力，上举重物时费力，精细动作变差。2 个月前患者发现吐字欠清晰，饮水偶有呛咳，否认吞咽困难。否认四肢麻木疼痛，二便正常，体重下降约 12kg。

神经系统检查发现：神清，构音欠清，悬雍垂居中，双侧软腭抬举稍差，咽反射存在。伸舌居中，可见舌肌萎缩及纤颤，转颈、耸肩稍力弱。双上肢近端、远端（包括骨间肌、大小鱼际肌）及双下肢肌肉萎缩。四肢肌张力正常。双上肢近端肌力 4 级，屈肘 4^+ 级，伸肘 4^- 级，屈腕 4 级，伸腕 3 级，伸指、并指力弱。双下肢肌力近端 3^+ 级，伸膝、屈膝 4^+ 级，足背屈、跖屈 5 级。双上肢腱反射减低，双膝反射、跟腱反射消失。双侧掌颏反射阴性，双侧 Babinski 征阴性。深浅感觉、共济检查未见异常。

神经传导及肌电图结果见表 4-1-11 和表 4-1-12。

【EMG 结果分析】

患者上下肢感觉和运动神经传导以及 F 波测定均未见异常。针电极肌电图显示为广泛神经源性损害，延髓、颈段、腰骶段和胸段四个节段均受累，可见大量异常自发电位，提示进行性失神经改变。MUP 时限明显增宽、波幅明显升高，伴多相波增多。下肢大力收缩时运动单位募集减少，呈单纯相，符合慢性神经再生为主的电生理改变。

表 4-1-11 运动和感觉神经传导测定结果

运动神经	潜伏期 /ms	波幅 /mV	传导速度 /(m·s⁻¹)
左正中神经			
腕 - 拇短展肌	3.55	3.1（82%↓）	
肘 - 拇短展肌	7.97	2.9（81%↓）	57.7
左尺神经			
腕 - 小指展肌	2.04	4.7（74%↓）	
肘上 - 小指展肌	7.64	3.9（72%↓）	50.9
左胫神经			
踝 - 踇展肌	3.21	10.1	
左腓神经			
踝 - 趾短伸肌	3.16	4.2	
腓骨小头下 - 趾短伸肌	10.4	3.0	46.3
感觉神经	潜伏期 /ms	波幅 /μV	传导速度 /(m·s⁻¹)
左正中神经			
拇指 - 腕	2.08	54.1	55.3
中指 - 腕	2.71	28.0	62.7
左尺神经			
小指 - 腕	2.06	13.7	63.1
左胫神经			
踇趾 - 踝	4.37	3.5	45.8
左腓神经			
踝 - 腓骨小头下	5.13	2.9	56.5

表 4-1-12 肌电图结果

肌肉	安静	MUP 时限 /ms	MUP 波幅 /μV	多相波 /%	募集 /mV
右小指展肌	正锐 4+	15.3（31%↑）	931	18	混合相 3.6
右胫骨前肌	正锐 4+	17.6（28%↑）	1 168	13	单纯相 4.3
左胫骨前肌	正锐 4+	18.0（31%↑）	1 609	80	单纯相 4.8
右胸锁乳突肌	（－）	13.3（36%↑）	765	36	混合相 3.2
脊旁肌 T₁₀	正锐 3+	—	—	—	—
脊旁肌 T₁₁	正锐 3+	—	—	—	—

【临床诊断思路】

（1）定位诊断：患者临床表现为四肢无力伴肌肉萎缩，构音不清、舌肌萎缩和纤颤，上肢腱反射低，下肢腱反射消失，提示下运动神经元病变，临床累及脑干、颈、胸和腰骶四个区域，肌电图所见广泛神经源性损害支持下运动神经元损害，前角病变的可能性大。还需要与运动神经病轴索损害进行鉴别。

（2）定性诊断：患者中年，隐袭起病，逐渐进展，临床上主要表现为四肢无力、萎缩、肉跳及构音不清，电生理检查提示 4 个节段均存在下运动神经损害，符合下运动神经元综合征，首先需要考虑运动神经元病（肌萎缩侧索硬化）。鉴别诊断方面，还需注意与肯尼迪病或成人型脊髓性肌萎缩相鉴别，但本患者起病年龄较大，进展相对较快，且无相关家族史，必要时可进一步行肯尼迪病基因和 SMA 相关基因筛查进行排除。患者运动和感觉传导速度均正常，不支持慢性炎性脱髓鞘性多发性神经病（chronic inflammatory demyelinating polyneuropathy，CIDP）的纯运动型。此外，患者发病后体重明显下降，还需注意副肿瘤综合征导致的下运动神经元受累。

（3）需要补充的检查：腰椎 MRI，腰椎退行性改变，$L_{2\sim3}$、$L_{3\sim4}$ 椎间盘突出。甲状腺功能未见异常。血清免疫固定电泳（−）。抗核抗体（antinuclear antibody，ANA）、抗可溶性抗原抗体（extractable nuclear antigen antibody，ENA）均（−）。血红细胞沉降率 12mm/h，超敏 C 反应蛋白 0.37mg/L。肿瘤标志物（−）。胸腹盆增强 CT：未见明显异常。腰穿检查脑脊液压力 $150mmH_2O$。脑脊液常规：白细胞总数 $0\times10^6/L$，单核细胞 $0\times10^6/L$，红细胞总数 0。脑脊液生化：脑脊液蛋白 0.32g/L。抗 GM_1 抗体（−）。血及脑脊液抗 Hu-Yo-Ri 抗体，脑脊液细胞学检查（−）。肯尼迪病基因检测未见异常。

（4）讨论：患者临床表现为隐袭起病，逐渐进展，患者的临床症状从下肢进展至上肢再到球部，电生理检查证实患者 4 个节段均存在下运动神经元损害。通过腰穿检查，肿瘤及炎症筛查排除了其他疾病的可能。因此最终诊断为运动神经元病，进行性肌萎缩。

【小结和要点】

该患者临床表现符合运动神经元病逐步进展，从一个区域向另一个区域扩展的特点，肌电图提示慢性神经再生及进行性失神经改变并存，4 个节段均受累，在排除其他疾病之后，支持运动神经元病的诊断。

最终诊断：运动神经元病，进行性肌萎缩。

（杨洵哲）

三、下运动神经元综合征

【病例 4-1-7】

【病历摘要】

男性，33 岁，进行性下肢无力萎缩 3 年。

3 年前被人发现行走时右侧下肢不自然，之后逐渐出现右下肢无力，远端明显，右足背屈不能。近 1 年来左侧下肢远端也出现无力，行走变慢，蹲起较前费力，双上肢无明显不适感，下肢偶有肉跳，无饮水呛咳，无肢体麻木、疼痛，二便正常。

神经系统体格检查发现：神清语利，脑神经未见异常，双上肢近端肌力 5 级，双下肢屈髋屈膝伸膝 5 级，右侧足背屈 0 级，跖屈 3 级，左侧远端背屈 2 级，跖屈 3^- 级，上肢腱反射可引出，下肢腱反射消失，病理反射阴性。双侧下肢肌萎缩，远端明显。深浅感觉以及共济检查未见异常。无颈抵抗。

既往体健，家族中无类似患者。

神经传导及肌电图结果见表 4-1-13 和表 4-1-14。

表 4-1-13　运动和感觉神经传导测定结果

运动神经	潜伏期 /ms	波幅 /mV	传导速度 /(m·s⁻¹)
右正中神经			
腕 - 拇短展肌	3.5	17.1	
肘 - 拇短展肌	7.7	17.0	55.2
腋 - 拇短展肌	9.1	16.1	56.3
Erb's 点 - 拇短展肌	13.7	14.4	—
右尺神经			
腕 - 小指展肌	2.8	13.1	
肘下 - 小指展肌	4.7	12.9	53.7
肘上 - 小指展肌	7.7	12.2	53.2
腋 - 小指展肌	9.0	11.9	53.8
Erb's 点 - 小指展肌	14.0	10.9	—
左胫神经			
踝 - 踇展肌	4.2	18.7	
腘窝 - 踇展肌	13.1	15.4	46.2
左腓总神经			
踝 - 趾短伸肌	5.2	0.3	
腓骨小头下 - 趾短伸肌	12.8	0.3	40.3
腓骨小头上 - 趾短伸肌	16.0	0.3	41.8
右胫神经			
踝 - 踇展肌	4.3	27.6	
腘窝 - 踇展肌	13.3	21.4	46.1
右腓总神经			
踝 - 趾短伸肌	未引出肯定波形		

F 波：右正中神经出现率 60%，潜伏期 27.9ms，速度 59.2m·s⁻¹

右胫神经出现率 95%，潜伏期 42.0ms

感觉神经	潜伏期 /ms	波幅 /μV	传导速度 /(m·s⁻¹)
右正中神经			
拇指 - 腕	1.97	39.2	55.9
右尺神经			
小指 - 腕	2.45	24.3	61.2
右胫神经			
踇趾 - 踝	4.59	1.8	39.2
右腓总神经			
踝 - 腓骨小头下	5.43	1.1	55.2

表 4-1-14　肌电图结果

肌肉	安静	MUP 时限 /ms	MUP 波幅 /μV	多相波 /%	募集 /mV
右小指展肌	正锐 3+	12.9（23%↑）	765	9	混合相 2.8
右胫骨前肌	正锐 2+ 纤颤 2+	22.2（71%↑）	3 201	29	混合相 1.5
左胫骨前肌	正锐 2+ 纤颤 3+	18.3（41%↑）	3 000	67	单纯相 7.0
右胸锁乳突肌	（−）	12.0（29%↑）	526	9	混合相 3.4
脊旁肌 T_{10}	正锐 1+	—	—	—	—
脊旁肌 T_{11}	正锐 1+	—	—	—	—

【EMG 结果分析】

该患者肌电图运动神经传导可见双下肢腓总神经 CMAP 波幅下降，而传导速度正常，胫神经 CMAP 波幅正常范围，感觉传导正常，针电极可见双下肢、小指展肌和胸锁乳突肌神经源性损害，胸脊旁肌未见异常。运动神经传导未见传导阻滞，潜伏期和传导速度正常，可以排除髓鞘病变。需要考虑前角细胞病变或运动轴索病变。

结论：上下肢和胸锁乳突肌神经源性损害，运动纤维受累，下肢受累较明显。

【临床诊断思路】

（1）定位诊断：患者临床表现为双侧下肢远端为主的无力、萎缩、腱反射消失，肌电图证实为神经源性损害，并排除髓鞘病变。同时还发现了临床下病变，如胸锁乳突肌和小指展肌。是脊髓前角细胞还是周围神经轴索病变，仅从查体和肌电图尚难以明确。

（2）定性诊断：该患者为青壮年，表现为隐袭起病，缓慢发展的下肢远端无力、萎缩，无感觉障碍，符合下运动神经元综合征表现。鉴别诊断主要围绕下肢起病的运动神经元病，遗传性运动神经病，以及获得性因素相关的轴索性周围神经病。该患者节段性运动神经传导测定未见传导阻滞，传导速度均在正常范围，不符合多灶性运动神经病或纯运动 CIDP 的表现。其他纯运动受累的获得性疾病包括药物相关周围神经病或中毒性周围神经病等，临床上均无支持的证据。遗传性运动神经病可以表现为下肢远端无力起病，通常双侧相对对称，但一般发病较早，多为青少年起病，文献中也有报道 30 岁后起病者，另外少数 CMT2 患者也有感觉无明显受累者，肢体无力也通常双侧对称，上述这两种疾病均需要基因检测证实。运动神经元病是下运动神经元综合征主要鉴别诊断之一，该疾病起病慢，有肉跳，肌电图已经检测到 3 个区域的受累，病程已经 3 年，尽管症状仍较轻微，但仍需考虑该病。该患者发病年龄偏早，需要注意筛查有无某些基因突变导致的运动神经元病，遗传性运动神经元病临床进展可以较慢，文献有报道十余年后仍未累及呼吸或吞咽者。

（3）需要完善的辅助检查：腰穿，脑脊液蛋白 0.77g/L，余脑脊液常规、生化均正常，抗 GM_1 抗体阴性，免疫固定电泳和血管紧张素转化酶（angiotensin converting enzyme，ACE）均阴性。腰椎 MRI 平扫未见明显异常。ALS 相关基因和家族性运动神经病（heredity motor neuron diseases，HMN）相关基因筛查未见异常。神经超声上下肢神经均未见横截面积增粗，下肢远端可见局灶性持续肌肉束颤，其他肢体肌肉未见肌肉束颤。

（4）讨论：该患者临床表现为下运动神经元综合征，发病年龄较早，多项检测未见获得性疾病的证据,如免疫相关疾病或中毒相关疾病等。患者脑脊液蛋白略有升高,也可见于运动神经元病患者。ALS 和遗传性运动神经病的基因筛查尽管阴性,但并不能排除二者。该患者曾经试用 IVIg 治疗,但并无任何效果。经随诊,1 年后出现上肢受累,并相继出现吞咽困难和呼吸费力。而 HMN 通常进展较慢,通过随诊,最终诊断运动神经元病。

【小结和要点】

对于青壮年起病的下运动神经元综合征,临床需要鉴别多种疾病,节段性运动神经节传导测定和神经超声或 MRI,以及必要的实验室检查,对于筛查可进行治疗的疾病具有重要作用。鉴于这一组疾病谱较广,鉴别诊断需要结合临床进行具体分析。下肢起病的青年运动神经元病患者,进展可以较慢。临床随诊有助于确认诊断。

最终诊断:运动神经元病。

(刘明生)

四、连枷臂综合征

【病例 4-1-8】

【病历摘要】

男性,65 岁,进行性双上肢无力肌肉萎缩 3 年。

3 年前患者偶然发现左手精细动作力弱,渐累及右手,病情缓慢发展,上肢无力逐渐加重,以至影响梳头,左侧较右侧严重。无明显的双下肢无力、饮水呛咳、肢体麻木和疼痛,二便正常。

神经系统体格检查发现:神清语利,未见舌肌萎缩和纤颤。低头稍力弱,双上肢肌肉萎缩,双上肢三角肌、肱二头肌、肱三头肌肌力 2 级,远端肌力 2~3 级,双下肢肌力 5 级。双上肢腱反射消失,膝反射和跟腱反射对称引出,病理反射阴性。深浅感觉以及共济运动检查未见异常。

既往体健,家族中无类似患者。

神经传导及肌电图结果见表 4-1-15 和表 4-1-16。

表 4-1-15 运动和感觉神经传导测定结果

运动神经	潜伏期 /ms	波幅 /mV	传导速度 /(m·s⁻¹)
左正中神经			
腕 - 拇短展肌	3.3	0.9（94%↓）	
肘 - 拇短展肌	6.2	0.8（94%↓）	61.6
左尺神经			
腕 - 小指展肌	2.8	4.6（73%↓）	
肘下 - 小指展肌	5.2	4.4（72%↓）	54.9
肘上 - 小指展肌	7.6	4.4（72%↓）	53.5
左胫神经			
踝 - 踇展肌	4.2	17.1	
F 波:右正中神经:未引出肯定 F 波			
右胫神经:出现率 100%,平均潜伏期 42.4ms			

续表

感觉神经	潜伏期 /ms	波幅 /μV	传导速度 /(m·s⁻¹)
左正中神经			
拇指 - 腕	2.0	28.0	56.4
左尺神经			
小指 - 腕	1.9	13.1	61.1
左胫神经			
踇趾 - 踝	4.0	2.0	44.0

表 4-1-16　肌电图结果

肌肉	安静	MUP 时限 /ms	MUP 波幅 /μV	多相波 /%	募集 /mV
左三角肌	纤颤 2+ 正锐 3+ 可见 CRD	17.9（48%↑）	1 742	40	单纯相 2.9
右伸指总肌	纤颤 2+ 正锐 3+	17.6（43%↑）	3 011	0	单纯相 10.4
右胸锁乳突肌	（−）	14.2（38%↑）	1 164	10	单纯相 3.0
右胫骨前肌	纤颤 3+	17.0（18%↑）	1 588	9.1	单纯相 4.4
左股四头肌	纤颤 3+	17.8（35%↑）	1 851	20	单纯相 4.1
脊旁肌 T_{10}	纤颤 3+	—	—	—	—
脊旁肌 T_{11}	纤颤 3+	—	—	—	—

【EMG 结果分析】

该患者运动神经传导可见正中神经和尺神经 CMAP 波幅下降，正中神经波幅下降更为明显，而传导速度正常，感觉传导正常。针电极肌电图可见所检测 4 个节段的肌肉均存在神经源性损害表现，上肢 MUP 时限增宽尤为明显，同时可见异常自发电位，提示前角细胞病变可能。

肌电图结论：广泛神经源性损害。

【临床诊断思路】

（1）定位诊断：患者双上肢远端无力、肌肉萎缩，腱反射减低，提示下运动神经元病变。针电极肌电图所见病变更为广泛，存在临床下病变，包括颈段和腰骶段以及胸段，结合临床过程，首先考虑前角细胞病变。

（2）定性诊断：该患者为中老年女性，表现为隐袭起病，缓慢发展的上肢无力、萎缩，有肉跳，无感觉障碍，首先需要考虑运动神经元病。患病病程相对较长，临床上肢受累为主，符合连枷臂综合征的特点。临床需要与其他病程较长，进展较慢的纯运动神经受累的疾病相鉴别，如多灶性运动神经病（MMN）。与 MMN 相比，该患者上肢残疾明显较重，并且双上肢受累对称，节段运动神经传导测定，有助于进一步排除 MMN 的可能性。另外如果存在某些特殊病毒感染导致的上肢无力萎缩者，起病通常较急，与该患者临床过程不符。颈段脊髓局部病变导致双侧上肢无力时，通常会伴有上肢根性分布感觉异常以及下肢后侧索长束受累的体征,而患者没有相关症状。

（3）需要完善的辅助检查：血抗 GM_1 抗体阴性。节段性运动神经传导测定未见传导阻滞现象。颈椎 MRI 未见明显异常。

（4）讨论：运动神经元病起病通常不对称,远端较早受累,逐渐由一侧区域扩展至另一个区域。该患者起病较为缓慢,临床主要局限于上肢,两侧肌肉相对对称地萎缩、无力,有肉跳,病程已经长达 3 年,下肢无力尚不明显。与普通的运动神经元病有所不同。MND 神经元病目前有多种临床表型,包括上肢对称无力为主的连枷臂综合征,以及下肢相对对称无力为主的连枷腿综合征。这组患者,疾病进展相对缓慢,生存期相对较长。

【小结和要点】

临床上,对于起病相对缓慢,症状局限在上肢而且对称分布的患者,需要考虑连枷臂综合征的可能性。但通常需要与其他疾病进行鉴别,如多灶性运动神经病或其他原因导致的下运动神经元综合征以及脊髓空洞症等。

最终诊断：运动神经元病,连枷臂综合征。

（刘明生）

五、连枷腿综合征

【病例 4-1-9】

【病历摘要】

男性,56 岁,双下肢无力伴肉跳 14 个月。

14 个月前出现右下肢无力,爬楼梯不如从前有力,1 年前出现左下肢无力,并有肌肉跳动,曾就诊于当地医院,查肌电图示"双下肢神经源性损害",诊断"腰椎间盘突出症",予药物治疗,双下肢无力仍逐渐加重,渐出现肌肉萎缩,蹲下站起费力,不能爬楼梯,行走十余米就无法继续行走,无麻木、疼痛,无上肢无力,无吞咽困难、言语含糊,二便正常。

神经系统体格检查发现：神清语利,对答切题,双眼球各向活动自如,伸舌居中,未见舌肌萎缩和纤颤,咽反射灵敏。双上肢肌张力正常,肌力 5 级;双下肢肌张力降低,双大腿可见肌肉束颤,左下肢肌力 3 级,右下肢屈髋、伸髋、伸膝肌力 3 级,屈膝、足背屈肌力 2 级。双上肢腱反射正常,双下肢腱反射减低,Hoffmann 征阴性,双侧下肢病理反射阴性。双侧深浅感觉对称正常,双上肢共济运动检查未见异常。

既往史无特殊,家族中无类似疾病。

神经传导及肌电图结果见表 4-1-17 和表 4-1-18。

表 4-1-17 运动和感觉神经传导测定结果

运动神经	潜伏期 /ms	波幅 /mV	传导速度 /(m·s⁻¹)
右正中神经			
腕 - 拇短展肌	3.2	10.2	
肘 - 拇短展肌	6.0	9.8	56.3
右尺神经			
腕 - 小指展肌	2.7	8.5	
肘上 - 小指展肌	6.4	7.1	58.5

续表

运动神经	潜伏期 /ms	波幅 /mV	传导速度 /(m·s⁻¹)
右胫神经			
踝 - 跗展肌	3.5	10.6	
腘窝 - 跗展肌	12.1	7.8	41.7
右腓总神经			
踝 - 趾短伸肌	5.6	1.3（85%↓）	
腓骨小头下 - 趾短伸肌	11.8	1.2（81%↓）	48.9

F 波：右正中神经出现率 100%，潜伏期 26.2ms，速度 59.2m·s⁻¹

右胫神经出现率 100%，潜伏期 52.5ms

感觉神经	潜伏期 /ms	波幅 /μV	传导速度 /(m·s⁻¹)
右正中神经			
拇指 - 腕	2.0	19.0	55.3
右尺神经			
小指 - 腕	2.0	16.6	59.0
右腓浅神经			
踝 - 小腿外侧	2.1	10.2	49.3
右腓肠神经			
外踝 - 小腿中	2.5	19.4	52.0

表 4-1-18　肌电图结果

肌肉	安静	MUP 时限 /ms	MUP 波幅 /μV	多相波 /%	募集 /mV
右伸指总肌	纤颤 1+	17.7（44%↑）	1 027	20	单纯相 5.0
右拇短展肌	纤颤 1+ 正锐 1+	13.6（51%↑）	1 059	25	单纯相 4.5
左胸锁乳突肌	（-）	13.2（32%↑）	841	40	混合相 3.0
脊旁肌 T₁₀	纤颤 2+ 正锐 3+	—	—	—	—
脊旁肌 T₁₁	纤颤 2+ 正锐 3+	—	—	—	—
右股四头肌	纤颤 3+ 正锐 3+	无力收缩			
右胫骨前肌	纤颤 3+ 正锐 4+	无力收缩			
左股四头肌	纤颤 2+ 正锐 3+ 可见束颤	23.6（83%↑）	1 004	25	单纯相 4.5
左胫骨前肌	纤颤 3+ 正锐 3+ 可见束颤	17.2（24%↑）	986	20	混合相 3.0

【EMG 结果分析】

患者上下肢运动神经传导测定见腓总神经 CMAP 波幅明显降低，DML 和 MNCV 未见异常，上下肢神经 F 波未见异常，感觉神经传导测定上下肢神经均未见异常。单纯看 CMAP 波幅降低，并无特异性，可见于运动神经轴索损害、传导阻滞、肌病后期肌肉明显萎缩或者神经肌肉接头病变。需要结合针电极肌电图分析，该患者针电极肌电图表现为广泛神经源性损害，延髓、颈段、胸段、腰骶段和四个节段均受累，除胸锁乳突肌外所检肌肉均可见异常自发电位，大量纤颤电位和正锐波，下肢肌肉还可见束颤电位，所有肌肉 MUP 时限明显增宽、波幅明显升高，大力收缩募集减少，符合急性失神经和慢性失神经并存的电生理改变。综合肌电图结果，支持广泛神经源性损害，脊髓前角细胞病变可能大。另外，运动神经轴索病变时，也可出现类似肌电图表现。

【临床诊断思路】

（1）定位诊断：患者临床表现为缓慢进展、非对称性的双下肢远端为主的肌肉无力、萎缩，双下肢腱反射减低，感觉系统未见异常，EMG 提示广泛神经源性损害，定位首先考虑下运动神经元病变，脑神经运动核团和脊髓前角细胞损害可能性大，另外需要注意排除前根或运动神经轴索病变。

（2）定性诊断：患者临床隐袭起病，缓慢发展，纯运动系统受累，临床符合下运动神经元综合征，患者临床表现为双下肢无力萎缩，远端更重，有明显肌肉束颤，EMG 呈广泛神经源性损害，首先需要考虑运动神经元病的特殊临床亚型 - 连枷腿综合征的可能性。鉴别诊断方面需要注意与腰椎病（腰骶神经根病）、遗传性运动神经病，还需要与多灶性运动神经病等免疫介导的神经疾病鉴别。患者临床无疼痛和感觉受累症状体征，可基本排除腰椎骨关节病或局部因素导致的腰骶神经根病。患者起病年龄较大，不符合遗传性运动神经病的起病年龄；部分 CMT2 患者可以下肢运动受累为主，但进展通常更为缓慢，也不符合。多灶性运动神经病上肢起病多见，通常进展更为缓慢，而该患者临床发展致残较快，因此患者的表现也不太符合多灶运动神经病的特点，可进一步查节段运动神经传导测定进行排除。有少数免疫介导的运动轴索性周围神经病以及纯运动型 CIDP 进展较快，但通常不会局限于下肢，通常上肢也会有受累的症状体征，肌电图有重要鉴别价值。

（3）需要补充的检查：血 GM_1 抗体阴性。脑脊液常规、生化正常。腰骶神经根 MRI 成像未见明显异常。

（4）讨论：患者临床表现为隐袭起病，缓慢进展，不对称的双下肢无力萎缩，远端更重，纯运动系统受累，有肌肉束颤，发病 14 个月但症状仍局限于双下肢，EMG 广泛神经源性损害改变，除了腰骶段还累及临床上无症状的脑干、颈段和胸段，符合连枷腿综合征的诊断标准，进一步的检查排除了副肿瘤综合征和免疫介导神经病等疾病，因此诊断连枷腿综合征成立。

【小结和要点】

该患者临床表现为较为典型的连枷腿综合征，但该病较为少见，医生早期容易误诊为腰骶神经根病或运动性周围神经病，肌电图具有重要的鉴别价值，肌电图为典型的广泛神经源性损害，支持连枷腿综合征的诊断。临床医生在碰到慢性进展的双下肢无力萎缩的患者时，如果临床和肌电图检查提示下肢近端和远端均受累，即便无上肢和延髓部肌肉的症状，也应注意检查胸段、颈段和球部肌肉，明显的肌肉束颤和广泛神经源性损害是临床诊断连枷腿综合征的重要线索。由于连枷腿综合征是运动神经元病的一种临床表现，缺乏有效治疗，发病早期，仍应注意鉴别其他可以治疗的疾病，如下肢起病的多灶性运动神经病、纯运动型 CIDP 以及其他免疫介导的周围神经病等。部分远端型肌病的患者也可出现下肢远端为主的无力，肌电图有助于鉴别。

最终诊断：连枷腿综合征。

（邹漳钰）

六、运动神经元病合并其他类型疾病

【病例 4-1-10】ALS 合并颈椎病

【病历摘要】

男性，63 岁，右上肢疼痛无力 3 年，左上肢无力渐加重 1 年。

患者 3 年出现右上肢桡侧疼痛，活动受限，右侧肩部抬举力弱，当地诊断颈椎病（神经根型），给予颈部保护和针灸治疗后，无力略好转。以后间断有右上肢桡侧疼痛麻木和双下肢麻木感。1 年前出现左侧上肢无力，逐渐加重，左手持物力弱。半年前患者右手无力也加重，持筷困难，右手明显萎缩，右侧上臂、肩部萎缩、变细，无力渐加重，并出现右手以及前臂肉跳，近半年双下肢发僵，以右侧下肢为重。近 3 个月家属发现患者说话略含糊，复查颈椎 MRI 显示 $C_{4\sim7}$ 椎间盘突出，脊髓受压，椎管狭窄，相应髓内可见点状异常信号。无饮水呛咳及吞咽困难、无尿便障碍，饮食、睡眠尚可。

神经系统检查发现：神清，构音略欠清，舌肌未见萎缩和纤颤，双侧咽反射消失。右上肢肌肉、肩部肌肉、胸大肌及右手小肌肉均有明显萎缩，左手骨间肌萎缩，左上肢近端肌肉轻度萎缩，右侧下肢肌肉欠丰满。右侧上肢、胸大肌等多处均可见肌肉束颤。右上肢肌力 2 级，左上肢近端肌力 3 级，远端 4 级，右下肢近端肌力 5 级，远端 5^- 级，左下肢肌力 5 级，左侧上肢腱反射活跃，右侧上肢腱反射未引出，双下肢腱反射亢进，双侧踝阵挛阳性，双侧 Babinskis 征阳性，左侧掌颏反射阳性，下颌反射存在，吸吮反射阴性。右侧 $C_{5\sim6}$ 分布区针刺觉减退，双侧下肢 L_1 以下音叉觉减退。

既往 20 年前行胃大部切除术，术后恢复良好，无偏食，无毒物以及特殊药物接触史。家族中无类似患者。

神经传导及肌电图结果见表 4-1-19 和表 4-1-20，同芯圆针单纤维肌电图结果见表 4-1-21；患者颈椎 MRI 检查见图 4-1-2。

【EMG 结果分析】

该患者运动神经传导可见远端 CMAP 波幅下降，正中神经 CMAP 波幅低于尺神经，符合分裂手现象，运动传导速度正常，感觉神经传导也未见异常。针电极肌电图检查脑干、颈段、胸段和腰骶段 4 个区域的肌肉，均可见神经源性性损害表现，除胸锁乳突肌外，还可见自发电位，提示进行性失神经和慢性神经再生并存。上述结果提示广泛的神经源损害，符合运动神经元病改变。单纤维肌电图显示左伸指总肌 SFEMG 可见颤抖明显增宽，有阻滞，FD 明显增高。提示在神经肌肉接头处存在慢性神经再生，且再生不良。

肌电图结论：广泛神经源性损害。

表 4-1-19 运动和感觉神经传导测定结果

运动神经	潜伏期 /ms	波幅 /mV	传导速度 /(m·s⁻¹)
右正中神经			
腕 - 拇短展肌	3.8	0.4（97%↓）	
肘 - 拇短展肌	6.2	0.4（98%↓）	50.2
右尺神经			
腕 - 小指展肌	3.2	1.7（90%↓）	
肘上 - 小指展肌	5.6	1.6（91%↓）	56
右胫神经			
踝 - 踇展肌	3.2	16.2	47

F 波：正中神经出现率 95%，潜伏期 26.8ms

感觉神经	潜伏期 /ms	波幅 μV	传导速度 /(m·s⁻¹)
右正中神经			
拇指 - 腕	1.8	39	51
中指 - 腕	2.3	19	54..4
右尺神经			
小指 - 腕	1.7	16	61.2
右胫神经			
踇趾 - 内踝	3.6	4.2	46

表 4-1-20 肌电图结果

肌肉	安静	MUP 时限 /ms	MUP 波幅 /μV	多相波 /%	募集 /mV
右胸锁乳突肌	（-）	18.4（77%↑）	1 793	33	单纯相 3.0
右胫骨前肌	纤颤 3+ 正锐 2+	19.5（34%↑）	3 175	0	单纯相 6.0
右伸指总肌	纤颤 4+ 正锐 2+	—	—	—	单纯相 5.5
左胫骨前肌	纤颤 2+ 正锐 3+	—	—	—	单纯相 5.0
脊旁肌 T₁₀	纤颤 3+ 正锐 3+	—	—	—	—
脊旁肌 T₁₁	纤颤 2+ 正锐 1+	—	—	—	—

表 4-1-21 单纤维肌电图结果

肌肉	纤维对 / 对	平均颤抖 /μs	颤抖 >55μs 百分比 %	阻滞百分比 /%	FD
左伸指总肌	20	73	60	15	3.2

【临床诊断思路】

（1）定位诊断：根据发病之初所表现的右上肢麻木疼痛无力，根性分布，符合 $C_{5\sim6}$ 分布的水平，近期查体所见双侧 L_1 以下音叉觉减退，提示脊髓后索病变，提示患者存在颈椎病，神经根和脊髓均有受累，颈椎 MRI 也可见相应表现。但是患者近 1 年来出现的双侧上肢为主的无力、萎缩，范围明显超过了颈椎病相应 $C_{5\sim6}$ 节段的范围，并且颈椎病极少出现多个神经根受累的情况，因此需要考虑并存有其他疾病，患者双侧上肢逐渐出现的无力萎缩，以及言语欠清，均提示下运动神经元病变，下肢僵硬感提示上运动神经元损害。结合肌电图所见胸段脊旁肌、胸锁乳突肌以及上下肢肌肉均有下运动神经元损害表现，提示受累范围广泛，需要考虑同时存在运动神经元的广泛受累。

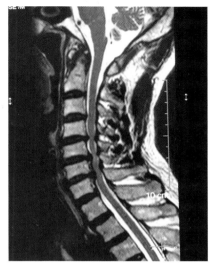

图 4-1-2　颈椎 MRI 检查
可见 $C_4\sim C_7$ 椎间盘突出，椎管狭窄，髓内可见线状长 T_2 信号。

（2）定性诊断：中老年患者临床可分为两个阶段，第一个阶段为 3 年前开始的右上肢麻木疼痛无力，为节段性，时轻时重，相对稳定，结合颈椎 MRI 所见，需要考虑颈椎病，神经根脊髓型；第二阶段是近 1 年来逐渐缓慢进展的过程，表现为肌萎缩、无力，肌肉束颤，进行性加重，患者左上肢萎缩但腱反射亢进，以及近期出现的构音不清，肌电图广泛神经源性损害，无法仅用颈椎病来解释临床全貌。患者广泛的下运动神经元和上运动神经元在同一水平（颈段、胸段、腰骶段以及延髓部）同时受累的现象，提示需要考虑肌萎缩侧索硬化，患者临床发病后期进行性加重，符合该病的过程，另外单纤维肌电图显示颤抖明显增宽，可见阻滞，纤维密度增高，这种现象提示进行性失神经、失神经后神经再生较差，可见于肌萎缩侧索硬化，而在颈椎病则较为少见。因此考虑为肌萎缩侧索硬化合并颈椎病。

（3）需要补充的检查：血清叶酸、维生素 B_{12} 正常。

（4）讨论：肌萎缩侧索硬化患者进行颈椎 MRI 检测时，经常会见到明显的椎间盘突出，甚至脊髓受压的情况；部分患者合并有相应的感觉运动神经根受累症状，甚至脊髓受压的体征；另外还有部分患者可无任何感觉异常。对于存在明显感觉异常的患者，结合影像学所见，往往容易将 ALS 合并颈椎病误诊为单纯的颈椎病行手术治疗，类似情况也可见于腰椎病患者与 ALS 并存的情况。在疾病早期，准确的定位非常重要，特别是要注意影像学所见受累节段与临床的无力是否在同一水平，仔细查体并判断是否有更多神经节段的肌肉受累，肌电图检测具有重要的辅助价值，有助于早期发现更多受累区域。对于鉴别诊断仍有困难者，避免首选手术治疗，随诊观察病情演变也是非常重要的鉴别方法。

【小结和要点】

在临床诊断时，一般要遵循一元化的原则，尽量用一个疾病去解释临床全貌，但是在很多情况下，特别是老年人，往往会存在多种疾病合并存在的情况。对于一些发病率较高的疾病如颈椎病、腰椎病、糖尿病周围神经病、脑血管病等，当这些疾病与少见病合并存在时，应该采用二元化或多元化去解释。

最终诊断：ALS 合并颈椎病。

（刘明生）

【病例 4-1-11】ALS 合并重症肌无力

【病历摘要】

男性，64 岁，眼睑下垂 6 年，双下肢无力 1 年，左上肢无力半年。

6 年前患者出现右眼睑下垂，伴复视，劳累后加重，休息后缓解，服药 1 个月后出现左眼睑下垂，无肢体无力。当地医院诊断为眼肌型重症肌无力，给予溴吡斯的明口服治疗后眼睑下垂明显好转，服药 2 个月后自行停药。停药期间患者基本无症状，仅过度劳累后出现眼睑下垂。患者外院 RNS 低频刺激未见波幅递减，高频刺激未见波幅递增。

1 年前患者逐渐出现双下肢无力，左下肢为著，活动后加重，休息后略减轻，服用溴吡斯的明后肢体无力未见缓解，症状逐渐加重，出现蹲起费力，并有肉跳。半年前患者出现左上肢无力，左手精细动作变差，不能拎重物。长时间说话后音调变低，言语欠流利，咀嚼略费力。二便正常，体重下降约 5kg。

神经系统体格检查发现：神清，言语欠流利。右眼睑下垂，遮瞳约 2mm，各向眼动充分，无复视，疲劳试验阳性。构音略欠清，悬雍垂居中，双侧软腭抬举可，咽反射存在。伸舌居中，未见舌肌萎缩及纤颤，转颈、耸肩有力。左上肢肌容积下降。四肢肌张力正常。左上肢近端肌力 4 级，分指和并指肌力 3 级。右下肢肌力 5⁻ 级，双下肢肌力 5⁻ 级。四肢腱反射偏亢进。双侧掌颌反射阴性，双侧 Hoffmann 征阳性，双侧 Babinski 征阳性，双侧踝阵挛阳性。深浅感觉、共济检查未见异常。

既往史无特殊。

神经传导见表 4-1-22，肌电图结果见表 4-1-23。

表 4-1-22 运动和感觉神经传导测定结果

运动神经	潜伏期 /ms	波幅 /mV	传导速度 /(m·s⁻¹)
右正中神经			
腕 - 拇短展肌	3.1	4.4（73%↓）	51.3
右尺神经			
腕 - 小指展肌	2.8	7.3	

F 波：正中神经出现率 100%，潜伏期 23.4ms

感觉神经	潜伏期 /ms	波幅 /μV	传导速度 /(m·s⁻¹)
右正中神经			
拇指 - 腕	2.2	22	45.9
中指 - 腕	2.8	9.6	53.6
右尺神经			
小指 - 腕	2.3	10	54.3

表 4-1-23　肌电图结果

肌肉	安静	MUP 时限 /ms	MUP 波幅 /μV	多相波 /%	募集 /mV
右胸锁乳突肌	（－）	15.5（48%↑）	1 158	38	混合相 3.5
右胫骨前肌	正锐 4+	18.3（27%↑）	1 639	29	混合相 5.0
左胫骨前肌	正锐 2+	17.4（21%↑）	1 970	0	混合相 4.0
右三角肌	正锐 4+	15.0（24%↑）	915	33	单纯相 6.5
脊旁肌 T_{10}	正锐 3+	—	—	—	—
脊旁肌 T_{11}	正锐 4+	—	—	—	—

【EMG 结果分析】

上下肢运动及感觉神经传导速度和 F 波速度均未见异常，仅有正中神经 CMAP 波幅下降。针电极肌电图显示为广泛神经源性损害，延髓、颈段、胸段、腰骶段四个节段均受累，可见大量异常自发电位，提示进行性失神经改变。MUP 时限明显增宽、波幅明显升高，伴多相波增多。大力收缩时运动单位募集减少，呈单纯相，提示慢性神经再生为主的电生理改变。

患者 RNS 低频刺激未见波幅递减，高频刺激未见波幅递增。

【临床诊断思路】

（1）定位诊断：患者病初波动性眼睑下垂、复视，有疲劳现象，溴吡斯的明治疗有效，考虑神经肌肉接头病变，RNS 未见高频递增，考虑突触后膜病变可能大。非对称性的四肢无力，伴肌肉萎缩和肌肉束颤，肌电图提示广泛神经源性损害，神经传导速度正常范围，定位于下运动神经元（前角细胞可能）。此外查体四肢腱反射亢进，双侧病理反射（+），提示上运动神经元（锥体束）受累。

（2）定性诊断：患者病程可分为两个阶段，临床上先后出现神经肌肉接头受累、上运动神经元及下运动神经元受累。从一元论的角度，需要考虑副肿瘤综合征所引起的上下运动神经元及神经肌肉接头损害（尤其是 Lambert-Eaton 肌无力综合征）的可能性，但是重复神经电刺激未见异常。可进一步完善肿瘤筛查协助明确诊断。

如果从二元论出发，患者在出现肢体无力前 5 年即出现眼睑下垂，服用溴吡斯的明后症状明显缓解，且停药后病情相对稳定，考虑眼肌型重症肌无力，可进一步完善新斯的明试验、抗乙酰胆碱受体抗体、抗骨骼肌特异性受体酪氨酸激酶（Musk）抗体等检测用以协助评估是否存在重症肌无力。其后患者出现逐渐进展的四肢无力、萎缩，肌电图提示广泛神经源性损害，需要考虑运动神经元病（肌萎缩侧索硬化）。

（3）需要补充的检查：新斯的明试验阳性。抗乙酰胆碱受体抗体：39.6nmol/L（正常 ＜0.4nmol/L），MuSK 0nmol/L（正常 ＜0.4nmol/L）。头颅 MRI：半卵圆中心、侧脑室前后角区见散在 T_2 高信号灶；基底节腔隙性梗死灶。颈椎 MRI：$C_{3\sim4}$、$C_{4\sim5}$、$C_{5\sim6}$、$C_{6\sim7}$ 椎间盘突出。腰椎 MRI：$L_{3\sim4}$、$L_{4\sim5}$ 椎间盘膨出伴变性。甲状腺功能（－）。血清免疫固定电泳（－）。抗核抗体（ANA）、抗可溶性抗原抗体（ENA）均（－）。红细胞沉降率 19mm/h，超敏 C 反应蛋白 0.42mg/L。肿瘤标志物（－）。胸腹盆增强 CT：未见明显异常。腰穿检查示脑脊液压力 120mmH₂O。脑脊液常规：白细胞总数 0×10^6/L，单核 0×10^6/L，红细胞总数 0。脑脊液生化：脑脊液蛋白 0.22g/L。脑脊液细胞学（－）。血液及脑脊液抗莱姆抗体（－）。血液及脑脊液 Hu-Yo-Ri（－）。

（4）讨论：患者新斯的明试验阳性，抗乙酰胆碱受体抗体显著升高，结合眼睑下垂及疲劳现象等,眼肌型重症肌无力诊断明确,需注意眼肌型重症肌无力患者的 RNS 可能是阴性。患者隐袭起病,逐渐进展,查体及电生理检查提示患者同时存在上运动神经元及下运动神经元受累,头部 MRI、颈胸腰椎 MRI、腰穿检查、肿瘤及炎症筛查排除了副肿瘤综合征及其他常见的可能疾病。根据 EL Escorial ALS 国际诊断标准,该患者病情呈逐步发展,在脑干、颈段、腰段同时存在上、下运动神经元受累证据,排除常见的其他疾病,临床确诊为 ALS。

【小结和要点】

该患者的两段病程相隔时间较长,通过相关辅助检查确认患者同时存在神经肌肉接头及下运动神经元损害,当只用重症肌无力或只用 ALS 都无法单独解释疾病全貌时,虽然这种情况相对罕见,仍要考虑患者为运动神经元病合并重症肌无力。

最终诊断:ALS 眼肌型重症肌无力。

（杨洵哲）

七、肯尼迪病

【病例 4-1-12】

【病历摘要】

男性,52 岁,四肢无力伴肉跳 6 年,言语欠清 3 年。

6 年前发现爬楼梯不如从前有力,上举重物时费力,双下肢近端肌肉略萎缩,并有肌肉跳动,以上症状逐渐加重。3 年前发现言语吐字欠清晰,饮水偶有呛咳,缓慢加重。2 年前偶然发现舌肌萎缩,并出现漱口时漏水。近期出现蹲下站起费力,无麻木疼痛,二便正常,性功能减退 5 年。外院查肌酶谱:血清 CK 991U/L。

神经系统检查发现:神清,构音欠清,舌肌明显萎缩,可见纤颤,鼓腮稍力弱,下颌肌肉有时可见不自主收缩（抽动）,低头稍力弱。四肢近端肌肉萎缩,双上肢近端肌力 4 级,双侧下肢屈髋屈膝 3 级,四肢远端肌力 5 级,四肢腱反射对称减低,病理反射未引出。偶见下肢近端肌肉束颤。深浅感觉、共济检查未见异常。可见乳房女性化表现。

既往发现口服葡萄糖耐量试验异常 2 年,家族中姨家的一个表哥可疑有类似表现,但程度轻。中学时发育正常,可以正常参加学校的体育活动。

神经传导及肌电图结果见表 4-1-24 和表 4-1-25。

表 4-1-24 运动和感觉神经传导测定结果

运动神经	潜伏期 /ms	波幅 /mV	传导速度 /(m·s^{-1})
右正中神经			
腕 - 拇短展肌	3.2	10.2	
肘 - 拇短展肌	6.0	9.8	56.3
腋 - 拇短展肌	9.4	9.6	60.2
左尺神经			
腕 - 小指展肌	2.4	9.3	
肘下 - 小指展肌	6.3	9.3	55.2
肘上 - 小指展肌	9.6	9.2	58.1
腋 - 小指展肌	12.6	9.0	

续表

运动神经	潜伏期 /ms	波幅 /mV	传导速度 /(m·s⁻¹)
右胫神经			
踝 - 跗展肌	3.2	18.3	
腘窝 - 跗展肌	9.8	16.8	51.1
右腓总神经			
踝 - 趾短伸肌	2.6	9.0	
腓骨小头下 - 趾短伸肌	9.8	8.9	52.4

F 波：右正中神经出现率 90%，平均潜伏期 27.7ms，速度 61.2m·s⁻¹

右胫神经出现率 95%，平均潜伏期 48.2ms

感觉神经	潜伏期 /ms	波幅 /μV	传导速度 /(m·s⁻¹)
正中神经			
拇指 - 腕	2.1	20	54.3
尺神经			
小指 - 腕	2.2	7.2	59.1
胫神经		未引出肯定波形	
跗趾 - 内踝			
腓神经		未引出肯定波形	
踝 - 腓骨小头下			

表 4-1-25　肌电图结果

肌肉名称	安静	MUP 时限 /ms	MUP 波幅 /μV	多相波 /%	募集 /mV
右三角肌	（−）	19.7（71%↑）	2 866	30	单纯相 5.2
右胫骨前肌	纤颤 2+ 正锐 2+	20.0（51%↑）	2 104	17	单纯相 4.6
左伸指总肌	（−）	19（52%↑）	2 163	10	单纯相 13.5
右胸锁乳突肌	（−）	18.6（96%↑）	4 099	20	单纯相 13.4
脊旁肌 T₁₀	纤颤 1+ 正锐 2+	—	—	—	—
脊旁肌 T₁₁	（−）	—	—	—	—

【EMG 结果分析】

患者上下肢运动神经传导测定和 F 波均未见异常，感觉神经传导测定双下肢神经未引出肯定波形，上肢感觉传导速度和波幅均正常；而下肢感觉神经存在轴索损害可能，但患者无临床表现，这可能是疾病表现的一部分，也有可能与口服葡萄糖耐量试验异常有关。针电极肌电图显示为广泛神经源性损害，延髓、颈段、胸段、腰骶段 4 个阶段均受累，个别肌肉可见异常自发电位，总体纤颤电位和正锐波不多，MUP 时限明显增宽和波幅明显升高符合慢性失神经为主的神经源性损害的电生理改变，感觉神经传导测定异常为临床下改变。

【临床诊断思路】

（1）定位诊断：患者临床表现为缓慢进展、对称性的四肢近端为主的肌肉萎缩和无力，伴有舌肌萎缩和鼓腮力弱，四肢腱反射减低至消失，提示外周运动系统受累，肌电图提示广泛的神经源性损害，病变可以在脑神经运动核团和前角细胞，也可以是运动轴索，根据临床无力和萎缩的分布特点，以及运动神经和F波传导正常，不符合周围神经病远端受累为主的特点，更支持下运动神经元损害的可能（前角细胞）。患者临床无感觉异常的症状体征，但肌电图发现下肢感觉纤维受累，可以是远端感觉神经临床下受累，不排除临床下感觉神经元受累的可能。另外，患者临床四肢近端为主的无力，CK略升高，在未进行肌电图检查前，还需要注意到肌病的可能，但患者肌肉束颤明显，舌肌萎缩，均不支持肌肉病变。

（2）定性诊断：患者临床隐袭起病，缓慢发展，临床纯运动系统受累，符合下运动神经元综合征。延髓肌和肢体近端肌肉受累为主，有明显肌肉束颤，有可疑家族史，乳房女性化表现，首先需要考虑到肯尼迪病的可能。近1/3的肯尼迪病患者中可以出现合并感觉神经传导异常的表现，但临床可无症状。需要注意与其他遗传性运动神经元病合并口服葡萄糖耐量试验异常、免疫介导的神经肌肉疾病进行鉴别。

（3）需要补充的检查：甲状腺功能和性激素未见异常。各种自身抗体（−）。雄激素受体（androgen receptor，AR）基因第一外显子三核苷酸CAG重复拷贝数51次（正常值不超过38次）。

（4）讨论：患者临床表现为隐袭起病，缓慢进展，相对对称的纯运动系统受累，有舌肌萎缩、下颌肌肉不自主收缩，肌酶增高，性功能减退，乳房女性化表现，结合肌电图改变，诊断肯迪病不难，进一步行AR基因检查是最为精准和经济的选择。该组患者如果查体时未注意到舌肌萎缩，未问及肌肉束颤，仅依靠四肢近端无力和肌酶增高，在未进行肌电图检查时容易误诊为肌病而行肌活检。

【小结和要点】

该患者临床表现为较为典型的肯尼迪病，肌电图在广泛神经源性损害基础上出现感觉神经传导异常时，支持肯尼迪病的诊断。此外，临床医生门诊检查时注意到男性乳房发育、下颌肌肉不自主抽动。家族史也是临床考虑到肯尼迪病的重要线索。

最终诊断：肯尼迪病。

（刘明生）

八、脊髓灰质炎后综合征

【病例4-1-13】

【病历摘要】

男性，52岁，左侧下肢无力萎缩4年。

4年前患者出现左侧下肢无力，左侧小腿和足部明显，之后逐渐出现左侧小腿肌肉萎缩，行走时左侧足部下垂，双侧足尖足跟站立均困难，有时左侧小腿肉跳，无肢体麻木、疼痛，二便正常。有轻微腰痛，当地疑诊"腰椎间盘突出"，治疗效果不明显。

神经系统体格检查发现：神清语利，脑神经未见异常，双上肢肌力5级，双下肢近端肌力5级，远端左侧3级，右侧4级，上肢腱反射引出，下肢腱反射消失，病理反射未引出。足尖足跟行走不能,双下肢萎缩,远端明显。双侧足弓高。深浅感觉以及共济检查未见异常。颈无抵抗。

既往 6 岁时出现四肢无力,急性发生,当地诊断"小儿麻痹",经康复治疗后逐渐好转,能够正常行走,但遗留下肢远端无力。之后 40 余年基本无明显变化。家族中无类似患者。

神经传导及肌电图结果见表 4-1-26 和表 4-1-27。

表 4-1-26 运动和感觉神经传导测定结果

运动神经	潜伏期 /ms	波幅 /mV	传导速度 /(m·s⁻¹)
左正中神经			
腕 - 拇短展肌	3.4	11.0	
肘 - 拇短展肌	7.4	10.3	56.2
左尺神经			
腕 - 小指展肌	2.5	11.3	
肘下 - 小指展肌	4.3	10.2	67.6
肘上 - 小指展肌	7.1	8.8	54.4
左胫神经			
踝 - 踇展肌	3.5	9.2	
右胫神经			
踝 - 踇展肌	3.3	15.3	
左腓总神经			
踝 - 趾短伸肌	3.2	0.4(93%↓)	
腓骨小头下 - 趾短伸肌	10.2	0.5(89%↓)	42.9
右腓总神经			
踝 - 趾短伸肌	3.3	3.7	
腓骨小头下 - 趾短伸肌	10.8	3.4	41.3

F 波:左正中神经出现率 90%,平均潜伏期 30.0ms,传导速度 56.9 m·s⁻¹

左胫神经出现率 100%,平均潜伏期 52.2ms

感觉神经	潜伏期 /ms	波幅 /μV	传导速度 /(m·s⁻¹)
左正中神经			
拇指 - 腕	2.3	18	48.0
左尺神经			
小指 - 腕	2.3	9.9	54.3
左胫神经			
踇趾 - 踝	3.7	0.8	49.2
左腓神经			
踝 - 腓骨小头下	4.7	1.0	61.3

表 4-1-27 肌电图结果

肌肉名称	安静	MUP 时限 /ms	MUP 波幅 /μV	多相波 /%	募集 /mV
左小指展肌	（−）	15.9（45%↑）	3 338	10	单纯相 4.5
右小指展肌	（−）	15.3（39%↑）	2 784	21.4	单纯相 4.7
右拇短展肌	（−）	14.2（40%↑）	1 238	7.7	单纯相 9.6
右胸锁乳突肌	（−）	10.3（5%↑）	415	16.7	混合相 3.2
右胫骨前肌	正锐 3+	17.0（37%↑）	2 159	21.4	单纯相 6.4
右股四头肌	（−）	17.8（40%↑）	6 051	0	单纯相 9.1
左股四头肌	（−）	17.7（39%↑）	3 160	0	单纯相 9.4
左胫骨前肌	（−）		无力收缩		单纯相 2.1
右脊旁 T_{10}	（−）	—	—	—	—
右脊旁肌 L_4	（−）	—	—	—	—
右脊旁肌 L_5	（−）	—	—	—	—
右脊旁肌 S_1	（−）	—	—	—	—
左脊旁肌 L_5	（−）	—	—	—	—

【EMG 结果分析】

该患者上肢运动神经传导基本正常，下肢左侧腓总神经 CMAP 波幅明显下降，而传导速度正常，感觉传导正常。针电极肌电图可见上下肢测定肌肉均有神经源性损害表现，明显宽大的 MUP，但自发电位仅在右侧胫骨前肌可见。胸锁乳突肌正常。腰脊旁肌未见异常自发电位。提示患者为慢性的病程较长的神经源性损害，纯运动神经受累。但究竟为前角细胞病变还是前根病变，并不能仅仅依靠肌电图区分。

肌电图结论：上下肢神经源性损害（运动受累）。

【临床诊断思路】

（1）定位诊断：患者临床体征主要表现为下肢远端的无力、萎缩、腱反射减低，提示前角细胞或以下运动纤维受累。肌电图上下肢均有神经源性损害。患者肌电图改变明显较临床广泛，并且上肢无自发电位，提示为陈旧性可能大。新出现的左下肢无力，究竟是脊髓前角细胞病变还是前根病变，仅从查体和肌电图尚难以明确，需要结合临床来综合分析。

（2）定性诊断：该患者为中年男性，幼年时有脊髓灰质炎病史，康复之后一直稳定。但40 余年后，再次出现肢体无力，容易疲劳等不适感，肌电图可见慢性的神经源性损害表现，自发电位极少，其中上肢和下肢近端的表现均为幼年时疾病遗留，下肢远端的加重，与目前疾病相关。因此，首先要考虑脊髓灰质炎后综合征。鉴别方面，需要注意是否是在原有脊髓灰质炎后遗症基础上，合并了新发的其他疾病如腰椎病等。患者有脊髓灰质炎病史，长期走路姿势异常，容易合并存在腰椎骨关节病变，导致神经根受累。一般腰椎病神经根受累时，多先有感觉异常，如根性疼痛等，仅少数患者以运动受累为首发症状。

（3）需要完善的辅助检查：腰椎 MRI 可见 $L_{3\sim4}$、$L_{4\sim5}$ 椎间盘略膨出，程度不重（图 4-1-3）。

（4）讨论：该患者幼年时有明确的脊髓灰质炎病史，稳定几十年后，再次出现下肢无力疲劳症状,肌电图有下肢神经远端 CMAP 波幅下降,但自发电位少见,符合脊髓灰质炎后综合征表现。腰椎 MRI 改变程度轻微,无法解释临床加重的过程。脊髓灰质炎后综合征缺乏特异的诊断指标,主要依靠脊髓灰质炎病史,肌电图尽管有宽大的 MUP,但自发电位少见,随诊可见临床相对良性的过程,与运动神经元病不同。需要注意的是,临床上幼年时出现四肢无力的患者,并不一定都是脊髓灰质炎,急性吉兰-巴雷综合征也可有相似症状,需要注意在病史询问时进行鉴别,由于病史时间距离久远以及当时医疗情况限制,部分患者往往难以具体描述。

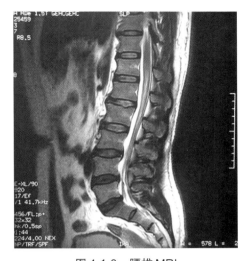

图 4-1-3　腰椎 MRI

腰椎 MRI 矢状位可见 $L_{3\sim4}$、$L_{4\sim5}$ 椎间盘略膨出。

脊髓灰质炎后综合征的诊断要点包括:幼年时有脊髓灰质炎病史,在病情好转后,20 年或更长时间后出现原有病变肢体的疲乏、无力、酸痛等,并排除其他继发原因。该病具体发病机制并不明确,可能与幼年患病后残存运动神经元较少,随着年龄增长运动支配代偿能力下降有关。也有个别报道运动神经元病患者,既往有脊髓灰质炎病毒感染的情况。该病治疗主要以适当康复、理疗为主,过度锻炼并不一定获益。缺乏有效的药物治疗。

【小结和要点】

脊髓灰质炎后综合征患者的诊断中,病史询问最为重要,肌电图以明显宽大的运动单位电位为主,而自发电位较少见,也是提示线索之一,但并不特异。部分脊髓灰质炎患者由于下肢无力、行走活动姿势异常,容易伴有明显的腰椎骨关节病,需要注意鉴别患者症状的加重是否与腰椎病有关。

最终诊断:脊髓灰质炎后综合征。

（刘明生）

九、平山病

【病例 4-1-14】

【病历摘要】

男性,19 岁,发现右上肢远端无力萎缩 2 年。

2 年前患者偶然发现伸手指时右手示指抖动,不能完全伸直,未在意,之后右手无力缓慢发展,逐渐出现写字和持筷时不灵活,手指分开和并拢无力,对指费力,并发现右侧手部和前臂肌肉不如左侧丰满,当地医院行肌电图检查异常,诊断"尺神经病变",给予 B 族维生素治疗无明显效果。近 1 年来右手已经难以正常写字,不能持重物。左上肢和双下肢无不适。无肉跳,无肢体麻木、疼痛,二便正常。

神经系统检查发现:神清语利,舌肌未见萎缩和纤颤,余脑神经未见异常。双上肢三角肌、肱二头肌、肱三头肌肌力 5 级,左侧伸指肌力 4 级,对指肌力 5⁻级;右上肢屈腕、伸腕 4 级,伸指不能,对指、分指并指困难。右前臂和手部小肌肉明显萎缩,双下肢肌力 5 级,右上肢腱反射低,双下肢腱反射对称引出,病理反射未引出。深浅感觉以及共济运动检查未见异常。颈无抵抗。

既往体健,家族中无类似患者。

神经传导及肌电图结果见表4-1-28和表4-1-29。

表4-1-28 运动和感觉神经传导测定结果

运动神经	潜伏期/ms	波幅/mV	传导速度/(m·s⁻¹)
右正中神经			
腕-拇短展肌	3.2	2.3(90%↓)	
肘-拇短展肌	6.0	2.2	54.3
腋-拇短展肌	9.4	2.0	57.2
右尺神经			
腕-小指展肌	2.4	1.8(91%↓)	
肘下-小指展肌	6.3	1.8	
肘上-小指展肌	9.6	1.6	52.2
腋-小指展肌	12.6	1.6	54.1
右胫神经			
踝-踇展肌	3.2	18.3	
腘窝-踇展肌	9.8	16.8	51.1
右腓总神经			
踝-趾短伸肌	2.6	9.0	
腓骨小头下-趾短伸肌	9.8	8.9	52.4

F波:右正中神经:出现率60%,平均潜伏期27.9ms,传导速度59.2m·s⁻¹

右胫神经:出现率95%,平均潜伏期42.0ms

感觉神经	潜伏期/ms	波幅/μV	传导速度/(m·s⁻¹)
右正中神经			
拇指-腕	2.1	38	55.3
右尺神经			
小指-腕	2.0	21.3	61.0
右胫神经			
踇趾-踝	4.1	4.2	48.6

表4-1-29 肌电图结果

肌肉	安静	MUP时限/ms	MUP波幅/μV	多相波/%	募集/mV
左小指展肌	正锐3+	13.8(37%↑)	1 372	0	单纯相7.7
右小指展肌	纤颤2+ 正锐2+	18.4(82%↑)	1 986	0	单纯相9.9
右拇短展肌	纤颤2+	13.2(40%↑)	1 238	7.7	单纯相9.6
左拇短展肌	纤颤3+	11.4(21%↑)	557	0	混合相3.4

续表

肌肉	安静	MUP 时限 /ms	MUP 波幅 /μV	多相波 /%	募集 /mV
右肱二头肌	（－）	13.3（19%↑）	493	20	混合相 3.0
左肱二头肌	（－）	12.9（15%↑）	527	0	混合相 3.4
右伸指总肌	纤颤 3+ 正锐 2+	15.3（29%↑）	3 339	0	单纯相 7.3
左伸指总肌	纤颤 3+	12.0（1%↑）	548	41.7	混合相 4.3
左胸锁乳突肌	（－）	10.7（1%↑）	694	40	干扰相 3.1
左胫骨前肌	（－）	12.9（5%↑）	563	18.2	混合相 3.4
脊旁肌 T_{10}	（－）	—	—	—	—
脊旁肌 T_{11}	（－）	—	—	—	—

【EMG 结果分析】

该患者运动神经传导可见右正中神经和尺神经 CMAP 波幅下降，而传导速度正常，感觉传导正常。针电极肌电图可见双侧伸指总肌、小指展肌和拇短展肌神经源性损害，右侧较左侧严重。肱二头肌、胸锁乳突肌、胸脊旁肌和胫骨前肌正常，符合 $C_7 \sim T_1$ 水平的神经源性损害。运动神经传导未见传导阻滞，潜伏期和传导速度正常，可以排除髓鞘病变。定位在前角细胞病变还是前根病变，并不能仅仅依靠肌电图区分。肌电图提示：右正中神经和尺神经 CMAP 波幅减低，双上肢神经源性损害（$C_7 \sim T_1$ 水平）。

【临床诊断思路】

（1）定位诊断：患者双上肢远端无力、肌肉萎缩，右侧较左侧严重，右侧上肢腱反射减低，定位于下运动神经元，无力的症状分布于前臂及远端，提示 $C_7 \sim T_1$ 水平前角或以下运动神经通路受累，肌电图也证实这一定位，并排除髓鞘病变。具体是脊髓前角细胞病变还是前根病变，仅从查体和肌电图尚难以明确，需要结合临床来综合分析。

（2）定性诊断：该患者为青少年，隐袭起病，缓慢发展，表现为上肢远端无力、萎缩，无感觉障碍，首先需要考虑为青少年上肢远端肌萎缩，即平山病，该病发病与颈椎局部因素有关，可以行颈椎 MRI 平扫和过屈位检查协助判断。对于纯运动受累的慢性发展的上肢远端无力，还需要注意与多灶性运动神经病（MMN）鉴别，后者也是隐袭起病，缓慢进展，单侧上肢远端无力为主，早期肌肉萎缩一般不明显。开始为单神经病、纯运动受累，后发展出现多发性周围神经的表现，运动神经传导检查可以发现运动神经传导阻滞、波形离散或其他脱髓鞘的改变，有助于和平山病鉴别。另外，青年发病的肌萎缩侧索硬化，特别是遗传相关者，早期也可表现为上肢远端的无力萎缩，该患者病程已 2 年，肌电图上仍局限于双侧 $C_7 \sim T_1$ 水平，有助于鉴别。另外还需要注意与脊髓空洞症鉴别，后者有分离性感觉障碍有助于鉴别，但少数患者病变较小或局限时也可以不出现感觉障碍，颈椎的 MRI 有助进一步明确。遗传性运动神经病也有仅双上肢远端无力萎缩的患者，必要时需要基因检查证实。臂丛下干的神经炎或外伤也可以出现上肢远端的无力，但一般为急性出现，通常伴有局部的疼痛以及肢体相应分布区的麻木，因此该患者可以排除臂丛下干的神经炎或外伤。总之通过上述分析可见，该患者目前所需要的检查主要是过屈位颈椎 MRI 和肌电图。

（3）需要完善的辅助检查：患者颈椎 MRI 平扫可见颈椎生理曲度消失，$C_{6\sim8}$ 后纵韧带肥厚（图 4-1-4A）。过屈位颈椎 MRI 可见颈髓在 $C_{6\sim8}$ 水平多个节段明显受压，椎管狭窄（图 4-1-4B）。

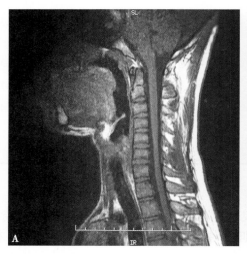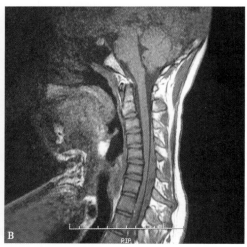

图 4-1-4　颈椎 MRI

A. 常规矢状位，可见颈椎生理曲度消失，$C_{6\sim8}$ 后纵韧带肥厚；B. 过屈位，可见颈髓在 $C_{6\sim8}$ 水平多个节段明显受压，椎管狭窄。

（4）讨论：该患者临床表现与肌电图检测结果一致，局限于双上肢远端，可以排除运动神经元病，运动神经传导测定也不符合多灶性运动神经病特点，颈椎 MRI 所见也可以排除脊髓空洞，MRI 可见脊髓在颈膨大处萎缩，前屈位脊髓受压变扁平，符合平山病表现。该疾病为良性过程，发病 3～5 年后，通常不再发展，但就诊较晚的患者，通常会遗留上肢远端较严重残疾，影响日常生活。

平山病的诊断依据：15～25 岁起病，1～4 年的病情进展期后停止发展，单侧肢体远端为主的肌无力、萎缩，部分患者为双侧受累，常规肌电图显示为 $C_7\sim T_1$ 节段的神经源性损害，神经传导速度正常，过屈位颈椎 MRI 可见下颈段脊髓明显受压。

【小结和要点】

对于青少年隐袭起病的上肢远端肌萎缩，需要考虑到平山病的可能性，肌电图相对局限于单侧或双侧远端，多为 $C_7\sim T_1$ 水平，少数患者可累及 C_6 节段。肌电图结合过屈位颈椎 MRI，有助于诊断。

最终诊断：平山病。

（刘明生）

十、良性肌肉束颤

【病例 4-1-15】

【病历摘要】

患者，男性，49 岁，全身肉跳 2 年。

2 年前患者偶然发现左侧大腿肉跳，随后症状立即消失，较为紧张，怀疑自己可能患有"运动神经元病"。之后出现周身各处肉跳，入睡困难，易醒，梦多，情绪低落，有时感觉肢体有一过性麻木、针刺样疼痛，二便正常。反复多地就医。外院曾查肌电图未见差异，医生交代其并无"运动神经元病"的临床表现，但本人仍要求多次复查肌电图以排除。

神经系统检查发现：患者神清语利，舌肌未见萎缩和纤颤，余脑神经检查未见异常。四肢肌肉未见萎缩，肌力 5 级，腱反射对称引出稍活跃，病理反射未引出。深浅感觉以及共济运动检查未见异常。颈无抵抗。

既往体健，家族中无类似患者。

神经传导及肌电图结果见表 4-1-30 和表 4-1-31。

表 4-1-30　运动和感觉神经传导测定结果

运动神经	潜伏期 /ms	波幅 /mV	传导速度 /(m·s⁻¹)
右正中神经			
腕 - 拇短展肌	2.2	16.2	
肘 - 拇短展肌	6.1	15.9	64.3
右尺神经			
腕 - 小指展肌	2.1	12.3	
肘 - 小指展肌	6.3	11.8	62.2
右胫神经			
踝 - 踇展肌	3.1	18.3	
腘窝 - 踇展肌	9.7	17.8	51.1
右腓总神经			
踝 - 趾短伸肌	2.4	9.5	
腓骨小头下 - 趾短伸肌	9.2	8.7	52.4

F 波：右正中神经，出现率100%，平均潜伏期24.9ms，传导速度59.2m·s⁻¹

右胫神经，出现率95%，平均潜伏期41.2ms

感觉神经	潜伏期 /ms	波幅 /μV	传导速度 /(m·s⁻¹)
右正中神经			
拇指 - 腕	2.0	39	62.3
右尺神经			
小指 - 腕	2.1	24	60.0
右胫神经			
踇趾 - 踝	4.0	4.5	49.6

表 4-1-31　肌电图结果

肌肉	安静	MUP 时限 /ms	MUP 波幅 /μV	多相波 /%	募集 /mV
左小指展肌	(－)	11.6(5%↑)	599	0	混合相 2.4
左肱二头肌	(－)	13.7(17%↑)	570	0	干扰相 3.1

续表

肌肉	安静	MUP 时限 /ms	MUP 波幅 /μV	多相波 /%	募集 /mV
左胸锁乳突肌	（－）	10.3（5%↑）	361	20	混合相 3.1
左股四头肌	可见束颤	12.9（5%↑）	563	25	混合相 3.4
脊旁肌 T$_{10}$	（－）	—	—	—	—
脊旁肌 T$_{11}$	（－）	—	—	—	—

【EMG 结果分析】

该患者感觉运动神经传导和针电极肌电图均未见异常。在股四头肌记录到一处肌肉束颤，MUP 波形正常。肌电图未见神经源性或肌源性损害。

【临床诊断思路】

（1）定位诊断：该患者仅仅以肌肉束颤就诊，而无其他神经系统局灶体征，肌电图检测也正常，并无神经系统受累的客观表现。

（2）定性诊断：该患者为中年，偶然发现有肉跳，之后担心自己患运动神经元病而反复就医，并出现焦虑抑郁表现，虽然医生已经告知其无法诊断运动神经元病，但仍有顾虑，影响工作和生活，反复就医，查体并无局灶性神经系统体征。考虑其肉跳为良性肌肉束颤，与焦虑因素有关。综合临床表现和肌电图所见符合功能性疾病，有焦虑抑郁，并有疑病症表现。鉴别方面需要注意是否服用特殊药物（如溴吡斯的明）、低钙血症等电解质异常导致的肌肉束颤。部分患者肌肉束颤明显，伴有肌肉蠕颤或痉挛性疼痛时，需要注意与抗 CASPR2 抗体相关的周围神经兴奋性异常鉴别，该疾病神经传导检查时可见到 CMAP 波后的后发放现象。肌肉波动持续、幅度较大者，还可以见于波纹状肌病。

（3）需要完善的辅助检查：该类患者一般无需特殊检查。对于肌肉束颤幅度较大、持续时间较长者，可查血离子钙、甲状旁腺功能、CASPR2 抗体，该患者均为阴性。

（4）讨论：临床肌肉束颤最常见的病因为焦虑，多为生理性。患者多经过网络查询后，担心自己患某种严重疾病而反复就诊，甚至反复行肌电图检测。有些患者如果伴有颈椎病或腰椎病，或反复行肌电图检测都可能导致肌电图出现神经源性损害，患者一旦发现肌电图有异常的提示，则更加焦虑。对于肉跳幅度较大，表现为肌肉蠕颤者，或无明显情绪因素影响者，则需要注意鉴别神经或肌肉兴奋性异常相关的疾病，包括药物的使用、有机磷中毒、抗 CASPR2 抗体相关周围神经病、电解质异常等。

【小结和要点】

患者以肌肉束颤为主要表现，就诊时详细的体格检查很重要，首先明确有无客观的肌无力和萎缩或其他运动系统受累的体征。注意患者有无情绪因素的影响。对于无明确情绪诱因，而反复肌肉束颤者，可嘱患者录像记录肉跳情况，区分是肌肉束颤所致，抑或肌肉蠕颤，对于下一步的鉴别至关重要。对于有 ALS 家族史的患者，可以由焦虑所致，也需要慎重考虑是否为 ALS 早期表现，此时肌电图检测具有重要价值。良性肌肉束颤肌电图所见运动单位电位是正常的，没有失神经的表现。

最终诊断：良性肌肉束颤。

（刘明生）

第二节　神经根病及神经丛病

一、椎间盘性神经根病

【病例 4-2-1】颈椎间盘突出所致神经根型颈椎病

【病历摘要】

男性，43 岁，左上肢麻木无力 1 年。

患者 1 年前无明显诱因出现间断性左肩至左上肢近端麻木，稍活动颈部后可有好转，逐渐感抬重物费力。左上肢麻木可放射至左前臂桡侧，伴酸痛，近期发现上臂肌肉萎缩。外院颈椎 MRI 提示 $C_{5\sim6}$ 椎间盘突出，偏左侧（图 4-2-1）。为进一步诊治就诊于骨科。

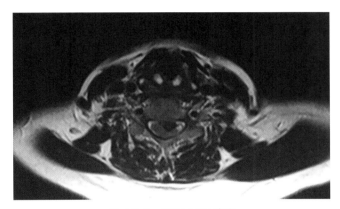

图 4-2-1　颈椎 MRI 检查

神经科体格检查发现：左侧肱二头肌较对侧萎缩，左上肢近端肌力 4 级，远端 5 级，右上肢及双下肢肌力 5 级。左侧肱二头肌、桡骨膜反射较对侧减弱，双膝和跟腱反射对称引出，未引出病理反射。感觉查体未见异常。

既往病史、个人史和家族史无特殊。

神经传导及肌电图结果见表 4-2-1 和表 4-2-2。

表 4-2-1　运动和感觉神经传导测定结果

运动神经	潜伏期 /ms	波幅 /mV	传导速度 /(m·s^{-1})
左正中神经			
腕 - 拇短展肌	3.0	11.7	
肘 - 拇短展肌	6.2	11.5	67.2
左尺神经			
腕 - 小指展肌	2.5	15.2	
肘下 - 小指展肌	4.3	13.9	66.7
肘上 - 小指展肌	6.5	13.8	63.6

续表

运动神经	潜伏期 /ms	波幅 /mV	传导速度 /(m·s⁻¹)
左桡神经			
肘 - 伸指总肌	2.4	12.2	

F 波：左正中神经出现率 100%，潜伏期 22.3ms，传导速度 72.4m·s⁻¹

感觉神经	潜伏期 /ms	波幅 /μV	传导速度 /(m·s⁻¹)
左正中神经			
拇指 - 腕	2.6	19	50.0
中指 - 腕	2.7	8.1	63.0
左尺神经			
小指 - 腕	2.2	8.0	59.1
左桡神经			
拇指 - 腕	1.4	25	64.3

表 4-2-2 肌电图结果

肌肉	安静	MUP 时限 /ms	MUP 波幅 /μV	多相波 /%	募集 /mV
左伸指总肌	（－）	13.0（7%↑）	647	9	混合相 3.6
左三角肌	正锐 3+ 纤颤 2+	15.0（29%↑）	1 331	40	单纯相 4.0
左肱二头肌	正锐 4+	15.0（29%↑）	1 168	38	单纯相 10.0
左小指展肌	（－）	11.2（4%↑）	682	9	混合相 4.0
左拇短展肌	（－）	11.3（11%↑）	647	0	混合相 3.9

【EMG 结果分析】

患者运动及感觉神经传导测定未见异常。针电极肌电图可见 C_5 及 C_6 神经根支配的左三角肌及肱二头肌有较多自发电位，运动单位电位时限增宽、波幅增高，大力收缩募集减少；而 $C_{7\sim8}$ 神经根支配的伸指总肌、$C_8\sim T_1$ 神经根支配的小指展肌及拇短展肌无异常。提示左侧 $C_{5\sim6}$ 神经根病变可能，需与臂丛上干病变鉴别，而患者正中神经及桡神经感觉传导正常，不支持臂丛上干病变。再进一步完善前臂外侧皮神经感觉传导、颈部脊旁肌肌电图，如前臂外侧皮神经感觉传导正常、脊旁肌肌电图异常可提供更多的支持颈神经根病变的证据。

【临床诊断思路】

（1）定位诊断：患者临床表现为缓慢进展的左肩至左上肢近端麻木，左上肢近端无力，左侧肱二头肌腱反射（$C_{5\sim6}$）及桡骨膜反射（$C_{5\sim6}$）减弱，结合肌电图，定位于左侧 $C_{5\sim6}$ 神经根。

（2）定性诊断：患者中年，慢性病程，麻木是患者首发症状，与颈部活动有一定相关，临床后期出现左侧上肢近端无力，肌电图提示左侧 $C_{5\sim6}$ 神经根受累，结合颈椎 MRI 示 $C_{4\sim5}$ 椎间盘突出，偏左侧，压迫 C_5 神经根，临床、电生理和影像学均符合椎间盘突出压迫神经根。

（3）讨论：患者缓慢进展的左上肢近端无力麻木，结合肌电图定位于左侧 $C_{5\sim6}$ 神经根，颈椎 MRI 支持为颈椎间盘突出压迫神经根所致。颈椎病患者通常以感觉受累为主，呈根性分布特点，感觉症状的表现有波动性，肌电图检测有助于和神经根病鉴别。在压迫性神经根病变，通常以受累神经根主要支配的肌肉最为明显，由于肢体肌肉通常为多根支配，邻近非主要支配肌肉可有轻微受累，但肌力改变通常轻微。如果仅仅一个神经根受压，而出现上肢多块肌肉均明显受累时，需要注意与运动神经元病进行鉴别。还应注意压迫受累节段与临床体征是否相符。在椎管狭窄，双侧多根受累时，这种鉴别难度增加，定期随诊肌电图和临床演变有重要价值。

【小结和要点】

对于颈椎病患者，神经传导和肌电图的检测有助于定位，并与神经丛病变鉴别，与颈椎 MRI 结果进行结合，有助于颈神经病变的诊断。但是如果仅仅是感觉异常，而无运动受累，则选择进行肌电图检测的意义并不大。

最终诊断：神经根型颈椎病，$C_{5 \sim 6}$ 椎间盘突出。

（刘明生）

【病例 4-2-2】腰椎间盘突出所致腰骶神经根病

【病历摘要】

男性，26 岁，主因右侧臀部疼痛、右小腿力弱 2 个月就诊。患者 2 个月前无明显诱因出现右侧臀部疼痛，向下肢远端放射，影响走路，后逐渐出现右小腿力弱，右腿单足跳费力。就诊骨科。腰椎 MRI：$L_4 \sim S_1$ 椎间盘突出伴 $L_5 \sim S_1$ 椎管狭窄（图 4-2-2）。经物理治疗已有所好转。

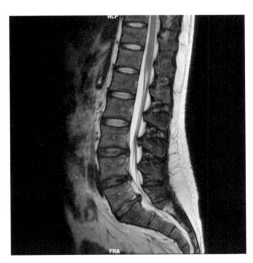

图 4-2-2　腰椎 MRI 检查

既往史、个人史无特殊。

神经系统体格检查发现：神清语利，脑神经未见异常。双上肢及左下肢肌力 5 级，右下肢近端 5 级，足跖屈 4^+ 级；双上肢及膝跳反射对称活跃，双侧跟腱反射略减弱。双侧病理反射未引出。右侧直腿抬高试验阳性。针刺觉对称存在。

神经传导及肌电图结果见表 4-2-3 和表 4-2-4。

表 4-2-3　运动和感觉神经传导测定结果

运动神经	潜伏期 /ms	波幅 /mV	传导速度 /(m·s⁻¹)
右胫神经			
踝 - 踇展肌	3.1	10.4	55
腘窝 - 踇展肌	9.5	10.3	
右腓神经			
踝 - 趾短伸肌	3.3	14.0	53

F 波：胫神经出现率 100%，潜伏期 49.2ms

感觉神经	潜伏期 /ms	波幅 /μV	传导速度 /(m·s⁻¹)
右胫神经			
踇趾 - 踝	3.8	3.6	49
右腓神经			
踝 - 腓骨小头下	5.5	2.7	55

表 4-2-4　肌电图结果

肌肉	安静	MUP 时限 /ms	MUP 波幅 /μV	多相波 /%	募集 /mV
右胫骨前肌	（－）	14.4（15%↑）	718	28.6	混合相 4.8
右股四头肌	（－）	13.9（17%↑）	598	0	混合相 2.6
左腓肠肌	（－）	—	—	—	混合相 2.3
右腓肠肌	正锐 4+	—	—	—	单纯相 2.8
右臀大肌	正锐 4+	—	—	—	混合相 2.8
右 L_4 脊旁肌	（－）	—	—	—	—
右 L_5 脊旁肌	（－）	—	—	—	—
右 S_1 脊旁肌	（－）	—	—	—	—

【EMG 结果分析】

运动及感觉神经传导测定未见异常，针电极肌电图发现右腓肠肌（胫神经支配，S_1 为主）大量自发电位，大力收缩募集减少，而右胫骨前肌（腓神经支配，$L_{4\sim5}$ 根，L_5 为主）、右股四头肌（股神经支配，$L_{3\sim4}$）针电极肌电图正常，右臀大肌（臀下神经，S_1 为主）也有大量自发电位。可见右侧 S_1 神经根支配的近端（臀大肌）及远端（腓肠肌）肌肉均有异常，而感觉传导正常，$L_{4\sim5}$ 神经根支配的肌肉未见异常，故定位于右侧 S_1 神经根。

【临床诊断思路】

（1）定位诊断：患者临床表现为右侧臀部放射性疼痛、右足跖屈轻度无力，结合肌电图，定位于右侧 S_1 神经根。需要与骶丛或周围神经病变相鉴别，结合肌电图与临床可鉴别：患者针电极肌电图示右腓肠肌及右臀大肌均有异常，而右胫神经感觉传导正常，不支持周围神经病变；感觉传导正常也不支持骶丛病变。

（2）定性诊断：患者青年男性，结合临床和肌电图提示右侧单个 S_1 神经根受累，腰椎 MRI 提示 $L_4 \sim S_1$ 椎间盘突出伴 $L_5 \sim S_1$ 椎管狭窄，经保守治疗好转，提示诊断为腰椎间盘突出压迫神经根。

（3）讨论：患者右侧臀部放射性疼痛、右足跖屈轻度无力，需鉴别腰骶神经根病变、骶丛病变及周围神经病，肌电图可协助鉴别定位于右侧 S_1 神经根。患者 S_1 腰旁肌未见自发电，可能组成背支的神经束未受累。

患者经物理治疗后症状有所减轻。

【小结和要点】

患者下肢疼痛无力起病，经肌电图协助定位，腰椎 MRI 定性，诊断腰椎间盘突出压迫神经根。经保守治疗患者症状有所缓解。

在神经根病变和周围神经病及神经丛病的鉴别中，感觉神经传导是最重要的部分。因为神经根病变位于脊神经节的近心端，而脊神经节为双极神经元，故感觉传导测定正常。而神经丛和周围神经病变可有感觉传导 SNAP 波幅异常。H 反射有助于 S_1 神经根病变的诊断。

最终诊断：腰骶椎间盘病变，S_1 神经根病变。

（刘明生）

二、感觉神经元病

【病例 4-2-3】

【病历摘要】

女性，32 岁，肢体麻木 8 个月、行走不稳 6 个月。

8 个月前始出现右手尺侧麻木，后出现左手麻木，范围渐扩大至前臂，伴有持物不稳。6 个月前下肢也逐渐出现麻木感，并出现行走不稳，走路踩棉花感，不伴肢体无力和疼痛。无关节痛，无发热，无体重下降，二便正常。

神经系统体格检查发现：神清语利，对答切题，定向力、记忆力和计算力正常，脑神经未见异常。四肢肌肉未见明显萎缩，四肢肌力 5 级，四肢腱反射消失，双侧 Babinski 征阴性，阔基步态，双侧肢体针刺觉正常，双肘及双膝以下音叉振动觉和位置觉减退，双侧指鼻试验及跟 - 膝 - 胫试验稳准，Romberg 征阳性。颈无抵抗。

既往史无特殊，轻微口干，否认眼干。无特殊用药史，父母健在，否认有遗传病家族史。

神经传导及肌电图结果见表 4-2-5 和表 4-2-6。

表 4-2-5　运动和感觉神经传导测定结果

运动神经	潜伏期 /ms	波幅 /mV	传导速度 /(m·s^{-1})
右正中神经			
腕 - 拇短展肌	3.4	12.2	
肘 - 拇短展肌	6.2	11.8	56.5
左正中神经			
腕 - 拇短展肌	3.2	12.4	
肘 - 拇短展肌	6.1	12.1	57.1

续表

运动神经	潜伏期/ms	波幅/mV	传导速度/(m·s⁻¹)
右尺神经			
腕 - 小指展肌	2.6	9.7	
肘上 - 小指展肌	6.3	9.6	58.8
左尺神经			
腕 - 小指展肌	2.7	9.3	
肘上 - 小指展肌	6.6	9.1	57.8
右胫神经			
踝 - 踇展肌	3.7	12.6	
腘窝 - 踇展肌	11.3	11.8	46.9
左胫神经			
踝 - 踇展肌	4.0	11.9	
腘窝 - 踇展肌	11.8	11.2	45.8
右腓总神经			
踝 - 趾短伸肌	3.6	5.3	
腓骨小头下 - 趾短伸肌	9.8	5.2	48.7
左腓总神经			
踝 - 趾短伸肌	3.9	5.4	
腓骨小头下 - 趾短伸肌	10.3	5.1	47.5

F 波：右正中神经出现率 100%，潜伏期 26.1ms，传导速度 59.0m·s⁻¹

右胫神经出现率 100%，潜伏期 50.3ms

感觉神经	潜伏期/ms	波幅/μV	传导速度/(m·s⁻¹)
右正中神经			
拇指 - 腕		未引出肯定波形	
左正中神经			
拇指 - 腕		未引出肯定波形	
右尺神经			
小指 - 腕		未引出肯定波形	
左尺神经			
小指 - 腕		未引出肯定波形	
右腓浅神经			
踝 - 小腿外侧	2.3	1.4（78%↓）	47.8
左腓浅神经			
踝 - 小腿外侧	2.4	1.5（75%↓）	47.8
右腓肠神经			
外踝 - 小腿中	2.6	1.6（76%↓）	43.9
左腓肠神经			
外踝 - 小腿中	2.7	1.8（70%↓）	46.9

表 4-2-6　肌电图结果

肌肉	安静	MUP 时限 /ms	MUP 波幅 /μV	多相波 /%	募集 /mV
右小指展肌	（－）	10.7（9%↑）	527	15	干扰相 3.0
右拇短展肌	（－）	10.6（9%↑）	459	13	干扰相 2.5
左股四头肌	（－）	12.6（5%↑）	604	11	干扰相 3.0
左胫骨前肌	（－）	14.0（10%↑）	586	5	干扰相 3.0

【EMG 结果分析】

运动传导测定上下肢周围神经 CMAP 波幅和 MNCV 均正常；感觉传导测定见正中神经、尺神经 SNAP 均未引出，腓浅神经、腓肠神经 SNAP 波幅明显降低，SNCV 大致正常；针电极肌电图所检肌肉未见神经源性损害或肌源性损害。综上，神经传导测定提示感觉神经受累，针电极肌电图未见异常，提示感觉神经元病或感觉神经纤维轴索性病变均有可能。结合临床，患者起病过程为非对称性、上肢早于下肢，感觉传导受累上肢较下肢严重，不符合长度依赖性多发性神经病表现，结合临床共济失调明显，提示感觉神经元受累可能性大。

【临床诊断思路】

（1）定位诊断：患者临床表现为上下肢深感觉障碍，起病不对称，早期感觉异常呈节段性分布，上肢发病早于下肢，提示感觉神经元或神经根病变可能，不排除多发性单神经病的可能。患者感觉神经传导测定受累神经 SNAP 波幅明显下降，不符合神经根病变表现。患者存在明显的感觉性共济失调，更支持感觉神经元病变，而非多发性单神经病。患者下肢感觉减退水平仅在膝关节，且上肢也有明显感觉异常，感觉性共济失调不宜用多发性单神经病合并后索病变来解释。综合来看，定位于周围神经感觉神经元，大纤维受累为主。

（2）定性诊断：患者青年女性，临床隐袭起病，缓慢发展，单纯深感觉受累，病程较短，无家族史，以感觉性共济失调为主，符合感觉神经元病变。感觉神经元受累的原因主要包括副肿瘤综合征、中毒、干燥综合征、代谢性疾病等，该患者有轻微口干，需要考虑结缔组织病导致感觉神经元病的可能，还需进一步检查排除营养代谢性疾病如维生素 B_{12}、叶酸缺乏，副肿瘤综合征和遗传性代谢疾病等。

（3）需要补充的检查：血维生素 B_{12}、叶酸水平正常，副肿瘤抗体阴性。脑脊液常规、生化正常。肺部 CT 未见明显异常。血抗 SSA 抗体（＋＋）。双眼 Schirmer 试验 4mm/5min。进一步行唇腺活检示小唾液腺灶性淋巴细胞浸润（图 4-2-3）。

诊断干燥综合征相关感觉神经元病，给予激素冲击治疗后肢体麻木、行走不稳明显改善。

（4）讨论：患者临床表现为慢性起病的不对称性肢体麻木、感觉性共济失调，缓慢进展。感觉传导测定见双侧正中神经、尺神经 SNAP 未引出，双侧腓浅神经、腓肠神经 SNAP 波幅明显降低，不符合长度依赖性轴索性神经病的特征，而支持感觉神经元病。该患者年轻女性，且该患者有口干的症状，考虑干燥综合征的可能，因此进行相关的检查。根据 2016 年美国风湿病学会与欧洲风湿病联盟（ACR 与 EULAR）联合制定的原发性干燥综合征分类新标准，唇腺病理示淋巴细胞灶≥1 个 /4mm² 计 3 分，抗 SSA 抗体阳性计 3 分，角膜染色眼部染色评分（Ocular Stain Score）≥5 分或范比斯特费尔德评分（van BijsterveldScore）≥4 分计 1 分，席尔氏（Schirmer）试验≤5mm/5min 计 1 分，自然唾液流率≤0.1ml/min 计 1 分，当患者得

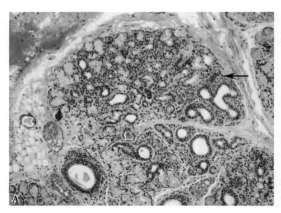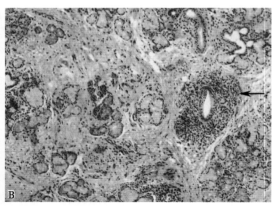

图 4-2-3　唇腺活检病理

A、B 两图为唇腺活检结果,均提示小唾液腺灶性淋巴细胞浸润(箭头处)。

分≥4 分即可诊断原发性干燥综合征。本例患者唇腺病理支持,抗 SSA 抗体阳性,Schirmer
试验支持,得分为 7 分,因此可诊断原发性干燥综合征。抗 SSA 抗体阳性本身特异性不高,
该患者也无猖獗齿等典型干燥表现,但唇腺活检提供了重要的诊断信息。部分系统性红斑狼
疮(SLE)或肿瘤患者也可以合并抗 SSA 抗体阳性,该患者筛查未见相关线索,需定期随诊。

【小结和要点】

感觉神经元病起病通常不对称,早期可有某一肢体受累,逐渐扩展到其他肢体,可呈
现类似根性分布的特点,但随着病情进展,可以发展为类似多发性神经病,但仔细检查仍可
见双侧感觉水平不一致,或肢体内外侧的差异,临床感觉性共济失调较感觉性周围神经病
明显。

该患者临床表现为四肢对称性深感觉障碍、感觉性共济失调,神经传导测定显示感觉
神经损害呈不符合长度依赖性的特点,双下肢神经 SNAP 明显降低而双上肢神经 SNAP 消
失,SNCV 正常,提示感觉神经元病。询问早期的感觉障碍发生发展过程,有助于发现不对
称的起病特点。单纯的某一个神经的感觉传导测定并无法判断感觉病变究竟源于感觉神经
轴索病变还是感觉神经元病变,需要结合临床受累神经的演变过程、分布特点、共济失调严
重程度,以及电生理上不对称的特点来综合判断。另外,神经活检如无再生神经丛,也可支
持感觉神经元病。感觉神经元病最常见的病因是结缔组织病、副肿瘤综合征、营养代谢性
疾病和遗传性疾病。因此,通过电生理准确定位诊断可大大缩小鉴别诊断的范围。

最终诊断:感觉神经元病,干燥综合征。

(邹漳钰)

三、椎管内淋巴瘤

【病例 4-2-4】

【病历摘要】

男性,46 岁,进行性四肢麻木、疼痛、无力 1 年。

1 年前患者无明显诱因逐渐出现左小腿前部疼痛伴麻木,持续几分钟可自行缓解,不
影响走路。症状进行性加重,左下肢麻木、疼痛进展至整个下肢。7 个月前外院考虑"周围

神经病"，予甲泼尼龙 480mg 静脉滴注，每天 1 次，共 5 天，自觉疼痛、麻木症状缓解 20%。3 个月前患者左下肢麻木进行性加重，并出现左下肢无力、肌肉萎缩和走路拖曳，右下肢及双手指尖麻木、疼痛。外院再次给予丙种球蛋白治疗 5 天，症状无缓解。1 周前患者已不能独立行走。外院腰穿检查：脑脊液白细胞 3×10^6/L，脑脊液蛋白 3g/L，脑脊液肿瘤脱落细胞（−）。

神经系统体格检查发现：神清语利，脑神经未见异常。左上肢、双侧下肢萎缩明显，双足下垂。四肢肌张力正常。左上肢肌力近端 5⁻ 级，左手肌力分并指及对指 4 级，右上肢肌力 5⁻ 级。左下肢屈髋 2 级，伸膝 2 级，足背屈 0 级。右下肢肌力近端 4 级，右足背屈 2 级。左上肢较右上肢腱反射减低，双下肢腱反射消失，病理反射阴性。双膝以下针刺觉减退，左侧严重，双髋以下音叉振动觉减低，左侧较右侧严重，远端较近端严重。双下肢关节位置觉消失、复合觉减弱。

既往史无特殊。

神经传导及肌电图结果见表 4-2-7 和表 4-2-8。

表 4-2-7　运动和感觉神经传导测定结果

运动神经	潜伏期 /ms	波幅 /mV	传导速度 /(m·s⁻¹)
右正中神经			
腕 - 拇短展肌	3.7	11.0	
肘 - 拇短展肌	8.2	8.6	51.1
左正中神经			
腕 - 拇短展肌	3.7	4.0（76%↓）	
肘 - 拇短展肌	8.7	3.4（77%↓）	48.0（23%↓）
右尺神经			
腕 - 小指展肌	2.5	10.8	
肘上 - 小指展肌	7.6	10.8	56.9
左尺神经			
腕 - 小指展肌	2.9	3.8（79%↓）	
肘上 - 小指展肌	8.8	3.2（75%↓）	45.8（28%↓）
右胫神经			
踝 - 拇展肌		未引出肯定波形	
左胫神经			
踝 - 拇展肌	4.3	0.5（96%↓）	
右腓神经			
踝 - 趾短伸肌		未引出肯定波形	
左腓神经			
踝 - 趾短伸肌		未引出肯定波形	

F 波：右正中神经出现率 30%，潜伏期 41.1ms，传导速度 38.1m·s⁻¹
　左正中神经、胫神经 F 波未引出肯定波形

续表

感觉神经	潜伏期 /ms	波幅 /μV	传导速度 /(m·s⁻¹)
右正中神经			
拇指 - 腕	2.9	20	44.8
中指 - 腕	3.4	7.1	49.1
左正中神经			
拇指 - 腕	2.3	16	53.5
中指 - 腕	3.1	4.5（77%↓）	54.8
右尺神经			
小指 - 腕	2.7	9.1	48.1
左尺神经			
小指 - 腕	2.7	2.4（87%↓）	46.3
右胫神经			
姆趾 - 踝		未引出肯定波形	
左胫神经			
姆趾 - 踝		未引出肯定波形	
右腓神经			
踝 - 腓骨小头下	6.3	1.8	47.6
左腓神经			
踝 - 腓骨小头下		未引出肯定波形	

表 4-2-8　肌电图结果

肌肉	安静	MUP 时限 /ms	MUP 波幅 /μV	多相波 /%	募集 /mV
左小指展肌	正锐 3+	16.2（50%↑）	1 380	29	单纯相 2.0
右小指展肌	正锐 2+	16.1（49%↑）	1 342	29	单纯相 4.2
左伸指总肌	（－）	13.9（15%↑）	595	14	混合相 2.7
左胸锁乳突肌	（－）	10.7（11%↑）	571	11	混合相 2.3
右股四头肌	正锐 3+	17.7（42%↑）	453	18	单纯相 6.3
左胫骨前肌	正锐 4+		无力收缩		
脊旁肌 T₁₀	（－）	—	—	—	—
脊旁肌 T₁₁	（－）	—	—	—	—

【EMG 结果分析】

　　患者神经传导测定中，部分神经感觉运动传导波幅明显下降，但有明显不对称现象，下肢明显较上肢严重，左侧明显较右侧严重，提示神经丛、多发性单神经病或神经根损害。上肢 F 波出现率下降，传导速度减慢，而所检测的远端神经传导速度正常或轻度减慢，也提示神经损害位置在神经近端。EMG 可见多块肌肉存在自发电位，MUP 时限明显增宽、波幅升高，伴多相波增多。大力收缩时运动单位募集减少，部分呈单纯相，提示轴索损害为主，但仍有部分肌肉，如左侧伸指总肌和胸脊旁肌仍正常，提示受累程度并不均一，有节段性分布特点。综上，支持腰骶和颈神经根神经丛病。

【临床诊断思路】

（1）定位诊断：患者一侧下肢麻木、疼痛、无力起病，逐渐扩展至对侧和上肢，查体肌力下降，腱反射减低，针刺觉减退，以远端为著，两侧不对称，结合根性疼痛的特点，定位于腰骶和颈神经根或神经丛受累，不除外多发性单神经病的可能。肌电图所见支持神经根和神经丛受累，腰骶段更严重。患者双髋以下音叉振动觉减退，不除外脊髓后索受累可能。

（2）定性诊断：患者中老年男性，病情呈进行性加重，临床表现为神经根神经丛病变，逐步扩展，伴有明显神经根性疼痛，外院腰穿检查提示蛋白细胞分离现象，需要考虑肿瘤浸润相关周围神经病，并需要与结缔组织病或其他免疫介导相关周围神经病鉴别，特殊感染如莱姆病、布鲁氏菌感染等也不能完全除外。因为外院激素及 IVIg 治疗效果不佳，所以不支持免疫介导相关周围神经病；脑脊液蛋白明显升高，而细胞数正常，所以神经系统感染的可能性也较小。因此，需重点排查肿瘤（如淋巴瘤），可完善肿瘤标记物、血免疫固定电泳、PET/CT 检查等。

（3）需要补充的检查：血尿免疫固定电泳：未见异常。血清蛋白电泳：未见异常。骨髓穿刺：未见明显异常。腰椎增强 MRI：腰椎退行性改变；$L_1 \sim S_1$ 椎间盘变性，$L_4 \sim S_1$ 椎间盘膨出；腰椎生理性曲度变直；圆锥、马尾不均匀条片状强化。重复腰穿检查，脑脊液常规：白细胞 $31 \times 10^6/L$。生化：葡萄糖 5.6mmol/L，蛋白质 2.89g/L。脑脊液细胞学：白细胞计数 2 个 /mm³、寡克隆区带（oligoclonal bands，OB）（+）。髓鞘碱性蛋白（Myelin basic protein，MBP）、抗 GM_1 抗体、抗 Hu-Yo-Ri 抗体、快速血浆反应素试验、抗莱姆病特异性 IgG 抗体、细菌涂片和培养均（-）。甲状腺功能 5 项检测指标、红细胞沉降率、超敏 C 反应蛋白（-）。PET/CT：双侧多条颈丛、臂丛、腰丛、骶丛神经根及其分支代谢增高，结合病史，考虑淋巴瘤病变可能。腰骶神经根活检：符合弥漫大 B 细胞淋巴瘤（diffuse large b cell lymphoma，DLBCL）。

（4）讨论：患者病程呈进行性加重，从一侧下肢开始，并伴有根性疼痛，逐渐扩展至对侧下肢和一侧上肢，查体及电生理检查提示患者存在神经根神经丛周围神经受累，腰椎增强可见神经根明显强化，PET/CT 提示多发神经根代谢增高，最终通过神经活检确诊为弥漫大 B 细胞淋巴瘤。在进行活检之前，其在临床上难以与血管炎或特殊感染进行鉴别。寻找有无淋巴结肿大，通过穿刺活检或脑脊液反复细胞学测定寻找肿瘤细胞，可有助于诊断。肌电图结果表现较为复杂，需要结合临床进行综合分析。周围神经系统淋巴瘤的表现多样，一种主要局限于椎管内扩展，累及脑、脊髓、神经根；另一种可累及周围神经，呈现神经丛病变或多发性单神经病特点，也可波及神经根。淋巴瘤也可以出现副肿瘤综合征，周围神经病受累可类似 CIDP 表现，但并非肿瘤细胞直接浸润神经本身。

【小结和要点】

该患者临床非对称性症状体征的演变过程、根性疼痛的特点、脑脊液检查、腰椎 MRI 增强，可以为疾病的诊断提供关键线索，必要的辅助检查有助于排除血管炎或特殊感染。PET 检测到周围神经的代谢异常，进一步支持肿瘤的诊断，为神经活检提供了支持依据。

最终诊断：椎管内淋巴瘤。

（杨洵哲）

四、神经型布鲁氏菌病

【病例 4-2-5】

【病历摘要】

女，56 岁，双下肢麻木疼痛、行走无力 5 年，言语不清 1 年，加重 1 个月。

患者 5 年前（2014 年）无明显诱因出现行走约 500m 双足麻木酸痛，左足尤明显，休息后可缓解，无其他不适，自行使用偏方（具体不详）后觉麻木感稍有缓解。2 年前觉左足稍力弱，不影响日常行走未重视。1 年前左下肢麻木、疼痛、双下肢无力较前加重，伴言语不清、偶有饮水呛咳。近 1 个月（2019 年 10 月）上述症状明显加重，言语含糊，需搀扶下行走。病后无头晕头痛、视物成双、呼吸困难和咀嚼费力等不适。病程中，患者有口腔溃疡和眼干症状半年，无口干和牙齿片状脱落，无光过敏、外阴溃疡及雷诺现象等。

既往史：脑囊虫病 30 余年，自诉治愈，无癫痫发作；高血压 30 余年，血压控制可；曾因"嗜睡"在当地诊断布鲁氏菌病 10 余年（当地为疫区，养殖羊），当地防疫站间断静脉滴注治疗；房颤射频消融术后 1 年，口服华法林钠。

神经系统体格检查发现：神清，构音障碍，大脑高级皮层功能无异常。双眼球各方向活动充分灵活，无复视，双侧面部针刺觉对称，咀嚼有力，张口无偏斜，示齿口角无偏斜，伸舌居中，无舌肌萎缩及纤颤，双侧转颈、耸肩有力。左下肢伸髋、屈髋、伸膝、屈膝肌力 4 级，足背屈、跖屈肌力 2 级，右下肢近远端肌力 4 级，肌张力正常，双上肢及右下肢腱反射活跃，左侧膝反射未引出，左侧掌颏反射阳性，双侧 Hoffmann 征、Rossolimo 征及 Chaddock 征阳性。左膝以下深浅感觉减退。

神经传导及肌电图结果见表 4-2-9 和表 4-2-10。

表 4-2-9　运动和感觉神经传导测定结果

运动神经	潜伏期 /ms	波幅 /mV	传导速度 /(m·s⁻¹)
右正中神经 腕 - 拇短展肌	3.8	11.1	
左正中神经 腕 - 拇短展肌	3.9	10.6	
右尺神经 腕 - 小指展肌	2.5	11.5	
左尺神经 腕 - 小指展肌	2.4	11.4	
右胫神经 踝 - 踇展肌	4.3	4.4	
左胫神经 踝 - 踇展肌	4.7	4.2	
右腓总神经 踝 - 胫骨前肌 踝 - 趾短伸肌	4.6（48%↑） 未引出肯定波形	1.8（87%↓）	

续表

运动神经	潜伏期 /ms	波幅 /mV	传导速度 /(m·s⁻¹)
左腓总神经			
踝 - 胫骨前肌	4.3（39%↑）	1.4（91%↓）	
踝 - 趾短伸肌		未引出肯定波形	

F 波：右胫神经出现率 90%，潜伏期 48.9ms

右正中神经出现率 95%，潜伏期 24.5ms

感觉神经	潜伏期 /ms	波幅 /μV	传导速度 /(m·s⁻¹)
右正中神经			
拇指 - 腕	2.2	64.3	47.0
中指 - 腕	2.5	43.5	52.0
左正中神经			
拇指 - 腕	2.0	61.9	47.1
中指 - 腕	2.5	38.3	47.8
右尺神经			
小指 - 腕	1.8	23.0	48.9
左尺神经			
小指 - 腕	2.5	21.6	48.6
右桡神经			
拇指 - 腕	1.8	28.0	55.5
右胫神经			
蹈趾 - 踝	3.8	2.8	46.0
左胫神经			
蹈趾 - 踝	3.7	1.8	47.2
右腓肠神经			
外踝 - 小腿中	2.4	13.1	58.3
左腓肠神经			
外踝 - 小腿中	2.0	9.9	67.5
右腓浅神经			
踝 - 小腿外侧	1.7	18.2	58.8
左腓浅神经			
踝 - 小腿外侧	1.9	18.7	53.7

表 4-2-10　肌电图结果

肌肉	安静	MUP 时限 /ms	MUP 波幅 /μV	多相波 /%	募集 /mV
右胫骨前肌	正锐 2+	无力收缩			
右股四头肌	（-）	12.7（-）	556	12.3	干扰相 2.5
右 L₅ 脊旁肌	纤颤 1+ 正锐 1+	—	—	—	—

续表

肌肉	安静	MUP 时限 /ms	MUP 波幅 /μV	多相波 /%	募集 /mV
左胫骨前肌	纤颤 1+ 正锐 3+	无力收缩			
左腓肠肌	（−）	11.9（6%↑）	675	8.3	单纯 1.1
左腓骨长肌	纤颤 1+ 正锐 3+	无力收缩			
左股四头肌	（−）	12.8（−）	530	13.3	干扰相 2.5
左臀大肌	（−）	—	—	—	—
左臀中肌	（−）	—	—	—	—
左 L_4 脊旁肌	正锐 2+	—	—	—	—
左 L_5 脊旁肌	正锐 1+	—	—	—	—
左 S_1 脊旁肌	纤颤 1+ 正锐 2+	—	—	—	—
左舌肌	正锐 2+	—	—	—	—
右舌肌	正锐 2+	—	—	—	—
左 T_{10} 脊旁肌	正锐 2+	—	—	—	—
左 T_{12} 脊旁肌	正锐 2+	—	—	—	—
右 T_{12} 脊旁肌	正锐 2+	—	—	—	—
左三角肌	（−）	12.0（2%↑）	551（50%↑）	28.6	干扰相 2.0
左拇短展肌	（−）	10.5（−）	491（60%↑）	31.3	干扰相 2.0
左胸锁乳突肌	正锐 2+	10.2（2%↑）	511（15%↑）	8.3	干扰相 3.0

其他检查结果：①双下肢躯体感觉诱发电位（somatosensory evoked potential，SEP）提示双侧 T_{12} 以上中枢深感觉传导障碍；②双下肢运动诱发磁刺激提示双侧 L_4 及以上中枢运动传导障碍可能性大；③双下肢 H 反射、RNS、脑干听觉诱发电位、视觉诱发电位未见明显异常。

【EMG 结果分析】

双侧腓总神经在胫骨前肌记录时运动神经远端潜伏期延长、CMAP 波幅降低，腓浅神经波幅和速度未见异常。针电极肌电图显示左侧胫骨前肌、腓肠肌、腓骨长肌异常，臀大肌和臀中肌未见自发电位，L_4～S_1 脊旁肌及右侧胫骨前肌可见较多的自发电位，轻收缩时可见肌肉 MUP 波幅增高，时限未见明显增宽，损害范围超出了腓总神经支配区域。感觉神经传导未见异常提示腰骶神经丛损害可能性较小，脊旁肌可见较多自发电位提示腰骶神经根或者前角细胞的损害。T_{10}、T_{12} 脊旁肌、左侧胸锁乳突肌、双侧舌肌可见自发电位，提示胸段和延髓段神经受累。综上，肌电图提示多节段损害，神经根或前角受累。SEP：双侧 T_{12} 以上中枢深感觉传导障碍，提示后索受累。

【临床诊断思路】

（1）定位诊断：构音障碍、饮水呛咳，咽反射对称存在，左侧掌颏反射阳性，考虑假性延髓麻痹，定位于双侧皮质核束；但同时舌肌肌电图发现自发电位，提示真性延髓麻痹，舌下神经核或舌下神经受累。右下肢及双上肢腱反射活跃，双侧 Rossolimo 征、双侧 Chaddock 征阳性，定位于双侧皮质脊束；左下肢伸髋、屈髋、伸膝、屈膝、背屈、跖屈肌力减退，膝跳反射和跟腱反射减退、同时伴有左膝以下深浅感觉减退，定位于左下肢神经根、腰骶丛或周围神经均可能；下肢感觉神经传导正常，提示根性病变，综合定位于左侧 $L_2 \sim S_1$ 神经根。综上，定位为颅底神经根，脊髓和腰骶神经根，经肌电图检查同时发现临床下的胸段，延髓段神经根损害。

（2）定性诊断：患者中老年女性，隐匿起病，以左下肢的间歇性跛行为首发症状，缓慢进展，近 2 年表现为短距离行走后疼痛、麻木伴无力，并出现了饮水呛咳、构音障碍，延髓麻痹；体格检查及肌电图定位提示球部、胸段及腰骶段神经根受损及传导束的多部位受累，体感诱发电位提示有后索受累，既往曾诊断脑囊虫病、高血压、布鲁氏菌病，病程持续加重，要考虑特殊感染，系统性免疫疾病或局部浸润性疾病，患者既往有布鲁氏菌病史并有治疗史，为感染源提供了证据。

（3）需要补充的检查：血常规，肝、肾功能正常，维生素 B_{12}、叶酸、糖化血红蛋白、同型半胱氨酸（homocysteine，Hcy）正常；血抗链球菌溶血素"O" 203.000IU/ml（<116IU/ml），类风湿因子 23.900IU/ml（<20IU/ml），抗核抗体（ANA）、抗可溶性抗原抗体（ENA）谱、抗中性粒细胞胞质抗体（ANCA）、抗磷脂抗体、红细胞沉降率、C 反应蛋白、抗环瓜氨酸肽抗体阴性；肿瘤标志物阴性；血感染四项阴性。行腰穿，脑脊液常规：外观血样（有穿刺伤），红细胞总数 73 000×10^6/L，白细胞 40×10^6/L［参考范围（0～8）×10^6/L］，多核细胞百分比 62.5%，单核细胞百分比 37.5%；葡萄糖 3.40mmol/L（参考范围 120～132mmol/L），氯化物 139mmol/L（参考范围 120～132mmol/L），总蛋白 4 127mg/L（参考范围 150～450mg/L）。血液和脑脊液布鲁氏菌虎红平板凝集试验（+），血液和脑脊液布鲁氏菌 IgG 阳性，血液和脑脊液 TORCH（－）。腰骶 MRI 平扫和增强提示腰椎退行性变，$L_3 \sim S_1$ 椎间盘膨出、突出，继发椎管狭窄；腰椎管内脊膜多发增厚，感染性病变可能大（图 4-2-4）。脑磁共振增强扫描提示双侧大脑半球皮层下、双侧侧脑室旁、双侧基底节区见多发结节状、环形异常强化影，考虑脑内多发异常强化灶符合颅内感染性病变。泌尿系超声：排尿后，膀胱可见残余尿 350ml。

（4）讨论：该患者症状、体征伴有疼痛、麻木症状，肌电图均提示多节段的广泛神经源性损害，提示多发神经根或周围神经病变。腰椎 MRI 提示脊膜多发增厚，头颅 MRI 可见脑内多发异常强化灶，首先需要考虑感染，尤其是不典型的中枢神经系统感染，但感染源无法确定，经血和脑脊液布鲁氏菌虎红平板凝集试验弱阳性。按照可治疗的原则，进行布鲁氏菌病治疗。多西环素 0.1g 每天 2 次静脉滴注＋莫西沙星 0.4g 每天 1 次静脉滴注＋利福平 0.6g 每天 1 次口服，治疗 2 周，序贯三种药物口服强化治疗 3 个月，联合口服保肝药物。2020 年 4 月份复查脑脊液布鲁氏菌 IgG 阴性，虎红平板凝集试验阴性，血液布鲁氏菌 IgG 及虎红平板凝集试验仍阳性，临床症状明显缓解，言语清晰，可独立行走，可完成家务活。提示布鲁氏菌病治疗有效，该患者继续随访中。

【小结和要点】

布鲁氏菌病是一种多系统受累性疾病，神经型布鲁氏菌病是布鲁氏菌病的少见并发症，在布鲁氏菌病中发生率不足 5%。前者常急性起病，常见表现为脑炎、脑膜脑炎或脑脊髓膜炎，累及脑实质可有脱髓鞘样改变；后者可急性或慢性起病，以神经根或多发性神经根病

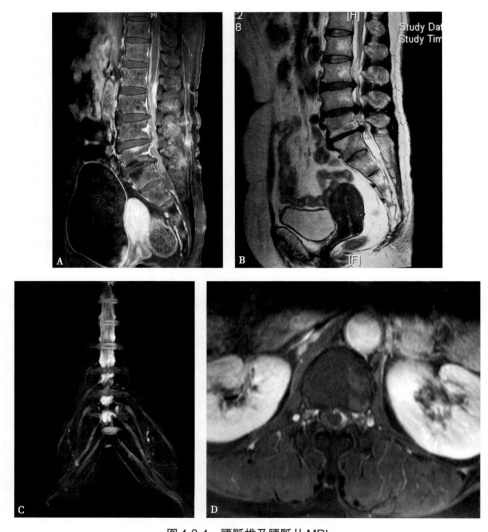

图 4-2-4 腰骶椎及腰骶丛 MRI

A. 腰骶椎常规 MRI（矢状面）；B. 腰椎增强 MRI（矢状面）；C. 腰骶丛 MRI；D. 腰椎 MRI（横断面）。

形式出现。神经型布鲁氏菌病可同时合并其他系统（骨关节、泌尿生殖系统、肺脏、消化、血液、心脏、眼、皮肤等）受累。血和脑脊液的布鲁氏菌 IgG 以及虎红平板凝集试验可帮助诊断。

最终诊断：神经型布鲁氏菌病。

（冯新红）

五、结核性脊髓神经根病

【病例 4-2-6】

【病历摘要】

女性，51 岁，双下肢无力伴四肢麻木 7 周。

7 周前（2018 年 4 月）患者提行李箱上楼时发现右下肢无力，远端为主；1 周后出现左下肢无力及双侧手足麻木，指尖、足底为著。否认鞍区麻木和下肢踩棉感，不伴言语含糊、视物重影、头晕、头痛、口角歪斜和饮水呛咳。无力症状持续加重，5 月中旬出现胸背部束带感，以右侧为著，不能独立行走，伴排尿费力、便秘和会阴区麻木感。5 月 23 日外院就诊查颈椎、胸椎、腰骶椎 MRI，诊断"腰椎退行性病变"，止痛对症治疗。近 1 周麻木扩大至手掌、双下肢外侧，伴间断疼痛过敏、双眼视物模糊、双耳听力下降、高调耳鸣，不能站立。起病前无发热、咳痰、腹泻。

既往史：腰椎间盘突出伴腰椎管狭窄 15 年，颈椎病 5 年。慢性非萎缩性胃炎伴胆汁反流半年。

神经系统体格检查发现：轮椅推入病室，神清语利，问答切题，高级皮层功能未见异常。双侧瞳孔等大正圆，对光反射灵敏，眼球各方向活动充分，鼻唇沟对称，伸舌居中，余脑神经未见异常；双上肢肌力 5 级，双下肢近端及足背屈肌力 3⁻级，跖屈 4 级；四肢腱反射未引出，肛门反射、腹壁反射消失；双侧病理反射未引出。双侧大腿、小腿外侧及足底针刺觉及触觉减退，鞍区感觉减退，无感觉平面，深感觉及皮层复合觉存在；双侧指鼻试验稳准，跟 - 膝 - 胫试验因无力难以完成。颈软，Brudzinski 征（－），Kernig 征（－）。

神经传导及肌电图结果见表 4-2-11 和表 4-2-12。

表 4-2-11　运动和感觉神经传导测定结果

运动神经	潜伏期 /ms	波幅 /mV	传导速度 /(m·s⁻¹)
右正中神经			
腕 - 拇短展肌	3.0	11.6	
肘 - 腕	6.4	11.4	61.7
左正中神经			
腕 - 拇短展肌	3.4	14.1	
肘 - 腕	7.0	14.1	54.5
右尺神经			
腕 - 小指展肌	2.3	15.1	
肘下 - 小指展肌	5.7	14.8	51.6
肘上 - 小指展肌	8.5	14.6	50.0
左尺神经			
腕 - 小指展肌	2.0	12.3	
肘下 - 小指展肌	5.4	12.1	51.5
肘上 - 小指展肌	8.3	12.1	50.5
右胫神经			
踝 - 踇展肌	4.3	9.0	
腘窝 - 踝	7.2	9.1	43.2
左胫神经			
踝 - 踇展肌	4.8	12.6	
腘窝 - 踝	7.6	12.5	44.5

续表

运动神经	潜伏期/ms	波幅/mV	传导速度/(m·s⁻¹)
右腓总神经 　腓骨小头下-胫骨前肌	2.7	10.1	
左腓总神经 　腓骨小头下-胫骨前肌	2.3	8.9	

F波：右胫神经出现率85%，潜伏期71.9ms

右正中神经出现率95%，潜伏期32.8ms

感觉神经	潜伏期/ms	波幅/μV	传导速度/(m·s⁻¹)
右正中神经 　拇指-腕 　中指-腕	1.6 2.2	57.1 58.4	52.4 53.6
左正中神经 　拇指-腕 　中指-腕	2.0 2.3	62.8 56.4	47.0 51.3
右尺神经 　小指-腕	1.8	44.1	54.1
左尺神经 　小指-腕	1.6	47.3	58.2
右胫神经 　蹈趾-踝	3.7	8.9	43.4
左胫神经 　蹈趾-踝	3.9	9.8	44.8
右腓肠神经 　外踝-小腿中	2.3	13.8	52.1
左腓肠神经 　外踝-小腿中	2.4	11.3	57.5

表4-2-12　肌电图结果

肌肉	安静	MUP时限/ms	MUP波幅/μV	多相波/%	募集/mV
右胫骨前肌	正锐3+	无力收缩			
右腓肠肌	纤颤1+ 正锐2+	11.5（5%↑）	667	8.3	单纯相1.0
右股四头肌	纤颤2+ 正锐2+	12.9（2%↑）	575	15.0	干扰相2.5
右L₄脊旁肌	正锐1+	—	—	—	—
右L₅脊旁肌	正锐2+	—	—	—	—
右S₁脊旁肌	纤颤1+ 正锐3+				

续表

肌肉	安静	MUP 时限 /ms	MUP 波幅 /μV	多相波 /%	募集 /mV
右 T$_{10}$ 脊旁肌	纤颤 1+ 正锐 2+	—			
右 T$_{11}$ 脊旁肌	纤颤 1+ 正锐 2+	—			
右 T$_{12}$ 脊旁肌	正锐 2+	—			
右三角肌	(−)	12.5(7%↑)	551	28.6	干扰相 2.0
右拇短展肌	(−)	11.0(6%↑)	450	35.0	干扰相 3.0
右胸锁乳突肌	(−)	—			
左胫骨前肌	正锐 2+		无力收缩		
左腓肠肌	纤颤 1+ 正锐 2+	11.0(1%↑)	1 035	15.0	单纯相 1.2
左股四头肌	(−)	13.8(8%↑)	600	17.8	干扰相 3.5
左 L$_4$ 脊旁肌	正锐 1+	—			
左 L$_5$ 脊旁肌	正锐 2+	—			

【EMG 结果分析】

四肢运动和感觉神经传导测定提示波幅、末端潜伏期和传导速度未见异常。F 波：双侧胫神经及右正中神经 F 波潜伏期延长，而远端传导速度正常，提示双下肢近端神经或神经根出现异常。针电极肌电图双侧胫骨前肌、腓肠肌、股四头肌、L$_4$～S$_1$ 脊旁肌，T$_{11}$～T$_{12}$ 脊旁肌可见自发电位，提示胸腰段神经根受累。因下肢感觉神经传导检查未见异常，神经丛受累证据不足。胸锁乳突肌和上肢肌肉的针电极肌电图未见异常，除外延髓段和颈段的神经根或前角病变。综上所述，提示胸段和腰骶段多发神经根病变。

【临床诊断思路】

（1）定位诊断：患者四肢麻木，双下肢无力，肌力减低，近端严重，右侧严重，四肢腱反射低，病理反射阴性，同时伴有大腿小腿外侧、足底针刺觉及触觉减退，提示上下肢周围神经或神经根病变；鞍区感觉减退、肛门反射消失，尿便障碍，定位于马尾神经根；胸背部束带感提示胸段脊髓受累可能，结合神经传导速度、F 波、肌电图的测定结果提示病变范围比较广泛分布在脊髓和神经根。上肢也有麻木感觉，F 波潜伏期延长，但是肌电图正常，轻度根性损害不能除外。

（2）定性诊断：患者中老年女性，亚急性起病，7 周病程；临床表现如上所述，定位在脊髓和神经根，范围较广。病程中无发热和系统性免疫疾病，家族史无特殊。定性诊断首先要考虑免疫和感染等方面的原因。免疫方面主要考虑系统性免疫疾病，感染方面包括如结核分枝杆菌、布鲁氏菌感染等。另外，脊髓血管畸形（如硬脊膜动静脉瘘）和肿瘤（淋巴瘤、黏液乳头状型室管膜瘤）等需完善相关检查除外。

（3）需要补充的检查：血常规及肝、肾功能正常，乳酸脱氢酶正常范围。叶酸、维生素 B$_{12}$、Hcy、糖化血红蛋白正常，血肿瘤标记物正常。血清抗核抗体（ANA）1∶80 颗粒型，红细胞沉降率、C 反应蛋白、类风湿因子正常，血尿免疫固定电泳阴性，ACE（−）。血清 TORCH（−），T-Spot.TB 试验 0.580（+），结核菌素纯蛋白衍生物（−），结核分枝杆菌抗体试验（−），布鲁氏菌虎红平板凝集试验及布鲁氏菌 IgG（−）。腰穿多次，第 1 次压力 230mmH$_2$O，脑脊液常规：混浊红色（有穿刺伤），红细胞总数 112 000×10^6/L，白细胞 4 509×10^6/L［参考范围（0～8）×10^6/L］，单核细胞百分比 99%。脑脊液生化：葡萄糖 6.62mmol/L（参考范围 2.22～3.89mmol/L），氯化物 109mmol/L（参考范围 120～132mmol/L），总蛋白 37 582mg/L（参考范围 150～450mg/L），腺苷脱氨酶 4.7U/L；细菌、真菌、抗酸染色及墨汁染色均为阴性，结核分枝杆菌 DNA-PCR 荧光检测阴性，脑脊液后续变化见表 4-2-13。泌尿系统超声：膀胱残余尿约 600ml。纯音测听：双侧感音神经性听力下降。胸部 CT 平扫：右中肺及左舌叶见条索影。脑磁共振正常。胸椎磁共振：T$_8$ 水平脊髓异常强化，胸椎轻度退变。腰骶椎磁共振：腰椎退行性变，L$_3$～S$_1$ 间盘膨出，腰骶神经根肿胀（图 4-2-5）。脊髓血管造影未见明显异常。脑脊液高通量测序（又称第二代测序技术）未见异常。PET/CT：T$_5$～L$_1$ 节段脊髓代谢弥漫性增高，性质待定，余脊髓代谢轻度增高，及中轴骨代谢弥漫性增高。脑脊液结果见表 4-2-13。

表 4-2-13　脑脊液变化

时间	外观	压力／mmH$_2$O	红细胞数／（×10^6/L）	白细胞数／（×10^6/L）	单核比例	蛋白／（mg·L^{-1}）	葡萄糖／（mmol·L^{-1}）	氯化物／（mmol·L^{-1}）
2018-5-28	浑浊红色	200	112 000	4 509	99%	37 582	6.62	109
2018-6-14（抗结核 14 天）	浑浊橘红色	230	30 000	791	96.2%	19 600	8.72	112
2018-6-19	透明微黄	205	1 000	95	99%	2 799	4.04	116
2018-6-22	透明微红	190	4 000	43	99.1%	2 608	5.56	117
2018-6-27	透明微黄	165	0	14	93.1%	1 556	5.66	122
2018-6-29	透明微黄	160	0	17	100%	1 439	4.01	121
2018-7-2	透明微黄	165	0	7	100%	1 947	4.09	117

（4）讨论：患者表现为亚急性进展的双下肢的感觉运动症状，经查体和肌电图提示双下肢腰骶神经根和胸段脊神经根的病变。病因诊断中发现，胸腰椎 MRI 可见 T$_8$ 水平髓内病变，增强有强化，腰骶神经根明显增粗强化，腰骶段脊髓蛛网膜下腔闭塞，多节段累及。患者多次腰穿脑脊液血性，压力高，蛋白明显升高，最高达 37.582g/L，白细胞数高，单核细胞为主，提示脑脊液的炎性反应重，T-Spot.TB 0.580（+），虽然高通量测序未发现结核分枝杆菌感染，考虑到神经系统结核的不典型性，仍然拟诊结核性脊髓神经根病。抗结核治疗后，脑脊液的细胞数和蛋白逐渐下降（表 4-2-13），提示治疗有效。脊髓血管造影未见异常，除外血

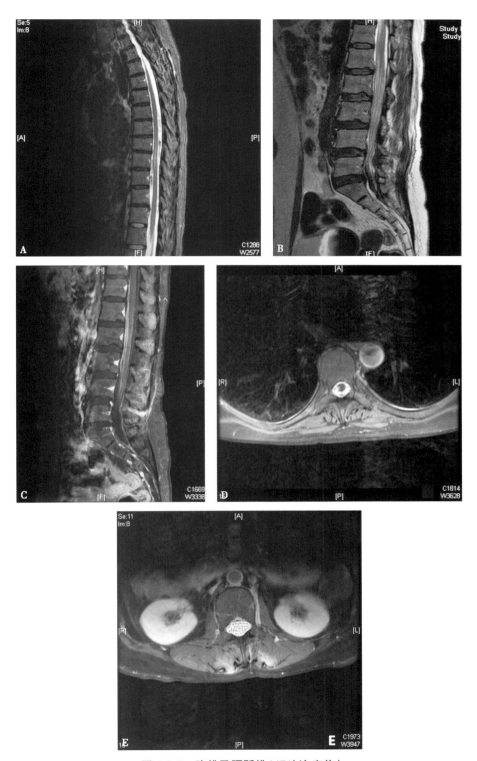

图 4-2-5　胸椎及腰骶椎 MRI（治疗前）

A. 胸椎增强 MRI，可见 T_8 水平脊髓异常强化，胸椎轻度退变；B～E. 腰骶椎增强 MRI，提示腰椎退行性变，L_3～S_1 间盘膨出，腰骶神经根肿胀。

管畸形，PET 无特异性发现，不支持肿瘤诊断。排除了其他病因后给予异烟肼、利福平、左氧氟沙星、甲泼尼龙琥珀酸钠、阿米卡星静脉注射；口服吡嗪酰胺；鞘内注射注异烟肼、地塞米松，患者临床症状和各项辅助检查指标均在好转。2019 年 3 月 25 日胸椎增强 MRI：$T_{8\sim9}$ 椎间水平脊髓水肿；脊髓外软脊膜异常强化。腰骶椎增强 MRI：腰骶神经根表面轻度强化，椎旁软组织强化范围较前略缩小（图 4-2-6）。治疗 1 年，患者肌力恢复至 5 级，可正常生活。

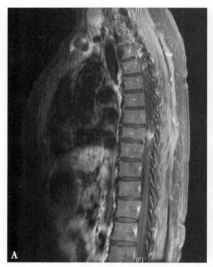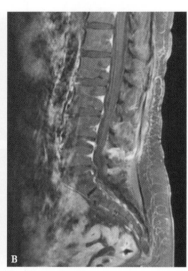

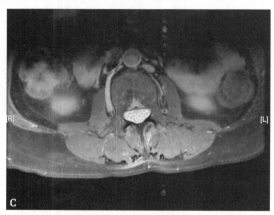

图 4-2-6　胸椎和腰骶椎 MRI（抗结核治疗 10 个月后复查）
A. 胸椎增强 MRI 提示 $T_{8\sim9}$ 椎间水平脊髓水肿，髓外脊膜异常强化。B、C. 腰骶椎增强 MRI 提示腰骶神经根表面轻度强化；椎旁软组织强化。

【小结和要点】

结核性脊髓神经根病是被较少报道的一种中枢神经系统结核病。此病例亚急性起病及进展，表现为神经根受累的下运动神经元性瘫痪、神经根性感觉症状、膀胱括约肌功能障碍，感觉异常等症状。脑脊液检查与结核性脑膜炎相似，蛋白明显增高，可能由于脑脊液梗阻引起。磁共振上可见腰骶神经根增粗和胸段脊髓变形，增强扫描对病变发现更敏感，主要表现为神经根结节状、线样增强，T-SPOT.TB（+），经过抗结核治疗后脑脊液逐渐恢复正常，影像学神经根病变消退，提示治疗有效，也证实了诊断。

最终诊断：结核性脊髓神经根病。

（冯新红）

六、臂丛下干病变

【病例 4-2-7】

【病历摘要】

女性，30 岁，右手萎缩力弱、右前臂麻木 1 年。

患者 1 年前偶然发现右手大鱼际肌萎缩，右手扎头发和拧瓶盖时轻微力弱，有时右手尺侧、右前臂尺侧有麻木感。为进一步诊治就诊。

神经系统体格检查发现：神清语利，对答切题。眼球活动不受限，舌肌未见萎缩和纤颤，脑神经未见异常。右手拇指外展 3 级，分并指 4 级，小指外展 3 级，伸指 4 级。左上肢及双下肢肌力 5 级，右侧 $C_8 \sim T_1$ 分布区自觉麻木，针刺觉大致对称。四肢腱反射对称活跃。病理反射未引出。叩击锁骨上区未引出 Tinel 征。

既往病史、个人史和家族史无特殊。

神经传导结果及肌电图结果见表 4-2-14 和表 4-2-15，神经传导图见图 4-2-7。

表 4-2-14　运动和感觉神经传导测定结果

运动神经	潜伏期 /ms	波幅 /mV	传导速度 /(m·s⁻¹)
右正中神经			
腕 - 拇短展肌	3.8	7.3（64%↓）	
肘 - 拇短展肌	8.4	7.3	51.4
腋 - 拇短展肌	10.3	7.2	53.6
Erb's 点 - 拇短展肌	13.5	8.8	
左正中神经			
腕 - 拇短展肌	3.2	19.8	
肘 - 拇短展肌	7.3	18.9	54.4
腋 - 拇短展肌	8.7	18.8	63.3
Erb's 点 - 拇短展肌	12.1	19.9	
右尺神经			
腕 - 小指展肌	3.1	8.8	
肘下 - 小指展肌	5.7	8.6	50.3
肘上 - 小指展肌	8.5	8.5	51.0
腋 - 小指展肌	10.1	8.3	60.8
Erb's 点 - 小指展肌	13.2	8.5	
左尺神经			
腕 - 小指展肌	3.1	10.7	
肘下 - 小指展肌	5.1	10.6	57.8
肘上 - 小指展肌	7.9	10.4	51.4
腋 - 小指展肌	9.0	10.2	78.9
Erb's 点 - 小指展肌	12.5	10.2	

续表

运动神经	潜伏期/ms	波幅/mV	传导速度/(m·s⁻¹)
右桡神经			
肘-伸指总肌	2.7	17.7	
桡神经沟上-伸指总肌	3.7	17.1	81.1

F波: 左正中神经出现率85%, 潜伏期21.9ms, 传导速度68.9m·s⁻¹

右正中神经F波未引出肯定波形

感觉神经	潜伏期/ms	波幅/μV	传导速度/(m·s⁻¹)
右正中神经			
拇指-腕	2.0	71	52.5
中指-腕	2.9	30	52.4
左正中神经			
拇指-腕	1.9	61	56.7
中指-腕	2.7	16	60.0
右尺神经			
小指-腕	2.2	9.7(较对侧低)	56.8
左尺神经			
小指-腕	2.1	25	57.1
右桡神经			
拇指-腕	1.2	45	62.0
左桡神经			
拇指-腕	1.5	38	61.6
右前臂内侧皮神经			
前臂内侧-肘		未引出肯定波形	
左前臂内侧皮神经			
前臂内侧-肘	1.9	7.5	67.6

表4-2-15 肌电图结果

肌肉	安静	MUP时限/ms	MUP波幅/μV	多相波/%	募集/mV
右小指展肌	正锐3+	15.9(35%↑)	1 837	17	混合相3.9
右拇短展肌	正锐4+	16.5(70%↑)	3 060	25	单纯相4.6
右伸指总肌	(—)	12.2(12%↑)	1 045	20	混合相3.5
左小指展肌	(—)	11.1(6%↑)	620	0	混合相3.8
右示指伸肌	正锐1+	—	—	—	单纯相3.0

【EMG结果分析】

患者运动神经传导提示右正中神经CMAP波幅降低,远端潜伏期和传导速度正常。感觉神经传导示右前臂内侧皮神经感觉动作电位未引出,右尺神经SNAP波幅较对侧降低。针电极肌电图提示右拇短展肌、小指展肌可见时限增宽和波幅增高的运动单位电位,伴自发电位,大力收缩募集减少;右示指伸肌大力收缩募集减少。提示右侧臂丛下干损害可能。

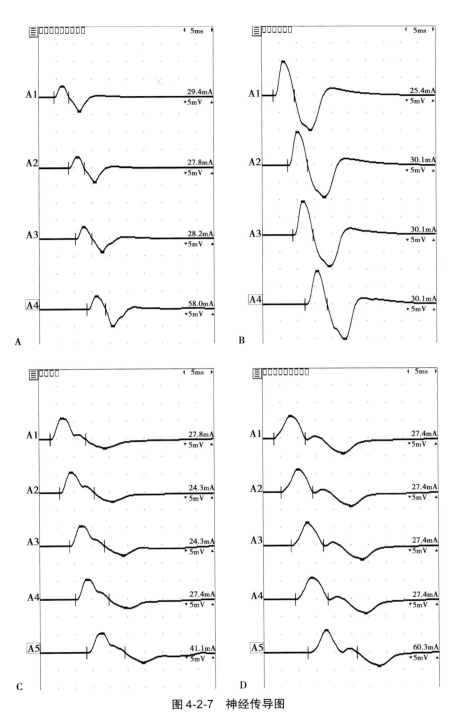

图 4-2-7 神经传导图

A. 右正中神经；B. 左正中神经；C. 右尺神经；D. 左尺神经。右正中神经 CMAP 波幅降低，远端潜伏期和传导速度正常。

【临床诊断思路】

（1）定位诊断：患者临床表现为隐匿起病，右手萎缩力弱，右前臂尺侧麻木。定位于神经根、臂丛或多发性单神经可能，结合肌电图及神经传导的测定，定位于右侧臂丛下干。

（2）定性诊断：该患者青壮年女性，慢性病程，临床表现臂丛下干受损的症状体征，其常见的原因有颈肋或连接 C_7 横突和第一肋的纤维带压迫等原因引起的胸廓出口综合征、外伤、放疗后迟发性臂丛损害、肿瘤或其他占位压迫、开胸手术后损伤等。该患者缺乏明确的外伤、肿瘤、放疗等因素，主要考虑局部结构性病变的可能。

（3）需要补充的检查：完善颈部 X 线片，可见右侧颈肋（图 4-2-8）。神经超声：双侧正中神经和尺神经横截面积（CSA）在正常范围，右侧臂丛中下干走行区可见低回声信号，骨性结构可能。

（4）讨论：患者临床表现右上肢麻木无力，神经根、臂丛或多发单神经均有可能，肌电图为定位提供了依据。患者右前臂内侧皮神经感觉传导异常，不支持神经根病变。若为多发性单神经病，患者右正中神经运动传导波幅降低，受累明显，通常感觉传导也应有异常，且感觉异常的部位应为右正中神经支配区，而患者右正中神经感觉传导正常，正中神经支配区也无感觉异常，而尺神经感觉传导 SNAP 波幅较对侧低，故不支持多发性单神经病。拇短展肌、骨间肌及小指展肌、前臂内侧皮神经和尺神经感觉支均为臂丛下干或内侧束支配范围。患者有右侧拇指外展、分并指、小指外展无

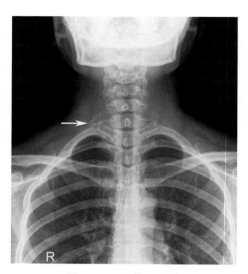

图 4-2-8　颈椎 X 线片
可见右侧颈肋（箭头）。

力，前臂内侧感觉减退，结合肌电图，考虑患者为右臂丛下干或内侧束病变可能。为了进一步区分，加做示指伸肌肌电图（桡神经 C_8 纤维，从下干入后索），亦有神经源性损害，进一步定位于臂丛下干。此外胸廓出口综合征，T_1 纤维更容易受累，而大鱼际肌更多受 T_1 支配，小鱼际肌更多受 C_8 支配，故大鱼际肌的无力和萎缩通常更明显。

【小结和要点】

患者隐匿起病的右上肢麻木无力，结合临床表现、神经传导和针电极肌电图的检测，定位于右侧臂丛下干，颈椎 X 线片提示右侧颈肋。临床及电生理的定位作用是关键。

最终诊断：右侧臂丛下干损害（右侧颈肋）。

（牛婧雯）

七、特发性臂丛神经炎

【病例 4-2-8】

【病历摘要】

患者，女性，50 岁，主因右上肢疼痛无力 2 周就诊。

2019 年 10 月 11 日患者夜间睡眠中突然出现右肩胛部剧烈针扎样疼痛，视觉模拟评分（visual analogue scale，VAS）9 分，疼痛持续约 40min 后出现右上肢无力，不能抬举上肢，不

能屈肘，伸肘力弱，右手活动可，肉眼可见右侧三角肌局部肌肉跳动，屈肘、屈腕姿势时疼痛可稍减轻，无上肢放射性疼痛和肢体麻木。次日 VAS 8 分左右，不能完成梳头、拧毛巾等动作，手指活动不受限。患者病后因疼痛影响睡眠。

神经系统体格检查发现：神清语利，高级皮层功能未见异常，脑神经未见异常。右上臂平举、外展肌力 0 级，伸肘肌力 4 级，屈肘肌力 2 级，前臂旋前肌力 3 级，右侧拇指对掌肌力 5⁻ 级，分并指肌力 5⁻ 级，手腕及手指屈曲活动基本正常，肌张力无异常，未见肌肉萎缩；右侧肱二头肌、桡骨膜反射消失，肱三头肌反射正常，左上肢及双下肢肌力反射正常，深浅感觉正常。四肢病理反射未引出。

既往史无特殊。否认外伤、疫苗注射及近期感染史。

神经传导及肌电图结果见表 4-2-16 和表 4-2-17。

表 4-2-16　运动和感觉神经传导测定结果

运动神经	潜伏期 /ms	波幅 /mV	传导速度 /(m·s⁻¹)
右正中神经			
腕 - 拇短展肌	3.3	17.7	
肘 - 拇短展肌	7.0	17.8	56.6
左正中神经			
腕 - 拇短展肌	3.3	14.4	
肘 - 拇短展肌	7.0	14.3	54.5
右尺神经			
腕 - 小指展肌	2.4	9.7	
肘下 - 小指展肌	5.5	9.6	53.4
肘上 - 小指展肌	8.5	9.5	55.6
左尺神经			
腕 - 小指展肌	2.2	16.3	
肘下 - 小指展肌	5.6	16.2	57.1
肘上 - 小指展肌	8.6	16.3	59.3
右桡神经			
肘 - 示指伸肌	2.8	7.1	
桡神经沟下 - 示指伸肌	4.5	7.8	70.5
左桡神经			
肘 - 示指伸肌	3.9	11.3	
桡神经沟下 - 示指伸肌	4.7	11.2	68.1
右肌皮神经			
Erb's 点 - 肱二头肌	5.1（6%↑）	0.2（较对侧98%↓）	
左肌皮神经			
Erb's 点 - 肱二头肌	4.0	12.4	
右腋神经			
Erb's 点 - 三角肌	10.2（132%↑）	0.6（较对侧93%↓）	

续表

运动神经	潜伏期/ms	波幅/mV	传导速度/(m·s⁻¹)
左腋神经			
Erb's 点 - 三角肌	3.9	11.3	
右肩胛上神经			
Erb's 点 - 冈上肌	2.7	1.2(较对侧 86.8%↓)	
Erb's 点 - 冈下肌	3.0	1.9(较对侧 75.9%↓)	
左肩胛上神经			
Erb's 点 - 冈上肌	2.1	9.1	
Erb's 点 - 冈下肌	2.5	7.9	
右胸长神经			
腋中线 - 前锯肌	5.8(45%↑)	0.06(较对侧 85%↓)	
左胸长神经			
腋中线 - 前锯肌	4.0	0.4	

F 波：右正中神经出现率 85%，潜伏期 25.6ms

感觉神经	潜伏期/ms	波幅/μV	传导速度/(m·s⁻¹)
右正中神经			
拇指 - 腕	2.1	5.3(66%↓)	47.6
中指 - 腕	2.6	15.6	46.9
左正中神经			
拇指 - 腕	2.2	16.7	49.0
中指 - 腕	2.4	14.5	54.9
右尺神经			
小指 - 腕	1.7	9.9	57.4
左尺神经			
小指 - 腕	1.8	8.9	54.4
右桡神经			
拇指 - 腕	2.0	3.2(73%↓)	60
左桡神经			
拇指 - 腕	1.8	10.1	62.5
右前臂内侧皮神经			
前臂内侧 - 肘	2.3	9.5	57.6
左前臂内侧皮神经			
前臂内侧 - 肘	1.6	8.8	62.1
右前臂外侧皮神经			
前臂外侧 - 肘		未引出肯定波形	
左前臂外侧皮神经			
前臂外侧 - 肘	2.3	10.5	60.2

表 4-2-17　肌电图结果

肌肉	安静	MUP 时限 /ms	MUP 波幅 /μV	多相波 /%	募集 /mV
右冈上肌	（－）	—	—	—	—
右冈下肌	（－）	—	—	—	—
右三角肌	纤颤 2+ 正锐 3+	12.4（6%↑）	753	33.3	单纯相 2.0
右肱二头肌	纤颤 2+ 正锐 2+	无力收缩			
右肱三头肌	（－）	—	—	—	—
右肱桡肌	正锐 2+	—	—	—	—
右伸指总肌	（－）	10.6（1%↑）	692	10.0	干扰相 5.0
右拇短展肌	（－）	10.0（4%↓）	481	7.7	干扰相 2.0
右小指展肌	（－）	11.3（2%↑）	549	11.1	干扰相 3.0
左三角肌	（－）	12.4（6%↑）	551	30.0	干扰相 2.0
左肱二头肌	（－）	12.1（3%↑）	361	0.0	干扰相 2.0

【EMG 结果分析】

右侧肌皮神经、腋神经 CMAP 波幅明显降低；右侧肩胛上神经 CMAP 波幅较左侧明显降低；右侧前臂外侧皮神经未引出肯定波形，右正中神经、桡神经感觉波幅较对侧降低；右侧胸长神经较左侧潜伏期延长，波幅降低；右侧桡神经、尺神经和正中神经未见异常；多条近端神经运动和感觉异常，提示臂丛受累，臂丛上干分布区。右侧三角肌、肱二头肌、肱桡肌可见自发电位，右侧肱二头肌无力收缩，均在臂丛上干的不同神经支配区内，提示臂丛上干损伤。所检肌肉 MUP 时限及波幅未见明显增宽，与病程时间短有关。对侧左三角肌和肱二头肌未见异常。综上所述，提示右上肢神经源性损害，臂丛神经上干损伤。

【临床诊断思路】

（1）定位诊断：右上肢无力活动受限，近端为主，多条神经支配的肌肉受累，肌张力不高，腱反射消失，病理反射阴性，有剧烈疼痛的感觉症状，提示神经根或臂丛受累，多发性单神经病不能排除。神经传导和肌电图显示多条运动感觉神经受损，针电极肌电图提示多块肌肉神经源性损害，损害的肌肉及神经均分布在臂丛神经上干的范围内，结合患者临床症状考虑右侧臂丛上干受损可能性大。

（2）定性诊断：中老年女性，急性起病，肩胛部剧烈疼痛后出现上肢近端无力为主，病变局限于单侧上肢，受累范围在臂丛上干区域，否认外伤或感染因素，首先考虑特发性臂丛神经炎。患者无光敏、无皮疹及关节痛，需除外系统性免疫病及感染性疾病，完善臂丛、肩关节 MRI 检查等进行进一步的诊断和鉴别诊断。

（3）补充的检查：血常规及肝、肾功能正常。甲状腺功能正常，甲状腺球蛋白抗体 157.1kU/L（<15kU/L），甲状腺过氧化物酶抗体 >1 300.0kU/L（<28kU/L），血肌酸激酶正常。血清叶酸、维生素 B$_{12}$、Hcy 正常。血肿瘤标志物、感染、血免疫指标抗核抗体（ANA）、抗可溶性抗原抗体（ENA）、抗中性粒细胞胞质抗体（ANCA）正常。腰椎穿刺检查：腰穿压力 180mmH$_2$O，脑

脊液白细胞总数 1×10^6/L，葡萄糖 3.63mmol/L，总蛋白 538mg/L（150～450mg/L）。血及脑脊液抗 GM_1 抗体、抗 Hu-Yo-Ri 抗体、TORCH（－），脑脊液特异性寡克隆区带（－）。臂丛 MRI：右臂丛 $C_{5\sim6}$ 及上干增粗改变，符合臂丛神经炎；颈椎退变。神经超声检查：右侧肌皮神经起始段节段性神经水肿（图 4-2-9）。右肩关节 MRI：右肩周肌肉水肿，符合骨骼肌急性失神经支配表现。

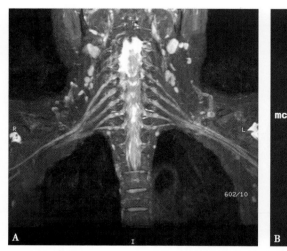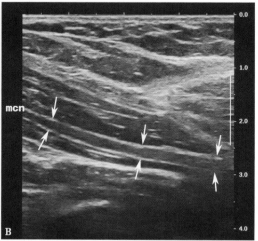

图 4-2-9　臂丛 MRI 及神经超声图

A. 臂丛 MRI，可见右臂丛 $C_{5\sim6}$ 及上干增粗；B. 臂丛神经超声，可见右侧肌皮神经起始段节段性神经水肿（箭头）。

（4）讨论：患者中老年女性，急性起病，右肩胛部疼痛后出现右上肢近端为主的无力，查体上肢近端肌力明显减退，但右手指及手腕肌力相对保留，未见明显的感觉缺失症状。患者肌力减退及疼痛不符合单根神经干支配区，定位诊断主要需鉴别神经根病变与神经丛病变。患者疼痛明显，颈肩部的牵拉痛不明显，肱三头肌反射保留，且无神经根支配区分布的感觉障碍，不支持神经根病变。肌电图提示臂丛上干为主的损害。考虑特发性臂丛神经炎，肌肉注射 B 族维生素，超声引导下局部神经阻滞止痛，康复锻炼，患者预后良好，6 个月后随访患者上肢肱二头肌肌力 4 级，余肢体肌力 5 级，可完成家务劳动。

【小结和要点】

特发性臂丛神经炎，也称为 Parsonage-Turner 综合征或神经痛性肌萎缩，是一种急性或亚急性起病的臂丛神经病变，通常有明显上肢近端疼痛，以及上肢肌肉无力萎缩。其临床可累及臂丛的任何神经，以臂丛上中干、胸长神经和／或肩胛上神经最常见，臂丛下干比较少见。肌电图检查能帮助定位，部分臂丛神经病影像学上表现为神经增粗或者沙漏样形态改变。臂丛神经炎目前尚无特效的治疗药物，皮质类固醇和／或丙种球蛋白治疗可能有效，总体预后良好，部分患者可能遗留一些神经功能受损体征。

最终诊断：特发性臂丛神经炎。

（冯新红）

八、创伤性臂丛神经损伤

【病例 4-2-9】

【病历摘要】

男，61 岁，左上肢无力麻木 1 个月。

患者于 1 个月前在运动中出现左侧肩关节脱位，第一次手法复位后感左手小指麻木感，左上肢活动无障碍，次日再次左肩关节脱位，再次复位后出现左腋下和上肢麻木伴上肢乏力感，尚可上抬上肢，可持物，无力症状逐渐加重。3 周前患者左肩不能上抬，左肘部不能伸直屈曲，左手完全不能活动，左下肢及右侧肢体活动无异常，无头晕、言语不清等，病前无发热，无疫苗注射等。

既往史和家族史无特殊。

神经系统体格检查发现：神清语利，脑神经未见异常，高级皮层功能未见异常。左上肢护具固定于胸壁，左上肢活动受限，肩部上举及外展 2 级，屈肘、伸肘 0 级，屈腕、伸腕 0 级，握力 0 级，拇背伸、外展 0 级，小指外展 0 级。左侧三角肌肌容积尚可，左侧肱二头肌、肱三头肌、第一骨间肌、大小鱼际肌明显萎缩。左侧肱二头肌反射、桡骨膜反射、肱三头肌反射未引出，左上臂及前臂针刺觉、音叉振动觉减退，内侧尤其明显。右上肢及双下肢肌力及反射正常，病理反射阴性。

神经传导及肌电图结果见表 4-2-18 和表 4-2-19。

表 4-2-18　运动和感觉神经传导测定结果

运动神经	潜伏期 /ms	波幅 /mV	传导速度 /(m·s⁻¹)
右正中神经			
腕 - 拇短展肌	3.4	14.7	
肘 - 拇短展肌	7.0	14.5	45.1
左正中神经			
腕 - 拇短展肌	4.5（24%↑）	0.3（98%↓）	
肘 - 拇短展肌	10.0	0.3（98%↓）	43.6
腋 - 拇短展肌	13.7	0.2（98%↓）	41.8
右尺神经			
腕 - 小指展肌	2.7	23.0	
肘下 - 小指展肌	5.6	22.5	42.3
肘上 - 小指展肌	8.5	22.1	42.2
左尺神经			
腕 - 小指展肌	2.7	1.3（93%↓）	
肘下 - 小指展肌	6.5	0.8（94%↓）	51.0
肘上 - 小指展肌	9.2	0.5（96%↓）	48.1
右桡神经			
肘 - 示指伸肌	3.8	12.3	
桡神经沟下 - 示指伸肌	5.3	11.5	74.6
左桡神经			
肘 - 示指伸肌	3.6	3.4（较对侧 75%↓）	
桡神经沟下 - 示指伸肌	5.5	3.6（较对侧 66%↓）	60.5

运动神经	潜伏期 /ms	波幅 /mV	传导速度 /(m·s⁻¹)
右肌皮神经 　Erb's 点 - 肱二头肌	4.3	13.6	
左肌皮神经 　Erb's 点 - 肱二头肌	4.4	0.5（较对侧 92%↓）	
右腋神经 　Erb's 点 - 三角肌	4.0	25.9	
左腋神经 　Erb's 点 - 三角肌	4.3	21.9	
右肩胛上神经 　Erb's 点 - 冈上肌 　Erb's 点 - 冈下肌	2.2 3.3	14.8 19.4	
左肩胛上神经 　Erb's 点 - 冈上肌 　Erb's 点 - 冈下肌	2.7 2.7	11.5 12.3	
右胸长神经 　腋中线 - 前锯肌	3.3	3.4	
左胸长神经 　腋中线 - 前锯肌	3.8	2.8	

F 波：右正中神经出现率 95%，潜伏期 29.1ms

感觉神经	潜伏期 /ms	波幅 /μV	传导速度 /(m·s⁻¹)
右正中神经 　拇指 - 腕 　中指 - 腕	2.1 2.9	14.4 9.3	50.0 51.1
左正中神经 　拇指 - 腕 　中指 - 腕		未引出肯定波形 未引出肯定波形	
右尺神经 　小指 - 腕	2.2	15.7	47.4
左尺神经 　小指 - 腕	2.5	1.5（92%↓）	46.8
右桡浅神经 　拇指 - 腕	2.6	11.6	47.3
左桡浅神经 　拇指 - 腕	2.3	5.2（84%↓）	53.9
右前臂内侧皮神经 　前臂内侧 - 肘	2.5	6.0	61.2
左前臂内侧皮神经 　前臂内侧 - 肘		未引出肯定波形	
右前臂外侧皮神经 　前臂外侧 - 肘	1.2	28.8	
左前臂外侧皮神经 　前臂外侧 - 肘		未引出肯定波形	

表 4-2-19　肌电图结果

肌肉	安静	MUP 时限 /ms	MUP 波幅 /μV	多相波 /%	募集 /mV
左拇短展肌	纤颤 2+ 正锐 2+		无力收缩		
左小指展肌	纤颤 1+ 正锐 1+		无力收缩		
左伸指总肌	正锐 4+		无力收缩		
左肱桡肌	纤颤 1+ 正锐 3+		无力收缩		
左肱二头肌	正锐 4+		无力收缩		
左肱三头肌	纤颤 2+ 正锐 3+		无力收缩		
右三角肌	(−)	13.5（13%↑）	444	0.0	混合相 4.0
左冈上肌	(−)	—	—	—	—
左冈下肌	(−)	—	—	—	—

【EMG 结果分析】

左正中神经 CMAP 波幅明显降低；左尺神经、桡神经和肌皮神经 CMAP 波幅降低，传导速度正常。左正中神经 SNAP 未引出肯定波形；左侧尺神经 SNAP 及左桡浅神经 SNAP 波幅降低；左侧前臂内、外侧皮神经 SNAP 均未引出。左侧腋神经、肩胛上神经及胸长神经均未见异常，多条神经受累，提示臂丛病变，而近端神经根和神经干的神经分支正常。神经传导提示病变在锁骨下，臂丛外侧索、内侧索及部分后索或者周围神经分支。针电极肌电图左侧拇短展肌（正中神经）、小指展肌（尺神经）、伸指总肌（桡神经）、肱二头肌（肌皮神经）、肱三头肌及肱桡肌（桡神经）可见异常自发电位，肌肉无力收缩，三角肌、冈上肌、冈下肌未见异常，提示损害部位在臂丛锁骨下部，以轴索损害为主。左侧正中神经远端潜伏期有延长，可能与 CMAP 波幅过低，传导速度快的粗大神经纤维丢失较多或因波幅太低导致测定准确性下降有关。

【临床诊断思路】

（1）定位诊断：左上肢活动障碍，手部、腕部及肘部完全不能活动，腱反射减低，无病理反射，定位于下运动神经，前角、前根、臂丛及周围神经均有可能，病变范围较广，超出单神经的范围，左上臂及前臂针刺觉减退，提示根或丛的病变。神经传导提示上肢感觉神经异常，病变位于脊神经节以远，即神经丛病变，肌电图提示的神经肌肉受累的范围也符合臂丛神经的分布。

（2）定性诊断：患者老年男性，急性病程，病前明确的运动中肩关节脱位并 2 次复位，有臂丛牵拉史，肢体无力局限于左上肢，远端较近端更严重的功能障碍，考虑外伤相关的臂丛神经损伤。需要进一步评估臂丛神经损伤的范围和严重程度，是否合并根撕脱，即节前损伤；是否合并左肩关节结构损伤。

（3）需要补充的检查：臂丛、肩关节及前臂神经 MRI 检查提示左侧锁骨以下各臂丛神经及其终支可见增粗、信号略增高,各神经均未见连续性中断或串珠样变(图4-2-10)。左侧球窝关节脱位后改变,目前呈向上、向前半脱位,慢性巨大全层撕裂(冈上肌腱和冈下肌腱全层撕裂),肱二头肌长头肌腱撕裂。神经超声示左侧臂丛神经前束牵拉型损伤,神经纤维未完全断裂。血常规肝肾功能、红细胞沉降率、甲状腺功能正常,血同型半胱氨酸、糖化血红蛋白未见明显异常,维生素 B_{12} >2 000.0ng/L(187~883ng/L),叶酸 3.9μg/L。

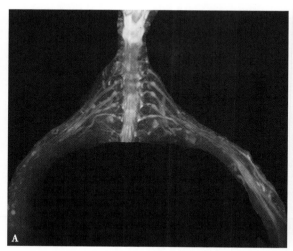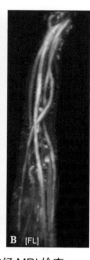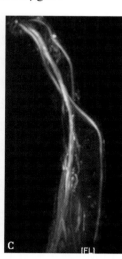

图 4-2-10 臂丛及周围神经 MRI 检查

A. 臂丛;B. 肩关节;C. 前臂神经。

(4)讨论:本例患者病前有左侧臂丛的牵拉病史,随后出现了明显的左上肢功能障碍,肘关节、腕关节以及手功能明显丧失。肌电图检查提示臂丛损伤在脊神经节以远,锁骨下部,神经束及周围神经分支的位置,左上肢运动神经传导均可引出,提示神经通路的连续性存在,臂丛 MRI 也从神经形态上证实臂丛神经的连续性,无根撕脱,指导临床该患者可内科药物保守治疗加康复锻炼,暂且不需要外科干预。

【小结和要点】

本病例有肩关节脱位,复位后出现上肢无力和感觉障碍,肌电图检查提示臂丛损伤,经过局部影像学检查除外了占位,实验室检查未见免疫或感染性病因,考虑外伤性臂丛神经病。外伤性臂丛神经可累及臂丛上干,也可累及臂丛下干或者全臂丛,肌电图、神经超声以及磁共振可评估臂丛神经损伤的位置、程度,神经是否完全断裂,是否形成创伤性神经瘤,为下一步的治疗方案提供依据。

最终诊断:创伤性臂丛神经损伤。

(冯新红)

九、放射性臂丛神经病

【病例 4-2-10】

【病历摘要】

女,56 岁,右上肢麻木无力萎缩 5 年余,左手麻木无力半年。

患者 5 年前(2010 年初)无明显诱因出现右手小指麻木,1 个月后发现右手背虎口区肌肉萎缩,此后麻木感逐渐累及右手环指尺侧半,同时发现右上肢尺侧半皮肤均出现麻木感,未诊治。3年前(2012年),患者觉右手抓握力弱,拧瓶盖及毛巾费力,症状缓慢加重。1年前(2014年初)患者右手手指不能屈曲,右上肢抬举及外展稍费力。外院查肿瘤标志物、自身免疫抗体、C反应蛋白及红细胞沉降率均未见异常,泪膜破裂时间试验阳性,诊断考虑"干燥综合征"。给予甲泼尼龙4mg,每天1次;白芍总苷,每天2次,每次0.6g;羟氯喹200mg,1天1次及B族维生素营养神经治疗1个月,因无效停药。右上肢无力症状持续缓慢加重。

既往史:18年前右侧乳腺癌切除术及术后放疗30余次(具体不详);诊断"胃炎"十余年,间断口服药物(不详)。

神经系统体格检查发现:神清语利,脑神经检查未见异常,右上肢近端肌力4级,屈肘肌力5⁻级,伸肘肌力4级,伸腕屈腕肌力3级,右手握力0级,右侧分指、并指、对指肌力1级。左上肢及双下肢肌力5级,右上肢腱反射未引出,右侧冈上肌、冈下肌、三角肌、肱二头肌轻度萎缩,右侧第一骨间肌明显萎缩,右侧大小鱼际肌、蚓状肌中度萎缩;右上肢肌张力低。右上肢上臂及前臂内侧针刺觉减退,右手针刺觉、音叉振动觉、关节位置觉明显减退,以右手小指及环指尺侧为著;双侧桡动脉搏动正常对称。左上肢及双下肢肌力正常,腱反射均可引出,病理反射未引出。

神经传导及肌电图结果见表4-2-20和表4-2-21。

表4-2-20 运动和感觉神经传导测定结果

运动神经	潜伏期/ms	波幅/mV	传导速度/(m·s⁻¹)
右正中神经			
腕-拇短展肌	7.1(109%↑)	0.4(98%↓)	
肘-拇短展肌	11.1	0.4(98%↓)	43.2
左正中神经			
腕-拇短展肌	2.7	9.7	
肘-拇短展肌	8.3	8.4	53.5
右尺神经			
腕-小指展肌		未引出肯定波形	
左尺神经			
腕-小指展肌	1.9	10.6	
肘下-小指展肌	5.1	10.4	58.1
肘上-小指展肌	7.2	10.4	52.3
右桡神经			
肘-示指伸肌	2.9	5.1	
桡神经沟下-示指伸肌	5.0	5.0	57.1
左桡神经			
肘-示指伸肌	2.8	7.1	
桡神经沟下-示指伸肌	7.5	9.1	60.3
右肌皮神经			
Erb's点-肱二头肌	4.9	9.3	
左肌皮神经			
Erb's点-肱二头肌	4.2	10.8	

续表

运动神经	潜伏期 /ms	波幅 /mV	传导速度 /(m·s⁻¹)
右腋神经			
Erb's 点 - 三角肌	4.0	10.3	
左腋神经			
Erb's 点 - 三角肌	3.7	12.4	

F 波：右正中神经出现率 85%，潜伏期 25.6ms

感觉神经	潜伏期 /ms	波幅 /μV	传导速度 /(m·s⁻¹)
右正中神经			
拇指 - 腕	2.3	12.5	38.4（27%↓）
中指 - 腕	2.9	0.9（95%↓）	43.7（23%↓）
左正中神经			
拇指 - 腕	1.4	13.1	69.8
中指 - 腕	1.8	9.3	69.1
右尺神经			
小指 - 腕		未引出肯定波形	
左尺神经			
小指 - 腕	1.8	17.4	62.7
右桡神经			
拇指 - 腕	2.0	11.1	51.2
左桡神经			
拇指 - 腕	1.8	10.1	52.3
右前臂内侧皮神经			
前臂内侧 - 肘		未引出肯定波形	
左前臂内侧皮神经			
前臂内侧 - 肘	2.7	4.2	59.3

表 4-2-21 肌电图结果

肌肉	安静	MUP 时限 /ms	MUP 波幅 /μV	多相波 /%	募集 /mV
右拇短展肌	纤颤 1+ 正锐 1+		无力收缩		
右第一骨间肌	纤颤 1+ 正锐 1+		无力收缩		
右小指展肌	纤颤 1+ 正锐 1+		无力收缩		
右伸指总肌	纤颤 1+ 正锐 3+ 可见肌颤搐	16.1（34%↑）	1 513	50	单纯相 8.6
右肱二头肌	（-）	13.2（10%↑）	780	21	混合相 2.1
右三角肌	（-）	12.7（9%↑）	680	15	混合相 2.3
左小指展肌	（-）	10.8（4%↓）	684	25.0	干扰相 4.0
左胫骨前肌	（-）	13.9（2%↑）	715	26.3	干扰相 3.5

【EMG 结果分析】

神经传导显示右侧正中神经 CMAP 波幅降低，感觉神经中指 SNAP 波幅降低；右侧尺神经运动和感觉神经未引出肯定波形；右侧桡神经 CMAP 波幅较左侧降低，但仍在正常范围内。提示可能的损伤位置在右侧近端臂丛，累及中、下干。针电极肌电图显示右侧拇短展肌（正中神经）、小指展肌（尺神经）可见异常自发电位，肌肉无力收缩，伸指总肌（桡神经）可见自发电位及肌颤搐放电，募集为单纯项。肌电图显示右上肢多条神经，多个节段肌肉表现为神经源性损害，以臂丛神经中、下干为主，轴索损害为著。患者左上肢感觉运动神经，针电极肌电图均正常。提示疾病局限在右上肢。

【临床诊断思路】

（1）定位诊断：右上肢无力，远端手部无力为主，肌张力低，腱反射未引出，病理反射阴性，同时伴有右肘以下针刺觉、音叉振动觉、关节位置觉减退，以右手小指及环指尺侧为著，定位于右上肢周围神经损伤，为多节段神经根或臂丛范围，结合肌电图和神经传导感觉神经异常定位于臂丛神经损伤，中、下干为主。

（2）定性诊断：患者中老年女性，隐匿起病，缓慢进展，以手部无力萎缩为主的臂丛中、下干病变。既往明确的乳腺癌放疗病史，考虑放射性臂丛神经损伤可能性大。要进一步鉴别肿瘤复发压迫、代谢中毒性、系统免疫性及感染性等。

（3）补充的检查：血常规，肝肾功能正常，甲状腺功能正常，血肿瘤标志物正常，血免疫指标抗核抗体（ANA）、抗可溶性抗原抗体（ENA）、抗中性粒细胞胞质抗体（ANCA）正常，血清蛋白电泳、免疫固定电泳（-）；血抗中性粒细胞胞质抗体（ANCA），血清叶酸、维生素 B_{12} 及 Hcy 正常。血传染病四项、抗莱姆病抗体、ACE 正常。腰椎穿刺检查：腰穿压力 200mmH$_2$O，脑脊液白细胞总数 2×10^6/L，多核细胞 50%，单核细胞 50%。脑脊液生化：葡萄糖 3.08mmol/L，氯化物 118mmol/L，蛋白质 0.447g/L；免疫球蛋白总量 <1.4mg/L。脑脊液细胞学、OB、抗 GM$_1$ 抗体（-）；脑脊液髓鞘碱性蛋白轻度升高。臂丛超声提示右侧臂丛神经主干及主要分支增粗并纤维化，右侧肌皮神经多发瘤样结节（图 4-2-11A、图 4-2-11B）。双侧臂丛 MRI 平扫：右侧臂丛干、股、束段神经聚集，神经周围呈异常软组织袖状包绕改变，信号异常。双侧臂丛 MRI 增强提示右侧臂丛呈轻度神经周围弥漫性强化。

（4）讨论：本例患者肢体无力萎缩局限在右侧上肢，病程 5 年，进行性加重，18 年前乳腺癌放疗病史，免疫、代谢、肿瘤指标未见异常，外院 PET/CT 除外臂丛局部肿瘤转移，脑脊液无蛋白细胞分离，除外感染、炎症、系统免疫病及肿瘤压迫性病变。肌电图可见右侧上肢多根神经病变，运动感觉均累及，伸指总肌可见肌颤搐电位，肌颤搐电位常出现在放射性臂丛神经损害当中。臂丛 MRI 及超声检查均可见臂丛结构筛孔状神经纤维化改变，相对缓慢且不可逆，支持放射性损伤的诊断。

【小结和要点】

放射性臂丛神经病常见于乳腺、肺尖、头颈部位的肿瘤患者，是受高剂量放射治疗后导致的臂丛神经功能障碍。有报道潜伏期从 3 个月到 30 年不等，但多数潜伏期 1～2 年，为慢性进展不可逆性疾病。上干受累常见，Horner 综合征不常见，临床症状：早期感觉减退、感觉异常，疼痛可见，程度多不重；随病情进展出现肌无力及萎缩，严重者可致上肢瘫痪。要与肿瘤局部转移相鉴别。肌电图发现肌颤搐电位有利于诊断，神经 MRI、超声可发现神经纤维化表现，PET/CT 有利于和肿瘤鉴别。

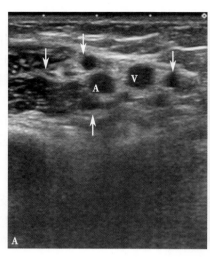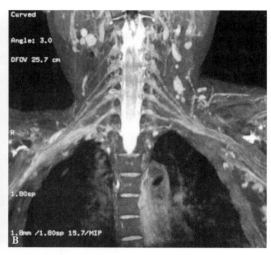

图 4-2-11 臂丛神经超声与臂丛 MRI 检查

A. 臂丛神经超声，其中"A"代表的是动脉，"V"代表的是静脉；图中箭头处指的是臂丛神经，可见臂丛神经主干及主要分支增粗并纤维化；B. 臂丛 MRI，右侧臂丛干、股、束段神经聚集，神经周围呈异常软组织袖状包绕改变，信号异常。

最终诊断：右侧放射性臂丛神经损伤。

（冯新红）

十、臂丛神经恶性肿瘤

【病例 4-2-11】

【病历摘要】

女，34 岁，左上肢疼痛伴无力 1 年余，加重 3 周。

患者 1 年余（2019 年）前无明显诱因出现左侧肩胛骨、左侧拇指、示指、虎口间断疼痛，为针刺样疼痛，视觉模拟评分（VAS）4～5 分，每次发作持续几秒钟，每天发作数次，多在夜间发作，伴左手大拇指持续性麻木，未诊治。6 个月前上述症状较前加重，VAS 6～7 分，疼痛频率增加，伴示指麻木、中指轻度麻木，为持续性，不能平卧入睡；3 周前症状较前加重，左手臂无法抬起，左肩胛至手指疼痛加重，疼痛发作时间延长至每次数分钟。

既往史：2013 年行乳腺癌保乳术并规范放疗和化疗，应用戈舍瑞林。目前规律服用枸橼酸他莫昔芬片 10mg，每天 1 次口服。

神经系统体格检查发现：神清语利，高级皮层功能未见异常，脑神经未见异常。左上肢活动明显受限，肩部不能上抬、前举，旋前、旋后肌力 2 级，屈肘、屈腕 2 级，伸肘、伸腕 3⁺级，握力 4⁻级，拇指背伸、外展 3 级，小指外展 3 级。左侧冈上肌、冈下肌萎缩，左侧肱二头肌、肱三头肌及前臂肌肉欠饱满。左侧肱二头肌、桡骨膜反射未引出，左桡侧三个手指针刺觉减退，右上肢及双下肢肌力反射正常，深浅感觉正常。四肢病理反射未引出。

神经传导及肌电图结果见表 4-2-22 和表 4-2-23。

表 4-2-22 运动和感觉神经传导测定结果

运动神经	潜伏期 /ms	波幅 /mV	传导速度 /(m·s⁻¹)
右正中神经			
腕 - 拇短展肌	2.1	16.8	
肘 - 拇短展肌	6.8	16.5	54
左正中神经			
腕 - 拇短展肌	2.0	11.6	
肘 - 拇短展肌	7.0	11.5	53.6
右尺神经			
腕 - 小指展肌	2.0	15.6	
肘下 - 拇短展肌	5.5	15.4	51.7
肘上 - 拇短展肌	8.4	15.3	50.0
左尺神经			
腕 - 小指展肌	2.1	11.6	
肘下 - 拇短展肌	5.6	11.6	52.7
肘上 - 拇短展肌	8.5	11.5	51.0
右桡神经			
肘 - 示指伸肌	3.5	9.8	
桡神经沟下 - 示指伸肌	4.8	9.8	54.6
左桡神经			
肘 - 示指伸肌	2.8	4.3（60%↓）	
桡神经沟下 - 示指伸肌	4.2	4.0（70%↓）	61.4
右肌皮神经			
Erb's 点 - 肱二头肌	3.6	9.2	
左肌皮神经			
Erb's 点肱二头肌	3.9	4.4（较对侧 66%↓）	
右腋神经			
Erb's 点 - 三角肌	3.0	17.2	
左腋神经			
Erb's 点 - 三角肌	3.1	4.9（较对侧 66%↓）	
右肩胛上神经			
Erb's 点 - 冈上肌	2.0	8.3	
Erb's 点 - 冈下肌	2.1	9.1	
左肩胛上神经			
Erb's 点 - 冈上肌	2.8	1.8（较对侧 78.3%↓）	
Erb's 点 - 冈下肌	4.1	1.5（较对侧 83.5%↓）	
右胸长神经			
腋中线 - 前锯肌	3.3	5.3	
左胸长神经			
腋中线 - 前锯肌	4.6	1.2（较对侧 77.3%↓）	

F 波：右正中神经出现率 80%，潜伏期 26.5ms

续表

感觉神经	潜伏期 /ms	波幅 /μV	传导速度 /(m·s⁻¹)
右正中神经			
拇指 - 腕	1.4	63.6	66.6
中指 - 腕	1.9	42.7	68.4
左正中神经			
拇指 - 腕	1.4	5.4（92%↓）	67.8
中指 - 腕	1.9	14.1	60.5
右尺神经			
小指 - 腕	1.7	21.2	61.5
左尺神经			
小指 - 腕	1.5	9.8（较对侧54%↓）	68.0
右桡神经			
拇指 - 腕	1.7	31.2	53.9
左桡神经			
拇指 - 腕	1.5	23.1	77.3
右前臂内侧皮神经			
前臂内侧 - 肘	1.8	9.5	61.2
左前臂内侧皮神经			
前臂内侧 - 肘	1.4	4.5（较对侧42%↓）	65.3
右前臂外侧皮神经			
前臂外侧 - 肘	1.9	13.4	56.3
左前臂外侧皮神经			
前臂外侧 - 肘		未引出肯定波形	

表 4-2-23　肌电图结果

肌肉	安静	MUP 时限 /ms	MUP 波幅 /μV	多相波 /%	募集 /mV
左冈上肌	正锐 3+	—	—	—	—
左冈下肌	正锐 3+	—	—	—	—
左三角肌	纤颤 4+ 正锐 4+ 可见 CRD	12.8（12%↑）	63	33.3	单纯 0.5
左肱二头肌	纤颤 4+ 正锐 4+ 可见 CRD		无力收缩		
左肱三头肌	（-）	—	—	—	—
左肱桡肌	纤颤 2+ 正锐 3+ 可见 CRD	—	—	—	—
左伸指总肌	纤颤 2+ 正锐 3+	11.7（15%↑）	626	31.3	单纯 1.3

续表

肌肉	安静	MUP 时限 /ms	MUP 波幅 /μV	多相波 /%	募集 /mV
左拇短展肌	纤颤 2+ 正锐 3+	10.5（6%↑）	56	0	干扰相 2.0
左小指展肌	纤颤 1+ 正锐 1+	13.1（25%↑）	669	41.2	单纯 1.1
右三角肌	（－）	11.8（4%↑）	611	0.0	干扰相 2.0

【EMG 结果分析】

神经传导显示左侧肌皮神经和腋神经 CMAP 波幅明显降低，左侧肩胛上神经冈上肌、冈下肌记录 CMAP 波幅较对侧降低，左侧桡神经 CMAP 波幅降低，左侧前臂外侧皮神经未引出，左侧正中神经拇指记录 SNAP 波幅明显降低，左侧尺神经 SNAP 波幅较右侧下降54%，前臂内侧皮神经感觉波幅较对侧降低 42%。右上肢运动神经和感觉神经均未见异常，左上肢近远端多根神经运动和感觉纤维受累，提示左侧臂丛神经损伤。针电极肌电图提示静息状态下左侧冈上肌、冈下肌、三角肌、肱二头肌、伸指总肌、肱桡肌、拇短展肌以及小指展肌可见大量自发电位，小指展肌 MUP 时限增宽，多相波增多，提示多条神经支配的肌肉神经源性损害，结合神经传导的测定符合左侧臂丛损伤，全臂丛累及，轴索损伤为著。

【临床诊断思路】

（1）定位诊断：左上肢活动障碍伴明显疼痛，肌萎缩，无病理反射，提示左上肢前根、臂丛及周围神经均可能。左侧上举费力、冈上肌、冈下肌萎缩，定位于左肩胛上神经；左侧肩外展无力、三角肌萎缩，定位在左腋神经（C₅）；左屈肘力弱，左肱二头肌萎缩，前臂旋后力弱（肱桡肌）腱反射未引出，定位于左肌皮神经（C₅~₆）；左桡侧三个半手指、虎口区麻木，定位在左桡神经、正中神经；拇指背屈、屈腕、屈肘无力，定位于正中神经和尺神经；综合来看，可定位于左侧臂丛神经病变，全臂丛受累。

（2）定性诊断：患者青年女性，慢性病程，进行性加重，既往乳腺癌病史明确，放化疗数年后出现左颈背部隐痛，伴左桡神经支配区疼痛麻木，病情进展加重，左上肢抬举、背屈活动明显受限。结合患者既往肿瘤病史及神经系统查体，目前考虑放疗后臂丛神经病变可能，予完善臂丛神经超声以及神经电生理检查进一步评估神经受累程度。同时也要排除局部肿瘤浸润等其他病因。患者乳腺癌术后 7 年，臂丛神经 MRI 检查提示局部异常增粗，不除外局部肿瘤再发转移，尽快完善臂丛神经增强 MRI 检查协助诊断，必要时完善 PET/CT 或局部病理活检。

（3）需要补充的检查：血常规，肝肾功能正常，血抗核抗体（ANA）、抗可溶性抗原抗体（ENA）、抗双链 DNA 抗体阴性，抗核抗体（ANA）弱阳性。血肿瘤标志物，鳞癌相关抗原2.1ng/ml（＜1.5ng/ml）；臂丛 MRI 可见左侧锁骨下区臂丛神经走行区内可见多发结节，能明确区分的两个结节直径分别约 16mm 和 11mm；左侧臂丛 C₅~₆ 根、上中下干、臂丛各股部分支均明显肿胀增粗，T₂WI 高信号，明显条状强化。右侧臂丛神经连续性好，未见明确增粗，信号未见增高。臂丛神经超声可见左侧臂丛神经根、干、股部分支均明显水肿增粗，其中以锁骨上窝段最为明显，局部增粗呈神经瘤样改变；左上臂神经超声可见左上臂部分神经束水肿（图 4-2-12）。

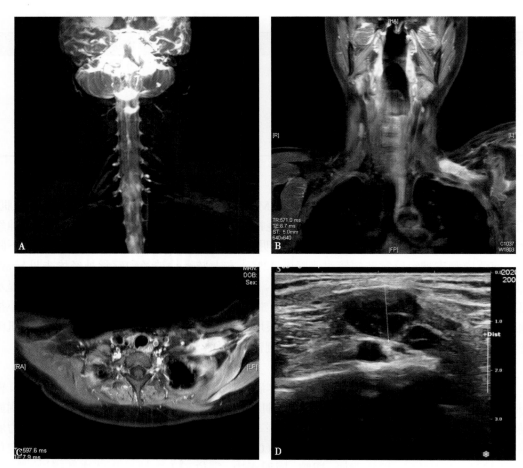

图 4-2-12　臂丛神经 MRI 和超声检查
A、B、C. 臂丛 MRI 检查；D. 神经超声检查。

（4）讨论：患者青年女性，隐匿起病，逐渐进展，左上肢疼痛作为首发症状，逐渐出现无力，影响上肢功能；既往 7 年前乳腺癌保乳术后常规足疗程放化疗，持续内分泌治疗，定期复诊未见肿瘤复发。MRI 检查发现左侧臂丛走行区根、干、股部明显增粗伴结节样增生，结合患者既往肿瘤治疗病史，考虑放疗后臂丛神经病变或者原肿瘤转移复发可能。放疗后臂丛神经损伤，MRI 检查所示结构上多以神经纤维化为主，与该患者所见不符。患者进一步PET 发现左侧臂丛走行区放射性摄取增高 SUV 24.4，累及长度 9.3cm，考虑肿瘤（图 4-2-13）。经神经活检证实为恶性外周神经鞘瘤，于外院行肿瘤切除术。

【小结和要点】

恶性外周神经鞘瘤是一种罕见的高度侵袭性的软组织肿瘤，大多数来源于神经纤维瘤病 1 型的恶变，少部分发病前有放射暴露。其临床和影像表现并无特异性，表现为迅速增大的肿块伴疼痛，可伴相应的运动和感觉的异常。诊断主要依靠病理。外科手术是唯一确定的有效治疗方法。该患者臂丛并非放疗后臂丛神经损伤，也非转移性原发肿瘤，提示临床医生，在病因讨论中，不能只局限于既往病史。

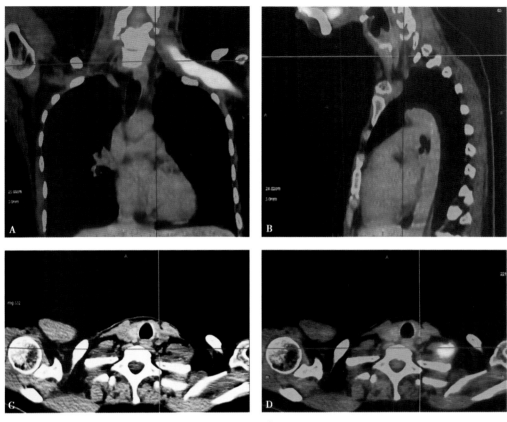

图 4-2-13　臂丛 PET

最终诊断：臂丛神经恶性肿瘤（外周神经鞘瘤）。

（冯新红）

第三节　周围神经病

一、急性炎性脱髓鞘性多发性神经病

【病例 4-3-1】急性炎性脱髓鞘性多发性神经病（AIDP）

【病历摘要】

男性，72 岁，四肢麻木 13 天，双下肢无力 9 天。

13 天前出现双手中指及双侧踇趾麻木，逐渐加重至双侧腕关节及膝关节以远麻木。9 天前出现双下肢无力，行走时拖沓步态，逐渐加重。病前无感冒、发热、腹泻。就诊于医院急诊。神经系统体格检查发现：双上肢近端肌力 5 级，远端肌力 4 级，双下肢近端 3$^+$ 级，远端 4 级。四肢远端针刺觉减退，双髋以下音叉振动觉减退。四肢腱反射消失，病理反射（−）。

既往病史、个人史和家族史无特殊。

第 1 次肌电图检测在起病后 13 天，神经传导及肌电图结果见表 4-3-1 和表 4-3-2；第 2 次检测在起病后 27 天，神经传导结果见表 4-3-3；神经传导波形见图 4-3-1、图 4-3-2。

表 4-3-1 长节段运动神经传导和感觉神经传导测定结果（第 1 次检测）

运动神经	潜伏期 /ms	波幅 /mV	面积 /（mV×ms）	时限 /ms	传导速度 /（m·s⁻¹）
右正中神经					
腕 - 拇短展肌	3.7	5.0（83%↓）	17.9	9.2	
肘 - 拇短展肌	8.8	4.0	14.9	9.6	44.1（27%↓）
腋 - 拇短展肌	10.8	3.6	14.9	13.5	49.5
左正中神经					
腕 - 拇短展肌	5.4（54%↑）	8.5	29.8	8.6	
肘 - 拇短展肌	10.0	7.8	28.9	9.4	46.7（22%↓）
腋 - 拇短展肌	12.6	7.4	25.0	9.0	53.0
右尺神经					
腕 - 小指展肌	2.9	8.2	28.2	11.1	
肘下 - 小指展肌	6.3	8.0	28.8	11.3	48.5（28%↓）
肘上 - 小指展肌	10.0	5.6（较肘下30%↓）	21.4	10.8	32.7（33%↓）
腋 - 小指展肌	11.7	4.9	19.0	11.0	52.9
左尺神经					
腕 - 小指展肌	3.2	6.7（60%↓）	24.5	10.3	
肘下 - 小指展肌	6.6	5.7	19.4	9.6	45.2（33%↓）
肘上 - 小指展肌	10.1	4.1（较肘下28%↓）	19.9	10.7	36.2（23%↓）
腋 - 小指展肌	12.4	3.4	14.2	10.4	43.9（22%↓）
右胫神经					
踝 - 踇展肌	5.8（49%↑）	2.3（82%↓）	11.3	15.9	
腘窝 - 踇展肌	17.0	1.4（较踝39%↓）	7.3	17.7	32.8（25%↓）
左胫神经					
踝 - 踇展肌	5.9（51%↑）	2.3（82%↓）	9.7	13.0	
腘窝 - 踇展肌	18.1	1.3（较踝43%↓）	5.5	17.8	29.5（33%↓）
右腓神经					
踝 - 趾短伸肌	6.9（119%↑）	1.2（79%↓）	3.1	8.5	
腓骨小头下 - 趾短伸肌	16.9	0.4（较踝67%↓）	1.1（较踝65%↓）	11.0（41%↑）	32.4（44%↓）
腓骨小头上 - 趾短伸肌	19.1	0.3	1.0	11.8	29.5（34%↓）
左腓神经					
踝 - 趾短伸肌	7.4（135%↑）	1.5（74%↓）	4.4	7.0	
腓骨小头下 - 趾短伸肌	17.9	0.6（较踝60%↓）	1.7（较踝61%↓）	7.0	30（48%↓）
腓骨小头上 - 趾短伸肌	20.8	0.5	1.1	6.1	20（55%↓）

F 波：右正中神经出现率 100%，潜伏期 29ms，传导速度 52m·s⁻¹

　右胫未引出肯定波形

续表

感觉神经	潜伏期 /ms	波幅 /μV
左正中神经		
拇指 - 腕	2.6	2.3（92%↓）
中指 - 腕	3.5	1.7（90%↓）
左尺神经		
小指 - 腕	3.3	1.3（93%↓）
左胫神经		
姆趾 - 踝	未引出肯定波形	
左腓神经		
踝 - 腓骨小头下	未引出肯定波形	

表 4-3-2　肌电图结果

肌肉	安静	MUP 时限 /ms	MUP 波幅 /μV	多相波 /%	募集 /mV
左胫骨前肌	正锐 4+	14.5（1%↓）	917	30	混合相 2.0
左小指展肌	纤颤 2+	—	—	—	混合相 3.5

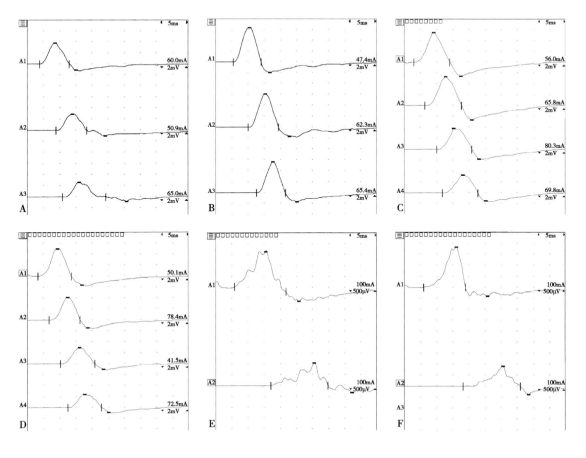

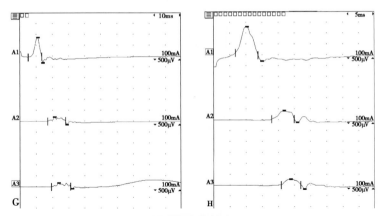

图 4-3-1 节段运动神经传导图（起病后 13 天）

可见右正中神经、左尺神经、双侧胫、腓神经运动传导波幅降低，双胫、腓神经、左正中神经运动传导远端潜伏期延长，双腓骨小头下 - 踝节段存在传导阻滞（右侧为可能的传导阻滞，左侧为传导阻滞）；右正中神经近端刺激 CMAP 波形离散。A．右正中神经；B．左正中神经；C．右尺神经；D．左尺神经；E．右胫神经；F．左胫神经；G．右腓神经；H．左腓神经。

表 4-3-3 长节段运动神经传导测定结果（第 2 次检测）

运动神经	潜伏期 /ms	波幅 /mV	面积 /（mV×ms）	时限 /ms	传导速度 /（m·s⁻¹）
右正中神经					
腕 - 拇短展肌	4.4（26%↑）	7.7	26.3	9.7	
肘 - 拇短展肌	9.4	7.0	24.9	10.8	47.2（21%↓）
腋 - 拇短展肌	12.5	7.2	27.5	12.3	38.3（25%↓）
左正中神经					
腕 - 拇短展肌	4.9（40%↑）	10.8	39.8	10.1	
肘 - 拇短展肌	9.5	10.2	38.9	10.7	47.1（21%↓）
腋 - 拇短展肌	12.0	9.7	37.4	11.0	48.4
右尺神经					
腕 - 小指展肌	4.3（59%↑）	10.0	30.2	9.0	
肘下 - 小指展肌	6.9	9.2	28.4	9.7	53.8
肘上 - 小指展肌	10.5	7.8	27.1	10.7	43.6
腋 - 小指展肌	12.5	6.7	22.5	10.0	43.0↓
左尺神经					
腕 - 小指展肌	4.3（59%↑）	11.0	32.5	8.5	
肘下 - 小指展肌	7.0	9.8	31.2	9.6	52.9
肘上 - 小指展肌	11.0	7.8（较肘下 20%↓）	29.4	10.9	37.7（23%↓）
腋 - 小指展肌	13.3	7.6	29.0	11.5	41.3（25%↓）
右胫神经					
踝 - 踇展肌	5.8（48%↑）	3.3（75%↓）	19.3	17.3	
腘窝 - 踇展肌	16.7	3.0	18.0	20.8	33.9（23%↓）

续表

运动神经	潜伏期/ms	波幅/mV	面积/（mV×ms）	时限/ms	传导速度/（m·s⁻¹）
左胫神经					
踝-踇展肌	5.4（38%↑）	3.7（72%↓）	17.2	13.9	
腘窝-踇展肌	17.2	1.9（49%↓）	12.2	16.4	30.5（31%↓）
右腓神经					
踝-趾短伸肌	5.2（65%↑）	3.3（42%↓）	12.2	9.7	
腓骨小头下-趾短伸肌	15.6	1.7（较踝48%↓）	6.6（46%↓）	10.7	27.9（51%↓）
腓骨小头上-趾短伸肌	17.9	1.7	6.1	11.8	26.9（40%↓）
左腓神经					
踝-趾短伸肌	7.3（132%↑）	3.7	10.7	7.9	
腓骨小头下-趾短伸肌	16.2	1.3（较踝65%↓）	5.5（49%↓）	12.9（63%↑）	32.9（43%↓）
腓骨小头上-趾短伸肌	18.5	1.5	7.7	12.4	30.4（42%↓）

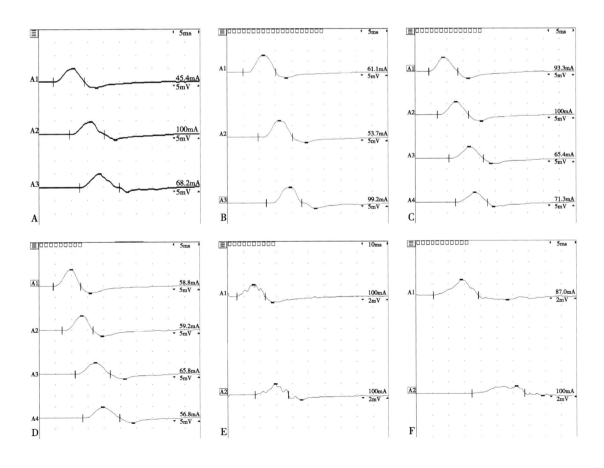

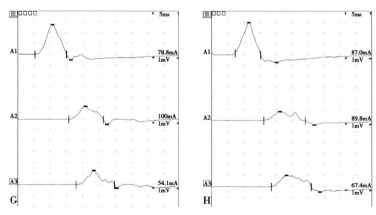

图 4-3-2 节段运动神经传导图（起病后 27 天）

可见上下肢运动传导波幅较前改善，仍有传导阻滞、左腓近端刺激波形离散。A. 右正中神经；B. 左正中神经；C. 右尺神经；D. 左尺神经；E. 右胫神经；F. 左胫神经；G. 右腓神经；H. 左腓神经。

【EMG 结果分析】

患者起病 13 天运动神经传导发现，上下肢运动神经传导速度减慢，双胫、腓神经、左正中神经运动传导远端潜伏期延长，双腓神经的腓骨小头下 - 踝节段存在传导阻滞（右侧为可能的传导阻滞，左侧为传导阻滞）；右正中神经近端刺激 CMAP 波形离散；右正中神经、左尺神经、双侧胫、腓神经运动传导波幅降低。右正中神经 F 波出现率、传导速度正常。感觉传导左正中神经、尺神经波幅降低，传导速度减慢，下肢未引出。针电极肌电图可见自发电位，运动单位改变不明显，提示周围神经髓鞘为主的损害。发病 14 天后复查运动神经传导，患者上下肢运动传导波幅有所改善，仍有运动传导速度减慢、远端潜伏期延长、传导阻滞、左腓神经近端刺激波形离散。

【临床诊断思路】

（1）定位诊断：患者临床表现为对称性的四肢麻木无力，手套袜套样的感觉减退，四肢腱反射消失，定位为多发性周围神经损害，感觉运动纤维均有受累。结合神经传导的测定，进一步定位，周围神经以髓鞘脱失为主。

（2）定性诊断：患者临床急性起病，进行性加重，临床表现为多发性感觉运动均受累的周围神经病，肌电图证实以脱髓鞘病变为主。急性起病的脱髓鞘性感觉运动性周围神经病中最常见的是急性炎性脱髓鞘性多发性神经病（AIDP），但是需要与其他原因引起的周围神经病相鉴别，包括药物中毒、砷化物中毒、正己烷中毒、副肿瘤综合征等。

（3）需要补充的检查：腰穿（起病 13 天）示脑脊液蛋白 0.99g/L。脑脊液常规示白细胞 4×10^6/L，血糖、糖化血红蛋白、甲状腺功能未见异常，肿瘤筛查未见异常。

腰穿后当天给予患者 IVIg，每天 0.4g/kg，5 天静脉滴注治疗，患者肢体无力、麻木逐渐改善，14 天后复查运动神经传导，波幅较前改善。2 个月后随诊，症状基本完全缓解，运动神经传导亦明显改善。

（4）讨论：急性起病的脱髓鞘性感觉运动性周围神经病，达峰时间小于 1 个月（本患者就诊时尚未达峰），脑脊液蛋白细胞分离，最常见的是 AIDP。需鉴别中毒、副肿瘤综合征、首次起病的急性起病的 CIDP（acute onset CIDP，A-CIDP）等疾病。患者无中毒、特殊药物服用史,肿瘤筛查无阳性发现,IVIg 治疗后症状明显缓解,均支持 AIDP 的诊断。在 AIDP 的诊断中,运动神经传导对于判断周围神经脱髓鞘病变发挥着重要作用,其判断异常的界值和 CIDP 相比有所不同,比如传导阻滞的诊断标准,近端波幅和远端比较下降 20% 以上,时限增宽小于 15%,即可认为存在传导阻滞,(1990 年 Asbury & Cornblath 诊断标准)传导速度和潜伏期的异常标准也与 CIDP 不同,这是由于二者鉴别诊断谱不同。AIDP 起病急,主要鉴别疾病包括重症肌无力、急性脊髓炎、周期性瘫痪等,只要运动神经传导出现异常,即可考虑周围神经出现了病变,而 CIDP 还需要与多种其他慢性周围神经病鉴别。需要考虑到波形离散的影响,而波形离散在一些轴索性周围神经病以及运动神经元疾病也可以出现,后者波形离散可能主要与运动单位重构以及快慢纤维不同程度丢失有关。感觉神经传导对于判断周围神经髓鞘病变也很敏感,但当疾病稍重时,容易引不出波形,则无法再用于判断轴索还是髓鞘病变。F 波由于涉及更长的运动传导通路,在疾病早期更敏感,有利于早期发现轻微病变。

【小结和要点】

患者急性起病进行性加重,经过神经传导的检测、脑脊液蛋白细胞分离均支持 AIDP 的诊断。该患者发病前无前驱感染史,无脑神经受累,需鉴别 A-CIDP,需长期随访,若有反复症状加重、复发需警惕 A-CIDP 的可能,A-CIDP 经 IVIg 治疗也可好转,但通常短期内即复发。对该患者进行 1 年的随访,未再复发。神经传导对于判断周围神经髓鞘病变至关重要,当证实为髓鞘病变时,有利于 AIDP 的诊断,当表现为轴索病变时,还需要与急性运动轴索性神经病(acute motor axonal neuropathy,AMAN)、急性运动感觉轴突性神经病(acute motor and sensory axonal neuropathy,AMSAN)以及其他轴索性周围神经病鉴别。

最终诊断:急性炎性脱髓鞘性多发性神经病(AIDP)。

(牛婧雯)

【病例 4-3-2】急性炎性脱髓鞘性多发性神经病(AIDP)

【病历摘要】

男性,36 岁,四肢麻木无力 1 周。

患者 1 周前出现双足尖麻木,未重视,麻木范围逐渐扩大,5 天前上升至双侧小腿,并出现双手指尖麻木,左侧明显。肢体麻木逐渐加重,出现双手温度觉异常,接触温水刺痛感,下肢麻木上升至双侧大腿。2 天前出现双下肢无力,蹲起困难。就诊当天出现右眼闭合无力,右侧口角漏水,双上肢轻度无力,遂就诊。患者病前 8 天咳嗽、发热,4 天后体温正常。

神经系统体格检查发现:双侧周围性面瘫,右侧明显。双上肢近端肌力 4$^+$ 级,远端 5 级。双下肢近端肌力 3 级,远端 4 级。双侧腕以下、踝以下针刺觉减退,双下肢远端音叉振动觉减退。双侧桡骨膜反射可引出,余四肢腱反射消失。病理反射未引出。

既往病史、个人史和家族史无特殊。

第 1 次肌电图检测在起病后 11 天,神经传导及肌电图结果见表 4-3-4 和表 4-3-5;第 2 次检测在起病后 49 天,神经传导结果见表 4-3-6。神经传导波形见图 4-3-3、图 4-3-4。

表 4-3-4　长节段运动神经和感觉神经传导测定结果（第 1 次检测）

运动神经	潜伏期 /ms	波幅 /mV	面积 /（mV×ms）	时限 /ms	传导速度 /（m·s⁻¹）
右正中神经					
腕 - 拇短展肌	4.4（38%↑）	9.5	26.3	8.1	
肘 - 拇短展肌	8.7	9.4	27.1	8.6	55.8
腋 - 拇短展肌	10.6	9.5	27.1	9.1	68.4
Erb's 点 - 拇短展肌	13.8	2.7（较腋 72%↓）	9.2（较腋 66%↓）	11.0（较腋 21%↑）	—
左正中神经					
腕 - 拇短展肌	3.8	10.3	32.8	9.0	
肘 - 拇短展肌	7.7	9.5	31.6	10.0	61.5
腋 - 拇短展肌	10.1	9.3	31.5	10.3	50.8
Erb's 点 - 拇短展肌	14.4	2.2（较腋 67%↓）	7.8（较腋 66%↓）	11.1	
右尺神经					
腕 - 小指展肌	2.7	15.8	36.8	8.1	
肘下 - 小指展肌	5.1	15.0	35.6	8.6	62.9
肘上 - 小指展肌	8.0	14.8	36.0	9.2	50.0
腋 - 小指展肌	9.7	14.1	33.8	9.4	70.5
Erb's 点 - 小指展肌	13.4	8.0（较腋 43%↓）	20.9（较腋 38%↓）	10.7	—
左尺神经					
腕 - 小指展肌	3.1	10.3	23.5	7.9	
肘下 - 小指展肌	5.5	10.3	24.9	8.5	60.4
肘上 - 小指展肌	8.3	9.9	24.9	9.1	58.9
腋 - 小指展肌	10.1	9.5	22.9	9.1	52.7
Erb's 点 - 小指展肌	13.7	6.8	17.4	10.2	—
右胫神经					
踝 - 踇展肌	4.2	9.7	25.9	11.3	
腘窝 - 踇展肌	14.5	6.1	20.3	12.8	41.8
左胫神经					
踝 - 踇展肌	4.8	11.2	32.7	10.3	
腘窝 - 踇展肌	14.5	7.7	25.6	12.3	42.2
右腓神经					
踝 - 趾短伸肌	7.0（122%↑）	6.2	18.1	10.4	
腓骨小头下 - 趾短伸肌	15.8	4.0	11.8	10.7	38.1
腓骨小头上 - 趾短伸肌	17.9	1.1（较腓骨小头下 73%↓）	5.8（较腓骨小头下 51%↓）	15.3（较腓骨小头下 43%↑）	33.3（26%↓）

续表

运动神经	潜伏期 /ms	波幅 /mV	面积 / （mV×ms）	时限 /ms	传导速度 / （m·s⁻¹）
左腓神经					
踝 - 趾短伸肌	6.0（90%↑）	10.7	27.2	9.6	
腓骨小头下 - 趾短伸肌	14.6	3.4（较踝 68%↓）	10.7（较踝 61%↓）	11.1（较踝 16%↑）	40.6
腓骨小头上 - 趾短伸肌	17.1	2.3	7.5	11.9	34.0（24%↓）

F 波：左正中神经出现率 100%，潜伏期 27.8ms，传导速度 59.2m·s⁻¹

感觉神经	潜伏期 /ms	波幅 /μV	传导速度 /（m·s⁻¹）
左正中神经			
拇指 - 腕	2.2	8.2（83%↓）	59.1
中指 - 腕	2.8	9.6	58.9
左尺神经			
小指 - 腕	2.9	3.7（81%↓）	46.6
右胫神经			
踇趾 - 踝		未引出肯定波形	
左胫神经			
踇趾 - 踝	6.3	0.5（82%↓）	32.3（26%↓）
右腓神经			
踝 - 腓骨小头下	6.3	2.1	54.7
左腓神经			
踝 - 腓骨小头下	6.7	2.1	50.0

表 4-3-5 肌电图结果

肌肉	安静	MUP 时限 /ms	MUP 波幅 /μV	多相波 /%	募集 /mV
左胫骨前肌	（－）	13.3（2%↑）	674	13	混合相 2.5
左小指展肌	正锐 1+	12.0（14%↑）	751	0	混合相 3.5

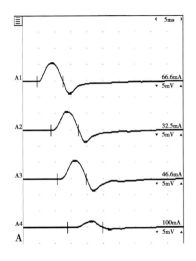

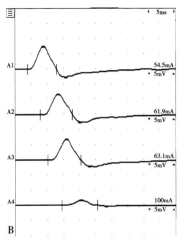

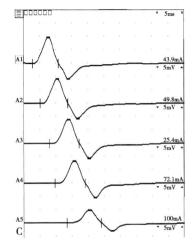

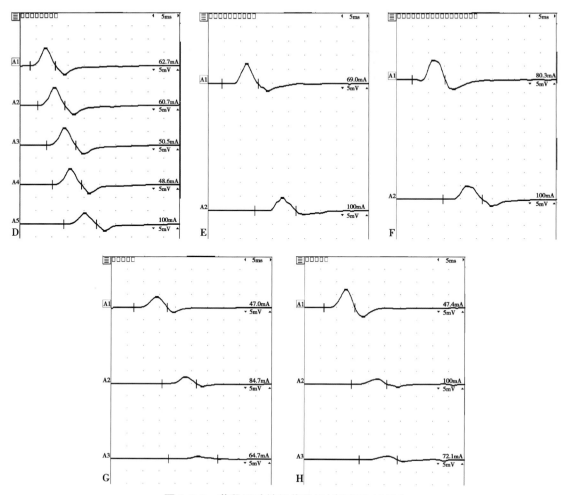

图 4-3-3 节段运动神经传导图（起病后 11 天）

双侧正中神经 Erb's 点刺激存在可能的传导阻滞，左腓骨小头下 - 踝、右腓骨小头上 - 下存在传导阻滞。A. 右正中神经；B. 左正中神经；C. 右尺神经；D. 左尺神经；E. 右胫神经；F. 左胫神经；G. 右腓神经；H. 左腓神经。

表 4-3-6 长节段运动神经传导测定结果（第 2 次检测）

运动神经	潜伏期 /ms	波幅 /mV	面积 /（mV×ms）	时限 /ms	传导速度 /（m·s⁻¹）
右正中神经					
腕 - 拇短展肌	4.3（34%↑）	19.6	42.3	6.9	
肘 - 拇短展肌	8.8	18.4	38.7	7.1	54.1
腋 - 拇短展肌	10.7	17.5	36.3	6.9	52.1
Erb's 点 - 拇短展肌	15.0	13.7	37.0	7.8	
左正中神经					
腕 - 拇短展肌	3.6	15.5	37.1	6.9	
肘 - 拇短展肌	7.9	14.9	35.0	7.1	56.0
腋 - 拇短展肌	10.0	14.8	36.6	7.4	56.6
Erb's 点 - 拇短展肌	14.1	12.7	33.1	6.8	

续表

运动神经	潜伏期/ms	波幅/mV	面积/(mV×ms)	时限/ms	传导速度/(m·s⁻¹)
右尺神经					
腕 - 小指展肌	2.8	20.0	38.6	6.3	
肘下 - 小指展肌	6.0	19.2	37.9	6.9	54.3
肘上 - 小指展肌	8.6	19.1	36.1	7.4	53.9
腋 - 小指展肌	10.0	19.0	36.0	7.7	56.4
Erb's 点 - 小指展肌	14.0	17.4	34.2	8.0	
左尺神经					
腕 - 小指展肌	2.7	17.2	34.8	6.4	
肘下 - 小指展肌	5.6	16.3	35.4	6.9	54.3
肘上 - 小指展肌	8.4	15.7	35.2	7.3	58.0
腋 - 小指展肌	9.8	15.1	35.7	7.9	59.2
Erb's 点 - 小指展肌	14.1	13.4	32.5	8.1	
右胫神经					
踝 - 姆展肌	4.1	19.5	32.5	6.6	
腘窝 - 姆展肌	13.3	12.6	25.2	7.8	48.0
左胫神经					
踝 - 姆展肌	4.2	21.3	33.3	7.3	
腘窝 - 姆展肌	12.3	15.9	30.9	9.6	50.8
右腓神经					
踝 - 趾短伸肌	4.7	11.1	22.4	6.5	
腓骨小头下 - 趾短伸肌	12.8	9.7	20.9	7.0	43.0
腓骨小头上 - 趾短伸肌	14.6	9.2	21.8	8.6	37.0
左腓神经					
踝 - 趾短伸肌	4.6	12.6	25.8	6.9	
腓骨小头下 - 趾短伸肌	12.8	11.1	24.8	7.3	41.4
腓骨小头上 - 趾短伸肌	15.1	11.1	25.2	7.4	35.8(20%↓)

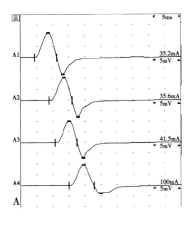
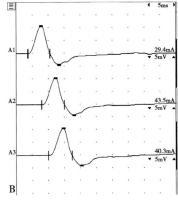
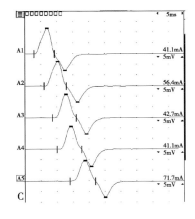

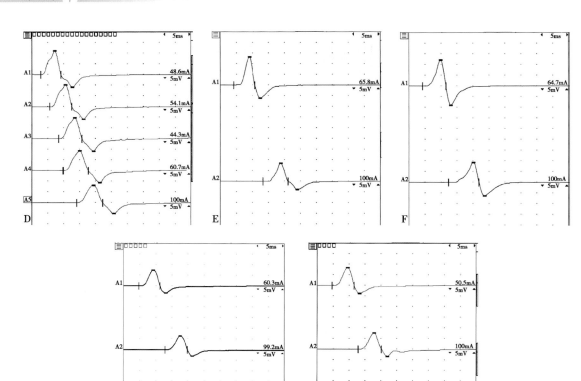

图 4-3-4 节段运动神经传导图(起病后 49 天)

双侧正中神经 Erb's 点刺激,左腓骨小头下 - 踝、右腓骨小头上 - 下刺激波幅降低幅度较前减小。A. 右正中神经;B. 左正中神经;C. 右尺神经;D. 左尺神经;E. 右胫神经;F. 左胫神经;G. 右腓神经;H. 左腓神经。

【EMG 结果分析】

患者起病 11 天运动神经传导测定发现双侧正中神经 Erb's 点刺激存在可能的传导阻滞,左腓骨小头下 - 踝、右腓骨小头上 - 下存在传导阻滞。双侧腓神经远端潜伏期延长。上下肢感觉传导波幅降低。针电极肌电图可见少量自发电位,运动单位改变不明显,达到脱髓鞘性周围神经病电生理诊断标准。起病 49 天时复查,传导阻滞明显缓解。

【临床诊断思路】

(1)定位诊断:患者临床表现为对称性的四肢无力麻木及双侧面神经麻痹,手套袜套样分布的感觉减退,四肢腱反射降低至消失,定位于多发性周围神经损害,感觉运动纤维均有受累。结合神经传导的测定及复查,提示周围神经以髓鞘损害为主。但该患者传导速度改变相对轻微,而以传导阻滞为主,不排除运动轴索上郎飞结相关病变。

(2)定性诊断:患者表现为急性起病,首发双下肢无力,发展至上肢无力麻木,伴双侧周围性面瘫,就诊时尚未达峰,起病前 8 天出现上呼吸道感染。首先考虑吉兰 - 巴雷综合征(GBS),其电生理改变符合 AIDP 的诊断标准,但患者传导速度改变较轻,而以传导阻滞表现明显,类似 AMAN 可逆性传导阻滞类型,AMAN 为纯运动受累,极少合并感觉受累;急性运动感觉轴突性神经病(AMSAN)可以感觉运动均受累,但电生理以轴索变性改变为主,临床通常较为严重，预后较差，与该患者表现不符。另外需与其他原因的急性周围神经病，如卟啉病、中毒等相鉴别。

（3）需要补充的检查：腰椎穿刺（起病1周）脑脊液常规示，白细胞 $0 \times 10^6/L$，脑脊液蛋白 1.38g/L，葡萄糖 2.9mmol/L。血及脑脊液 GM_1（−）。尿色正常，晒尿后尿色正常。

入院当天（起病1周）给予患者 IVIg 静脉滴注治疗，0.4g/kg 每天1次，共5天，IVIg 治疗后第3天病情开始缓解，2周后肌力基本恢复正常，面瘫也恢复。

（4）讨论：患者为急性起病、进行性加重的四肢无力麻木，脑脊液蛋白升高，IVIg 治疗后临床明显缓解，电生理运动传导阻滞明显缓解，考虑为 GBS 的亚型 AIDP。该患者在第1次电生理检查时双正中 Erb's 点、腓神经存在传导阻滞，IVIg 治疗后，传导阻滞明显恢复，提示第1次检测时存在近端的可逆性传导阻滞，第2次检查时完全恢复，也提示 CMAP 波幅的下降主要由传导阻滞所致。

【小结和要点】

患者急性起病、较快达到高峰，临床表现多发性神经病，电生理检测可见传导阻滞、潜伏期延长，符合髓鞘病变，病前有前驱感染史，符合 AIDP 诊断。经过神经传导的检测及随访、IVIg 治疗后临床和电生理均有较快恢复，也均支持该诊断，该患者临床较轻，如果仅仅进行远端测定，容易漏诊近端的传导阻滞。在急性多发性神经病患者，近端的运动传导测定，有助于提高传导阻滞的敏感性。该患者传导速度改变轻微，而传导阻滞明显，临床是否存在一种伴有传导阻滞的急性运动感觉神经病亚型，需要进一步积累经验。

最终诊断：急性炎性脱髓鞘性多发性神经病（AIDP）。

（牛婧雯）

二、急性运动轴突性神经病

【病例4-3-3】急性运动轴突性神经病（AMAN）伴可逆传导阻滞
【病历摘要】

女性，67岁，四肢无力3天。

患者3天前出现四肢无力，逐渐加重，不能自行行走，并出现抬头费力、憋气。不伴肢体麻木、吞咽困难、二便障碍。起病前9天行肾盂癌手术，术后恢复可，病前无感冒、腹泻、发热。

神经系统体格检查发现：神清语利，双侧软腭抬举可，咽反射迟钝。屈颈、转颈力弱。双上肢近端肌力2级，远端1级。双下肢近端肌力2级，双足背伸1级、跖屈4级，踇趾背伸0级，跖屈2级。四肢深浅感觉对称存在。双侧桡骨膜反射可引出，余腱反射消失。病理反射（−）。

既往史：30余年前发现胸腺瘤，未手术，3年前行甲状腺癌手术。否认毒物或特殊药物接触史。

患者第1次肌电图检测，起病后6天，神经传导及肌电图结果见表4-3-7和表4-3-8，患者 RNS 未见异常（右尺神经低频及高频、右面神经低频、右副神经低频未见异常）。第2次检测（起病后23天），神经传导结果见表4-3-9。神经传导波形见图4-3-5、图4-3-6。

表 4-3-7 长节段运动神经传导和感觉神经传导测定结果（第 1 次检测）

运动神经	潜伏期 /ms	波幅 /mV	面积 /（mV×ms）	时限 /ms	传导速度 /（m·s⁻¹）
右正中神经					
腕 - 拇短展肌	5.0（43%↑）	0.6（96%↓）	1.2	5.2	
肘 - 拇短展肌	10.3	0.6	1.2	5.0	40.4（33%↓）
腋 - 拇短展肌	12.9	0.6	1.2	5.0	39.6（29%↓）
左正中神经					
腕 - 拇短展肌	6.2（77%↑）	0.2（99%↓）	0.2	4.0	
肘 - 拇短展肌	10.5	0.2	0.3	4.7	46.2（23%↓）
腋 - 拇短展肌	12.4	0.2	0.3	4.6	41.0（27%↓）
右尺神经					
腕 - 小指展肌	3.6（33%↑）	0.6（96%↓）	1.3	7.6	
肘下 - 小指展肌	7.6	0.6	1.6	7.6	35.0（51%↓）
肘上 - 小指展肌	10.7	0.2（较腕 67%↓）	0.3（较肘下 81%↓）	5.9	40.3（21%↓）
腋 - 小指展肌	12.6	0.1	0.3	6.0	43.6（22%↓）
左尺神经					
腕 - 小指展肌	2.9	1.0（94%↓）	3.9	9.1	
肘下 - 小指展肌	5.4	0.8	2.6	9.1	48.8（27%↓）
肘上 - 小指展肌	9.2	0.2（较肘下 75%↓）	1.1（较肘下 58%↓）	9.3	31.5（36%↓）
腋 - 小指展肌	10.9	0.2	1.1	9.4	44.1（21%↓）
右胫神经					
踝 - 踇展肌	6.7（97%↑）	0.3（98%↓）	0.5	5.5	
左胫神经					
踝 - 踇展肌	未引出肯定波形				
右腓神经					
踝 - 趾短伸肌	5.4（71%↑）	1.0（82%↓）	2.5	6.6	
腓骨小头上 - 趾短伸肌	13.5	0.7	2.1	6.0	35.4（38%↓）
腓骨小头下 - 趾短伸肌	15.4	0.4	1.3	6.9	30.5（32%↓）
左腓神经					
踝 - 趾短伸肌	6.3（100%↑）	0.7（88%↓）	2.2	7.2	
腓骨小头上 - 趾短伸肌	15.1	0.4	1.2	8.7	30.1（48%↓）
腓骨小头下 - 趾短伸肌	17.1	0.4	1.4	11.3	34.0（24%↓）

F 波：右正中神经未引出肯定波形
　　　双胫神经未引出肯定波形

续表

感觉神经	潜伏期 /ms	波幅 /μV	传导速度 /(m·s⁻¹)
右正中神经			
拇指 - 腕	2.0	15	50.0
中指 - 腕	2.6	5.6	65.4
右尺神经			
小指 - 腕	2.5	8.3	49.2
右胫神经			
踇趾 - 踝	3.9	1.5	50.0
左胫神经			
踇趾 - 踝	3.8	1.7	50.0
右腓神经			
踝 - 腓骨小头下	5.1	1.8	49.0
左腓神经			
踝 - 腓骨小头下	5.7	2.3	47.4

表 4-3-8　肌电图结果

肌肉	安静	MUP 时限 /ms	MUP 波幅 /μV	多相波 /%	募集 /mV
左胫骨前肌	（−）	14.4（1%↑）	1 058	44	单纯相 0.7
右三角肌	（−）	13.5（12%↑）	826	17	混合相 2.1

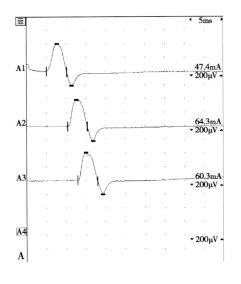

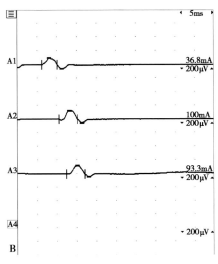

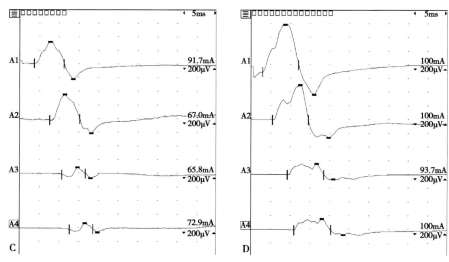

图 4-3-5　节段运动神经传导图（起病后 6 天）

上下肢神经运动传导波幅明显降低，远端潜伏期轻度延长、速度轻度减慢。A．右正中神经；B．左正中神经；C．右尺神经；D．左尺神经。

表 4-3-9　长节段运动神经传导测定结果（第 2 次检测）

运动神经	潜伏期 /ms	波幅 /mV	面积 /（mV×ms）	时限 /ms	传导速度 /（m·s⁻¹）
右正中神经					
腕 - 拇短展肌	4.1	4.7（72%↓）	13.9	8.9	
肘 - 拇短展肌	8.5	3.5	12.7	9.5	47.9（20%↓）
腋 - 拇短展肌	10.8	3.7	11.8	8.5	39.5（29%↓）
Erb's 点 - 拇短展肌	14.7	3.8	16.2	10.2	—
左正中神经					
腕 - 拇短展肌	5.6（60%↑）	5.3（66%↓）	12.4	5.7	
肘 - 拇短展肌	9.7	3.5（34%↓）	9.7	7.7	47.0（22%↓）
腋 - 拇短展肌	11.5	3.4	9.2	7.7	49.4
Erb's 点 - 拇短展肌	15.1	2.7	8.6	8.6	—
右尺神经					
腕 - 小指展肌	3.2	10.5	28.7	8.4	
肘下 - 小指展肌	6.0	9.0	28.3	10.1	48.5（28%↓）
肘上 - 小指展肌	9.1	5.5（39%↓）	16.8（41%↓）	10.1	40.0（21%↓）
腋 - 小指展肌	10.9	4.3	15.3	10.4	42.7（24%↓）
Erb's 点 - 小指展肌	16.8	3.7	13.0	9.7	—
左尺神经					
腕 - 小指展肌	3.0	11.9	37.8	9.0	
肘下 - 小指展肌	6.0	10.3	34.5	10.0	42.7（36%↓）

续表

运动神经	潜伏期 /ms	波幅 /mV	面积 / (mV×ms)	时限 /ms	传导速度 / (m·s⁻¹)
肘上 - 小指展肌	8.8	7.4（较肘下 28%↓）	26.2	10.7	48.1
腋 - 小指展肌	10.3	6.9	23.7	11.1	49.4
Erb's 点 - 小指展肌	15.0	5.8	23.1	12.8	
右胫神经					
踝 - 踇展肌	3.5	3.7（71%↓）	8.1	7.0	
腘窝 - 踇展肌	12.4	1.6（较踝 57%↓）	4.1（较踝 49%↓）	9.2（较踝 31%↑）	37.3
左胫神经					
踝 - 踇展肌	5.0	4.3	7.3	5.5	
腘窝 - 踇展肌	13.2	1.5（较踝 65%↓）	3.0（较踝 59%↓）	7.3（较踝 33%↑）	38.5
右腓神经					
踝 - 趾短伸肌	4.7（79%↑）	2.1（63%↓）	5.7	7.8	
腓骨小头下 - 趾短伸肌	11.2	1.6	4.5	7.2	42.4
腓骨小头上 - 趾短伸肌	12.9	1.4	4.0	7.5	38.2
左腓神经					
踝 - 趾短伸肌	5.1（42%↑）	0.6（89%↓）	1.2	5.2	
腓骨小头下 - 趾短伸肌	12.4	0.5	2.1	15.1	37.6（39%↓）
腓骨小头上 - 趾短伸肌	13.7	0.4	1.7	17.7	52.3

F 波：左正中神经出现率 70%，潜伏期 28.9ms，传导速度 49.6m·s⁻¹

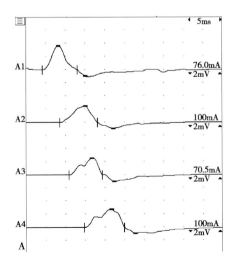

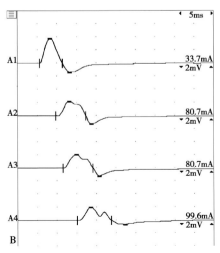

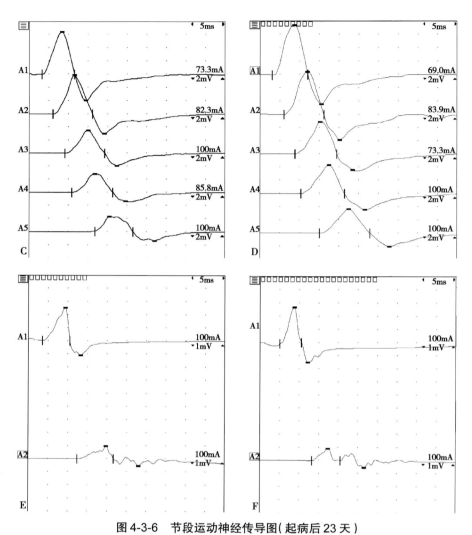

图 4-3-6　节段运动神经传导图（起病后 23 天）

上下肢波幅较上次明显改善，左胫腘窝 - 踝存在可能的传导阻滞。A. 右正中神经；B. 左正中神经；C. 右尺神经；D. 左尺神经；E. 右胫神经；F. 左胫神经。

【EMG 结果分析】

　　患者起病 6 天时运动神经传导测定发现上下肢神经运动传导波幅明显降低，远端潜伏期轻度延长、速度轻度减慢。感觉运动传导未见异常。针电极肌电图未见自发电位，运动单位时限改变不明显（起病时间短），MUP 波幅偏高，可能与针电极距离测定的肌纤维距离较近有关。提示周围神经运动纤维轴索病变，或前角、前根、接头的可能。起病 23 天时复查运动神经传导，发现上下肢波幅较上次明显改善。提示为运动神经可逆性远端传导阻滞，经治疗后部分恢复。左胫神经腘窝 - 踝存在可能的传导阻滞。

【临床诊断思路】

　　（1）定位诊断：患者临床表现为对称性的四肢无力，近端和远端均明显受累，四肢腱反射减低至消失，纯运动系统受累，首先考虑神经根或多发性周围神经损害，运动纤维受累，符合多发性神经病分布特点。患者无力的分布特点以及 RNS 未见异常，可排除神经肌肉接头病变；患者的无力分布也不符合肌病特点，针电极肌电图无异常，可排除肌肉受累。患者复查运动神经传导，可见波幅明显恢复，并有传导阻滞，可进一步证实为周围神经病变，由于传导速度减慢轻微，符合可逆性传导阻滞改变。

（2）定性诊断：患者表现为急性起病的四肢无力软瘫，起病前 9 天有手术史。最常见的疾病是吉兰-巴雷综合征（GBS），患者肌电图改变特点为轴索性损害，急性运动轴突性神经病（AMAN）亚型，经随诊后运动神经传导可见传导阻滞以及波幅的好转，提示为伴有可逆性传导阻滞的 AMAN，为预后相对较好的类型。需与其他原因的急性轴索性周围神经病，如卟啉病、重症相关周围神经病、中毒等相鉴别。

（3）需要补充的检查：腰穿（起病后 3 天），脑脊液常规检查，脑脊液蛋白 0.62g/L，常规正常。血抗 GM_1 抗体 IgG（+）。患者尿色正常，日光晒尿颜色无改变。血 CK 正常。

腰穿当天（起病后 3 天）起，给予患者 IVIg 治疗，0.4g/kg 每天 1 次，共 5 天，患者憋气、肢体无力逐渐改善，17 天后患者可拄拐行走，复查运动神经传导，波幅较前显著改善。2 个月左右随诊，症状基本完全缓解，运动神经传导亦明显改善。

（4）讨论：患者为急性起病、进行性加重的四肢无力，脑脊液蛋白轻度升高，抗 GM_1 抗体 IgG（+），IVIg 治疗后临床及电生理运动传导 CMAP 波幅明显改善，考虑为 GBS 的亚型 AMAN。在 AMAN 的电生理改变中可以出现以下几种情况：轴索变性不伴传导阻滞；传导阻滞之后继发轴索变性；可逆性传导阻滞。本患者在第 1 次电生理检查时上下肢运动神经传导波幅明显降低，及时给予 IVIg 治疗后，仅间隔 17 天第 2 次检查时 CMAP 波幅明显升高，若为轴索变性不可能如此短时间恢复，提示第 1 次检测时存在远端的可逆性传导阻滞，第 2 次检查时已经有部分缓解。若没有及时治疗，可逆性传导阻滞有可能进展为轴索变性，导致预后变差。另外患者在起病前 9 天有手术史，有文献报道 GBS 的发病和近期手术有相关性。

【小结和要点】

患者急性起病、进行性加重，第一次及随访后的神经传导结果的特点、对 IVIg 治疗的反应，均支持 AMAN 的诊断。AMAN 的预后有两种类型，一种为运动神经传导可见可逆性传导阻滞者，预后相对较好；另一种为轴索变性，随病程进展肌肉萎缩，预后通常较差。

最终诊断：急性运动轴突性神经病伴可逆传导阻滞。

（牛婧雯）

【病例 4-3-4】急性运动轴突性神经病（AMAN）

【病历摘要】

男性，57 岁，双下肢无力、排尿困难 12 天、双上肢无力、口角歪斜 2 天。

患者 12 天前出现双下肢无力，逐渐加重，不能自行站立及行走。并出现小便困难，留置尿管。2 天前出现双上肢无力，远端重；口角左偏，鼓腮漏气；双下肢酸胀疼痛。病前 3 天腹痛、稀便，1～2 天后缓解。

神经系统体格检查发现：双侧周围性面瘫，右侧著。双上肢近端 5⁻ 级，远端 3 级；双下肢近端 3 级，远端 1 级。深浅感觉对称存在。双上肢腱反射减低，双下肢腱反射消失。病理反射未引出。双侧 Lasègue 征阳性。

既往糖尿病 20 余年，服药及胰岛素治疗，血糖控制良好。否认毒物接触史。

患者肌电图第 1 次检测在起病后 14 天，神经传导及肌电图结果见表 4-3-10 和表 4-3-11；

第 2 次检测在起病后 25 天,神经传导结果见表 4-3-12;第 3 次检测在起病后 45 天,神经传导结果见表 4-3-13。神经传导波形见图 4-3-7、图 4-3-8。

表 4-3-10 运动和感觉神经传导测定结果(第 1 次检测)

运动神经	潜伏期 /ms	波幅 /mV	传导速度 /(m·s⁻¹)
右正中神经			
腕 - 拇短展肌	3.5	2.5(84%↓)	
左正中神经			
腕 - 拇短展肌	3.1	6.1(62%↓)	
右尺神经			
腕 - 小指展肌	3.1	5.8(66%↓)	
左尺神经			
腕 - 小指展肌	2.7	2.2(87%↓)	
右胫神经			
踝 - 踇展肌	4.2	0.4(97%↓)	
左胫神经			
踝 - 踇展肌	5.5(41%↑)	0.4(97%↓)	
右腓神经			
踝 - 趾短伸肌	8.2(173%↑)	0.1(98%↓)	
腓骨小头下 - 趾短伸肌	15.5	0.1(99%↓)	47.9
左腓神经			
踝 - 趾短伸肌	4.0	1.4(75%↓)	
腓骨小头下 - 趾短伸肌	13.3	1.1(80%↓)	38.2

F 波:左正中神经出现率 100%,潜伏期 28.8ms,传导速度 58.5m·s⁻¹
右正中神经出现率 50%,潜伏期 29.4ms,传导速度 55.7m·s⁻¹

感觉神经	潜伏期 /ms	波幅 /μV	传导速度 /(m·s⁻¹)
右正中神经			
拇指 - 腕	2.5	19	48
中指 - 腕	3.3	9.9	51.5
左正中神经			
拇指 - 腕	2.6	16	46.2
中指 - 腕	3.4	5.4	48.8
右尺神经			
小指 - 腕	2.9	9.0	48.3
左尺神经			
小指 - 腕	2.6	7.9	48.1
右胫神经			
踇趾 - 踝	5.6	1.5	37.5
左胫神经			
踇趾 - 踝	5.5	0.8	39.8
右腓神经			
踝 - 腓骨小头下	5.8	0.9	52.7
左腓神经			
踝 - 腓骨小头下	5.4	1.4	64.2

表 4-3-11 肌电图结果

肌肉	安静	MUP 时限 /ms	MUP 波幅 /μV	多相波 /%	募集 /mV
右小指展肌	正锐 4+	11.9（6%↑）	562	0	单纯相 2.8
右胫骨前肌	正锐 4+	—	—	—	无力收缩

表 4-3-12 长节段运动神经传导测定结果（第 2 次检测）

运动神经	潜伏期 /ms	波幅 /mV	面积/ （mV×ms）	时限 /ms	传导速度 / （m·s-1）
右正中神经					
腕 - 拇短展肌	3.5	2.9（81%↓）	6.2	5.1	
肘 - 拇短展肌	8.2	2.7	5.9	5.4	51.5
腋 - 拇短展肌	10.7	2.5	6.0	5.8	56.9
左正中神经					
腕 - 拇短展肌	3.3	5.1（68%↓）	10.5	5.2	
肘 - 拇短展肌	7.7	4.8	10.2	5.3	52.2
腋 - 拇短展肌	10.3	4.7	10.3	5.5	54.6
Erb's 点 - 拇短展肌	14.8	4.3	9.9	5.5	—
右尺神经					
腕 - 小指展肌	2.7	6.0（64%↓）	13.7	5.9	
肘下 - 小指展肌	5.6	6.0	13.4	6.2	52.4
肘上 - 小指展肌	8.5	5.4	13.0	6.5	50.0
腋 - 小指展肌	10.8	5.0	12.5	6.5	55.3
左尺神经					
腕 - 小指展肌	2.5	3.5（79%↓）	7.5	5.8	
肘下 - 小指展肌	5.5	3.5	7.4	6.0	50.0
肘上 - 小指展肌	8.5	3.2	7.4	6.7	50.0
腋 - 小指展肌	10.4	2.9	6.6	6.7	52.6
右胫神经					
踝 - 踇展肌	7.4（↑）	0.4（96%↓）	0.2	2.0	
左胫神经					
踝 - 踇展肌	6.7（↑）	0.2（98%↓）	0.4	4.2	
右腓神经					
踝 - 趾短伸肌		未引出肯定波形			
左腓神经					
踝 - 趾短伸肌		未引出肯定波形			

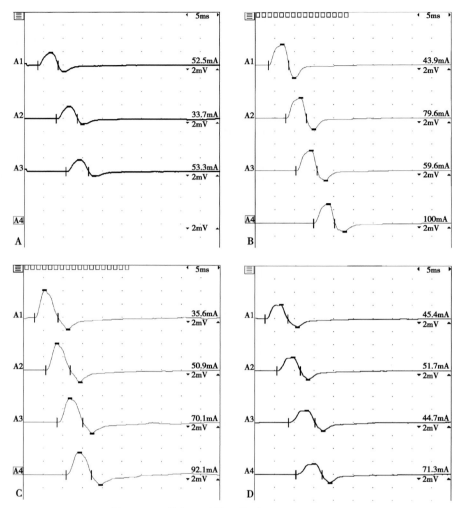

图 4-3-7　节段运动神经传导图（起病后 25 天）

可见上下肢运动传导远端肌肉 CMAP 波幅明显降低。A. 右正中神经；B. 左正中神经；
C. 右尺神经；D. 左尺神经。

表 4-3-13　长节段运动神经传导测定结果（第 3 次检测）

运动神经	潜伏期 /ms	波幅 /mV	波幅 /（mV×ms）	时限 /ms	传导速度 /（m·s⁻¹）
右正中神经					
腕 - 拇短展肌	3.7	2.7（84%↓）	5.8	4.9	
肘 - 拇短展肌	8.4	2.5	5.5	5.3	50.4
腋 - 拇短展肌	11.0	2.5	5.5	5.6	58.5
左正中神经					
腕 - 拇短展肌	3.3	6.1（64%↓）	11.7	5.2	
肘 - 拇短展肌	8.2	5.7	11.6	5.3	48.9

续表

运动神经	潜伏期 /ms	波幅 /mV	波幅 /（mV×ms）	时限 /ms	传导速度 /（m·s⁻¹）
腋 - 拇短展肌	10.6	5.4	11.2	5.5	51.2
Erb's 点 - 拇短展肌	15.2	4.7	9.7	5.7	—
右尺神经					
腕 - 小指展肌	2.8	6.6（61%↓）	15.9	5.9	
肘下 - 小指展肌	5.7	5.9	15.0	6.9	49.3
肘上 - 小指展肌	8.8	5.6	15.0	7.1	45.4（21%↓）
腋 - 小指展肌	10.9	5.0	13.8	7.2	60.1
左尺神经					
腕 - 小指展肌	3.0	3.9（77%↓）	9.1	6.3	
肘下 - 小指展肌	6.5	2.7	6.6	6.5	51.0
肘上 - 小指展肌	9.5	2.3	5.7	6.9	50.0
腋 - 小指展肌	12.2	2.1	5.0	6.8	55.2
右胫神经					
踝 - 踇展肌	5.6（43%↑）	0.4（96%↓）	0.5	4.3	
腘窝 - 踇展肌	17.4	0.3	0.4	4.7	33.0（34%↓）
左胫神经					
踝 - 踇展肌	6.6（69%↑）	0.3（96%↓）	0.4	4.5	
腘窝 - 踇展肌	18.2	0.3	0.4	5.8	33.6（32%↓）
右腓神经					
踝 - 趾短伸肌	未引出肯定波形				
左腓神经					
踝 - 趾短伸肌	未引出肯定波形				

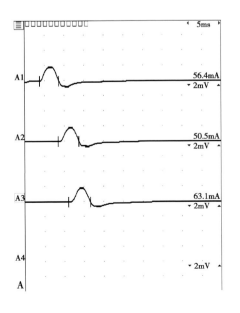

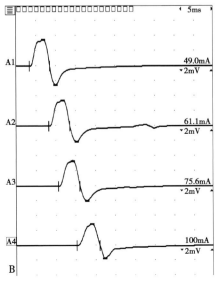

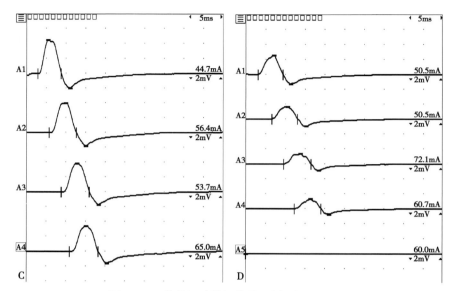

图 4-3-8　节段运动神经传导图（起病后 45 天）

可见上下肢神经运动传导波幅仍明显降低，无明显恢复。A. 右正中神经；B. 左正中神经；C. 右尺神经；D. 左尺神经。

【EMG 结果分析】

患者起病 14 天运动神经传导发现上下肢运动传导远端肌肉 CMAP 波幅明显降低，节段运动神经传导示传导速度正常、双胫神经远端潜伏期轻度延长。感觉传导正常。针电极肌电图可见自发电位，运动单位电位时限和波幅改变不明显，符合上下肢周围神经病变，运动纤维受累，轴索损害。

治疗后，起病 45 天时复查节段性运动神经传导，上下肢神经运动传导波幅仍明显降低，无明显恢复，符合周围神经轴索损害的特点。

【临床诊断思路】

（1）定位诊断：患者临床表现为对称性、四肢近端和远端均无力，双侧面神经麻痹、四肢腱反射减低至消失，符合多发性神经病变，运动纤维受累，肌电图检测提示轴索损害为主。患者出现尿潴留，提示合并有自主神经损害。

（2）定性诊断：患者表现为急性 - 亚急性起病的四肢无力，伴双侧周围性面瘫、小便困难，就诊时尚未达峰（12 天），起病前 2 天有腹泻。首先考虑吉兰 - 巴雷综合征（GBS），结合肌电图所见考虑急性运动轴突性神经病（AMAN）亚型。需与其他原因导致的急性轴索性周围神经病，如卟啉病、重症相关周围神经病、中毒等相鉴别。

（3）需要补充的检查：空腹血糖 7.9mmol/L，抗核抗体（ANA）谱正常，血尿卟啉正常，肿瘤筛查无阳性发现。脑脊液检查（起病 9 天时）示压力正常，白细胞 9×10^6/L，均为单个核；脑脊液生化，脑脊液蛋白 1.06g/L。血及脑脊液 GM_1 抗体阴性。颈胸椎 MRI 未见异常。

入院后（起病 12 天），给予患者 IVIg 治疗，0.4g/kg 每天 1 次，共 5 天，患者病情未再进展，肌力稍有改善，但不明显，起病 25 天时复查节段神经传导 CMAP 波幅无明显改善。起病 39 天时再次予患者 IVIg 0.4g/kg 每天 1 次，共 5 天。患者下肢疼痛缓解，肌力改善不明显，小便有感觉，仍保留尿管。起病 45 天时复查节段性运动神经传导 CMAP 波幅无明显改善。

（4）讨论：患者为急性起病、进行性加重的四肢无力，伴双侧周围性面瘫、小便困难，病前有腹泻史，脑脊液蛋白升高，IVIg 治疗后病情稳定，但肌力及 CMAP 改善不明显，支持 GBS 的亚型 AMAN。该患者临床表现相对较轻，但肌电图检测和随访过程未见传导阻滞以及髓鞘病变，符合运动轴索变性改变。与经典的 AMAN 表现不同之处在于，该患者伴有尿潴留，对于急性起病的尿潴留，在 GBS 并非多见，但部分 GBS 患者可以合并有自主神经损害，但需要与脊髓病进行鉴别，特别是下肢起病、完全瘫痪者，可类似脊髓休克期表现，但该患者无脊髓截瘫的深浅感觉异常，下肢未完全瘫痪，而腱反射消失，无法用脊髓休克期来解释，因此仍需考虑周围神经病变所致。尽管患者糖尿病诊断明确，但糖尿病患者急性运动损害多见于腰骶神经根或神经丛病变，多伴有明显疼痛，且极少同时累及四肢，临床血糖也无明显波动，感觉传导正常，无法用糖尿病相关周围神经病解释。

【小结和要点】

患者急性起病、进行性加重，经过神经传导的检测及随访、IVIg 治疗的效果，均支持 AMAN 的诊断。GBS 分型中经典的 AMAN 较少合并尿潴留，但目前分型可能难以涵盖临床中所有病例，部分 AMAN 患者有可能存在合并自主神经损害的情况。

最终诊断：急性运动轴突性神经病（AMAN）。

（牛婧雯）

三、纯感觉型吉兰 - 巴雷综合征

【病例 4-3-5】

【病历摘要】

男性，46 岁，四肢麻木 5 天入院。

5 天前晨起时出现四肢麻木，麻木为双手指及双足趾，4 天前发展至手掌手背及足背足底，3 天前进展到双腕部及双小腿，伴耳鸣，无肢体无力、言语不利，无呼吸困难，无二便异常。

既往左手示指外伤远端缺如手术史 4 年，萎缩性胃炎 2 个月，否认糖尿病史及饮酒史，否认毒物接触史。

神经系统体格检查发现：神清语利，脑神经未见异常，四肢近远端肌力 5 级，肌张力、肌容积正常。双侧指鼻试验、跟 - 膝 - 胫试验稳准，Romberg 征阴性。四肢腱反射对称减低。双上肢腕部以下短手套样针刺觉减退，双下肢膝部以下长袜套样针刺觉减退，左侧较右侧显著。双上下肢音叉觉存在。双侧病理反射（-）。颈无抵抗，脑膜刺激征阴性。

患者第 1 次肌电图检测在发病后 6 天，神经传导及肌电图结果见表 4-3-14 和表 4-3-15；第 2 次检测在发病后 18 天，神经传导结果见表 4-3-16。

表 4-3-14　运动和感觉神经传导测定结果（第 1 次检测）

运动神经	潜伏期 /ms	波幅 /mV	传导速度 /(m·s⁻¹)
右正中神经			
腕 - 拇短展肌	4.5（35%↑）	5.7（66%↓）	
肘 - 拇短展肌	8.9	4.3（71%↓）	53.7
左正中神经			
腕 - 拇短展肌	3.4	15.7	
肘 - 拇短展肌	7.3	15.2	59.0

续表

运动神经	潜伏期 /ms	波幅 /mV	传导速度 /(m·s⁻¹)
右尺神经			
腕 - 小指展肌	2.3	15.1	
肘下 - 小指展肌	5.9	13.4	58.7
肘上 - 小指展肌	7.8	13.0	59.8
左尺神经			
腕 - 小指展肌	2.5	19.2	
肘下 - 小指展肌	6.0	18.6	57.4
肘上 - 小指展肌	8.1	18.0	59.1
右胫神经			
踝 - 踇展肌	3.5	29.8	
腘窝 - 踇展肌	12.6	22.1	44.3
左胫神经			
踝 - 踇展肌	4.3	32.2	
腘窝 - 踇展肌	13.4	25.7	45.8
右腓神经			
踝 - 趾短伸肌	3.0	13.7	
腓骨小头下 - 趾短伸肌	10.3	11.7	47.3
腓骨小头上 - 趾短伸肌	12.1	11.3	45.6
左腓神经			
踝 - 趾短伸肌	3.7	14.7	
腓骨小头上 - 趾短伸肌	11.6	13.2	43.2
腓骨小头下 - 趾短伸肌	13.2	13.6	45.0

F 波：正中神经出现率 100%，潜伏期 25.9ms，传导速度 61.5m·s⁻¹

　　右胫出现率 100%，潜伏期 49.2ms

感觉神经	潜伏期 /ms	波幅 /μV	传导速度 /(m·s⁻¹)
右正中神经			
拇指 - 腕	3.0	9.8（77%↓）	37.6（31%↓）
中指 - 腕	3.8	7.1	41.4（29%↓）
左正中神经			
拇指 - 腕	2.0	18.9	48.8
中指 - 腕	3.0	8.7	51.7
右尺神经			
小指 - 腕	2.4	8.2	58.3
左尺神经			
小指 - 腕	2.5	10.3	57.0
右胫神经			
踇趾 - 踝	4.8	2.0	39.7
左胫神经			
踇趾 - 踝	5.0	3.0	38.4
右腓神经			
踝 - 腓骨小头下	6.8	3.9	50.9
左腓神经			
踝 - 腓骨小头下	6.7	3.3	50.7

表 4-3-15 肌电图结果

肌肉	安静	MUP 时限 /ms	MUP 波幅 /μV	多相波 /%	募集 /mV
右伸指总肌	（－）	12.7（5%↑）	1 010	8.3	混合相 3.0
右胫骨前肌	（－）	14.0（2%↑）	874	25.0	混合相 2.0

表 4-3-16 运动神经传导测定结果（第 2 次检测）

运动神经	潜伏期 /ms	波幅 /mV	传导速度 /（m·s⁻¹）
右正中神经			
腕 - 拇短展肌	4.6（39%↑）	5.7（66%↓）	
肘 - 拇短展肌	9.1	4.6（69%↓）	53.8
左正中神经			
腕 - 拇短展肌	3.4	15.4	
肘 - 拇短展肌	7.5	14.4	59.3
右尺神经			
腕 - 小指展肌	2.7	17.9	
肘下 - 小指展肌	6.3	16.6	52.7
肘上 - 小指展肌	8.5	15.6	58.6
左尺神经			
腕 - 小指展肌	2.3	18.1	
肘下 - 小指展肌	5.9	16.7	57.9
肘上 - 小指展肌	7.8	14.5	60.3
右胫神经			
踝 - 踇展肌	2.6	25.6	
腘窝 - 踇展肌	11.7	20.4	48.4
左胫神经			
踝 - 踇展肌	3.7	28.0	
腘窝 - 踇展肌	12.1	23.7	47.4
右腓神经			
踝 - 趾短伸肌	2.9	13.7	
腓骨小头下 - 趾短伸肌	10.4	10.7	46.5
腓骨小头上 - 趾短伸肌	12.2	9.2	47.2
左腓神经			
踝 - 趾短伸肌	3.0	10.7	
腓骨小头上 - 趾短伸肌	11.1	9.2	41.8
腓骨小头下 - 趾短伸肌	12.9	8.9	41.7

F 波：正中神经出现率 100%，潜伏期 25.9ms，传导速度 61.5m·s⁻¹

　　右胫出现率 100%，潜伏期 49.2ms

续表

感觉神经	潜伏期/ms	波幅/μV	传导速度/(m·s⁻¹)
右正中神经			
拇指-腕	2.6	9.4（78%↓）	39.9（35%↓）
中指-腕	3.6	5.8（70%↓）	41.7（28%↓）
左正中神经			
拇指-腕	2.2	5.4（87%↓）	51.6
中指-腕	3.0	4.5（77%↓）	51.3
右尺神经			
小指-腕	2.3	8.6	57.8
左尺神经			
小指-腕	2.3	7.3	57.8
右胫神经			
蹈趾-踝	4.8	1.5	42.4
左胫神经			
蹈趾-踝	4.5	0.8	45.7
右腓神经			
踝-腓骨小头下	6.9	2.0	49.5
左腓神经			
踝-腓骨小头下	7.2	0.8	47.4

【EMG 结果分析】

患者首次就诊期间共进行 2 次电生理检查，第 1 次（发病后 6 天）运动神经传导检查提示仅右侧正中神经末端潜伏期延长，腕部和肘部刺激时 CMAP 波幅降低。尺神经和胫神经 F 波潜伏期、出现率均正常。感觉神经传导检查提示仅右侧正中神经感觉神经动作电位（SNAP）传导速度减慢，波幅降低。瞬目反射、皮肤交感反应和上下肢体感诱发电位均正常。此次神经传导检查结果反映该患者右侧正中神经在腕部存在病变，符合腕管综合征的电生理表现，但患者此次发病症状广泛与腕管综合征的局限性症状不符，故此次发病不能单纯用腕管综合征解释，在患者发病后 18 天（治疗后 11 天）复查肌电图，运动神经检测结果与第 1 次相近，尺神经和胫神经 F 波潜伏期、出现率均正常。感觉神经传导检查除右侧正中神经外，多条神经出现 SNAP 波幅降低或较第 1 次明显下降（双侧腓神经及右胫神经），但传导速度无明显变化。通过比较两次电生理检查结果，可以观察到，随着病情进展，患者感觉神经受累范围由仅右侧正中神经受累发展为上、下肢多根感觉神经出现不同程度受累，这与患者四肢麻木症状相一致，提示病变定位于周围感觉神经，较为对称，并非长度依赖，上肢受累较下肢明显。

患者针电极肌电图均未见异常，提示患者目前未出现运动神经纤维受累，与神经传导检查结果一致，但仍需警惕其运动神经纤维受累出现较晚的可能性，需要密切观察患者病情变化，随访复查肌电图。

【临床诊断思路】

（1）定位诊断：患者四肢麻木，查体可见双上肢短手套样针刺觉减退，双下肢长袜套样针刺觉减退，定位于周围神经感觉纤维。第 1 次肌电图结果数据正常，但复查后提示上、下肢 SNAP 波幅降低，传导速度正常，提示感觉神经轴索损害为主。运动神经传导检查、自主神经、针电极肌电图均正常。

（2）定性诊断：患者中年男性，急性病程，表现为四肢麻木，查体发现双上肢短手套样针刺觉减退，双下肢长袜套样针刺觉减退，肌电图提示上下肢感觉神经受累，较对称，非长度依赖，故首先考虑免疫相关的周围神经病，诊断为"吉兰 - 巴雷综合征（GBS），急性感觉型可能性大"。但需除外急性中毒、代谢和副肿瘤综合征等病因。

（3）需要补充的检查：该患者血糖和糖化血红蛋白正常，自身抗体和抗 Hu-Yo-Ri 抗体阴性。血 TORCH 阴性，梅毒、艾滋病、布鲁氏菌病、莱姆病等疾病的相关筛查阴性。腰穿（发病后第 6 天），脑脊液蛋白 0.408g/L，细胞总数 2×10^6/L，未见蛋白细胞分离。发病第 30 天（治疗后 23 天）复查腰穿提示细胞总数 2×10^6/L，脑脊液蛋白轻度增高 0.541g/L。

（4）讨论：患者急性起病，进展病程，病史、查体和电生理检查提示上下肢周围神经感觉纤维受损，其首次腰穿结果无蛋白细胞分离，基本可除外感染性疾病，给予静脉注射用丙种球蛋白，每天 0.4g/kg 治疗，连续 5 天，在病后 30 天复查腰穿提示蛋白轻度增高，有蛋白细胞分离现象，故诊断为"GBS 感觉型"可能性大。因累及感觉神经，故需与干燥综合征或副肿瘤相关的急性感觉神经元病相鉴别。患者起病较对称，且自身抗体和抗 Hu-Yo-Ri 抗体阴性，暂不考虑感觉神经元病变。与免疫相关的血管炎性周围神经病，往往临床表现为不对称起病，疼痛为主要表现，与该患者不符，故除外。

该患者在发病第 7 天开始经过静脉注射丙种球蛋白，每天 0.4g/kg 治疗，连续 5 天，麻木症状较前好转，查体发现双下肢变为短袜套样针刺觉减退。

【小结和要点】

急性起病且呈进展病程的四肢麻木患者，需考虑 GBS 急性感觉神经病可能，应进一步完善电生理检查，是诊断 GBS 的关键证据。治疗上常选择的免疫治疗，包括 IVIg，该患者经 IVIg 治疗后症状和体征均有好转。

最终诊断：纯感觉型 GBS。

（潘　华）

四、叠加 Bickerstaff 脑干脑炎的吉兰 - 巴雷综合征

【病例 4-3-6】

【病历摘要】

女性，31 岁，排便费力 17 天，复视 10 天，言语不清 2 天，排尿困难 1 天。

17 天前发热后出现排便困难，伴恶心、呕吐。10 天前出现全身乏力、视物成双，持续不缓解；2 天前病情逐渐加重，出现吞咽困难、饮水呛咳和后背多汗。1 天前出现排尿困难，同时感右手活动欠灵活，双下肢行走拖沓感。

既往有肾病综合征（病理类型为微小病变性肾病和局灶节段性肾小球硬化）10 年。有少量吸烟饮酒史。

神经系统体格检查发现：神清，轻度构音障碍，对答切题，高级皮层功能正常。双侧瞳

孔等大等圆，直接及间接对光反射灵敏，双眼球不同轴，左眼左视及下视部分受限，视物成双，双眼右视及上视可见水平及垂直眼震。双侧咀嚼对称有力。双侧闭目、示齿、鼓腮对称有力。双侧咽反射正常引出。双侧转颈、耸肩有力，伸舌居中，未见舌肌纤颤。四肢肌容积、肌张力正常，右上肢近端肌力4级，右手握力及分并指肌力4级，左上肢近远端均5级，双下肢近端肌力5级，远端足背伸，跖屈肌力4级。双侧针刺觉及音叉振动觉对称引出。双侧指鼻试验、跟-膝-胫试验稳准。四肢腱反射活跃。双侧掌颏反射、Hoffmann征阴性。双侧Babinski征阳性。颈软，脑膜刺激征阴性。

神经传导及肌电图结果见表4-3-17和表4-3-18，皮肤交感反应结果见表4-3-19，R-R间期结果见表4-3-20。

表4-3-17 运动和感觉神经传导测定结果

运动神经	潜伏期/ms	波幅/mV	传导速度/(m·s⁻¹)
右正中神经			
腕-拇短展肌	3.8	18.2	
肘-拇短展肌	7.9	17.4	49.0
右尺神经			
腕-小指展肌	2.1	13.3	
肘下-小指展肌	4.8	12.2	52.1
肘上-小指展肌	7.9	11.3	51.2
右胫神经			
踝-拇展肌	4.6	12.9	
左胫神经			
踝-拇展肌	4.8	12.7	
右腓神经			
踝-趾短伸肌	3.6	11.5	
腓骨小头-趾短伸肌	11.0	10.1	44.6
左腓神经			
踝-趾短伸肌	3.4	8.1	
腓骨小头-趾短伸肌	11.2	8.1	42.2

F波：左尺神经出现率100%，潜伏期26.7ms
　　　左尺神经未引出肯定波形
　　　左胫神经出现率100%，潜伏期58.8ms
　　　右胫神经出现率100%，潜伏期59.0ms

感觉神经	潜伏期/ms	波幅/μV	传导速度/(m·s⁻¹)
右正中神经			
拇指-腕	2.4	57.9	49.0
中指-腕	3.3	32.8	48.8
右尺神经			
小指-腕	2.4	29.2	50.1

续表

感觉神经	潜伏期 /ms	波幅 /μV	传导速度 /(m·s⁻¹)
右胫神经			
蹬趾 - 踝	4.4	5.5	39.5
左胫神经			
蹬趾 - 踝	4.6	4.7	37.1
右腓神经			
踝 - 腓骨小头下	6.7	2.1	49.5
左腓神经			
踝 - 腓骨小头下	6.4	2.6	51.9

H 反射：右胫神经 H 潜伏期 41.1ms，H 波幅 6.5mv，H/M 波幅比 33.7%

左胫神经 H 潜伏期 49.8ms，H 波幅 1.0mv，H/M 波幅比 3.85%

表 4-3-18　肌电图结果

肌肉	安静	MUP 时限 /ms	MUP 波幅 /μV	多相波 /%	募集 /mV
右胫骨前肌	（一）	14.1（11%↑）	784.4	50%	混合相 2.5
右指总伸肌	（一）	12.8（7%↑）	589.9	20%	混合相 2.5

表 4-3-19　皮肤交感反应结果

	潜伏期 /ms	波幅 /mV
左掌心	2 200	0.20
右掌心	2 200	0.20
右足底	未引出肯定波形	
左足底	未引出肯定波形	

表 4-3-20　R-R 间期

	变异率 %	E/I*
安静	11	—
深呼吸	29	1.26

"E/I*"：指的是每分钟 6 次深呼吸时，每次呼气期最长的 R-R 间期均值除以每次吸气期最短的 R-R 间期均值。

【EMG 结果分析】

患者双下肢神经传导未见异常；双侧胫神经 H 反射和 F 波潜伏期延长，提示存在下肢近端神经根病变；右侧尺神经 F 波未引出，尺神经传导正常，提示上肢近端神经根病变可能。针电极肌电图无失神经改变，提示下肢近端神经根为脱髓鞘病变。皮肤交感反应显示双上肢潜伏期延长，波幅降低；双下肢波形未引出，提示四肢交感神经功能（无髓神经纤维）障碍，下肢较上肢严重。肌电图结果提示自主神经及可能的上、下肢多发的神经根病变。

【临床诊断思路】

（1）定位诊断：患者全身乏力，查体右上肢近、远端肌力 4 级，双下肢远端肌力 4 级，但上下肢腱反射活跃，双侧 Babinski 征阳性提示存在锥体束受累。肌电图提示右侧 C_8 神经根，双侧 S_1 神经根近端脱髓鞘可能，支持定位于上、下肢近端的神经根病变。患者尿便障碍，多汗，肌电图示交感神经功能障碍，定位于自主神经。四肢腱反射活跃，双眼球不同轴，左眼左视及下视部分受限，双眼右视及上视可见水平及垂直眼震，提示脑干部分眼动核团和之间的联系纤维受累。因头颅 MRI 未见异常，考虑脑干病变范围程度较轻。综上，定位于自主神经，上、下肢神经根及脑干。

（2）定性诊断：患者为青年女性，发热后急性起病，单相病程（病程＜4周），临床表现为以自主神经受累为主，同时还有近端多根神经根及脑干受累的症状和体征，肌电图支持自主神经及上、下肢神经根近端病变，临床和电生理提示累及自主神经，上下肢神经根及脑干，要考虑免疫相关的炎性神经脱髓鞘病合并自主神经受累，即"GBS 叠加 Bickstaffer 脑干脑炎（Bickerstaff brainstem encephalitis，BBE）"。患者感染后以排便困难发病，继而出现乏力，应与急性脊髓炎相鉴别，但患者无感觉平面，可排除。患者感染后出现复视、言语不清，查体提示锥体束损害，提示中枢神经系统病变，需与多发性硬化、急性播散性脑脊髓炎鉴别，但头颅 MRI 及增强未见异常，可排除。

（3）需要补充的检查：患者血糖、糖化血红蛋白、维生素 B_{12}、甲状腺功能、自身抗体谱、肿瘤标记物等筛查未见异常。腰穿脑脊液常规、生化均正常，抗神经节苷脂抗体检测阴性，寡克隆区带（OB）阳性。

（4）讨论：此病例多发性神经根病变，同时合并脑干体征。随着各种"变异型"的报道，GBS 疾病谱逐渐扩大。目前认识到的 GBS 谱系疾病主要包含 GBS、Miller-Fisher 综合征（Miller-Fisher syndrome，MFS，米 - 费综合征）和 BBE，共 3 类表型，2014 年 GBS 分类专家组发表了对 GBS、MFS 和 BBE 的新分类和诊断标准，将 GBS、MFS 和 BBE 作为一个疾病谱，并按照临床受累部位对此疾病谱中的表型进行了分类，提出了各自的诊断标准。结合本患者，在自主神经和多发性神经根病变的基础上，有脑干受累叠加，根据诊断标准，该患者突出表现为出汗、二便障碍等自主神经功能损害为主的 GBS；同时伴脑干病变引起的眼球活动障碍及锥体束征，提示可能叠加 BBE。

【小结和要点】

患者有多发神经神经根、脑干、自主神经临床表现和体征，神经电生理与脑脊液、特异抗神经节苷脂抗体检测是诊断 GBS 的重要支持证据。但在神经电生理和脑脊液为阴性结果时，应紧密结合临床。同时需要排除其他神经系统疾病。GBS 的治疗包括人血丙种球蛋白治疗或者血浆置换，一般预后良好。该患者 IVIg 治疗后症状明显缓解。1 个月后，自主神经、上下肢远端力弱及脑干症状基本消失。

最终诊断：叠加 Bickerstaff 脑干脑炎的吉兰 - 巴雷综合征。

（潘　华）

五、Miller-Fisher 综合征

【病例 4-3-7】

【病历摘要】

男性，33 岁，行走不稳 4 天，视物成双、头晕 3 天。

患者 4 天前出现走路不稳，身体向右侧倾斜；次日行走不稳加重，伴有视物成双、模糊、

头晕,不伴视物旋转,伸指及握拳时双手有麻木感,就诊于当地医院,眼科检查眼底、眼压正常,查体发现左眼外展受限,右眼正常,行头部 MRI 未见异常,未特殊处理。症状逐渐加重,遂就诊。

神经系统体格检查发现:神清语利,双瞳等大,光反应灵敏,左眼外展明显受限,右眼外展、内收均露白,右视时不持续眼震,余脑神经检查正常。四肢肌力 5 级。双手背及左下肢远端针刺觉稍减退。双侧肱二头肌、肱三头肌腱反射减低,双膝、跟腱反射减低。病理反射未引出。双侧手轮替试验尚可,左侧指鼻试验欠准,行走步基宽,Romberg 征阴性。起病前 5 天有劳累、饮酒史。

既往史:否认高血压,但此次就诊过程中发现血压升高,最高 160/120mmHg(1mmHg = 0.133kPa)。个人史:饮酒 10 余年,近 7 年每周 5 天饮酒,每天约半斤白酒。

肌电图检测在起病 1 后周,神经传导及肌电图结果见表 4-3-21 和表 4-3-22;神经传导波形见图 4-3-9。

表 4-3-21　长节段运动神经传导和感觉神经传导测定结果

运动神经	潜伏期/ms	波幅/mV	面积/（mV×ms）	时限/ms	传导速度/（m·s⁻¹）
右正中神经					
腕 - 拇短展肌	3.5	15.9	39.0	6.4	
肘 - 拇短展肌	7.5	15.7	38.3	6.8	58.4
腋 - 拇短展肌	10.1	16.0	38.6	6.7	64.4
Erb's 点 - 拇短展肌	12.9	20.0	34.3	6.2	—
左正中神经					
腕 - 拇短展肌	3.1	14.2	30.2	5.5	
肘 - 拇短展肌	7.1	13.3	24.1	5.8	58.0
腋 - 拇短展肌	9.2	12.6	22.5	5.9	59.6
Erb's 点 - 拇短展肌	12.9	12.5	30.4	6.8	—
右尺神经					
腕 - 小指展肌	2.2	16.6	39.5	6.7	
肘下 - 小指展肌	5.2	16.7	38.0	5.9	53.3
肘上 - 小指展肌	8.3	16.4	39.5	6.6	47.7
腋 - 小指展肌	10.7	15.5	37.1	6.8	54.2
Erb's 点 - 小指展肌	13.4	11.0	29.5	7.4	—
左尺神经					
腕 - 小指展肌	2.3	20.0	46.4	6.2	
肘下 - 小指展肌	5.1	20.0	47.4	6.6	56.4
肘上 - 小指展肌	7.9	18.0	45.1	7.3	55.0
腋 - 小指展肌	10.0	16.4	44.8	7.4	49.0
Erb's 点 - 小指展肌	13.6	16.0	45.6	7.4	—
右胫神经					
踝 - 踇展肌	3.0	26.6	32.7	6.3	
腘窝 - 踇展肌	11.6	15.8	25.8	7.0	46.5

续表

运动神经	潜伏期/ms	波幅/mV	面积/ (mV×ms)	时限/ms	传导速度/ (m·s⁻¹)
左胫神经					
踝 - 蹋展肌	3.4	20.2	30.3	6.5	
腘窝 - 蹋展肌	11.5	14.1	25.8	7.8	44.4
右腓神经					
踝 - 趾短伸肌	2.8	10.2	16.1	4.8	
腓骨小头下 - 趾短伸肌	10.1	8.6	13.0	5.0	46.8
腓骨小头上 - 趾短伸肌	11.3	8.6	12.8	5.1	53.1
左腓神经					
踝 - 趾短伸肌	2.8	9.8	17.7	5.4	
腓骨小头下 - 趾短伸肌	9.9	7.0	12.5	5.4	46.4
腓骨小头上 - 趾短伸肌	11.6	6.5	12.0	5.4	44.7

F 波：右正中神经出现率 80%，潜伏期 23.0ms

感觉神经	潜伏期/ms	波幅/μV	传导速度/(m·s⁻¹)
右正中神经			
拇指 - 腕	2.3	37	58.7
中指 - 腕	2.8	19	64.3
左正中神经			
拇指 - 腕	2.2	30	54.5
中指 - 腕	2.9	23	58.6
右尺神经			
小指 - 腕	2.3	11	60.9
左尺神经			
小指 - 腕	2.1	9.1	64.3
右胫神经			
蹋趾 - 踝	4.5	3.0	44.4
左胫神经			
蹋趾 - 踝	4.5	2.4	43.3
右腓神经			
踝 - 腓骨小头下	6.2	2.4	50.0
左腓神经			
踝 - 腓骨小头下	5.7	4.6	56.1

表 4-3-22　肌电图结果

肌肉	安静	MUP 时限/ms	MUP 波幅/μV	多相波/%	募集/mV
左胫骨前肌	（-）	13.8（6%↑）	727	11	混合相 3.3
左小指展肌	（-）	11.8（12%↑）	648	11	混合相 2.6

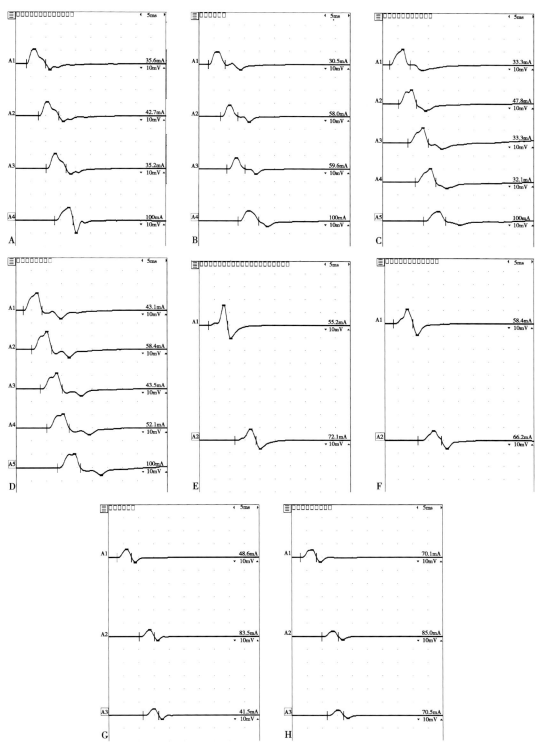

图4-3-9　神经传导图（发病后7天）

各神经运动神经传导未见异常。A. 右正中神经；B. 左正中神经；C. 右尺神经；D. 左尺神经；E. 右胫神经；F. 左胫神经；G. 右腓神经；H. 左腓神经。

【EMG 结果分析】

患者起病 1 周，运动及感觉神经传导测定、针电极肌电图未见异常。

【临床诊断思路】

（1）定位诊断：患者临床表现左侧指鼻试验欠准，行走步基宽，Romberg 征阴性，提示小脑共济失调，小脑或其联系纤维受累，眼动障碍，定位于眼动神经或核团；四肢腱反射减低，肢体远端浅感觉减退，提示周围神经感觉纤维受累，但可能程度较轻，感觉传导未能发现异常。总体来看，定位较为分散。

（2）定性诊断：患者急性起病，较快进展，临床表现共济失调、眼动障碍、腱反射减低三联征，首先想到的是吉兰 - 巴雷综合征的特殊亚型 Miller-Fisher 综合征，但需与其他疾病相鉴别，如 Wernicke 脑病，该患者有大量饮酒史，维生素 B_1 缺乏也可出现小脑共济失调、眼肌麻痹以及周围神经病变，可伴有智能减退。另外，还需要与脑干脑炎、脑血管病等鉴别。

（3）需要补充的检查：患者头部 MRI 未见异常。腰穿（起病 4 天）脑脊液常规，白细胞 $2 \times 10^6/L$；脑脊液蛋白 0.45g/L。血及脑脊液抗 GM_1 抗体谱（-）。甲状腺功能正常，血维生素 B_{12} 正常。起病 4 天起给予患者 IVIg 治疗，每天 0.4g/kg，共 5 天，患者视物成双、行走不稳明显改善，20 天后查体眼动正常，共济可，四肢腱反射仍减低。

（4）讨论：患者表现为急性起病、进行性加重的眼球活动障碍、共济失调。查体发现四肢腱反射减低，患者头部 MRI 未见异常，也无 Wernicke 脑病、脑血管病等的证据，腰穿也未见支持脑炎的证据。患者 IVIg 治疗有效，结合临床表现支持 Miller-Fisher 综合征的诊断。Miller-Fisher 综合征中，抗 GQ1b 抗体结合于眼动神经引起眼外肌麻痹、结合于肌梭及脊神经节引起共济失调、腱反射减低。该患者抗 GM_1 抗体谱阴性，但抗体检测阳性率并非 100%。患者有间断手麻，而感觉神经传导检查正常，需注意也有部分 Miller-Fisher 综合征的患者会出现感觉传导测定的异常，多表现为感觉神经动作电位波幅下降。部分 MFS 患者随病程进展，甚至可以出现肢体感觉异常和无力，以及严重自主神经症状，出现这种情况时，则诊断为 GBS 更为合理。

【小结和要点】

肌电图在经典 MFS 诊断中，所能提供的价值有限。部分患者可见 F 波异常或感觉传导异常，但并非诊断所必需。

最终诊断：Miller-Fisher 综合征。

（牛婧雯）

六、慢性炎性脱髓鞘性多发性神经病

【病例 4-3-8】慢性炎性脱髓鞘性多发性神经病（抗 NF155 抗体阳性）

【病历摘要】

男性，29 岁，肢体麻木 5 个月、无力 1 个月。

患者 5 个月前右足趾间断麻木，逐渐发展为右膝以下持续性麻木，3 个月前双膝以下和双手麻木。2 个月前于当地医院腰穿，脑脊液蛋白 1.14g/L，诊断"CIDP"。予以甲泼尼龙琥珀酸钠冲击后改为泼尼松 40mg 每天 1 次，1 周减 1 片（5mg/ 片），就诊时口服 25mg，每天 1 次。1 个月前出现四肢无力，逐渐加重，20 天前当地医院 IVIg 治疗 5 天，无改善。

神经系统体格检查发现：双上肢近端肌力 5⁻ 级，屈腕伸腕 4 级，分并指、拇指外展 3 级。

双下肢近端 4 级，远端足背伸、跖屈 3 级，蹞趾背伸跖屈 2 级。四肢远端深浅感觉减退。双手足可见粗大震颤。双上肢腱反射对称减低，双下肢腱反射消失。病理反射未引出。行走步基宽，Romberg 征阳性，一字行走不能。

既往病史、个人史和家族史无特殊。

肌电图检测在起病后 5 个月，神经传导及肌电图结果见表 4-3-23 和表 4-3-24；神经传导波形见图 4-3-10。

表 4-3-23　长节段运动神经传导测定结果

运动神经	潜伏期 /ms	波幅 /mV	面积 /（mV×ms）	时限 /ms	传导速度 /（m·s⁻¹）
右正中神经					
腕 - 拇短展肌	6.5（110%↑）	9.6	13.3	6.1	
肘 - 拇短展肌	11.3	9.3	13.5	6.5	47.2（26%↓）
腋 - 拇短展肌	13.3	8.9	13.1	6.4	57.6
Erb's 点 - 拇短展肌	18.0	1.7（较腋81%↓）	2.0（较腋85%↓）	5.8	—
左正中神经					
腕 - 拇短展肌	6.1（97%↑）	8.6	12.6	6.6	
肘 - 拇短展肌	12.9	5.7（较腕34%↓）	9.8	8.0	34.8（44%↓）
腋 - 拇短展肌	14.9	6.0	10.0	7.7	42.0（25%↓）
Erb's 点 - 拇短展肌	24.9	0.5（较腋92%↓）	0.5（较腋95%↓）	10.5（较腋36%↑）	—
右尺神经					
腕 - 小指展肌	5.0（108%↑）	11.1	33.4	9.9	
肘下 - 小指展肌	7.5	11.5	35.3	10.6	48.3（28%↓）
肘上 - 小指展肌	14.0	10.8	33.0	10.9	25.2（58%↓）
腋 - 小指展肌	16.1	10.7	35.9	11.1	49.6
Erb's 点 - 小指展肌	24.0	0.6（较腋94%↓）	1.6（较腋96%↓）	11.3	—
左尺神经					
腕 - 小指展肌	5.1（113%↑）	10.1	36.2	9.6	
肘下 - 小指展肌	8.2	10.1	37.1	10.4	37.4（44%↓）
肘上 - 小指展肌	14.9	8.8	32.2	10.7	25.3（58%↓）
腋 - 小指展肌	16.8	9.0	32.8	10.6	47.8↓
Erb's 点 - 小指展肌	25.2	1.1（较腋88%↓）	3.1（较腋91%↓）	10.1	—
右胫神经					
踝 - 蹞展肌	10.5（63%↑）	3.5（73%↓）	18.5	14.6	
腘窝 - 蹞展肌	20.0	3.4	19.4	18.5	43.6

续表

运动神经	潜伏期/ms	波幅/mV	面积/ (mV×ms)	时限/ms	传导速度/ (m·s⁻¹)
左胫神经					
踝-跗展肌	10.1(61%↑)	2.9(77%↓)	15.9	13.2	
腘窝-跗展肌	19.8	3.2	16.3	23.1	41.2
右腓神经					
踝-趾短伸肌	8.9(183%↑)	3.1(45%↓)	11.3	9.5	
腓骨小头下-趾短伸肌	21.5	1.8(较踝 42%↓)	6.7	10.7	26.5(54%↓)
腓骨小头上-趾短伸肌	23.7	3.6	15.3	15.8	32.2(28%↓)
左腓神经					
踝-趾短伸肌	10.9 (246%↑)	2.5(55%↓)	9.2	10.8	
腓骨小头下-趾短伸肌	19.2	2.2	8.8	11.8	36.6
腓骨小头上-趾短伸肌	24.2	2.0	8.0	11.4	20.0(55%↓)

F波：左正中神经出现率95%，潜伏期50.3ms，传导速度35.0m·s⁻¹

感觉神经	潜伏期/ms	波幅/μV	传导速度/(m·s⁻¹)
左正中神经			
拇指-腕	4.69	0.92(99%↓)	21.3(64%↓)
中指-腕		未引出肯定波形	
左尺神经			
小指-腕		未引出肯定波形	
右胫神经			
踇趾-踝		未引出肯定波形	
左胫神经			
踇趾-踝		未引出肯定波形	
右腓神经			
踝-腓骨小头下	6.13	0.74	52.2
左腓神经			
踝-腓骨小头下	6.67	1.05	48.0

表 4-3-24 肌电图结果

肌肉	安静	MUP 时限/ms	MUP 波幅/μV	多相波/%	募集/mV
左伸指总肌	正锐 4+	15.5(29%↑)	753	14.3	混合相 3.4
左胫骨前肌	正锐 4+	15.6(23%↑)	639	57.1	混合相 3.2

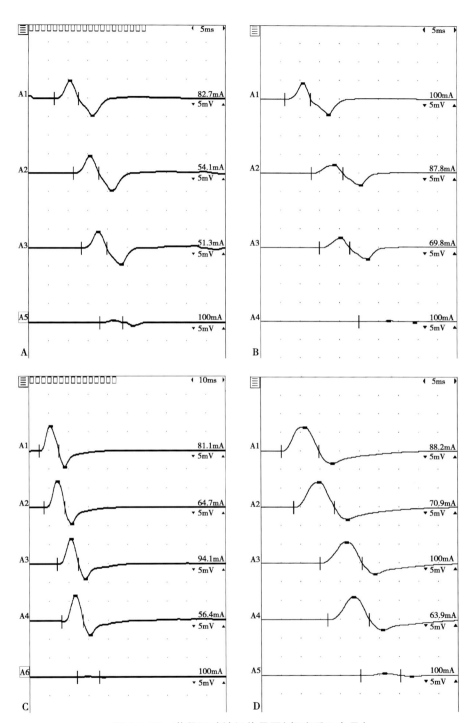

图 4-3-10 节段运动神经传导图（起病后 5 个月）

运动神经传导发现上下肢神经运动传导远端潜伏期延长，多根神经传导速度减慢，双正中、尺神经近端 Erb's 点刺激存在可能的传导阻滞。A. 右正中神经；B. 左正中神经；C. 右尺神经；D. 左尺神经。

【EMG 结果分析】

患者起病运动神经传导发现上下肢神经运动传导远端潜伏期延长,多根神经传导速度减慢,且不同神经或节段的传导速度减慢程度差别较大,存在不均一现象,双正中、尺神经近端 Erb's 点刺激存在可能的传导阻滞,下肢胫、腓神经运动传导波幅降低。感觉传导左尺神经、双胫神经未引出波形,左正中拇指刺激速度减慢、波幅降低。针电极肌电图所检测肌肉可见时限增宽和波幅增高的运动单位电位,伴自发电位。神经传导的测定符合周围神经脱髓鞘的改变,EMG 慢性失神经的改变可能和髓鞘脱失继发轴索损害有关。

【临床诊断思路】

(1)定位诊断:患者临床表现为对称性的四肢远端麻木,无力远端重伴有肌肉萎缩,四肢腱反射减低至消失,上下肢震颤,Romberg 征阳性,定位为多发性周围神经损害,感觉运动性纤维均有受累。结合神经传导的测定,进一步定位,周围神经以髓鞘脱失为主。患者肢体震颤以及 Romberg 征阳性,与周围神经深感觉纤维受累较重有关。

(2)定性诊断:患者慢性病程 5 个月,逐渐进展,临床表现为多发性感觉运动性周围神经病,肌电图提示明显的获得性髓鞘病变,脑脊液蛋白明显升高,在慢性以脱髓鞘为主感觉运动受累的周围神经病中,最常见的是 CIDP,另外需要鉴别副蛋白血症相关周围神经病,患者深感觉受累较重,存在感觉性共济失调以及肢体震颤,需注意排除抗髓鞘相关糖蛋白(myelin associated glycoprotein, MAG)抗体相关周围神经病,另外副肿瘤综合征也可有类似表现者,该患者较为年轻,部分淋巴瘤患者也可有类似临床和电生理改变,但通常神经痛较为明显,与该患者不符。

(3)需要补充的检查:血抗可溶性抗原抗体(ENA)、抗中性粒细胞胞质抗体(ANCA)、血尿免疫固定电泳、尿轻链无异常。血轻链:轻链 κ 1 960mg/dl(598~1 329mg/dl),轻链 λ 792mg/dl(298~665mg/dl),κ/λ 比值 2.47(1.35~2.65)。血抗 NF155 抗体阳性。神经超声:双侧颈神经根、臂丛可见明显增粗。

(4)讨论:患者血轻链轻度升高,但轻链比值正常,血尿免疫固定电泳未见 M 蛋白,无其他系统受累表现,血液科会诊考虑目前无 M 蛋白及血液系统疾病证据。患者青年男性,当地医院已行胸腹部 CT,副肿瘤综合征可能性小。脑脊液蛋白升高、神经超声所见颈神经根明显增粗等均支持 CIDP 的诊断。因该患者深感觉较重,伴有明显震颤,且 IVIg 治疗效果不明显,因此进行了 CIDP 相关抗体的筛查,发现血抗 NF155 抗体阳性,因此考虑为 NF155 抗体相关的 CIDP。对 CIDP 相关抗体认识,是该病研究领域较大进展之一。其电生理改变和经典 CIDP 并无明显差异,但大部分患者采用 IVIg 治疗效果不佳,常需要血浆置换或免疫抑制剂如利妥昔单抗治疗。从该病例以及既往研究来看,部分患者激素治疗有效,早期尝试激素观察,仍有必要。

【小结和要点】

患者慢性病程,逐渐加重,出现明显肢体无力和感觉性共济失调、肢体震颤,经过神经传导和 EMG 的检测、脑脊液蛋白升高、神经超声和抗 NF155 抗体的改变均支持 CIDP 的诊断。

NF155 表达于郎飞结旁区的施万细胞,被称为结旁蛋白,有抗结旁蛋白或抗结蛋白 IgG4 抗体阳性的患者,其临床特点和对治疗的反应与经典 CIDP 患者有所不同。NF155 抗体阳性的患者,临床上多在 25 岁左右亚急性起病,症状以对称性远端受累为主,运动较感觉严重,伴有震颤、感觉性共济失调,IVIg 治疗效果不好,对激素治疗部分有效,可能对利妥昔单抗及血浆置换反应较好。本患者临床上伴有震颤，IVIg 治疗无效，就诊后激素缓慢减量，并加用硫唑嘌呤，病情缓慢有所恢复，但恢复较慢。起病 1 年时患者于当地医院使用利妥昔单抗 2 次，有明显好转。

最终诊断：慢性炎性脱髓鞘性多发性神经病（CIDP，抗 NF155 抗体阳性）。

（牛婧雯）

【病例 4-3-9】慢性炎性脱髓鞘性多发性神经病

【病历摘要】

男性，72 岁，行走不稳 1 年半、四肢麻木无力 1 年余。

患者 1 年半前出现左足底踩棉花感，走路不稳，逐渐加重，15 个月前右足底亦出现类似症状，并有无力，需拄拐行走。出现双手指尖麻木、怕冷怕热，逐渐进展至手掌；双足痛觉过敏、怕冷怕热；并出现双手无力，逐渐加重，不能写字、执筷，双手悬空、用力时震颤，双手肌肉萎缩；行走变慢。于外院诊断"CIDP"，静脉 + 口服激素治疗 2 个月后减停。患者左手震颤改善，余无力麻木改善不明显，之后病情未继续进展。2 个月前四肢麻木加重，双手腕以下、双膝以下麻木，遂就诊医院。神经系统体格检查发现：双上肢近端肌力 5 级，远端屈伸腕 5⁻ 级，伸指、分并指 4 级，拇外展 3 级；双下肢近端 5 级，足背伸跖屈 4 级，足趾背伸 2 级、跖屈 3 级。双手姿势性震颤。双手骨间肌肌肉萎缩。双侧弓形足。双腕以下、膝以下针刺觉减退，双髋以下及双手指音叉觉减退。双侧桡骨膜反射可引出，余四肢腱反射未引出。病理反射（−）。双侧跟 - 膝 - 胫试验欠稳准。行走不稳，步基稍宽，Romberg 征（+）。

既往史：左下肢腘静脉血栓形成史，已缓解，目前服用阿司匹林。阑尾炎手术史。否认糖尿病、大量饮酒史。自幼运动较同龄人稍慢，跑步可。否认家族史。

患者肌电图第 1 次检测在起病后 1 年半，神经传导及肌电图结果见表 4-3-25 和表 4-3-26；肌电图第 2 次检测在第 1 次检测后 8 个月，神经传导结果见表 4-3-27；神经传导波形见图 4-3-11、图 4-3-12。

表 4-3-25 长节段运动神经传导和感觉神经传导测定结果（第 1 次检测）

运动神经	潜伏期 /ms	波幅 /mV	面积 /（mV×ms）	时限 /ms	传导速度 /（m·s⁻¹）
右正中神经					
腕 - 拇短展肌	6.3（80%↑）	4.1（75%↓）	7.4	7.6	
肘 - 拇短展肌	18.4	2.8（较腕 32%↓）	5.7	10.1	19.4（68%↓）
腋 - 拇短展肌	24.9	2.5	5.2	11.5	19.2（65%↓）
Erb's 点 - 拇短展肌	36.5	0.8（较腋 68%↓）	3.0	17.3	—
左正中神经					
腕 - 拇短展肌	5.9（69%↑）	4.6（72%↓）	7.6	6.4	
肘 - 拇短展肌	18.6	3.3	5.4	6.7	18.0（70%↓）
腋 - 拇短展肌	25.0	2.7	4.8	6.7	17.1（69%↓）
Erb's 点 - 拇短展肌	42.4	0.8（较腋 70%↓）	1.3（73%↓）	6.4	—

续表

运动神经	潜伏期 /ms	波幅 /mV	面积 /（mV×ms）	时限 /ms	传导速度 /（m·s⁻¹）
右尺神经					
腕 - 小指展肌	5.3（96%↑）	6.3（60%↓）	15.9	7.5	
肘下 - 小指展肌	11.9	4.6	13.5	8.6	18.3（73%↓）
肘上 - 小指展肌	20.7	2.9（较肘下37%↓）	11.4	11.8	21.0（57%↓）
腋 - 小指展肌	26.6	2.5	8.7	12.0	13.2（76%↓）
Erb's 点 - 小指展肌	39.1	1.1（较腋56%↓）	3.2（较腋63%↓）	9.3	—
左尺神经					
腕 - 小指展肌	6.3（133%↑）	5.3（66%↓）	14.7	7.5	
肘下 - 小指展肌	12.3	4.9	13.7	8.4	19.4（71%↓）
肘上 - 小指展肌	20.6	3.8	12.7	12.3	19.3（61%↓）
腋 - 小指展肌	24.2	3.4	11.7	12.5	19.4（65%↓）
Erb's 点 - 小指展肌	40.7	0.7（较腋79%↓）	2.8（较腋76%↓）	10.2	—
右胫神经					
踝 - 踇展肌			未引出肯定波形		
左胫神经					
踝 - 踇展肌			未引出肯定波形		
右腓神经					
踝 - 趾短伸肌			未引出肯定波形		
左腓神经					
踝 - 趾短伸肌			未引出肯定波形		

F 波：右正中神经出现率 100%，潜伏期 80.8ms，传导速度 20.2/（m·s⁻¹）

感觉神经	潜伏期 /ms	波幅 /μV	传导速度/（m·s⁻¹）
右正中神经			
拇指 - 腕		未引出肯定波形	
中指 - 腕		未引出肯定波形	
左正中神经			
拇指 - 腕		未引出肯定波形	
中指 - 腕		未引出肯定波形	
右尺神经			
小指 - 腕		未引出肯定波形	
左尺神经			
小指 - 腕		未引出肯定波形	
右胫神经			
踇趾 - 踝		未引出肯定波形	
左胫神经			
踇趾 - 踝		未引出肯定波形	
左腓神经			
踝 - 腓骨小头下		未引出肯定波形	

表 4-3-26　肌电图结果

肌肉	安静	MUP 时限 /ms	MUP 波幅 /μV	多相波 /%	募集 /mV
左伸指总肌	正锐 3+	16.3（33%↑）	1 273	33.3	单纯相 5.0
左胫骨前肌	正锐 4+	19.2（32%↑）	1 213	25.0	单纯相 2.8

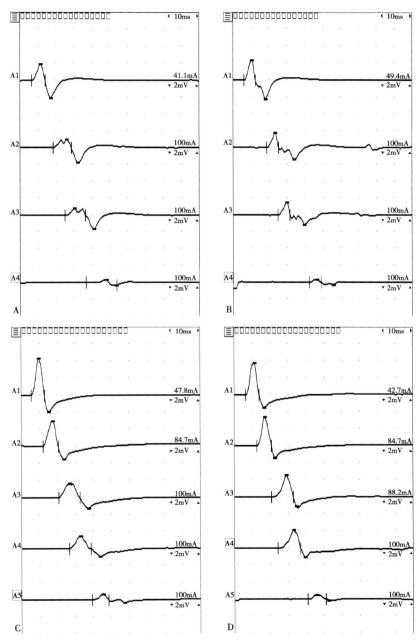

图 4-3-11　节段运动神经传导图（起病后 1 年半）

双侧正中神经、尺神经运动传导远端潜伏期延长、传导速度明显减慢，近端 Erb's 点刺激存在可能的传导阻滞，下肢未引出动作电位。A. 右正中神经；B. 左正中神经；C. 右尺神经；D. 左尺神经。

表 4-3-27 长节段运动神经传导测定结果(第 2 次检测)

运动神经	潜伏期 /ms	波幅 /mV	面积 /(mV×ms)	时限 /ms	传导速度 /(m·s⁻¹)
右正中神经					
腕 - 拇短展肌	3.8	7.6	9.6	4.9	
肘 - 拇短展肌	9.1	6.2	8.7	5.4	43.6(27%↓)
腋 - 拇短展肌	11.6	5.8	8.0	5.5	36.2(35%↓)
Erb's 点 - 拇短展肌	17.3	4.9	6.9	5.8	
左正中神经					
腕 - 拇短展肌	3.4	8.9	11.7	4.3	
肘 - 拇短展肌	9.0	7.7	10.5	4.8	39.8(34%↓)
腋 - 拇短展肌	11.3	7.1	9.7	5.0	39.5(29%↓)
Erb's 点 - 拇短展肌	17.7	5.7	7.6	5.3	
右尺神经					
腕 - 小指展肌	2.9	5.8(63%↓)	11.8	5.6	
肘下 - 小指展肌	6.0	5.5	11.4	6.0	40.5(40%↓)
肘上 - 小指展肌	9.8	5.2	11.6	7.4	42.3(24%↓)
腋 - 小指展肌	12.3	4.8	11.4	7.5	33.4(40%↓)
Erb's 点 - 小指展肌	18.4	3.4	7.9	7.2	
左尺神经					
腕 - 小指展肌	3.1	6.3(60%↓)	11.8	5.7	
肘下 - 小指展肌	5.9	5.7	11.6	6.5	47.8(29%↓)
肘上 - 小指展肌	9.8	4.5(较肘下 21%↓)	10.6	7.4	35.6(27%↓)
腋 - 小指展肌	11.3	4.4	10.2	7.8	52.6
Erb's 点 - 小指展肌	19.1	3.7	6.9	6.5	
右胫神经					
踝 - 踇展肌	4.8	0.8(93%↓)	1.4	4.4	
腘窝 - 踇展肌	20.1	0.5	0.8	4.6	24.3(46%↓)
左胫神经					
踝 - 踇展肌	5.5(41%↑)	0.8(93%↓)	1.5	5.4	
腘窝 - 踇展肌	19.1	0.6	1.4	7.0	25.7(42.9↓)
右腓神经					
踝 - 趾短伸肌	6.3(100%↑)	0.1(98%↓)	0.3	6.9	
腓骨小头上 - 趾短伸肌	18.9	0.1	0.1	4.6	23.8(59%↓)
腓骨小头下 - 趾短伸肌	21.7	0.1	0.1	4.5	28.9(36%↓)
左腓神经					
踝 - 趾短伸肌			未引出肯定波形		

F 波: 右正中神经出现率75%, 潜伏期34.9ms, 传导速度43.5m·s⁻¹

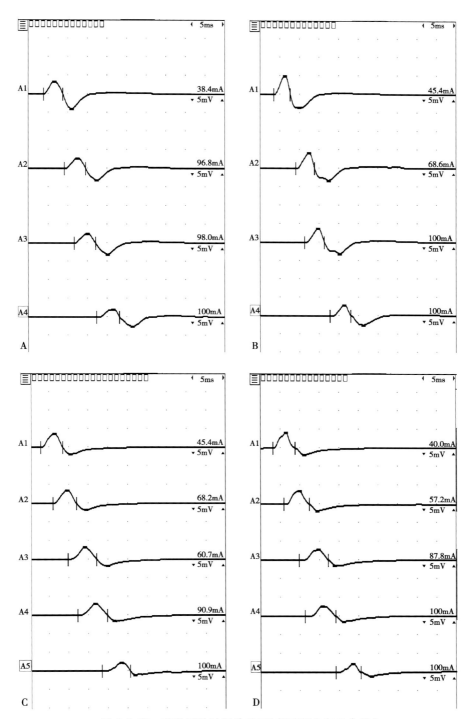

图 4-3-12　节段运动神经传导图（起病后 2 年 2 个月）

双侧正中神经、尺神经运动传导潜伏期较前明显缩短，传导速度明显增快，波幅有所增高，近端 Erb's 点刺激的传导阻滞缓解，双侧胫神经可引出波形。A. 右正中神经；B. 左正中神经；C. 右尺神经；D. 左尺神经。

【EMG 结果分析】

患者起病 1 年半时运动神经传导发现双侧正中神经、尺神经运动传导远端潜伏期延长、传导速度明显减慢，近端 Erb's 点刺激存在可能的传导阻滞，下肢未引出动作电位。上下肢感觉神经动作电位均未引出。针电极肌电图所检测肌肉可见时限明显增宽和波幅增高的运动单位电位，伴自发电位，大力收缩募集减少。神经传导的测定符合周围神经脱髓鞘为主的改变，EMG 慢性失神经的改变可能和髓鞘脱失继发轴索损害有关。

规律治疗 8 个月后复查运动神经传导，发现双侧正中神经、尺神经运动传导潜伏期较前明显缩短，传导速度明显增快，波幅有所增高，近端 Erb's 点刺激的传导阻滞缓解，双侧胫神经可引出波形。电生理速度的改变提示脱髓鞘的情况较前有改善。

【临床诊断思路】

（1）定位诊断：患者临床表现为对称性的四肢无力远端为主伴有肌肉萎缩，手套袜套样分布的感觉减退，四肢远端深感觉减退，四肢腱反射减低至消失，定位为多发性周围神经损害，感觉运动性纤维均有受累。结合神经传导的测定，进一步定位周围神经以髓鞘脱失为主。

（2）定性诊断：需结合病史和其他检查进一步确定原因。患者无家族史，自幼运动较同龄人稍慢，但跑步可，虽有弓形足，但起病年龄大，不规律激素治疗似部分有效，提示后天获得性周围神经病可能性大。在慢性以脱髓鞘为主运动受累重的周围神经病中进行病因诊断或排除性诊断。弓形足可能与病程较长有关。隐袭起病缓慢加重的慢性脱髓鞘性感觉运动性周围神经病中最常见的是 CIDP，但是需要与其他 CIDP 综合征或不同原因的周围神经病鉴别。

（3）需要补充的检查：血糖正常。抗核抗体（ANA）、抗可溶性抗原抗体（ENA）、抗中性粒细胞胞质抗体（ANCA）等自身抗体（-）。血尿免疫固定电泳、血尿轻链（-）。血副肿瘤抗体 Hu-Yo-Ri 抗体（-）。腰穿脑脊液常规，白细胞 $2\times10^6/L$，脑脊液蛋白 2.37g/L。胸腹盆 CT 未见明确肿瘤。神经超声：双侧正中神经、尺神经、Erb's 点颈神经根增粗。

（4）讨论：患者无家族史，起病晚，运动神经传导存在可能的传导阻滞，脑脊液蛋白明显升高，均不支持遗传性周围神经病。肿瘤筛查未发现肿瘤，副肿瘤综合征可能性小。免疫学和免疫固定电泳等检查排除了系统性免疫病和副蛋白血症及血液系统的疾病。考虑患者 CIDP 可能性大，予患者泼尼松 60mg 每日一次口服，缓慢减量，8 个月后减量为 30mg 与 10mg 隔日交替服用，随诊时患者病情好转，可不拄拐自行行走，可执筷，手抖有所好转。复查运动神经传导较前明显改善。

【小结和要点】

患者隐袭起病缓慢进展，临床和电生理均符合慢性脱髓鞘性多发性神经根周围神经病。该患者有弓形足，需要与 CMT1 进行鉴别。尽管患者 MNCV 减慢程度较为均一，但节段性运动神经传导发现有明确的传导阻滞，并且脑脊液蛋白明显增高、神经超声可见节段性增粗，均支持 CIDP 的诊断，免疫治疗有效也进一步证实。对于临床和电生理均支持 CIDP 的患者，应常规行免疫固定电泳检测，排除副蛋白血症相关周围神经病。根据具体临床情况，选择筛查排除副肿瘤综合征。

最终诊断：慢性炎性脱髓鞘性多发性神经病（CIDP）。

（牛婧雯）

【病例4-3-10】慢性炎性脱髓鞘性多发性神经病

【病历摘要】

男性，40岁，四肢无力13年，伴间断麻木疼痛10年。

13年前无意发现双手和下肢远端似有肌肉萎缩，轻度力弱感，基本不影响生活，未介意。逐渐出现跑步不如前自如，肢体无力逐渐缓慢加重。外院肌电图检查提示上下肢周围神经源性损害，查尿有机酸、血氨基酸和肉碱均阴性。神经肌肉联合活检，肌肉病理仅见到神经源性损害的表现，免疫组化未见到特殊改变。腓肠神经活检可见有髓神经纤维和无髓神经纤维均明显减少，可见轻度洋葱球样结构形成。10年前出现双下肢麻木，间断伴有放射性疼痛，非持续性。外院查CMT相关基因阴性，全外显子组检测阴性。一直未给予治疗。近3年来，四肢无力明显加重，影响日常生活遂就诊。

神经系统体格检查发现：跨阈步态，神清语利，脑神经未见异常，四肢远端肌肉明显萎缩，四肢近端肌力5⁻级，远端上肢3级，下肢背屈0级，跖屈2级，远端深浅感觉减退。双上肢、双膝反射和跟腱反射消失，病理反射未引出。弓形足。

既往病史、个人史和家族史无特殊，自幼发育正常，可以正常参加学校的体育活动。

肌电图第1次检测在发病后3年，神经传导及肌电图结果见表4-3-28和表4-3-29；肌电图第2次检测在发病后13年，神经传导结果见表4-3-30，肌电图结果见表4-3-31；神经传导波形见图4-3-13。

表4-3-28　长节段运动神经传导和感觉神经传导测定结果（第1次检测）

运动神经	潜伏期/ms	波幅/mV	传导速度/(m·s⁻¹)
左正中神经			
腕-拇短展肌	2.1	2.8（83%↓）	
肘-拇短展肌	5.0	2.6	25.9（59%↓）
腋-拇短展肌	13.5	0.8（较肘部69%↓）	24.7（55%↓）
Erb's点-拇短展肌	23.2	0.4（较腋50%↓）	
左尺神经			
腕-小指展肌	2.1	2.0（87%↓）	
肘下-小指展肌	12.7	0.5（较腕75%↓）	17.5（74%↓）
肘上-小指展肌	18.2	0.5	15.5（73%↓）
腋-小指展肌	25.3	0.5	25.4（54%↓）
Erb's点-小指展肌	37.2	0.3	
右胫神经			
踝-踇展肌		未引出肯定波形	
右腓总神经			
踝-趾短伸肌		未引出肯定波形	
感觉神经	潜伏期/ms	波幅/μV	传导速度/(m·s⁻¹)
左正中神经			
拇指-腕		未引出肯定波形	
左尺神经			
小指-腕		未引出肯定波形	

续表

感觉神经	潜伏期 /ms	波幅 /μV	传导速度 /(m·s⁻¹)
左胫神经			
姆趾 - 内踝		未引出肯定波形	
左腓总神经			
踝 - 腓骨小头下		未引出肯定波形	

表 4-3-29　肌电图结果（第 1 次检测）

肌肉	安静	MUP 时限 /ms	MUP 波幅 /μV	多相波 /%	募集 /mV
左第一骨间肌	纤颤 3+	14.4（46%↑）	1 466	42	单纯相 5.1
左胫骨前肌	纤颤 2+	13.3（1%↑）	892	33	混合相 4.6

表 4-3-30　长节段运动神经传导和感觉神经传导测定结果（第 2 次检测）

运动神经	潜伏期 /ms	波幅 /mV	传导速度 /(m·s⁻¹)
左正中神经			
腕 - 拇短展肌	5.7	1.9（88%↓）	
肘 - 拇短展肌	15.9	0.6（68%↓）	22.7（57%↓）
腋 - 拇短展肌	21.1	0.5	21.5（61%↓）
左尺神经			
腕 - 小指展肌	3.9	2.0（87%↓）	
肘下 - 小指展肌	9.6	1.0（较肘下 50%↓）	19.2（63%↓）
肘上 - 小指展肌	18.3	1.0	19.5（61%↓）
腋 - 小指展肌	34.4	0.2（较肘上 80%↓）	6.7（88%↓）
右胫神经			
踝 - 姆展肌		未引出肯定波形	
右腓总神经			
踝 - 姆展肌		未引出肯定波形	
感觉神经	潜伏期 /ms	波幅 /mV	传导速度 /(m·s⁻¹)
正中神经			
拇指 - 腕		未引出肯定波形	
尺神经			
小指 - 腕		未引出肯定波形	
胫神经			
姆趾 - 内踝		未引出肯定波形	
腓总神经			
踝 - 腓骨小头下		未引出肯定波形	

表 4-3-31　肌电图结果（第 2 次检测）

肌肉名称	安静	MUP 时限 /ms	MUP 波幅 /μV	多相波 /%	募集 /mV
拇短展肌	纤颤 2+ 正锐 2+	19.6（57%↑）	3 208	3	单纯相 8.4
股四头肌	纤颤 2+ 正锐 1+	24.4（68%↑）	3 704	5.5	单纯相 7.2

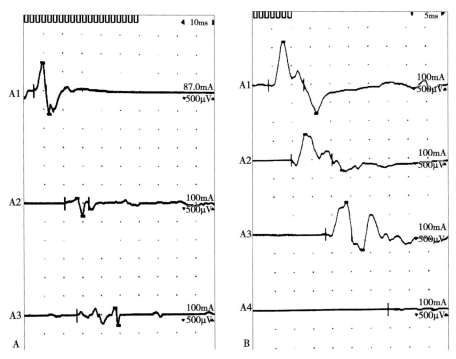

图 4-3-13　节段运动神经传导图（发病后 13 年）

A. 右正中神经, 腕、肘和腋部刺激, 拇短展肌记录。可见传导阻滞和异常波形离散（扫描速度 10ms/D, 灵敏度 500μV）；B. 右尺神经, 腕部、肘下、肘上和腋部刺激, 小指展肌记录。可见明显波形离散（扫描速度 5ms/D, 灵敏度 500μV）。

【EMG 结果分析】

患者发病 3 年时外院肌电图运动神经传导测定可见正中和尺神经远端运动潜伏期正常, 运动传导速度明显减慢, 上肢近端波幅较远端明显下降, 提示传导阻滞, 符合脱髓鞘改变。患者上下肢运动神经 CMAP 波幅明显下降或引不出, 上下肢感觉神经动作电位均未引出, 可以为脱髓鞘波形离散或传导阻滞的结果, 也可以与轴索损害有关, 针电极肌电图可见自发电位, 提示存在轴索损害, 可能是继发髓鞘病变所致。

发病 13 年时复查神经传导发现：上肢正中和尺神经远端运动潜伏期明显延长, 传导速度减慢, 伴有明显的波形离散和阻滞。针电极肌电图所检测肌肉可见时限明显增宽和波幅增高的运动单位电位, 伴少量自发电位, 大力收缩募集减少。与第一次结果相比, 正中神经和尺神经 CMAP 远端波幅略有下降, 近端下降更为明显, 神经传导的测定仍符合周围神经脱髓鞘的改变，针电极肌电图提示的慢性失神经的改变应该是与髓鞘脱失继发轴索损害有关。

肌电图结论：上下肢周围神经源性损害，感觉运动纤维均受累，髓鞘病变伴继发轴索损害。

【临床诊断思路】

（1）定位诊断：患者对称性的四肢无力，远端重，伴有肌肉萎缩，有轻度的手套袜套样分布的感觉障碍，四肢腱反射减低至消失，符合多发性神经病变。感觉运动性纤维均有受累。结合运动神经传导测定，周围神经病变以髓鞘脱失为主，伴有轴索损害。

（2）定性诊断：患者青壮年，起病隐袭，缓慢发展，病程 10 余年，有弓形足，电生理表现髓鞘病变为主的周围神经病，临床首先容易考虑到遗传性运动感觉神经病 CMT1 型。患者没有明确家族史，自幼体育活动与同龄人比没有差别，并不能完全否定遗传的可能性。但患者运动神经传导测定显示，在发病初期远端潜伏期正常，有传导阻滞，传导速度明显减慢，这种电生理表现不符合 CMT1 的特点，CMT1 发病时通常表现为普遍均一的传导减慢，传导速度减慢的同时，潜伏期会有明显延长，而该患者运动传导减慢程度明显不均一，并有传导阻滞和异常波形离散，因此肌电图提示后天获得性周围神经病的可能性大，弓形足可能与病程较长有关。隐袭起病缓慢加重的慢性脱髓鞘性感觉运动性周围神经病中，最常见的是 CIDP，但是需要与其他原因导致的周围神经病鉴别。

（3）需要补充的检查：血尿免疫固定电泳、抗可溶性抗原抗体（ENA）、抗中性粒细胞胞质抗体（ANCA）等常规筛查均未见异常。脑脊液检查压力正常，白细胞 5×10^6/L，脑脊液蛋白 2.42g/L。血和脑脊液抗 GM_1 抗体阴性，脑脊液 CIDP 相关抗体：抗 NF155 抗体、抗接触蛋白 1（CNTN1）抗体均阴性。该患者腰椎的磁共振可见马尾明显增粗（图 4-3-14）。神经超声双侧正中神经、尺神经、臂丛均可见 CSA 明显增粗。双侧正中神经、右尺神经上臂有节段性增粗现象，最粗处横截面积 $136mm^2$，臂丛上干横截面积（CSA）为 $128mm^2$（图 4-3-14）。

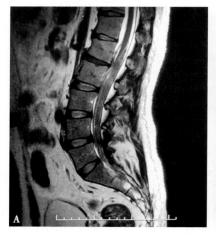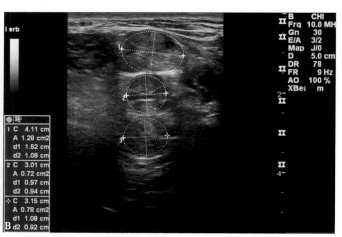

图 4-3-14　腰椎 MRI 和神经超声检查
A. 腰椎 MRI 可见马尾明显增粗；B. 神经超声检查可见臂丛神经明显增粗。

（4）讨论：患者临床表现类似遗传性周围神经病，但早期电生理所见的传导速度减慢不均一，有传导阻滞，以及近期复查所见异常波形离散和传导阻滞，均支持获得性脱髓鞘性周围神经病的改变，即 CIDP，进一步的神经超声检测，可见节段性神经增粗改变，符合目前

CIDP 超声改变的特点，而非 CMT1 表现。该患者血尿有机酸筛查未见异常，无遗传代谢相关周围神经病的证据。病程较长，慢性进展的过程，也不符合副肿瘤综合征。免疫电泳等检查正常，以及运动神经传导的表现，也不符合副蛋白血症相关疾病。神经病理对 CIDP 并没有特征性的诊断价值，但感觉神经所见轻度的洋葱球样结构形成，支持髓鞘脱失的改变，而非遗传性改变。该患者疾病进展缓慢，而脑脊液蛋白明显增高，可能与腰骶神经根的增粗导致脑脊液循环障碍有关。

【小结和要点】

患者隐袭起病，缓慢进展，早期神经传导测定所见传导速度减慢不均一、近期神经超声见到节段性神经增粗，均支持 CIDP 的诊断。该患者于外院进行了多种检查以协助鉴别诊断，但如果抓住其早期肌电图改变的特点，众多检查应该并无必要。对该患者曾经采用 IVIg 治疗，无明显效果，患者服用泼尼松治疗后，症状略有好转，未再进展。该患者病程太长，前期未能进行积极治疗，继发了明确的轴索损害，影响功能的恢复。

最终诊断：慢性炎性脱髓鞘性多发性神经病（CIDP）。

（刘明生）

【病例 4-3-11】慢性炎性脱髓鞘性多发性神经病（纯运动型）

【病历摘要】

男性，40 岁，反复四肢无力 24 个月。

患者 24 个月前在咽痛、发热（2 天缓解）后出现双手指尖发麻，之后出现双上肢无力，抬举费力，双手抓握力弱，逐渐加重，相继出现双下肢无力，蹲起费力。22 个月前就诊，神经系统体格检查发现：双上肢近端肌力 3 级，远端 2 级；双下肢肌力 5 级。深浅感觉对称存在。四肢腱反射消失。病理反射（−）。行肌电图检查显示上下肢神经源性损害。腰穿提示脑脊液蛋白 0.48g/L，予 IVIg 治疗后明显好转，双上肢近端肌力 4⁺，远端 5⁻ 级。20 个月前再次出现四肢无力，影响行走，给予泼尼松足量口服，缓慢减量，患者肢体无力无改善亦未再加重。2 个月前再次予 IVIg 治疗，患者肢体无力逐渐好转。

既往史：6 年前诊断白癜风。个人史、家族史无特殊。

神经系统体格检查表现：目前（发病 2 年）体格检查显示双上肢近端肌力 5 级，远端 5⁻ 级。

患者肌电图第 1 次检测在发病后 2 个月，神经传导及肌电图结果见表 4-3-32 和表 4-3-33；肌电图第 2 次检测在发病后 4 个月（IVIg 治疗 2 个月），患者无力缓解，结果见表 4-3-34；神经传导波形见图 4-3-15。

表 4-3-32　长节段运动神经传导和感觉神经传导测定结果（第 1 次检测）

运动神经	潜伏期/ms	波幅/mV	面积/（mV×ms）	时限/ms	传导速度/（m·s⁻¹）
右正中神经					
腕 - 拇短展肌	3.2	23.2	46.7	5.0	
肘 - 拇短展肌	7.4	21.2	45.0	5.2	50.0
腋 - 拇短展肌	9.4	19.0	40.9	5.4	67.5
Erb's 点 - 拇短展肌	14.2	13.4（较腋 29%↓）	28.6（较腋 30%↓）	6.0	—

续表

运动神经	潜伏期 /ms	波幅 /mV	面积 / (mV×ms)	时限 /ms	传导速度 / (m·s⁻¹)
左正中神经					
腕 - 拇短展肌	3.1	16.4	32.9	4.6	
肘 - 拇短展肌	7.0	14.3	30.2	5.1	55.6
腋 - 拇短展肌	9.5	13.0	26.9	5.8	60.0
Erb's 点 - 拇短展肌	14.2	11.5	31.9	7.5	—
右尺神经					
腕 - 小指展肌	2.7	22.6	48.2	7.1	
肘下 - 小指展肌	5.0	22.3	46.8	7.4	61.9
肘上 - 小指展肌	7.3	22.4	47.0	7.7	63.0
腋 - 小指展肌	8.7	22.5	47.0	7.7	74.3
Erb's 点 - 小指展肌	13.9	12.5（较腋 44%↓）	28.6（较腋 39%↓）	7.9	—
左尺神经					
腕 - 小指展肌	3.2	18.7	45.6	7.9	
肘下 - 小指展肌	5.5	18.8	45.5	8.1	57.5
肘上 - 小指展肌	7.9	18.6	45.3	8.3	58.3
腋 - 小指展肌	10.0	18.6	45.4	8.4	64.2
Erb's 点 - 小指展肌	14.0	11.1（较腋 40%↓）	34.8（较腋 23%↓）	7.6	—
右胫神经					
踝 - 姆展肌	3.66	19.7	23.0	16.6	
左胫神经					
踝 - 姆展肌	2.44	24.1	32.3	18.7	
右腓神经					
踝 - 趾短伸肌	4.49	13.6	22.4	18.5	
腓骨小头下 - 趾短伸肌	11.7	11.5	19.8	18.8	46.5
左腓神经					
踝 - 趾短伸肌	4.23	10.0	16.8	22.1	
腓骨小头下 - 趾短伸肌	10.5	9.3	17.1	19.6	56.6

F 波：左正中神经出现率 100%，潜伏期 29.4ms，传导速度 60.8m·s⁻¹

右正中神经出现率 100%，潜伏期 30.4ms，传导速度 58.1m·s⁻¹

右胫神经出现率 100%，潜伏期 55.1ms

左胫神经出现率 100%，潜伏期 56.7ms

感觉神经	潜伏期 /ms	波幅 /μV	传导速度 /（m·s⁻¹）
右正中神经			
拇指 - 腕	2.13	36.7	54.0
中指 - 腕	2.88	20.3	55.6
左正中神经			
拇指 - 腕	2.02	32.5	54.5
中指 - 腕	2.88	19.5	55.6

续表

感觉神经	潜伏期 /ms	波幅 /μV	传导速度 /(m·s⁻¹)
右尺神经			
小指 - 腕	2.10	11.7	57.1
左尺神经			
小指 - 腕	2.73	12.9	49.5
右胫神经			
踇趾 - 踝	4.66	4.4	39.7
左胫神经			
踇趾 - 踝	4.59	5.0	37.0
右腓神经			
踝 - 腓骨小头下	6.08	5.0	53.5
左腓神经			
踝 - 腓骨小头下	6.09	4.6	55.8

表 4-3-33　肌电图结果

肌肉	安静	MUP 时限 /ms	MUP 波幅 /μV	多相波 /%	募集 /mV
左三角肌	正锐 4+	13.6（26%↑）	924	35.3	单纯相 2.1
右三角肌	正锐 4+	14.5（34%↑）	921	17.6	单纯相 3.1
右胸锁乳突肌	（－）	10.0（10%↑）	460	6.7	混合相 2.4
左胫骨前肌	正锐 4+	16.2（32%↑）	850	44.4	混合相 2.2
右股四头肌	正锐 4+	14.7（26%↑）	714	0	混合相 2.1
右 T_{10} 脊旁肌	正锐 3+	—	—	—	—
右 T_{11} 脊旁肌	正锐 4+	—	—	—	—

【EMG 结果分析】

患者发病初时运动神经传导测定可见双侧正中神经、尺神经 Erb's 点刺激波幅降低，提示近端存在可能的传导阻滞。上下肢神经运动传导远端潜伏期、传导速度均为正常。双胫神经 F 波潜伏期延长。上下肢感觉神经传导正常。针电极肌电图可见上下肢肌肉均有自发电位，运动单位电位时限轻度增宽、波幅轻度增高，上肢肌肉大力收缩募集减少。神经传导测定提示上下肢神经近端存在病变，针电极肌电图提示神经源性损害。

结论：上下肢周围神经源性损害，运动纤维受累，近端髓鞘病变为主。

【临床诊断思路】

（1）定位诊断：患者临床表现为反复出现的对称性四肢无力，双上肢为主，四肢腱反射消失，定位于前根、神经丛或周围神经的运动纤维，结合神经传导的测定所示近端传导阻滞，考虑脱髓鞘为主。尽管患者上肢受累较早，但较快进展为四肢均受累，符合多发性神经病。

（2）定性诊断：患者复发 - 缓解的病程，对称性四肢无力，节段传导可见近端传导阻滞，IVIg 治疗有效，激素治疗效果欠佳，首先需要考虑纯运动型 CIDP，需要鉴别复发性 GBS 或 MMN。

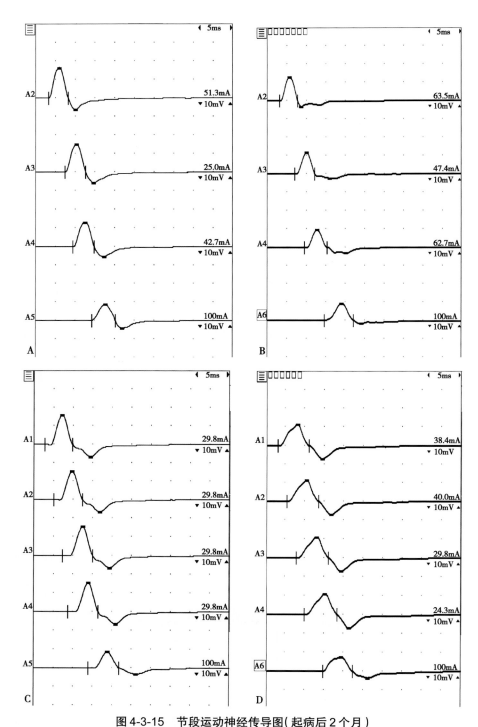

图 4-3-15　节段运动神经传导图（起病后 2 个月）

A. 右正中神经；B. 左正中神经；C. 右尺神经；D. 左尺神经。

可见双侧正中神经、尺神经 Erb's 点刺激波幅降低，提示近端存在可能的传导阻滞。

表 4-3-34 长节段运动神经传导测定结果（第 2 次检测）

运动神经	潜伏期 /ms	波幅 /mV	面积 /（mV×ms）	时限 /ms	传导速度 /（m·s⁻¹）
右正中神经					
腕 - 拇短展肌	2.33	19.6	35.2	20.5	
肘 - 拇短展肌	6.63	17.0	32.1	23.0	52.3
腋 - 拇短展肌	9.78	14.9	28.3	23.9	54.0
Erb's 点 - 拇短展肌	14.4	5.1（较腋 62%↓）	12.7（较腋 55%↓）	27.9（较腋 17%↑）	—
左正中神经					
腕 - 拇短展肌	2.26	16.3	29.6	19.6	
肘 - 拇短展肌	6.25	14.8	27.4	23.3	57.6
腋 - 拇短展肌	9.00	12.6	23.5	25.9	56.4
Erb's 点 - 拇短展肌	14.2	4.2（较腋 67%↓）	8.4（较腋 64%↓）	27.1	—
右尺神经					
腕 - 小指展肌	2.06	14.1	24.7	14.9	
肘下 - 小指展肌	5.13	14.1	22.5	21.5	57.0
肘上 - 小指展肌	7.17	13.5	21.4	20.7	58.8
腋 - 小指展肌	9.09	12.9	20.7	19.7	59.9
Erb's 点 - 小指展肌	13.2	5.8（较腋 55%↓）	10.3（较腋 50%↓）	28.4（较腋 44%↑）	—
左尺神经					
腕 - 小指展肌	2.46	13.9	30.2	15.6	
肘下 - 小指展肌	4.93	13.5	26.9	23.6	52.6
肘上 - 小指展肌	6.96	13.2	26.7	21.4	51.7
Erb's 点 - 小指展肌	12.5	4.9（较腋 63%↓）	10.4（较腋 61%↓）	26.1（较腋 22%↑）	—
右胫神经					
踝 - 踇展肌	4.13	18.3	24.8	16.3	
腘窝 - 踇展肌	12.7	15.7	23.3	21.7	46.1
左胫神经					
踝 - 踇展肌	4.62	21.7	32.4	19.4	
腘窝 - 踇展肌	13.1	18.0	30.3	18.9	47.2
右腓神经					
踝 - 趾短伸肌	3.82	6.2	7.7	22.2	
腓骨小头下 - 趾短伸肌	10.7	5.2	7.9	22.5	46.4
腓骨小头上 - 趾短伸肌	13.0	6.9	10.5	17.5	50.0
左腓神经					
踝 - 趾短伸肌	3.41	7.3	14.9	17.4	
腓骨小头下 - 趾短伸肌	10.7	6.9	13.9	20.6	46.6
腓骨小头上 - 趾短伸肌	13.0	7.1	12.6	19.5	47.8

（3）需要补充的检查：血尿免疫固定电泳、抗核抗体（ANA）、抗可溶性抗原抗体（ENA）、抗中性粒细胞胞质抗体（ANCA）均未见异常。血及脑脊液抗 GM_1 抗体谱（−）。腰穿脑脊液压力正常，脑脊液常规，脑脊液白细胞 $0 \times 10^6/L$，脑脊液生化，脑脊液蛋白 0.48g/L。颈椎 MRI 检查未见异常。神经超声检查（图 4-3-16）：双侧臂丛上、中、下干 CSA 有增粗（右侧分别为 38/14/11mm^2，左侧分别为 26/16/8mm^2），左正中神经上臂段有增粗（15mm^2），左尺神经肘部增粗（12mm^2）。

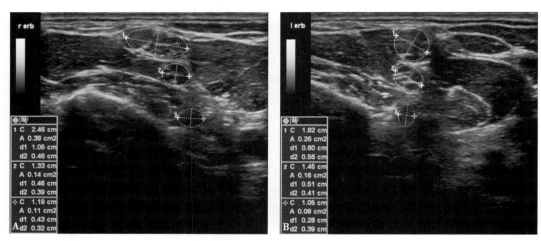

图 4-3-16 神经超声检查
可见双侧臂丛上中干均有增粗。A. 神经超声右臂丛；B. 神经超声左臂丛。

（4）讨论：患者鉴别诊断主要围绕纯运动型 CIDP、MMN 以及复发性 GBS。首先，该患者复发 - 缓解病程，对称性肢体无力，上肢为重，电生理可见传导阻滞的表现、双胫神经 F 波潜伏期延长，神经超声示双侧臂丛增粗，IVIg 治疗明显缓解，激素治疗效果欠佳，均支持患者为纯运动性 CIDP。其次，患者纯运动受累，有传导阻滞，传导速度正常，IVIg 治疗明显缓解，需考虑 MMN 的可能性，但 MMN 通常缓慢起病，不对称上肢起病，而患者对称性肢体无力，亚急性起病，不支持。另外，此外患者第 2 次加重时 20 天达峰，需警惕复发性 GBS 的可能。患者无脑神经受累、无呼吸困难、达峰时无力不重、第 1 次起病时 8 周后仍进展，均不支持复发性 GBS。有研究将纯运动型 CIDP 分为两类进行观察，一类为临床和电生理均无感觉异常，另一类为临床表现纯运动受累，但肌电图有感觉传导异常表现，前者大部分对 IVIg 治疗有效，而对糖皮质激素治疗效果不佳，后者往往对激素治疗有效。

【小结和要点】

患者复发 - 缓解病程，对称性肢体无力，结合神经传导和 EMG 的检测、神经超声的改变、IVIg 治疗效果均支持纯运动性 CIDP 的诊断。对纯运动型 CIDP 患者采用 IVIg 治疗效果较好，但激素治疗往往效果不佳。有文献报道使用口服激素的部分患者可维持无复发或复发频率较少。该患者后期加用环磷酰胺，仍在随访观察。

最终诊断：慢性炎性脱髓鞘性多发性神经病，纯运动型。

（牛婧雯）

【病例 4-3-12】慢性炎性脱髓鞘性多发性神经病合并糖尿病

【病历摘要】

男性，67 岁，肢体麻木 8 个月，加重伴四肢无力 2 个月。

8 个月前，头后仰时出现左手麻木，伴有手触觉减退；5 个月前出现左足麻木；3 个月前，右手和右足出现类似麻木和触觉减退，左足麻木上升至小腿。2 个月前开始双下肢无力，伴双小腿胀痛，逐渐加重至行走、站立困难；麻木向近端发展累及双侧前臂、左侧大腿及右侧小腿，腹部亦有麻木及束带感。外院检查发现"2 型糖尿病"，给予阿卡波糖、格列吡嗪降糖治疗。1 个月前，出现双手无力，持筷费力；双下肢麻木累及双侧大腿。无视物成双、言语不利、饮水呛咳和出汗异常及二便障碍。2 周前外院给予 IVIg（每天 0.4g/kg）和泼尼松龙（每天 80mg 静脉滴注 5 天，自觉症状减轻，可下地扶墙缓慢行走。

神经系统体格检查发现：神清语利，脑神经检查未见异常。四肢肌张力正常，未见肌萎缩。双上肢肌力近端 5 级，远端 4⁻ 级；双下肢肌力近端 4 级，左足背屈 3 级，右足背屈及双足跖屈 4⁻ 级。双肘以下痛觉、触觉及振动觉减退；双髋以下痛觉、触觉、位置觉、运动觉减退，振动觉消失。双侧指鼻试验尚稳准，双侧跟 - 膝 - 胫试验欠稳准，Romberg 征阳性。双上肢腱反射减退，双侧膝跳反射、跟腱反射消失。双侧掌颏反射及病理反射阴性。颈无抵抗，双侧 Kernig 征阴性，双侧 Lasègue 征阳性。

既往史：高血压病、高脂血症、冠心病病史。吸烟饮酒 40 年，戒烟酒 6 年。

神经传导及肌电图结果见表 4-3-35 和表 4-3-36；神经传导及 F 波波形见图 4-3-17～图 4-3-20。

表 4-3-35　长节段运动神经传导和感觉神经传导测定结果

运动神经	潜伏期 /ms	波幅 /mV（峰 - 峰值）	波幅 /mV（负相峰值）	传导速度 /（m·s⁻¹）
右正中神经				
腕 - 拇短展肌	5.1（46%↑）	9.9	6.9	
肘 - 拇短展肌	10.4	8.5	6.0	41.1（32%↓）
腋 - 拇短展肌	14.5	7.1	5.2	44.1（21%↓）
Erb's 点 - 拇短展肌	25.3	0.8（较腋 89%↓）	0.7（较腋 87%↓）	18.0（67%↓）
左正中神经				
腕 - 拇短展肌	4.3（23%↑）	9.1	7.1	
肘 - 拇短展肌	9.5	8.2	6.2	42.6（29%↓）
腋 - 拇短展肌	13.8	7.4	5.9	39.0（26%↓）
Erb's 点 - 拇短展肌	21.6	0.5（较肘部 93%↓）	0.3（较肘部 95%↓）	25.0（55%↓）
右尺神经				
腕 - 小指展肌	4.0（48%↑）	11.2	7.1	
肘下 - 小指展肌	7.9	8.9	5.0	46.1（31%↓）
肘上 - 小指展肌	11.3	7.8	4.8	30.8（37%↓）
腋 - 拇短展肌	14.1	6.7	4.0	42.8（20%↓）
Erb's 点 - 拇短展肌	23.0	0.7（90%↓）	0.5（88%↓）	21.9（60%↓）

续表

运动神经	潜伏期/ms	波幅/mV（峰-峰值）	波幅/mV（负相峰值）	传导速度/（m·s⁻¹）
左尺神经				
腕 - 小指展肌	4.0（48%↑）	9.0	6.2	
肘下 - 小指展肌	7.3	8.6	5.6	54.8
肘上 - 小指展肌	11.8	7.2	5.0	26.6（46%↓）
腋 - 拇短展肌	16.1	6.5	4.6	26.7（49%↓）
Erb's 点 - 拇短展肌	21.1	0.4（较腋94%↓）	0.4（较腋91%↓ 波形离散）	38.0（32%↓）
右胫神经				
踝 - 踇展肌	6.9（77%↑）	3.4（73%↓）	3.0（波形离散）	
腘窝 - 踇展肌	18.7	2.2（较踝35%↓）	2.0（波形离散）	33.0（26%↓）
左胫神经				
踝 - 踇展肌	5.6（44%↑）	3.4（73%↓）	2.9（波形离散）	
腘窝 - 踇展肌	16.8	2.1（较踝38%↓）	1.9（波形离散）	36.4（20%↓）
右腓神经				
踝 - 趾短伸肌	5.4（71%↑）	1.6（71%↓）	1.3	
腓骨小头下 - 趾短伸肌	16.3	1.1（较踝31%↓）	1.0	29.3（49%↓）
腓骨小头上 - 趾短伸肌	18.7	1.2	0.9	28.3（37%↓）
腓骨小头下 - 胫骨前肌	4.9	5.2（52%↓）	3.3	
腓骨小头上 - 胫骨前肌	7.5	4.1	2.5	25.0（44%↓）
左腓神经				
踝 - 趾短伸肌	6.2（97%↑）	1.1（80%↓）	0.8	
腓骨小头下 - 趾短伸肌	16.0	0.4（较踝64%↓）	0.4（波形离散）	32.6（43%↓）
腓骨小头上 - 趾短伸肌	19.2	0.6	0.6（波形离散）	23.7（47%↓）
腓骨小头下 - 胫骨前肌	4.4	5.1（53%↓）	2.9	
腓骨小头上 - 胫骨前肌	7.3	4.9	2.9	25.8（42%↓）

F 波：右尺神经出现率 100%，平均潜伏期 50.8ms

　　左尺神经出现率 95%，平均潜伏期 56.6ms

　　右胫神经出现率 100%，平均潜伏期 140.5ms

　　左胫神经未引出肯定波形

感觉神经	潜伏期/ms	波幅/μV	传导速度/（m·s⁻¹）
右正中神经			
拇指 - 腕		未引出肯定波形	
中指 - 腕		未引出肯定波形	
左正中神经			
拇指 - 腕		未引出肯定波形	
中指 - 腕		未引出肯定波形	

续表

感觉神经	潜伏期/ms	波幅/μV	传导速度/(m·s⁻¹)
右尺神经			
小指-腕		未引出肯定波形	
左尺神经			
小指-腕		未引出肯定波形	
右胫神经			
踇趾-踝		未引出肯定波形	
左胫神经			
踇趾-踝		未引出肯定波形	
右腓神经			
踝-腓骨小头下		未引出肯定波形	
左腓神经			
踝-腓骨小头下		未引出肯定波形	
右腓肠神经			
外踝-小腿	3.6	3.3	38.8（32%↓）
左腓肠神经			
外踝-小腿	3.6	2.6（81%↓）	39.4（31%↓）

表 4-3-36　肌电图结果

肌肉	安静	MUP 时限/ms	MUP 波幅/μV	多相波/%	募集/mV
右伸指总肌	（−）	13.2（7%↑）	742	58	混合相 3.5
右胫骨前肌	（−）	17.5（22%↑）	1 499	50	混合相 3.0

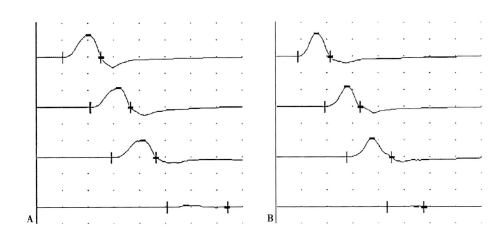

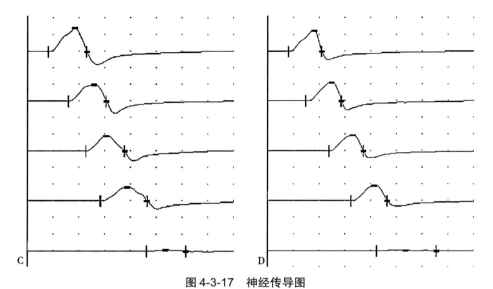

图 4-3-17 神经传导图

A. 右正中神经；B. 左正中神经；C. 右尺神经；D. 左尺神经。扫描速度 5ms/D，灵敏度 5mV/D
双侧正中神经、尺神经 Erb's 点刺激可疑传导阻滞，右正中神经、左尺神经 Erb's 点刺激可见波
形离散。

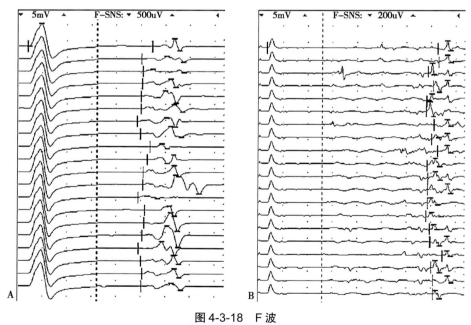

图 4-3-18 F 波

可见 F 波潜伏期显著延长，分别为 50.8ms 和 140.5ms。A. 右尺神经（扫描速度 10ms/D）；
B. 右胫神经（扫描速度 20ms/D）。

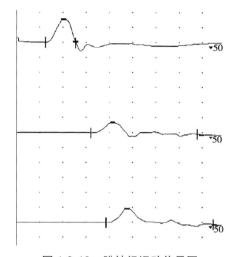

图 4-3-19　腓神经运动传导图
扫描速度 5ms/D，灵敏度 1mV/D；可见波形离散。

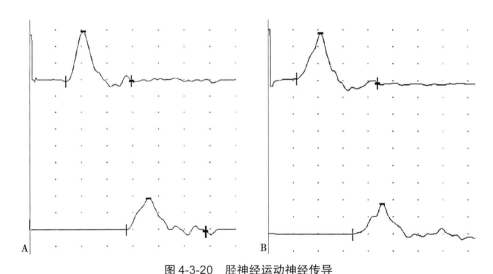

图 4-3-20　胫神经运动神经传导
A. 右胫神经；B. 左胫神经。扫描速度 5ms/D，灵敏度 1mV/D。双侧胫神经近远端刺激，均可见波形离散，负波时限增宽＞8.8ms。

【EMG 结果分析】

患者上下肢运动传导检测以远端潜伏期延长、运动传导速度减慢、节段性传导阻滞和波形离散为主要表现，F 波潜伏期显著延长，提示脱髓鞘性神经病变。双侧腓总神经 - 趾短伸肌 CMAP 波幅下降明显，针电极肌电图右侧胫骨前肌发现 MUP 时限增宽、波幅增高的慢性失神经改变，提示下肢远端轴索损害。感觉传导检测显示上下肢 SNAP 难以引出，可见于明显的脱髓鞘性病变或轴索变性。正常 SNAP 波幅远较运动波幅低，在顺向感觉传导检测时更是如此；脱髓鞘性损害时，纤维束内传导时间离散导致的位相抵消，以及感觉神经部分传导阻滞，均可在记录时表现为 SNAP 波幅降低或波形消失。针电极肌电图显示下肢肌肉 MUP 增宽,提示神经再生;上肢 MUP 正常,提示上肢轴索损害较轻。

【临床诊断思路】

(1)定位诊断:患者以左手麻木、触觉减退起病,逐渐累及四肢,查体发现双侧对称性长手套、长裤套样分布的深浅感觉障碍,提示周围神经大小感觉纤维均受损;病史中主诉感觉异常明显,双下肢振动觉消失,四肢腱反射普遍减低或消失,Romberg 征阳性,提示感觉纤维中以传导触觉、振动觉和本体感觉的大纤维受累为主。四肢无力伴腱反射减退,提示周围神经运动纤维受损;肌力减退同时存在于肢体的远端和近端,双侧 Lasègue 征阳性和病初的颈后放电感考虑为神经根刺激症状,运动远端潜伏期延长、F 波潜伏期显著延长和双侧正中神经、尺神经 Erb's 点刺激可疑传导阻滞,均提示运动神经远端、近端和神经根均受累。

(2)定性诊断:老年男性,慢性进展性病程,症状、体征及 EMG 提示以运动和感觉大纤维受累为主的脱髓鞘性神经病,患者病程逐渐进展,5 个月内出现明确的运动受累的症状和体征。神经传导检查发现多部位的传导阻滞,波形离散,结合免疫治疗症状有改善,应考虑慢性炎性脱髓鞘性多发性神经病(CIDP)。患者病后发现血糖高,诊断为糖尿病,不除外同时合并糖尿病神经病,但是临床和电生理检测的结果,不能单纯用糖尿病解释。受累神经的分布特点,传导阻滞和波形离散等,更支持后天获得性脱髓鞘性神经病和 CIDP 的诊断。患者同时有显著的感觉神经异常,除腓肠神经,其余上下肢感觉神经均未引出波形,CIDP 通常伴有感觉神经损害,但不排除糖尿病导致的感觉受累。可以行脑脊液检查以助诊,并完善各项检查以排除意义未明单克隆免疫球蛋白血症(monoclonal gammopathy of undetermined significance,MGUS)、POEMS、骨硬化性骨髓瘤、淋巴瘤、系统性红斑狼疮或其他结缔组织病、结节病、HIV 感染、慢性活动性肝炎等可能引起继发性脱髓鞘性神经病的情况。

(3)需要补充的检查:血常规、肝肾功、甲状腺功能均正常,同型半胱氨酸、血清维生素 B_{12}、叶酸正常,红细胞沉降率、类风湿因子、抗链球菌溶血素"O"、自身抗体谱、抗中性粒细胞胞质抗体、抗心磷脂抗体、免疫固定电泳、血管内皮生长因子阴性,乙肝抗体、丙肝抗体、HIV 抗体、梅毒抗体阴性,抗神经元抗体、肿瘤标志物均阴性。腰穿脑脊液:压力 90mmH₂O,潘氏试验阳性,白细胞 $5×10^6$/L,脑脊液蛋白 1.87g/L,葡萄糖 3.15mmol/L,氯化物 131mmol/L。血及脑脊液抗神经节苷脂抗体谱、抗 NF155 和抗 186 抗体均阴性。

(4)讨论:老年男性,慢性感觉和运动神经均受累,脑脊液存在蛋白细胞分离现象,支持 CIDP 的诊断,CIDP 患者的脑脊液蛋白多明显升高大于 1g/L。通过病史和各项辅助检查可排除前述能引起继发性脱髓鞘性神经病的潜在病因,本患者考虑特发性 CIDP。糖尿病患者群的 CIDP 发病率是否增高尚存在争论。糖尿病患者中,CIDP 似乎更易发生于老年的糖尿病患者而病程较短且血糖控制较好者。糖尿病患者诊断 CIDP 采用与非糖尿病患者相同的临床标准和电生理标准。CIDP 诊断的电生理标准包括:①至少 2 条神经的运动远端潜伏期延长超过正常上限的 50%,不包括正中神经在腕管处的潜伏期延长;②至少 2 条神经的运动传导速度降低超过正常下限的 30%;③至少 2 条神经的 F 波潜伏期延长超过正常上限的 30%,如远端 CMAP 负相波波幅不足正常下限的 80%,则 F 波潜伏期延长需超过 50%;④至少 2 条神经的 F 波引不出而这 2 条神经的远端 CMAP 负相波波幅不低于正常下限的 20%,同时 1 条以上的其他神经存在其他脱髓鞘特征;⑤至少 2 条神经存在部分运动传导阻滞,即在远端负相波波幅不低于正常下限的 20% 的情况下,近端 CMAP 负波波幅较远端波幅降低大于等于 50%,如果只有 1 条神经存在部分运动传导阻滞,则同时需要 1 条以上的其他神经存在其他脱髓鞘特征;⑥至少 2 条神经存在异常波形离散,即近端 CMAP 负波时限较远端时限延长超过 30%;⑦至少 1 条神经的远端 CMAP 负波时限增宽(正中神经≥6.6ms,尺神经≥6.7ms,腓总神经≥7.6ms,胫神经≥8.8ms),同时 1 条以上的其他神经存在其他脱髓鞘特征。本患者的 EMG 结果满足以上(图 4-3-17～图 4-3-20),结合临床特征即为确诊的 CIDP。CIDP 的一线治疗是 IVIg、糖皮质激素或血浆置换,糖尿病患者通常首选 IVIg。CIDP 合并糖尿病的患者对免疫治疗有反应的比例,与不合并糖尿病的患者类似,但改善程度较非糖尿病患者小,因可能叠加有糖尿病多发性轴索性神经病。

【小结和要点】

糖尿病患者出现快速进展性触觉减退、行走不稳、肢体无力等以感觉大纤维和运动纤维受累为主的多发性神经病时,应注意排查可能出现的合并的免疫或代谢相关的新发周围神经病,进一步行电生理检查,脑脊液相关检查自身抗体,肿瘤标记物等寻求诊断。为找到或更多地发现获得性脱髓鞘的证据,常需增加神经传导检查的神经数量,增加近端刺激位置。

患者在外院行 IVIg 和短程激素治疗后,自觉症状减轻。患者仍在随诊中。

最终诊断:慢性炎性脱髓鞘性多发性神经病(CIDP)合并糖尿病。

（蔚　凡）

七、Lewis-Sumner 综合征

【病例 4-3-13】

【病历摘要】

女性,30 岁,反复肢体麻木无力、视物成双 2 年半。

患者 2 年半前无明显诱因出现右手抬腕无力,手背麻木,营养神经治疗半个月后症状完全缓解。半年前患者于外地旅游被虫叮咬 1 周后出现左眼睑下垂、视物成双。腰穿、抗莱姆抗体、抗核抗体(ANA)18 项、抗 GM₁ 抗体、颅脑 MRI、脑数字减影血管造影等无异常,诊断为"左动眼神经麻痹",予激素治疗(静脉注射地塞米松每天 10mg,使用 7 天后转为口服泼尼松 40mg 每天,每周减 10mg),1 个月后症状完全缓解。2 个月前患者出现右手指尖麻木,1 周后出现左臂抬举费力,不能抱小孩。1 个月前左手无力,左手指尖到前臂尺侧麻木。此后患者相继出现双脚背麻木,双足不能背伸,右侧较左侧严重。半个月前患者出现视物成双,向左凝视时明显,无眼睑下垂,右手麻木、无力加重。

神经系统体格检查发现:双眼外展不全。左上肢近端肌力 3⁺ 级,远端分并指 2⁺ 级;右上肢近端 5 级,远端 4 级;双下肢近端 5 级,右足及足趾背伸 3 级,左足及足趾背伸 4 级。左前臂尺侧、左拇指及示指指尖针刺觉减退,左足外侧、右足背针刺觉减退;音叉振动觉对称存在。双上肢腱反射消失,左膝反射减低,右膝反射及双跟腱反射消失。病理反射未引出。

既往病史、个人史和家族史无特殊。

神经传导及肌电图结果见表 4-3-37 和表 4-3-38;神经传导波形见图 4-3-21。

表 4-3-37 长节段运动神经传导和感觉神经传导测定结果

运动神经	潜伏期 /ms	波幅 /mV	面积 /（mV×ms）	时限 /ms	传导速度 /（m·s⁻¹）
右正中神经					
腕 - 拇短展肌	2.4	13.4	18.8	4.3	
肘 - 拇短展肌	6.6	6.7（较腕 55%↓）	12.4（较腕 34%↓）	8.5（较腕 98%↑）	53.5
腋 - 拇短展肌	8.4	2.7（较肘 62%↓）	7.7（较肘 38%↓）	17.4（较肘 105%↑）	47.7
Erb's 点 - 拇短展肌	17.3	1.8	3.2	14.9	
左正中神经					
腕 - 拇短展肌	2.4	16.2	23.9	4.8	
肘 - 拇短展肌	10.8	2.4（较腕 85%↓）	5.0（较腕 79%↓）	33.2（较腕 592%↑）	25.9（60%↓）
腋 - 拇短展肌	15.4	1.3（较肘 46%↓）	4.0	29.5	20.0（64%↓）
Erb's 点 - 拇短展肌	17.6	0.3（76% 较腋）	2.1	62.2	
右尺神经					
腕 - 小指展肌	2.3	12.6	35.8	6.9	
肘下 - 小指展肌	4.1	12.4	36.3	8.6	67.9
肘上 - 小指展肌	6.8	6.3（较肘下 49%↓）	30.3	11.7（较肘下 36%↑）	54.1
腋 - 小指展肌	8.0	6.1	29.3	11.8	62.5
Erb's 点 - 小指展肌	19.7	0.8（较腋 87%↓）	4.6（较腋 84%↓）	14.8（较腋 25%↑）	
左尺神经					
腕 - 小指展肌	2.1	11.7	33.6	6.9	
肘下 - 小指展肌	3.9	8.2	26.3	9.4	64.6
肘上 - 小指展肌	8.7	4.5（较肘上 45%↓）	20.8	11.9	29.4（51%↓）
腋 - 小指展肌	9.8	4.1	18.8	12.3	62.0
Erb's 点 - 小指展肌	16.3	1.7（较腋 59%↓）	5.7（较腋 70%↓）	13.7	
右胫神经					
踝 - 踇展肌	3.5	21.4	50.8	8.5	
腘窝 - 踇展肌	10.3	12.0	33.6	10.0	49.5
左胫神经					
踝 - 踇展肌	3.0	25.2	54.8	7.3	
腘窝 - 踇展肌	10.1	7.5（较踝 70%↓）	17.4（较踝 68%↓）	7.3	46.7

续表

运动神经	潜伏期 /ms	波幅 /mV	面积 / （mV×ms）	时限 /ms	传导速度 / （m·s⁻¹）
右腓神经					
踝 - 趾短伸肌	3.9（50%↑）	8.6	17.6	5.6	
腓骨小头下 - 趾短伸肌	9.4	7.8	18.0	6.0	48.7
腓骨小头上 - 趾短伸肌	10.5	8.1	18.4	6.3	73.5
左腓神经					
踝 - 趾短伸肌	3.1	12.2	26.6	5.7	
腓骨小头下 - 趾短伸肌	8.5	11.0	25.9	6.1	51.4
腓骨小头上 - 趾短伸肌	9.5	10.6	26.4	6.2	62.5

F 波：左正中神经出现率 85%，潜伏期 28.6ms，传导速度 59.5m·s⁻¹

　　　右正中神经出现率 95%，潜伏期 24.8ms，传导速度 66.0m·s⁻¹

　　　左胫神经出现率 100%，潜伏期 61.3ms

　　　右胫神经出现率 70%，潜伏期 70.5ms

感觉神经	潜伏期 /ms	波幅 /μV	传导速度 /（m·s⁻¹）
右正中神经			
拇指 - 腕	1.97	12.4（82%↓）	49.2
中指 - 腕	2.48	9.1（40%↓）	56.5
左正中神经			
拇指 - 腕	1.62	13.3（81%↓）	53.7
中指 - 腕	2.57	17.1	54.5
右尺神经			
小指 - 腕	2.15	10.3	51.2
左尺神经			
小指 - 腕	1.97	9.7	58.4
右胫神经			
踇趾 - 踝	5.06	1.43	35.6
右腓神经			
踝 - 腓骨小头下	5.60	2.3	51.8

表 4-3-38　肌电图结果

肌肉	安静	MUP 时限 /ms	MUP 波幅 /μV	多相波 /%	募集 /mV
左小指展肌	正锐 4+	15.4（48%↑）	1 119	7.7	单纯相 2.7
右小指展肌	正锐 4+	12.9（24%↑）	734	0	单纯相 2.5
右伸指总肌	（-）	14.6（22%↑）	1 040	0	混合相 2.8
左胫骨前肌	正锐 3+	14.1（11%↑）	569	10.0	混合相 3.0
右胫骨前肌	正锐 4+	16.3（28%↑）	1 076	23.1	单纯相 2.5
右股四头肌	（-）	14.5（21%↑）	562	0	混合相 3.0

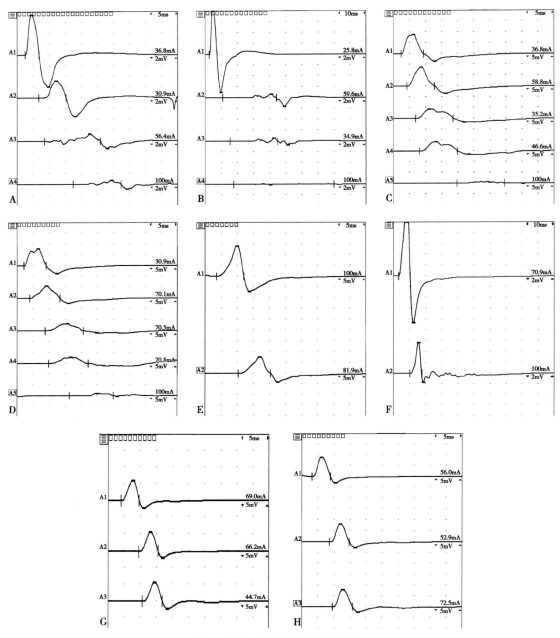

图 4-3-21 节段运动神经传导图

神经传导可见上下肢神经多个节段存在可能的传导阻滞，多条神经近端刺激波形离散。A. 右正中神经；B. 左正中神经；C. 右尺神经；D. 左尺神经；E. 右胫神经；F. 左胫神经；G. 右腓神经；H. 左腓神经。

【EMG 结果分析】

患者节段性运动神经传导可见上下肢神经多个节段存在可能的传导阻滞（右尺神经肘上 - 肘下节段、左正中神经肘 - 腕节段及腋 - 肘节段、左尺神经肘上 - 肘下节段、左胫神经腘窝 - 踝节段），多条神经近端刺激波形离散，左正中神经、左尺神经肘上到肘下传导速度减慢，右腓神经远端潜伏期延长。双胫神经F波潜伏期延长。感觉传导示双侧正中神经SNAP波幅低。针电极肌电图可见自发电位，运动单位时限增宽、波幅增高，大力收缩募集减少，远端肌肉更明显。神经传导提示周围神经以脱髓鞘为主的改变，不同神经的受累程度有所不同，符合多发性单神经病特点。EMG提示神经源性损害，可能与髓鞘脱失继发轴索损害有关。

【临床诊断思路】

（1）定位诊断：患者临床表现为反复出现的眼球活动障碍、复视，定位于眼动神经；不对称性的肢体无力、麻木，四肢腱反射降低至消失，定位于周围神经损害，符合多发性单神经病变，感觉运动纤维均有受累。结合神经传导和肌电图的测定，提示周围神经损害以髓鞘病变为主，继发轴索损害。

（2）定性诊断：患者临床表现为慢性、复发-缓解、不对称性多发性单神经病，脱髓鞘改变为主，感觉运动纤维均受累，眼动神经受累，糖皮质激素治疗有效。首先需要考虑是否为CIDP变异型，Lewis-Sumner综合征；另外还需要与其他疾病鉴别，包括结缔组织病相关周围神经病、遗传性压迫易感性神经病（herediary neuropathy with liability to pressure palsies，HNPP）、高密度脂蛋白缺乏症（又称tangier病）等。

（3）需要补充的检查：血糖、糖化血红蛋白正常。甲状腺功能：促甲状腺素（thyroid stimulating hormone，TSH）稍高，提示亚临床甲减。抗核抗体（ANA）、抗可溶性抗原抗体（ENA）、抗中性粒细胞胞质抗体（ANCA）（-）。ACE正常。血及脑脊液 GM_1 抗体阴性。血及脑脊液抗莱姆抗体、血布鲁氏菌凝集试验阴性。脑脊液检查压力正常，脑脊液常规正常，脑脊液蛋白0.27g/L。胸CT、腹部超声未见肿瘤征象。神经超声：双侧正中神经、尺神经节段性增粗，双侧臂丛增粗（右正中神经上臂段CSA最粗27mm²；右尺前臂段CSA最粗8mm²；左正中前臂段CSA最粗21mm²，上臂段CSA最粗19mm²；左尺上臂段CSA最粗14mm²）。HNPP相关基因检测：未发现周围髓鞘蛋白22（peripheral myelination protein 22，PMP22）基因缺失。

（4）讨论：患者没有家族遗传史，节段传导的阻滞现象并非出现在易嵌压部位，神经超声示节段性增粗，基因检测均不支持HNPP。病程长，有复发缓解特点，排除了副肿瘤综合征、特殊感染。免疫学和血清蛋白电泳等检查排除了系统性免疫病和副蛋白血症及血液系统的疾病。电生理所示传导阻滞、神经超声节段性增粗等支持CIDP特殊亚型，Lewis-Sumner综合征的诊断。CIDP脑神经受累相对较少，一旦受累，常需要更多的鉴别诊断，但并不能作为排除CIDP的条件。

【小结和要点】

患者临床为复发-缓解病程，有眼动神经受累，肢体受累不对称，考虑为多发性单神经病（最后进展为类似多发性神经病），感觉运动均受累，经过神经传导和EMG的检测、神经超声的改变均支持CIDP特殊亚型Lewis-Sumner的诊断。其他的辅助检查排除了引起CIDP综合征的各种可能。

对该患者采用IVIg治疗，无明显效果。予泼尼松足量口服，缓慢减量。2个月后门诊随诊，患者肌力明显好转。

最终诊断：慢性炎性脱髓鞘性多发性神经病（CIDP），Lewis-Sumner综合征。

（牛婧雯）

八、多灶性运动神经病

【病例 4-3-14】

【病历摘要】

男性,56 岁,肢体无力 7 年。

7 年前偶然发现右手活动时欠自如,伸指不灵活,天气转暖后有好转,基本如常。6 年前又逐渐出现左手端酒杯手抖,左手尺侧 2 小指伸不直,间断加重。以后出现右手持筷子费力,写字不自如。2 年前发现双侧前臂远端出现萎缩,右侧较重,无力也加重,写字困难,勉强持筷。1 年前出现肌肉跳动,右上臂明显,屈曲前臂时有时出现痉挛性疼痛,并自觉有双下肢乏力,缓慢发展,走路拖地。发病以来无肢体麻木,无大小便障碍,无肢体放射性疼痛,无饮水呛咳。

神经系统体格检查发现:神清,语利,对答切题,舌肌未见萎缩和纤颤,余脑神经检查未见异常。右拇指、示指对指困难,拇指背屈、伸展活动受限,右手五指并拢困难,右手小指外展力弱,右伸指 4 级,屈腕 4 级,伸腕 5 级,屈肘 4 级,伸肘 5 级,外展上臂 5 级,右上肢远端肌肉萎缩,骨间肌明显,大小鱼际肌轻微萎缩。左侧小指外展及内收差。左侧拇指外展对指稍力弱,屈腕、屈肘 5⁻ 级,余上肢肌肉 5 级。左侧骨间肌萎缩,小鱼际肌萎缩,肱二头肌略萎缩。双下肢肌力 5 级。右侧肱二头肌反射消失,右侧桡骨膜反射引出,左肱二头反射引出,左掌颌反射阳性,双侧 Hoffman 征未引出,膝跳反射及跟腱反射低,双下肢病理反射未引出,共济运动及感觉检查未见异常。

既往体健,无毒物、药物接触史,不吸烟,不饮酒。家族中无相同疾病患者。

神经传导及肌电图结果见表 4-3-39 和表 4-3-40;神经传导波形见图 4-3-22。

表 4-3-39 长节段运动神经传导和感觉神经传导测定结果

运动神经	潜伏期 /ms	波幅 /mV	传导速度 /(m·s⁻¹)
右正中神经			
腕 - 拇短展肌	4.7	4.2(75%↓)	
肘 - 拇短展肌	8.8	3.6	46.9(24%↓)
腋 - 拇短展肌	11.8	2.6	50
Erb's 点 - 拇短展肌	25.1	0.2(较腋 92%↓)	
右尺神经			
腕 - 小指展肌	2.6	9.1	
肘下 - 小指展肌	5.0	3.0(较肘下 67%↓)	45.8(32%↓)
肘上 - 小指展肌	10.8	2.1	39.7(30%↓)
腋 - 小指展肌	12	1.9	51.7
左正中神经			
腕 - 拇短展肌	4.0	5.8(65%↓)	
肘 - 拇短展肌	7.2	4.1(较腕 29%↓)	53.4
腋 - 拇短展肌	10.8	1.5(较肘部 63%↓)	57.9
Erb's 点 - 拇短展肌	16.7	0.2(较腋 87%↓)	

续表

运动神经	潜伏期 /ms	波幅 /mV	传导速度 /(m·s⁻¹)
左尺神经			
腕 - 小指展肌	3.0	10.8	
肘下 - 小指展肌	4.2	8.2	51.7
肘上 - 小指展肌	9.2	5.5	36.0（37%↓）
腋 - 小指展肌	12.3	5.6	50.9
右胫神经			
踝 - 踇展肌	3.6	6.1	
腘窝 - 踇展肌	13.8	4.4	46.2
右腓总神经			
踝 - 趾短伸肌	4.6	4.1	
腓骨小头下 - 趾短伸肌	11.4	3.2	44.1
腓骨小头上 - 趾短伸肌	14.1	2.8	37.2

F 波：右正中神经，出现率 100%，平均潜伏期 21.2ms，传导速度 68.2m·s⁻¹

　　　右胫神经，出现率 100%，平均潜伏期 49.3ms

感觉神经	潜伏期 /ms	波幅 /μV	传导速度 /(m·s⁻¹)
右正中神经			
拇指 - 腕	2.3	22	54.8
右尺神经			
小指 - 腕	2.4	9.9	56.7
右胫神经			
踇趾 - 踝	5.1	1.6	41.2

表 4-3-40　肌电图结果

肌肉名称	安静	MUP 时限 /ms	MUP 波幅 /μV	多相波 /%	募集 /mV
左小指展肌	（－）	11.5（4%↑）	612	12.5	混合相 2.4
右小指展肌	正锐 +	14.4（29%↑）	972	21.4	混合相 3.6
左肱二头肌	可见肌颤搐	23.5（97%↑）	1 038	71.4	混合相 3.8
右肱二头肌	（－）	13.0（5%↑）	595	0	混合相 3.0
左三角肌	（－）	17.8（51%↑）	2 429	37.5	混合相 6.1
右三角肌	（－）	12.4（12%↑）	482	14.3	混合相 4.1
左伸指总肌	（－）	16.6（36%↑）	2 433	33.3	混合相 5.3
右伸指总肌	（－）	17.2（41%↑）	1 226	33.3	混合相 2.8
左胫骨前肌	（－）	15.0（8%↑）	629	23.1	混合相 2.3

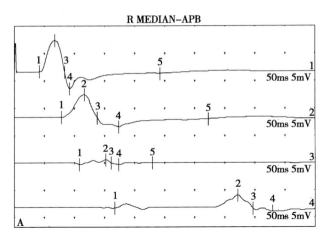

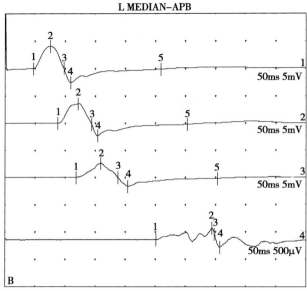

图 4-3-22 正中神经传导图

A. 左正中神经；B. 右正中神经。左正中神经在腋及 Erb's 点处刺激时
可见异常波形离散。右正中神经在肘 - 腋段存在传导阻滞。

【EMG 结果分析】

该患者感觉神经传导正常。运动神经传导可见右正中神经肘 - 腋段存在传导阻滞，左正中神经腋及 Erb's 点可见异常波形离散，右尺神经腕 - 肘下节段也有传导阻滞，各个神经的远端潜伏期基本正常，除双侧尺神经肘上 - 肘下节段外，MNCV 也基本在正常范围。运动神经传导的结果，提示运动神经病变，髓鞘病变为主。针电极肌电图可见双侧上肢多块肌肉出现宽大 MUP，呈神经源性损害，提示存在轴索损害，但病变邻近的部分肌肉 MUP 仍正常，这种分布特点更符合多发性单神经病变，而非前角细胞病变。

肌电图结论：双上肢周围神经源性损害（运动神经多发非对称性损害，髓鞘病变为主，可见节段性传导阻滞）。

【临床诊断思路】

（1）定位诊断：根据双上肢的无力、萎缩、腱反射减退，无感觉障碍，为纯运动受累，符合前角细胞或运动神经病变，节段神经传导可见明显的传导阻滞和异常波形离散等髓鞘病变的特点，可以明确为运动神经病变，结合其发展的过程和分布特点，符合多发运动神经受累，髓鞘病变为主。

（2）定性诊断：该患者为中老年，隐袭起病，逐渐发展，纯运动系统受累，临床主要表现为肌肉无力、萎缩等下运动神经元受累表现，症状体征分布明显不对称，无力从一侧肢体经较长时间后发展到另一侧，在这种临床背景下，肌电图检测之前，可考虑为下运动神经元综合征，该综合征包括一组疾病，如运动神经元病、多灶性运动神经病、遗传性运动神经病等。该患者病程 7 年，症状进展非常缓慢，一般情况较好，并且病程为阶段性，中间有稳定及好转期，无上运动神经元体征，这些均不符合运动神经元病，而符合多灶性运动神经病的特点。另外患者右上肢远端无力虽然较明显，但肌肉萎缩与无力并非完全平行，也符合脱髓鞘改变的特点。最为重要的是，节段性运动神经传导测定发现了运动神经传导阻滞和异常波形离散的证据，高度支持 MMN 的诊断。纯运动型 CIDP 电生理检测也可以表现为运动神经传导阻滞和异常波形离散，但通常会伴有受累节段的 MNCV 减慢，并且纯运动型 CIDP 临床起病通常对称，下肢较上肢严重。

（3）需要补充的检查：脑脊液检查压力正常，白细胞 $5×10^6$/L，脑脊液蛋白 0.054g/L，葡萄糖 3.8mmol/L，氯化物 124.1mmol/L。血和脑脊液抗 GM_1 抗体阴性。颈椎 MRI 显示 $C_{3\sim4}$、$C_{4\sim5}$、$C_{5\sim6}$、$C_{6\sim7}$ 椎间盘膨出，脊髓不同程度受压，$C_{3\sim7}$ 骨质增生，颈椎生理前突消失，颈髓内未见异常。

（4）讨论：该患者的诊断过程中，节段性运动神经传导测定对于诊断最为重要，运动神经部分传导阻滞和异常波形离散的证据，可以将诸多临床上难以鉴别的疾病进行排除。运动神经部分传导阻滞是诊断 MMN 的重要条件，国内外的诊断标准中，均建议 MMN 患者，至少有两根神经在非嵌压部位各有一处传导阻滞，或在同一神经的不同节段，各有一处传导阻滞，并且跨该节段的感觉神经传导正常。近年来，随着影像学技术的进步，周围神经超声和 MRI 有助于发现更多的病灶。有研究显示，电生理上所见的传导阻滞与影像学所见到的节段性神经增粗，并不完全一致。当电生理检测达不到诊断标准时，影像学检查可以作为有力的补充。该患者电生理检测足以完成 MMN 的诊断，影像学检测并非必需。MMN 患者尽管存在运动神经传导阻滞，但大部分患者神经传导速度减慢通常并不明显。传导速度明显下降者，需要注意与纯运动型 CIDP 鉴别。

运动神经部分传导阻滞在使用 IVIg 治疗后可以好转，定期的 IVIg 治疗，有助于延缓疾病的进展，改善预后。尽管 MMN 为相对良性的病变，但是随着病情的进展，继发轴索损害，最终仍会出现肢体的残疾。早期诊断和早期治疗非常重要。

【小结和要点】

患者隐袭起病缓慢进展，临床表现纯运动受累，肌电图显示神经源性损害，但节段神经传导可见明显传导阻滞，支持 MMN 诊断。MMN 患者血液和脑脊液抗 GM_1 抗体的阳性率仅有 60% 左右，因此阴性并不能排除 MMN。

对该患者采用 IVIg 治疗，数天后上肢无力一度有所好转，但维持 1 个月左右即又下降。之后患者未再坚持用药，随访 3 年，上肢无力有进展，但仍可持续，下肢行走有跛行，生活仍基本自理。

最终诊断：多灶性运动神经病。

（刘明生）

九、POEMS综合征

【病例4-3-15】

【病历摘要】

女性，61岁，四肢麻木1年，加重伴无力6个月。

患者于1年前开始出现手足麻木感，9个月前肢体麻木向近端发展至腕部和踝部，无力症状不明显。外院查脑脊液：脑脊液蛋白1.24g/L，诊断为"慢性炎性脱髓鞘性多发性神经病（CIDP）"，给予IVIg静脉滴注及激素冲击治疗，未见好转。6个月前出现双下肢无力，远端明显，上肢远端也有轻微力弱，并发现肢体皮肤变黑。查血清免疫固定电泳IgG λ型M蛋白阳性（+）。

神经系统体格检查发现：神清，语利，脑神经未见异常；双上肢近端肌力5级，远端肌力4级，双下肢近端4级，远端肌力0～2级，下肢远端肌肉萎缩。四肢腱反射消失，未引出病理反射。双膝以下针刺觉和音叉觉减退。四肢皮肤变黑，乳晕明显变黑。

既往史、个人史、家族史无特殊。

第1次肌电图检测在发病后3个月，神经传导及肌电图结果见表4-3-41和表4-3-42，皮肤交感反应结果见表4-3-43。

表4-3-41 长节段运动神经传导和感觉神经传导测定结果（第1次检测）

运动神经	潜伏期/ms	波幅/mV	传导速度/(m·s⁻¹)
右正中神经			
腕-拇短展肌	3.5	15.0	
肘-拇短展肌	8.8	13.7	41.7（28%↓）
腋-拇短展肌	12.2	11.4	34.8（38%↓）
左正中神经			
腕-拇短展肌	3.3	12.1	
肘-拇短展肌	7.9	12.3	45.5（21%↓）
腋-拇短展肌	10.5	10.9	42.5（25%↓）
右尺神经			
腕-小指展肌	2.3	11.8	
肘下-小指展肌	5.0	10.0	45.6（24%↓）
肘上-小指展肌	8.2	9.0	37.3（29%↓）
腋-小指展肌	11.0	8.3	38.4（31%↓）
左尺神经			
腕-小指展肌	2.1	14.0	
肘下-小指展肌	5.1	10.9	40.0（33%↓）
肘上-小指展肌	8.3	10.6	42.7（20%↓）
腋-小指展肌	10.3	9.3	49.0

续表

运动神经	潜伏期 /ms	波幅 /mV	传导速度 /(m·s⁻¹)
右胫神经			
踝 - 姆展肌	5.0	2.0（84%↓）	
腘窝 - 姆展肌	19.6	1.5	24.4（45%↓）
左胫神经			
踝 - 姆展肌	5.1	1.6（87%↓）	
腘窝 - 姆展肌	18.2	1.3	27.7（38%↓）
右腓神经			
踝 - 趾短伸肌	3.8	1.3（77%↓）	
腓骨小头下 - 趾短伸肌	13.5	0.8	28.3（52%↓）
腓骨小头上 - 趾短伸肌	15.3	0.8	31.7（29%↓）
左腓神经			
踝 - 趾短伸肌	3.8	1.0（82%↓）	
腓骨小头下 - 趾短伸肌	14.8	0.8	25.8（56%↓）
腓骨小头上 - 趾短伸肌	17.6	0.7	26.1（42%↓）

F 波：正中神经出现率 100%，潜伏期 48.2ms

胫神经出现率 100%，潜伏期 95.5ms

感觉神经	潜伏期 /ms	波幅 /μV	传导速度 /(m·s⁻¹)
右正中神经			
拇指 - 腕	2.5	11.0（69%↓）	33.7（36%↓）
中指 - 腕	3.5	7.2	38.6（32%↓）
左正中神经			
拇指 - 腕	2.3	28.0	38.6（32%↓）
中指 - 腕	3.1	13.0	44.7（21%↓）
右尺神经			
小指 - 腕	2.1	10.1	44.6
左尺神经			
小指 - 腕	2.3	9.1	43.3（22%↓）
右胫神经			
姆趾 - 踝		未引出肯定波形	
左胫神经			
姆趾 - 踝		未引出肯定波形	
右腓神经			
踝 - 腓骨小头下	8.2	0.5（77%↓）	32.8（44%↓）
左腓神经			
踝 - 腓骨小头下	8.2	0.5（77%↓）	33.9（42%↓）

表 4-3-42　肌电图结果（第 1 次检测）

肌肉	安静	MUP 时限 /ms	MUP 波幅 /μV	多相波 /%	募集 /mV
左小指展肌	（－）	12.2（8%↑）	724	20.0	混合相 3.0
右胫骨前肌	正锐 3+	15.1（6%↑）	876	0	混合相 4.6

表 4-3-43　皮肤交感反应

左腕部刺激	潜伏期 /ms	波幅 /mV
左掌心	1 396	4.9
右掌心	1 398	6.4
左足底	1 878	4.8
右足底	1 772	2.7

第 2 次肌电图检测在发病后 1 年（本次就诊），神经传导及肌电图结果见表 4-3-44 和表 4-3-45，皮肤交感反应测定结果见表 4-3-46。

表 4-3-44　长节段运动神经传导和感觉神经传导测定结果（第 2 次检测）

运动神经	潜伏期 /ms	波幅 /mV	传导速度 /（m·s⁻¹）
右正中神经			
腕 - 拇短展肌	3.8	10.0	
肘 - 拇短展肌	9.2	8.0	38.8（36%↓）
腋 - 拇短展肌	12.2	6.8	35.2（37%↓）
左正中神经			
腕 - 拇短展肌	3.2	9.8	
肘 - 拇短展肌	8.2	8.3	39.4（35%↓）
腋 - 拇短展肌	11.2	7.2	43.8（21%↓）
右尺神经			
腕 - 小指展肌	2.8	10.1	
肘下 - 小指展肌	5.1	8.1	44.1（34%↓）
肘上 - 小指展肌	9.4	8.3	39.6（25%↓）
腋 - 小指展肌	11.6	7.9	35.9（35%↓）
左尺神经			
腕 - 小指展肌	2.8	8.5	
肘下 - 小指展肌	4.7	8.4	42.0（37%↓）
肘上 - 小指展肌	8.5	7.0	41.2（22%↓）
腋 - 小指展肌	11.0	6.1	36.2（35%↓）
右胫神经			
踝 - 踇展肌	4.0	0.3（97%↓）	
腘窝 - 踇展肌	18.3	0.4	24.4（45%↓）

运动神经	潜伏期 /ms	波幅 /mV	传导速度 /(m·s⁻¹)
左胫神经			
踝 - 踇展肌	5.1	1.3（90%↓）	
腘窝 - 踇展肌	21.2	0.3（较踝 77%↓）	23.0（48%↓）
右腓神经			
踝 - 趾短伸肌	4.2	0.5（91%↓）	
腓骨小头下 - 趾短伸肌	15.7	0.7	26.0（42%↓）
左腓神经			
踝 - 趾短伸肌	3.6	0.6（89%↓）	
腓骨小头下 - 趾短伸肌	16.3	0.3（较踝 50%↓）	23.6（47%↓）

F 波：正中神经出现率 100%，潜伏期 44.3ms

  胫神经未引出肯定波形

感觉神经	潜伏期 /ms	波幅 /μV	传导速度 /(m·s⁻¹)
右正中神经			
拇指 - 腕	2.9	10.0（72%↓）	33.3（45%↓）
中指 - 腕	3.9	3.8（76%↓）	37.2（35%↓）
左正中神经			
拇指 - 腕	2.4	17.1	42.6（30%↓）
中指 - 腕	3.4	9.4	44.1（22%↓）
右尺神经			
小指 - 腕	2.4	7.0	45.5
左尺神经			
小指 - 腕	2.7	7.6	41.2（25%↓）
右胫神经			
踇趾 - 踝		未引出肯定波形	
左胫神经			
踇趾 - 踝		未引出肯定波形	
右腓神经			
踝 - 腓骨小头下		未引出肯定波形	
左腓神经			
踝 - 腓骨小头下		未引出肯定波形	

表 4-3-45　肌电图结果（第 2 次检测）

肌肉	安静	MUP 时限 /ms	MUP 波幅 /μV	多相波 /%	募集 /mV
左小指展肌	（-）	12.2（5%↑）	878	0	混合相 4.9
右胫骨前肌	纤颤 4+	16.5（14%↑）	876	28.6	混合相 3.2

表 4-3-46 皮肤交感反应

左腕部刺激	潜伏期 /ms	波幅 /mV
左掌心	1 349	4.3
右掌心	1 474	5.3
左足底	1 915	3.5
右足底	1 939	4.8

【EMG 结果分析】

第 1 次肌电图（发病后 3 个月）：患者双侧正中神经、尺神经运动神经传导远端潜伏期、CMAP 波幅未见异常，但可见各个节段运动神经传导速度减慢，双侧胫神经、腓神经远端潜伏期轻度延长、CMAP 波幅明显降低和传导速度明显减慢；双上肢感觉神经传导结果显示传导速度减慢，感觉波幅基本正常。双下肢感觉神经检查可见传导速度减慢、感觉波幅降低；上下肢 F 波潜伏期延长，提示髓鞘病变；针电极肌电图结果可见右胫骨前肌自发电位提示神经轴索损害，而胫骨前肌与小指展肌均未见宽大运动单位、大力募集正常；皮肤交感反应未见异常。

此次入院肌电图与 9 个月前肌电图相比，双侧正中神经、尺神经、胫神经、腓神经 CMAP 波幅出现明显降低，但上肢神经的 CMAP 仍高于正常值，运动神经传导速度进一步减慢；与第 1 次相比，感觉神经传导速度进一步减慢、波幅进一步降低。

肌电图结论：上下肢周围神经源性损害，感觉运动均受累，髓鞘病变伴轴索损害。

【临床诊断思路】

（1）定位诊断：四肢对称性远端为主的深浅感觉减退，四肢远端为主的无力，腱反射消失，提示为多发性神经病变，感觉运动纤维均有受累。肌电图证实为髓鞘病变为主，伴有轴索损害。其运动远端潜伏期相对好，近端传导速度减慢，F 波减慢尤为明显，提示近端病变更重。另外，患者皮肤明显变黑，提示皮肤也有受累。

（2）定性诊断：中老年女性，慢性病程，总病程 1 年，临床表现多发性感觉运动性周围神经病，髓鞘病变为主，伴轴索损害，下肢较上肢严重，皮肤变黑。外院 IgG λ 型 M 蛋白阳性，首先考虑副蛋白血症相关周围神经病，POEMS 综合征可能大。该患者在病初曾疑诊"慢性炎性脱髓鞘性多发性神经病（CIDP）"，但随着患者皮肤变黑渐加重，血免疫固定电泳 IgG λ 型 M 蛋白持续阳性，且丙种球蛋白及激素治疗均无效，基本可以排除 CIDP。

（3）需要补充的检查：抗可溶性抗原抗体（ENA），抗中性粒细胞胞质抗体（ANCA）阴性，红细胞沉降率，C 反应蛋白正常；抗 Hu-Yo-Ri 抗体阴性；甲状腺功能、性激素和血糖正常。复查血清蛋白电泳，M 蛋白百分比为 3.4%，M 蛋白 2.20g/L。尿免疫固定电泳 3 项，游离 λ 型 M 蛋白可疑阳性；血清免疫固定电泳（IgA、IgG 和 IgM），IgG λ 型 M 蛋白阳性（+）；血清免疫固定电泳 + 血轻链 2 项，血清游离轻链（sFLC-λ）33.9mg/L，IgG λ 型 M 蛋白阳性。脑脊液常规提示，白细胞数正常；脑脊液生化提示，脑脊液蛋白 0.96g/L；血管内皮生长因子（vascular endothelial growth factor，VEGF）5 163ng/L。骨髓活检：未见浆细胞明显增多。神经超声可见双侧正中神经、尺神经近端及臂丛神经 CSA 略增粗；腹部超声结果提示脾肿大；心脏超声可见心包积液。骨盆 X 线未见明显溶骨和骨硬化现象。

（4）讨论：该患者辅助检查进一步发现有脾大和心包积液，骨穿未见浆细胞瘤证据，特别是 VEGF 明显增高，结合临床所见，符合 POEMS 综合征诊断。POEMS 综合征的诊断标准中，需要两个强制条件，包括多发性神经病和副蛋白血症。其他主要条件 3 条，包括巨大淋巴结增生症（又称卡斯尔曼病），骨硬化改变，以及血清 VEGF 增高。次要条件包括皮肤变黑，脏器肿大，内分泌异常、肢体水肿等。POEMS 综合征的周围神经病变早期表现以髓鞘病变为主，临床表现为多发性感觉运动性脱髓鞘性周围神经病，除了考虑 CIDP 外，需要注意与副蛋白血症相关周围神经病鉴别，另外部分 CIDP 患者可以合并有副肿瘤综合征。血或尿免疫固定电泳应为常规检查，在临床诊断的 CIDP 患者中，约 10% 筛查出 M 蛋白阳性。对于 M 蛋白阳性的患者，还需要根据分型，进一步进行检测。IgG 或 IgA 型 M 蛋白阳性者，可以见于 POEMS 综合征和其他浆细胞瘤，也可以为 MGUS，需要随诊观察，部分患者可能会转化为浆细胞瘤。IgM 蛋白阳性者，有一半可检测到抗 MAG 抗体阳性。

POEMS 综合征的肌电图早期以传导速度的减慢为主，随着病情的发展，出现 CMAP 波幅降低，严重时可出现明显的轴索损害（下肢为主）。与 CIDP 患者的神经传导相比，POEMS 综合征患者的传导阻滞现象罕见，且自主神经较少受累。

【小结和要点】

该患者是较为典型的 POEMS 综合征，肌电图表现为多发性感觉运动脱髓鞘性周围神经病，副蛋白血症和 VEGF 明显增高。肌电图对于证实髓鞘病变至关重要，血尿免疫固定电泳筛查应作为常规检测以协助鉴别。之后再进一步行骨穿和系统筛查排除其他疾病。

该患者在确诊后，予以马法兰与地塞米松治疗，病情控制良好。

最终诊断：POEMS 综合征。

（刘明生）

十、腓骨肌萎缩症

【病例 4-3-16】腓骨肌萎缩症 1A 型（CMT1A）

【病历摘要】

男性，49 岁，双下肢及双手无力 3 年。

3 年前家属发现患者双足背伸无力，之后患者发现双下肢肌肉萎缩，逐渐出现双手无力，伸指困难，日常生活未受明显的影响，仍可开车、上下楼梯。

神经系统体格检查发现：双上肢近端肌力 5 级，伸指 3^+ 级，分并指、拇指外展 3^- 级。双下肢近端肌力 5^- 级，远端足背伸跖屈 2 级，足趾背伸跖屈 0 级。可见弓形足、双手第一骨间肌萎缩、鹤腿。跨阈步态。双踝音叉振动觉略减退，针刺觉对称存在。双侧桡骨膜反射可引出，余四肢腱反射消失。病理反射未引出。双侧指鼻试验、轮替试验完成可。

患者自记事起（40 余年前）发现双手虎口肌肉萎缩，自幼双手有静止性、姿势性震颤，未在意。

既往史：20 年前车祸右足骨折。个人史：自诉自幼体育活动与同龄人无明显差别。家族史：母亲及小女儿双手大鱼际肌肉萎缩，父亲高足弓。小女儿肌电图未见异常。

神经传导及肌电图结果见表 4-3-47 和表 4-3-48；神经传导波形见图 4-3-23。

表4-3-47 长节段运动神经传导和感觉神经传导测定结果

运动神经	潜伏期/ms	波幅/mV	面积/(mV×ms)	时限/ms	传导速度/(m·s⁻¹)
右正中神经					
腕-拇短展肌	9.8（197%↑）	4.6（72%↓）	6.7	6.4	
肘-拇短展肌	20.8	3.6	6.2	6.6	18.6（70%↓）
腋-拇短展肌	25.9	3.4	6.1	6.5	19.8（64%↓）
Erb's点-拇短展肌	36.4	1.5（未达超强）	2.4	5.3	—
左正中神经					
腕-拇短展肌	9.2（179%↑）	7.3	10.2	7.0	
肘-拇短展肌	19.8	5.7	8.4	7.8	18.3（70%↓）
腋-拇短展肌	24.0	5.7	8.5	7.6	20.9（62%↓）
Erb's点-拇短展肌	37.3	1.3（未达超强）	2.2	6.3	—
右尺神经					
腕-小指展肌	6.9（165%↑）	2.1（88%↓）	5.7	9.2	
肘下-小指展肌	13.4	1.7	5.8	9.4	16.6（75%↓）
肘上-小指展肌	20.0	1.7	5.5	11.8	21.9（62%↓）
腋-小指展肌	26.5	1.5	5.3	10.8	16.4（70%↓）
Erb's点-小指展肌	34.0	0.7（未达超强）	3.7	20.8	—
左尺神经					
腕-小指展肌	6.6（154%↑）	1.5（92%↓）	3.9	6.4	
肘下-小指展肌	11.2	1.3	3.0	9.8	20.0（70%↓）
肘上-小指展肌	19.0	1.3	3.5	11.2	19.2（66%↓）
腋-小指展肌	23.7	1.2	3.0	11.1	18.9（66%↓）
Erb's点-小指展肌	35.0	0.4（未达超强）	0.8	7.0	—
右胫神经					
踝-踇展肌			未引出肯定波形		
左胫神经					
踝-踇展肌			未引出肯定波形		
右腓神经					
踝-趾短伸肌			未引出肯定波形		
腓骨小头下-胫骨前肌	3.6	0.1（99%↓）			
左腓神经					
踝-趾短伸肌			未引出肯定波形		
腓骨小头下-胫骨前肌			未引出肯定波形		

F波：左正中神经出现率95%，潜伏期55.1ms，传导速度26.6m·s⁻¹

右正中神经出现率100%，潜伏期57.8ms，传导速度25.1m·s⁻¹

续表

感觉神经	潜伏期 /ms	波幅 /μV	传导速度 / (m·s⁻¹)
右正中神经			
拇指 - 腕		未引出肯定波形	
中指 - 腕		未引出肯定波形	
左正中神经			
拇指 - 腕	5.1	2.5（94%↓）	17.6（68%↓）
中指 - 腕	7.0	1.3（93%↓）	21.4（63%↓）
右尺神经			
小指 - 腕	4.5	2.1（89%↓）	25.6（54%↓）
左尺神经			
小指 - 腕	5.7	2.1（89%↓）	20.2（64%↓）
左胫神经			
跨趾 - 踝		未引出肯定波形	
左腓肠神经			
外踝 - 小腿中		未引出肯定波形	
左腓神经			
踝 - 腓骨小头下		未引出肯定波形	

表 4-3-48　肌电图结果

肌肉	安静	MUP 时限 /ms	MUP 波幅 /μV	多相波 /%	募集 /mV
右胫骨前肌	（－）	16.0（17%↑）	1 771	0	单纯相 2.8（无力收缩）
右小指展肌	（－）	16.4（49%↑）	4 440	33	单纯相 6.7

【EMG 结果分析】

患者运动神经传导测定发现双上肢正中和尺神经运动传导远端潜伏期明显延长，传导速度明显减慢，不伴波形离散或传导阻滞（患者体形偏胖，Erb's 点刺激时已用最大电量，但未达超强刺激），CMAP 波幅降低，下肢未引出动作电位。上肢感觉神经传导速度减慢，波幅降低。F 波传导速度明显减慢。针电极肌电图所检测肌肉可见时限增宽及波幅增高的运动单位电位，大力收缩募集减少，远端肌肉明显。神经传导的测定符合周围神经脱髓鞘为主的改变，而且各条神经传导速度减慢程度较为一致。EMG 慢性失神经的改变可能与髓鞘脱失继发轴索损害有关。

肌电图结论：上下肢周围神经源性损害，感觉运动纤维均受累，髓鞘病变为主，伴轴索损害。

【临床诊断思路】

（1）定位诊断：患者临床表现为对称性的四肢无力，远端严重伴有肌肉萎缩，四肢腱反射减低至消失，无阳性感觉症状，远端深感觉减退，符合多发性神经病变，感觉运动纤维均有受累。结合神经传导的测定，周围神经以髓鞘损害为主。

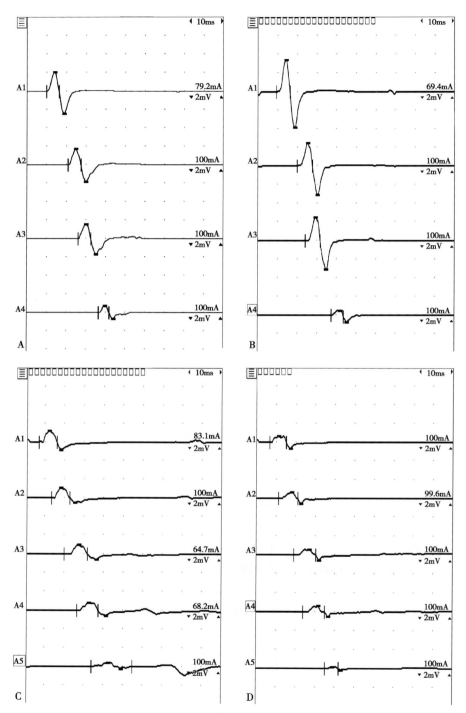

图 4-3-23 节段运动神经传导

发现双上肢正中神经、尺神经运动传导远端潜伏期明显延长,传导速度明显减慢,不伴波形离散或传导阻滞(患者体形偏胖,Erb's 点刺激时已用最大电量,但未达超强刺激),CMAP 波幅降低,下肢未引出动作电位。A. 右正中神经;B. 左正中神经;C. 右尺神经;D. 左尺神经。

（2）定性诊断：患者自幼发现双手虎口肌肉萎缩，有弓形足和鹤腿，母亲及小女儿双手大鱼际肌肉萎缩，父亲高足弓，双下肢远端无力明显而对生活影响小，神经传导未见波形离散和传导阻滞，神经速度明显减慢而且各条神经较一致，提示遗传性周围神经病，患者上肢神经传导速度 20m/s 左右，CMT1 可能性大。鉴别诊断方面需要与 CIDP 等获得性周围神经病相鉴别，但患者病程隐袭，幼年时即有症状，家族中有类似患者（但家族史需要进一步确认），肌电图未见传导阻滞，传导速度改变的特点，均不支持 CIDP。

（3）需要补充的检查：免疫固定电泳（－）。腰穿脑脊液压力正常，脑脊液常规，白细胞 2×10^6/L；脑脊液生化，脑脊液蛋白 0.37g/L。神经超声：双侧正中神经、尺神经、颈神经根均有增粗，无节段性增粗现象。基因检测：PMP22 基因重复突变。

（4）讨论：患者为慢性脱髓鞘为主的周围神经病，运动感觉均有受累，主要需鉴别遗传性周围神经病如 CMT 和获得性周围神经病如 CIDP。患者自幼有双手肌肉萎缩，有弓形足、鹤腿、可疑家族史、双下肢远端无力明显，但对生活影响小，神经传导未见波形离散、传导阻滞，速度减慢较均匀，脑脊液蛋白正常，神经超声无节段性增粗，这些均支持患者为遗传性周围神经病可能性大。脱髓鞘为主的遗传性周围神经病中最常见为 CMT1，还需要与其他遗传相关疾病鉴别如半乳糖神经酰胺脂质贮积症（又称 Krabbe 病）、植烷酸贮积症（又称 Refsum 病）等。患者病程长、免疫电泳阴性排除了副蛋白血症、副肿瘤相关周围神经病。基因检测 PMP22 基因重复突变支持 CMT1A 的诊断。

【小结和要点】

患者隐匿起病缓慢进展，经过神经传导和 EMG 的检测、脑脊液蛋白正常、神经超声、基因检测均支持 CMT1A 的诊断。基因检测证实 PMP22 基因重复突变具有确诊价值。

目前对 CMT1A 无特殊治疗，嘱患者使用矫形鞋，支持治疗。

最终诊断：腓骨肌萎缩症 1A 型。

（牛婧雯）

【病例 4-3-17】腓骨肌萎缩症 2 型（CMT2）

【病历摘要】

女性，49 岁，肢体无力 20 年余，加重 2 个月余。

20 余年前开始出现左小腿无力，表现为行走时速度减慢，跑步困难，无肢体麻木、疼痛，症状逐渐发展。15 年前出现右小腿无力，行走需支撑物，双小腿萎缩。10 年前出现双上肢无力，系纽扣笨拙，开锁不利索，提重物困难，伴四肢麻木，曾于当地医院行肌电图示"上下肢周围神经损害"，给予"甲钴胺，辅酶 Q_{10}"等治疗，症状无明显改善。近 2 个月自觉四肢无力、麻木加重，无吞咽困难、言语含糊。发病以来，精神、睡眠、饮食尚可，二便正常，体重无明显变化。

神经系统体格检查发现：神清，语利，对答切题，定向力、记忆力和计算力正常，脑神经未见异常。双大腿下 1/3 以远肌肉萎缩，高足弓（图 4-3-24），双上肢肌力远端 5^- 级，近端 5 级，双下肢髋关节伸肌力 5^- 级，双膝关节屈伸肌力 3^- 级，双足背伸跖屈 2 级，四肢腱反射明显减低，双侧 Babinski 征阴性，双上肢肘关节以下及双下肢膝关节以下针刺觉、位置觉和振动觉减退。颈无抵抗。

既往史无特殊，无特殊用药史。其父亲双腿变细、步态异常 40 余年，现 74 岁，尚可挂拐缓慢行走,其母亲身体健康。

神经传导及肌电图结果见表 4-3-49 和表 4-3-50。

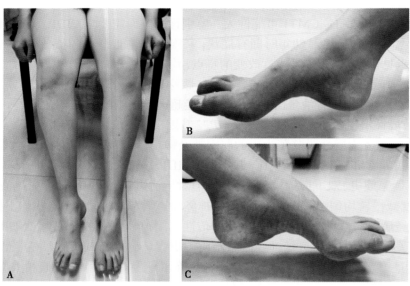

图 4-3-24 患者下肢

A. 患者双下肢远端萎缩;B、C. 患者高足弓。

表 4-3-49 运动和感觉神经传导测定结果

运动神经	潜伏期 /ms	波幅 /mV	传导速度 /(m·s⁻¹)
左正中神经			
腕 - 拇短展肌	3.6	7.3	
肘 - 拇短展肌	7.9	5.7(56%↓)	49.4
左尺神经			
腕 - 小指展肌	2.6	9.3	
肘下 - 小指展肌	4.3	7.1	55.1
右正中神经			
腕 - 拇短展肌	3.7	6.4(62%↓)	
肘 - 拇短展肌	8.1	5.2(67%↓)	48.0
右尺神经			
腕 - 小指展肌	2.9	8.5	
肘下 - 小指展肌	4.3	6.7	66.7
左腓总神经			
踝 - 趾短伸肌	3.6	1.3(77%↓)	
腓骨小头下 - 趾短伸肌	10.5	0.9(80%↓)	40.5(35%↓)
左胫神经			
踝 - 踇展肌	4.0	3.6(72%↓)	
腘窝 - 踇展肌	13.3	3.1(65%↓)	36.7(22%↓)

续表

运动神经	潜伏期 /ms	波幅 /mV	传导速度 /(m·s⁻¹)
右腓总神经			
踝 - 趾短伸肌	2.7	3.4（40%↓）	
腓骨小头下 - 趾短伸肌	9.2	2.1（53%↓）	42.3
右胫神经			
踝 - 踇展肌	4.2	4.1	
腘窝 - 踇展肌	12.5	3.6	46.3

F 波：左正中神经出现率 100%，潜伏期 26.4ms，传导速度 58.2m·s⁻¹

右胫神经出现率 100%，潜伏期 50.1ms

感觉神经	潜伏期 /ms	波幅 /μV	传导速度 /(m·s⁻¹)
左正中神经			
拇指 - 腕	3.3	3.0（93%↓）	25.8（52%↓）
左尺神经			
小指 - 腕	3.2	1.2（94%↓）	35.2（37%↓）
右正中神经			
拇指 - 腕	3.4	3.6（91%↓）	27.9（49%↓）
右尺神经			
小指 - 腕	3.3	1.4（90%↓）	35.7（35%↓）
左腓浅神经			
踝 - 小腿外侧		未引出肯定波形	
左腓肠神经			
外踝 - 小腿中		未引出肯定波形	
右腓浅神经			
踝 - 小腿外侧		未引出肯定波形	
右腓肠神经			
外踝 - 小腿中		未引出肯定波形	

表 4-3-50 肌电图结果

肌肉	安静	MUP 时限 /ms	MUP 波幅 /μV	多相波 /%	募集 /mV
右伸指总肌	（-）	20.0（65%↑）	1 109	23	混合相 4.5
右拇短展肌	（-）	17.5（68%↑）	1 031	43	干扰相 2.5
左股四头肌	（-）	18.4（45%↑）	1 065	32	混合相 3.0
左胫骨前肌	（-）	20.6（50%↑）	1 157	26	单纯相 4.5

【EMG 结果分析】

运动传导测定显示上下肢部分神经 CMAP 波幅降低，MNCV 基本正常，针电极肌电图呈神经源性改变；上肢神经 SNAP 波幅明显下降，下肢神经 SNAP 均未引出，综合来看，上下肢周围神经感觉运动纤维均受累，轴索损害为主。

感觉传导测定显示正中神经和尺神经速度明显减慢，与运动传导速度不一致，需要注意是否合并有腕管等因素的影响，但尺神经的感觉传导速度下降不好解释，由于感觉神经波幅较低，有可能为快纤维丢失对速度的影响较大，但也需要注意测定起始潜伏期的位置判断对结果的影响。

【临床诊断思路】

（1）定位诊断：患者临床表现符合四肢远端受累为主的感觉运动性周围神经病，下肢较上肢严重。神经电生理检查见上下肢周围神经 CMAP 波幅降低，SNAP 波幅明显下降或消失，MNCV 和 SNCV 轻度减慢，提示感觉运动纤维轴索损害为主，下肢周围神经损害较上肢严重，符合长度依赖性神经病的特征。因此定位诊断是多发性感觉运动轴索性神经病。患者主诉中两侧下肢无力发生时间相差 5 年，需要注意与多发性单神经病鉴别，但从目前电生理和临床体征来看，双侧下肢基本对称。主诉所描述的差异，可能与患者早期程度较轻微，病程进展缓慢，体验的敏感程度有关。

（2）定性诊断：患者青年起病，慢性起病，表现为对称性四肢无力，缓慢进展，下肢出现症状 10 年后出现上肢无力，病程长达 20 余年生活仍可自理，查体可见弓形足，电生理提示多发性感觉运动轴索性神经病，正中神经 MNCV > 45m/s，结合父亲双下肢变细和步态异常 40 余年，均提示遗传性神经病，尤其是常染色体显性遗传 CMT2 的可能性大。可行基因检测明确诊断，重点关注常染色体显性遗传的 CMT2 相关基因。但需注意排除营养代谢性疾病如维生素 B_{12}、叶酸缺乏等。

（3）需要补充的检查：血生化正常，血维生素 B_{12}、叶酸水平正常，血甲状腺功能正常。二代测序检测出 *MFN2* 基因 p.L741W 杂合突变（图 4-3-25），该突变为已知的 *MFN2* 基因的致病突变。

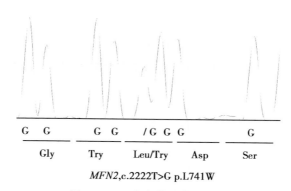

| G G | G G | / G G | G | G |

Gly　　Try　　Leu/Try　　Asp　　Ser

MFN2,c.2222T>G p.L741W

图 4-3-25　患者基因检测结果

二代测序检测出 *MFN2* 基因 p.L741W 杂合突变（箭头处）。

（4）讨论：患者临床表现为慢性起病的对称性四肢无力、萎缩，查体发现双下肢大腿下 1/3 远端对称性萎缩，四肢腱反射消失，四肢末端深浅感觉减退，神经电生理检查周围神经 CMAP 和 SNAP 波幅明显降低，而运动传导速度相对正常或轻度减慢，下肢周围神经损害较上肢严重,具有长度依赖性的特点,针电极肌电图呈慢性神经源性损害,符合多发性感觉运动轴索性神经病。由于该患者青年起病,病情进展缓慢,查体可见弓形足,父亲有类似病史,均提示遗传性神经病,考虑常染色体显性遗传 CMT 的可能性大。CMT 根据正中神经MNCV 是否大于 45m/s 可以分为 CMT1 和 CMT2 型,本例患者正中神经 MNCV > 45m/s,考虑 CMT2 型可能性大。因此,在行基因检测时重点关注常染色体显性遗传 CMT2 相关的基因,如: *MFN2*, *GDAP1*, *LRSAM1*, *NEFH*, *KIF5A*, *ATP1A1*, *VCP*, *TFG*, *DHTKD1*, *TUBB3*, *NAGLU*, *DCAF8*, *DGAT2*, *MORC2*, *HSPB8*, *HSPB1*, *TRPV4*, *GARS*, *BSCL2*, *AARS*, *HARS*, *PDK3*, *CHCHD10* 等基因。二代测序检测出 *MFN2* 基因 p.L741W 杂合突变,*MFN2* 基因是已知的常染色体显性遗传的 CMT2 A2 型的致病基因,检索文献已有携带 *MFN2* 基因 p.L741W 杂合突变的 CMT 家系报道,证实该突变为致病突变。

CMT2 是一组轴索性神经病,其特征是远端肌肉无力和萎缩,轻度感觉缺失,神经电生理主要为 CMAP 波幅和 SNAP 波幅明显降低或引不出,MNCV 和 SNCV 正常或接近正常。CMT2 临床上与 CMT1 相似,其诊断基于临床和电生理特征,并通过基因检测确定 CMT2 亚型的基因突变来确诊。*MFN2* 基因是 CMT2A2 型的致病基因,编码线粒体融合蛋白 2,该蛋白通过控制融合过程来帮助调节线粒体的形态和结构。

【小结和要点】

该患者临床表现为慢性进展的对称性四肢无力,神经电生理检查符合长度依赖性多发性感觉运动轴索性神经病特征,结合青年起病、弓形足和父亲有类似病史,均指向常染色体显性遗传 CMT2 的诊断,行基因检测即可确诊。

最终诊断: 腓骨肌萎缩症 2 型(*MFN2* 基因 p.L741W 杂合突变)。

(邹漳钰)

【病例 4-3-18】腓骨肌萎缩症 4 型(CMT4)

【病历摘要】

男性,68 岁,进行性四肢无力 10 余年。

10 余年前开始发觉双下肢力弱,表现为长时间行走时易疲劳,跑步困难,无肢体麻木和疼痛。双下肢无力症状逐渐加重,3 年前出现双足下垂,行走跛行,易踢到东西。1 年前自感双手活动不灵活,系纽扣笨拙、开锁不利索,无吞咽困难、饮水呛咳,症状逐渐加重。二便正常。

神经系统体格检查发现:神清,言语清晰,对答切题,脑神经未见异常。双上肢肌力 5⁻ 级,双前臂远端、双手大小鱼际肌和骨间肌萎缩;双下肢近端肌力 5 级,远端 3 级,双侧大腿下 1/3 远端肌肉萎缩,双侧弓形足,四肢肌张力低,四肢腱反射消失,双侧 Babinski 征和 Chaddock 征未引出。双上肢肘关节以下及双下肢膝关节以下针刺觉、位置觉和振动觉减退。

既往史:大学时即发现四肢远端较细,足弓高,不影响日常生活,未就诊;无特殊用药史,否认有遗传病家族史。

神经传导及肌电图结果见表 4-3-51 和表 4-3-52。

表 4-3-51 运动和感觉神经传导测定结果

运动神经	潜伏期/ms	波幅/mV	传导速度/(m·s⁻¹)
左正中神经			
腕 - 拇短展肌	7.5（114%↑）	1.8（88%↓）	
肘 - 拇短展肌	18.1	1.6（88%↓）	20.3（67%↓）
左尺神经			
腕 - 小指展肌	3.9（44%↑）	6.8（60%↓）	
肘下 - 小指展肌	10.6	5.5（58%↓）	30.6（50%↓）
右正中神经			
腕 - 拇短展肌	6.1（74%↑）	0.4（97%↓）	
肘 - 拇短展肌	15.2	0.4（97%↓）	24.2（60%↓）
右尺神经			
腕 - 小指展肌	4.4（63%↑）	5.4（68%↓）	
肘下 - 小指展肌	12.2	5.0（62%↓）	24.7（59%↓）
左腓总神经			
踝 - 趾短伸肌	11.2（256%↑）	0.1（99%↓）	
腓骨小头下 - 趾短伸肌	26.1	0.1（99%↓）	19.0（67%↓）
左胫神经			
踝 - 踇展肌	7.6（95%↑）	0.2（98%↓）	
腘窝 - 踇展肌	28.2	0.1（99%↓）	17.5（44%↓）
右腓总神经			
踝 - 趾短伸肌		未引出肯定波形	
腓骨小头下 - 趾短伸肌		未引出肯定波形	
右胫神经			
踝 - 踇展肌	8.5（118%↑）	0.4（97%↓）	
腘窝 - 踇展肌	28.8	0.3（90%↓）	19.3（44%↓）
感觉神经	潜伏期/ms	MUP 波幅/μV	传导速度/(m·s⁻¹)
左正中神经			
拇指 - 腕	2.9	4.8（84%↓）	35.5（29%↓）
左尺神经			
小指 - 腕	2.9	2.5（76%↓）	36.2（39%↓）
右正中神经			
拇指 - 腕	2.8	5.6（81%↓）	33.9（32%↓）
右尺神经			
小指 - 腕	3.1	3.5（79%↓）	32.3（34%↓）
左腓浅神经			
踝 - 小腿外侧	4.1	4.1（71%↓）	25.6（54%↓）
左腓肠神经			
外踝 - 小腿中	5.0	2.2（84%↓）	29.0（49%↓）
右腓浅神经			
踝 - 小腿外侧	3.3	3.6（79%↓）	25.5（54%↓）
右腓肠神经			
外踝 - 小腿中	2.5	3.2（77%↓）	25.4（55%↓）

表 4-3-52 肌电图结果

肌肉	安静	MUP 时限 /ms	MUP 波幅 /μV	多相波 /%	募集 /mV
右肱二头肌	（−）	15.6（25%↑）	2 050	23	混合相 3.5
右小指展肌	（−）	14.1（23%↑）	2 593	27	混合相 4.5
右股四头肌	（−）	18.5（40%↑）	8 489	32	单纯相 6.0
右胫骨前肌	（−）	16.1（12%↑）	714	14	单纯相 4.0

【EMG 结果分析】

运动神经传导测定四肢远端潜伏期明显延长，CMAP 波幅明显降低，MNCV 明显减慢，感觉神经传导测定四肢周围神经 SNAP 波幅明显下降，SNCV 明显减慢，提示脱髓鞘和轴索损害并存。针电极肌电图所检上下肢肌肉未见自发电位，MUP 时限增宽、波幅明显增高、募集减少，呈慢性神经源性损害。综上，神经电生理检查提示慢性多发性感觉运动性周围神经病，髓鞘受累为主，伴有轴索损害。

【临床诊断思路】

（1）定位诊断：患者临床表现为对称性的四肢远端为主的无力萎缩伴有感觉异常，腱反射消失，提示多发性感觉运动性周围神经病。神经传导测定发现远端潜伏期明显延长，MNCV 和 SNCV 均明显减低，提示脱髓鞘损害为主，针电极肌电图检测可见运动轴索损害表现。综上，定位诊断考虑多发性感觉运动性周围神经病，髓鞘病变为主，伴轴索损害。

（2）定性诊断：患者临床隐袭起病，表现为对称性四肢无力、萎缩，缓慢进展，查体可见弓形足，自诉大学时即发现四肢远端较细，足部畸形，神经电生理提示多发性感觉运动神经受累，脱髓鞘和轴索损害并存。因此，首先考虑遗传性运动感觉神经病，电生理符合脱髓鞘改变，在遗传性周围神经病中，髓鞘表现为主者包括 CMT1、CMTX、CMT4 及其他遗传性周围神经病如 refsum 病、脑白质营养不良相关周围神经病等，该患者临床表现为单纯的周围神经病变，无中枢及其他系统受累体征，主要考虑为 CMT，具体类型可行基因检测明确诊断，重点关注 CMT4 相关的基因，CMT4 相关基因及分型如下：*GDAP1*（CMT4A），*MTMR2*（CMT4B1），*SBF2*（CMT4B2），*SBF1*（CMT4B3），*SH3TC2*（CMT4C），*NDRG1*（CMT4D），*EGR2*（CMT4E），*PRX*（CMT4F），*HK1*（CMT4G），*FGD4*（CMT4H）和 *FIG4*（CMT4J）。另外还需排除营养代谢性疾病如维生素 B_{12}、叶酸缺乏等。

（3）需要补充的检查：血生化正常，血维生素 B_{12}、叶酸水平正常。二代测序检测出 *SH3TC2* 基因复合杂合突变：p.Q244X 无义突变，p.L95V 和 p.R1171C 错义突变。

（4）讨论：该患者病情进展缓慢，临床表现多发性感觉运动性周围神经病，伴有弓形足，神经电生理损害程度严重而神经功能障碍程度相对较轻，均提示遗传性神经病的诊断。进一步行二代测序检测出 *SH3TC2* 基因复合杂合突变（图 4-3-26），*SH3TC2* 基因是已知的常染色体隐性遗传，CMT4C 的致病基因，p.Q244X 为无义突变，p.L95V 和 p.R1171C 为已知的致病突变，证实检测到的 *SH3TC2* 基因复合杂合突变为致病突变。

CMT4 是一组进行性运动和感觉轴索性和脱髓鞘神经病，与其他类型 CMT 不同，CMT4 呈常染色体隐性遗传。CMT4 患者具有典型的 CMT 表型，表现为远端肌肉无力和萎缩，感觉丧失和足部畸形。CMT4 患者的神经电生理特征为运动传导远端潜伏期明显延长、

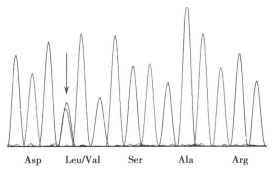

A   *SH3TC2*,c.283C>G p.L95V

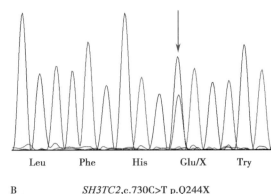

B   *SH3TC2*,c.730C>T p.Q244X

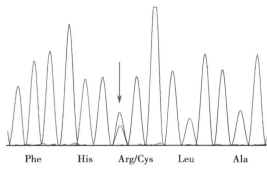

C   *SH3TC2*,c.3 511C>T p.R1 171C

图 4-3-26　患者基因检测结果

患者基因检测报告，二代测序检测出 *SH3TC2* 基因复合杂合突变。图 A、C 中 p.L95V 和 p.R1171C 是错义突变（箭头处），图 B 中 p.Q244X 无义突变（箭头处）。

CMAP 波幅明显降低、MNCV 明显减慢（正中神经 MNCV＜38m/s）；感觉传导 SNAP 波幅明显降低、SNCV 明显减慢，符合轴索损害和脱髓鞘并存的特点。CMT4 亚型的诊断主要基于临床表现、神经生理学检查和分子遗传学检测，发现 CMT4 相关的双等位基因致病突变可确诊。*SH3TC2* 基因编码的蛋白主要作用是周围神经系统髓磷脂的维持、ERBB 信号通路的调控，和细胞内蛋白转运的调控。尽管该组患者发病年龄通常在青少年，但也有 40 岁左右发病的报道，临床程度有轻有重，该患者报告发病年龄在 58 岁，也可能与其复合杂合突变，对功能的影响相对较轻有关。

【小结和要点】

　　该患者临床表现为慢性进展的对称性四肢无力，神经电生理检查符合多发性感觉运动性周围神经病，脱髓鞘伴轴索损害，神经电生理损害程度与神经功能障碍程度不对称，结合青年时发现四肢远端较细、弓形足，均指向 CMT，髓鞘病变为主，根据基因检测结果可确诊CMT4，该患者不典型之处在于发病年龄偏大。神经电生理检查不仅能对周围神经病进行比较精准的定位，对定性诊断也有一定的指导价值。

　　最终诊断：腓骨肌萎缩症 4C 型（常染色体隐性遗传 *SH3TC2* 基因复合杂合突变）。

（邹漳钰）

【病例4-3-19】连锁腓骨肌萎缩症5型（CMTX5）

【病历摘要】

男性，10岁，进行性肢体无力8年。

8年前学走路即发觉步态异常，不能跑步，双下肢无力症状逐渐加重，出现双侧足下垂，下蹲后难以站起，体育成绩差，1年前始出现双手活动不灵活，不能提重物，无肢体麻木、疼痛，无言语含糊、吞咽困难。二便正常。

神经系统体格检查发现：神清，言语清晰，对答切题，定向力、记忆力和计算力粗测正常，双眼视力下降，眼底检查双眼视乳头边界清，色较苍白，视网膜血管及黄斑区未见明显异常。双耳见人工耳蜗装置，余脑神经未见异常。颈无抵抗。双手肌肉稍萎缩，双大腿下1/3以远肌肉萎缩，高足弓（图4-3-27），双上肢肌力远端5⁻级，近端5级，双足背伸跖屈3⁻级，双下肢近端肌力5⁻级，四肢腱反射消失，双侧Babinski征未引出，双侧腕关节和踝关节以下针刺觉、振动觉明显减弱。

既往史：9年半前开始发现双耳聋，并行人工耳蜗植入术，双眼视力下降，发育慢，无特殊用药史。父母非近亲结婚，有一哥哥自幼耳聋、步态异常，7岁时意外死亡，3个姐姐均身体健康。

神经传导及肌电图结果见表4-3-53和表4-3-54。

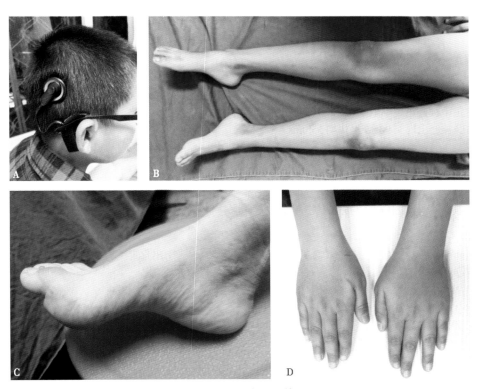

图4-3-27　患儿照片

A. 患儿需使用人工耳蜗；B. 双大腿下1/3以远肌肉萎缩；C. 高足弓；D. 双手肌肉稍萎缩。

表 4-3-53　运动和感觉神经传导测定结果

运动神经	潜伏期/ms	波幅/mV	传导速度/(m·s⁻¹)
左正中神经			
腕-拇短展肌	4.2（40%↑）	1.2（89%↓）	
肘-拇短展肌	9.2	1.0（90%↓）	39.6（39%↓）
左尺神经			
腕-小指展肌	3.1（29%↑）	1.2（89%↓）	
肘下-小指展肌	5.2	0.9（92%↓）	63.7
右正中神经			
腕-拇短展肌	3.5	0.9（89%↓）	
肘-拇短展肌	7.8	0.6（93%↓）	40.9（37%↓）
右尺神经			
腕-小指展肌	4.0（67%↑）	1.6（85%↓）	
肘下-小指展肌	6.2	1.3（87%↓）	62.1
左腓总神经			
踝-趾短伸肌		未引出肯定波形	
腓骨小头下-趾短伸肌		未引出肯定波形	
左胫神经			
踝-踇展肌	8.3（90%↑）	0.7（90%↓）	
腘窝-踇展肌	16.0	0.4（95%↓）	45.3
右腓总神经			
踝-趾短伸肌		未引出肯定波形	
腓骨小头下-趾短伸肌		未引出肯定波形	
右胫神经			
踝-踇展肌	6.8（74%↑）	0.7（94%↓）	
腘窝-踇展肌	15.4	0.6（96%↓）	44.3

F波：右正中神经出现率100%，潜伏期31.1ms，速度39.6m·s⁻¹

　　　右胫神经出现率90%，潜伏期55.0ms

感觉神经	潜伏期/ms	波幅/μV	传导速度/(m·s⁻¹)
左正中神经			
拇指-腕		未引出肯定波形	
左尺神经			
小指-腕		未引出肯定波形	
右正中神经			
拇指-腕		未引出肯定波形	
右尺神经			
小指-腕		未引出肯定波形	
左腓浅神经			
踝-小腿外侧		未引出肯定波形	
左腓肠神经			
外踝-小腿中		未引出肯定波形	
右腓浅神经			
踝-小腿外侧		未引出肯定波形	
右腓肠神经			
外踝-小腿中		未引出肯定波形	

表 4-3-54　肌电图结果

肌肉	安静	MUP 时限 /ms	MUP 波幅 /μV	多相波 /%	募集 /mV
右三角肌	（−）	13.6（35%↑）	826	10	干扰相 3.0
右小指展肌	（−）	10.6（9%↑）	889	0	单纯相 4.0
左股四头肌	正锐 2+	15.1（32%↑）	1 003	5	单纯相 4.5
左胫骨前肌	纤颤 1+ 正锐 2+	无力收缩			

【EMG 结果分析】

运动传导测定上下肢周围神经 CMAP 波幅明显降低，以下肢更为明显，四肢感觉传导测定波形均未引出，针电极肌电图上下肢肌肉 MUP 时限增宽、波幅增高、募集减少，呈慢性神经源性损害，提示周围神经感觉运动纤维均受累，轴索损害为主；运动神经传导测定显示，部分神经远端潜伏期延长，MNCV 轻微减慢，可能与 CMAP 波幅明显下降，运动快纤维丢失相关。综合来看，神经电生理检查提示多发性感觉运动性周围神经病，轴索损害为主。

该患者上肢远端肌力下降不明显，但正中神经和尺神经 CMAP 波幅明显下降，与临床不匹配，需要注意查体时肌力是否为针对拇短展肌和小指展肌测定。同样胫神经和腓总神经 CMAP 波幅几乎无肯定波形，但查体足部肌力 3⁻级，也可能是未对蹋趾跖屈和足趾背屈进行检测，而是检测的足背屈跖屈的肌力。否则需要注意是否存在异常波形离散。

【临床诊断思路】

（1）定位诊断：患者临床表现为缓慢进展的对称性四肢远端为主的无力、萎缩、感觉减退，伴先天性耳聋、视力下降，定位诊断考虑四肢感觉运动神经、双侧耳蜗神经和视神经损害。神经电生理检查提示轴索病变为主。

（2）定性诊断：患者幼年起病，表现为先天性耳聋、视力下降和对称性四肢无力，缓慢进展，病程 8 年生活仍可自理。查体可见四肢肌肉萎缩，以双下肢明显，四肢手套袜套样深浅感觉减退，弓形足。其哥哥有类似病史，三个姐姐均健康，首先考虑遗传性周围神经病，尤其是 X 连锁 CMT 的可能，可行基因检测进一步明确诊断，重点关注的基因为 X 连锁 CMT 相关的基因。但需进一步检查排除其他遗传代谢性疾病如线粒体肌病、有机酸或氨基酸代谢异常等。

（3）需要补充的检查：血生化正常，血维生素 B_{12}、叶酸水平正常。二代测序检测出 *PRPS1* 基因 p.S58C 半合子突变（图 4-3-28），家系验证发现其无症状的母亲和三姐携带 *PRPS1* 基因 p.S58C 杂合突变，父亲和大姐、二姐未携带该突变基因，符合 X 连锁遗传方式，S58 位氨基酸在物种进化过程中高度保守，使用 SIFT、PolyPhen2 和 Mutation taster 等软件预测该变异对蛋白质功能有影响，证实该突变为致病突变。

（4）讨论：患者临床表现为幼儿起病，逐渐进展，多发性感觉运动性周围神经病，轴索病变为主，伴有双侧耳蜗神经和视神经受累，有弓形足，其哥哥有类似病史，神经电生理损害程度与神经功能障碍程度不对称，神经电生理损害程度严重而神经功能障碍程度相对较轻，均提示遗传性神经病可能性大，家系中患儿均为男性，女性均无症状高度提示 X 连锁遗传。进一步行二代测序重点筛查 CMTX 相关的 *GJB1*（CMTX1）、*AIFM1*（CMTX4）、*PRPS1*

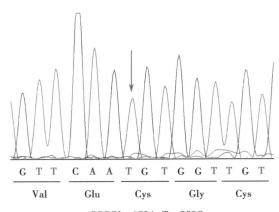

G T T C A A T G T G G T T G T

Val Glu Cys Gly Cys

PRPS1,c.172A>T p.S58C

图 4-3-28 患者基因检测结果

患者基因检测结果,二代测序检测出 *PRPS1* 基因 p.S58C
半合子突变(箭头处)。

(CMTX5)、*PDK3*(CMTX6)等基因检测出 *PRPS1* 基因 p.S58C 半合子突变,家系验证发现其母亲和三姐均检测出 *PRPS1* 基因 p.S58C 杂合突变,为无症状携带者,符合 X 连锁遗传的特点,功能预测该突变对蛋白质功能有影响,*PRPS1* 基因是已知的 X 连锁 CMT5 型(CMTX5)的致病基因,证实该突变为致病突变。

PRPS1 基因主要作用是催化嘌呤和嘧啶核苷酸合成必不可少的磷酸核糖焦磷酸酯。CMTX5 是 *PRPS1* 基因相关疾病之一,其特征是周围神经病,早发的双侧严重感音神经性聋和视神经病。周围神经病变的发病年龄通常在 5～12 岁之间,下肢受累比上肢更早、更严重,最初的表现通常为足下垂或步态障碍;视力障碍的发生年龄在 7～20 岁之间。患者的智力和寿命是正常的。CMTX5 患者特征是尽管腓肠病理学检测可见部分神经纤维有髓鞘病变存在,也可见洋葱球样改变,但其大小纤维均有受累,神经传导速度减慢通常较为轻微,主要以轴索损害为主,运动传导测定远端潜伏期可有延长、CMAP 波幅明显降低而 MNCV 保持相对正常(正中神经 MNCV≥38m/s),下肢 CMAP 和 SNAP 波形可引不出,符合轴索性感觉运动神经病的表现。这一表型与 CMTX1 有所不同,CMTX1 为 CMTX 最常见类型,并可合并中枢白质受累,甚至出现卒中样表现的体征,但较少出现耳聋,MNCV 可以明显减慢,也可处于正常范围。

【小结和要点】

该患者临床表现为慢性进展的对称性四肢无力,伴先天性耳聋、视力下降,神经电生理检查符合多发性感觉运动轴索性神经病,结合幼年起病,弓形足,四肢手套袜套样深浅感觉减退,神经电生理损害严重而临床症状相对较轻,哥哥有类似病史的特点,均指向遗传性周围神经病,家系中两位患儿均为男孩,父母和三个姐姐均无症状,高度提示 X 连锁遗传的可能,行基因检测得以确诊。详细的病史询问和查体可大大缩小鉴别诊断的范围,临床表型和电生理测定结果对于验证基因的结果具有重要价值。

最终诊断:腓骨肌萎缩症 CMTX5 型(X 连锁遗传,*PRPS1* 基因 p.S58C 突变)。

(邹漳钰)

十一、遗传性压迫易感性神经病

【病例 4-3-20】

【病历摘要】

女性，29 岁，间断肢体麻木 13 年。

患者自 13 年前高中起，看书时间长会出现小手指麻木，有时左手有时右手，不伴无力，1 周至 1 个月可自行缓解；蹲时间长后左足第二足趾足背会麻木，几天到 1 个月可缓解。近 1 年前分娩后，前述症状发作频繁。近期睡午觉后出现手麻，右手中间三指麻木明显，不伴无力，1 个月左右自行缓解。神经系统体格检查发现：四肢肌力 5 级。针刺觉、音叉振动觉对称存在。双上肢腱反射减低，双下肢腱反射消失。病理反射未引出。

既往史无特殊，个人史，自幼发育可，体育能力与同龄儿相似。家族史：父亲戴手表时间长会出现手指麻木，1 天可好转，在当地行肌电图提示有传导速度减慢（具体结果未见）；有一弟弟，无症状。

神经传导及肌电图结果见表 4-3-55；神经传导波形见图 4-3-29。

表 4-3-55　长节段运动神经传导和感觉神经传导测定结果

运动神经	潜伏期 /ms	波幅 /mV	面积 /（mV×ms）	时限 /ms	传导速度 /（m·s⁻¹）
右正中神经					
腕 - 拇短展肌	5.2（68%↑）	10.7	14.2	4.2	
肘 - 拇短展肌	9.1	10.8	14.9	4.4	48.4（24%↓）
腋 - 拇短展肌	11.1	10.8	14.6	4.4	55.0
Erb's 点 - 拇短展肌	14.3	9.7	13.7	4.3	—
左正中神经					
腕 - 拇短展肌	3.3	14.5	17.9	4.0	
肘 - 拇短展肌	7.0	14.8	18.6	4.2	47.8（25%↓）
腋 - 拇短展肌	8.8	14.6	18.3	4.2	55.0
Erb's 点 - 拇短展肌	12.2	11.4	17.3	4.5	
右尺神经					
腕 - 小指展肌	2.7	14.0	28.4	6.2	
肘下 - 小指展肌	4.5	12.5	25.7	6.1	52.7
肘上 - 小指展肌	8.0	11.6	25.7	6.6	39.0（35%↓）
腋 - 小指展肌	9.8	9.8	22.2	6.7	54.3
Erb's 点 - 小指展肌	12.9	10.5	22.8	6.8	—
左尺神经					
腕 - 小指展肌	2.8	14.6	32.3	7.1	
肘下 - 小指展肌	4.8	14.5	32.6	7.0	55.5
肘上 - 小指展肌	8.7	13.8	32.9	7.3	32.4（46%↓）
腋 - 小指展肌	10.4	13.2	32.5	7.2	46.4（21%↓）
Erb's 点 - 小指展肌	14.2	12.4	33.8	7.5	—

续表

运动神经	潜伏期 /ms	波幅 /mV	面积 /(mV×ms)	时限 /ms	传导速度 /(m·s⁻¹)
右胫神经					
踝 - 蹞展肌	3.8	24.8	37.3	7.4	
腘窝 - 蹞展肌	11.6	18.8	33.0	7.8	39.7
左胫神经					
踝 - 蹞展肌	4.1	28.2	42.5	7.2	
腘窝 - 蹞展肌	11.5	23.7	41.4	8.2	42.5
右腓神经					
踝 - 趾短伸肌	4.6(71%↑)	7.3	16.8	6.1	
腓骨小头下 - 趾短伸肌	12.3	5.5(25%↓)	15.0	6.7	36.7(26%↓)
腓骨小头上 - 趾短伸肌	14.2	5.4	14.8	6.6	31.4(30%↓)
左腓神经					
踝 - 趾短伸肌	5.4(101%↑)	8.8	14.9	5.9	
腓骨小头下 - 趾短伸肌	12.6	7.5	15.9	6.4	36.6(26%↓)
腓骨小头上 - 趾短伸肌	14.2	7.4	15.9	6.5	34.3(23%↓)

F 波：右正中神经出现率 100%，潜伏期 25.8ms，传导速度 57.3m·s⁻¹

　　右胫神经出现率 100%，潜伏期 54.8ms

感觉神经	潜伏期 /ms	波幅 /μV	传导速度 /(m·s⁻¹)
右正中神经			
拇指 - 腕	4.2	8.0(88%↓)	24.0(59%↓)
中指 - 腕	4.6	4.2(85%↓)	31.2(49%↓)
左正中神经			
拇指 - 腕	2.6	43.7	31.1(47%↓)
中指 - 腕	3.3	16.2	39.0(36%↓)
右尺神经			
小指 - 腕	2.4	4.9(75%↓)	44.4(24%↓)
左尺神经			
小指 - 腕	2.7	6.9(64%↓)	38.1(35%↓)
右腓神经			
踝 - 腓骨小头下		未引出肯定波形	
左腓神经			
踝 - 腓骨小头下		未引出肯定波形	

【EMG 结果分析】

　　患者运动神经传导测定发现右正中、双腓神经远端潜伏期延长，部分节段传导速度减慢（双侧尺肘上 - 肘下、双侧腓骨小头上 - 腓骨小头下处等），波幅正常；上肢感觉神经动作电位传导速度减慢，波幅降低。提示周围神经髓鞘损害的可能，易嵌压部位严重。

　　结论：上下肢周围神经源性损害（感觉运动均受累，髓鞘病变为主，易嵌压部位明显）

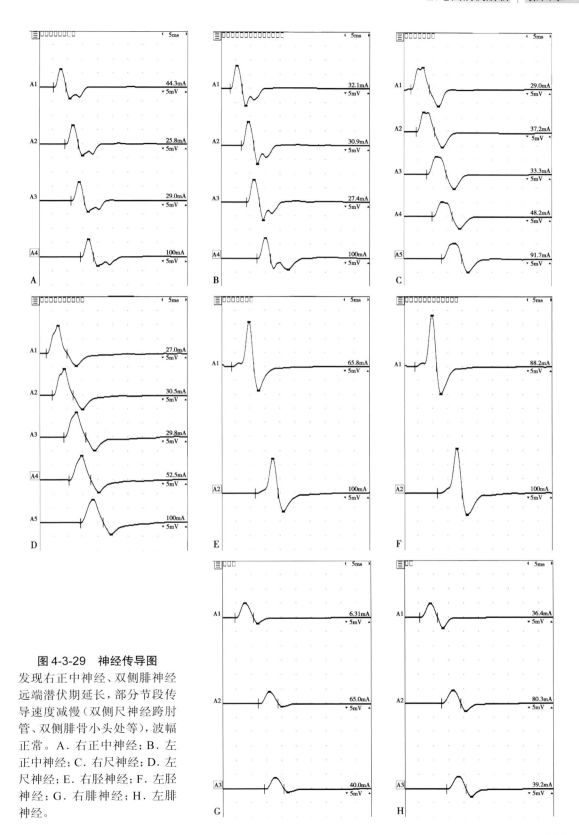

图 4-3-29　神经传导图

发现右正中神经、双侧腓神经远端潜伏期延长，部分节段传导速度减慢（双侧尺神经跨肘管、双侧腓骨小头处等），波幅正常。A．右正中神经；B．左正中神经；C．右尺神经；D．左尺神经；E．右胫神经；F．左胫神经；G．右腓神经；H．左腓神经。

【临床诊断思路】

（1）定位诊断：患者临床表现为反复出现的肢体麻木，1 周到 1 个月自行缓解，四肢腱反射减低至消失，符合多发单神经损害特点，结合肌电图所见，感觉运动性纤维均有受累，以髓鞘损害为主，易嵌压部位严重。

（2）定性诊断：患者自幼出现症状，均可自行缓解，父亲有类似症状及神经传导异常，提示遗传性周围神经病可能性大，结合患者病史，及神经传导所示易嵌压部位脱髓鞘损害明显，考虑遗传性压迫易感性神经病（HNPP）可能性大。需与其他疾病，包括 CMT，以及一些获得性周围神经病如 CIDP、副蛋白血症相关周围神经病相鉴别。

（3）需要补充的检查：腰穿脑脊液常规正常，脑脊液蛋白 0.58g/L。神经超声：右正中神经腕管处增粗，CSA 12mm^2；右尺神经肘管内略粗，CSA 7mm^2；左尺神经肘管内略粗，CSA 6mm^2。余 CSA 正常范围内。*PMP22* 基因的多肽链依赖性探针扩增技术（multiplex ligation-dependent probe amplification，MLPA）分析：检测到 *PMP22* 基因及其侧翼序列区为单拷贝。

（4）讨论：患者病程长，可自行缓解，不支持副蛋白血症相关周围神经病；症状可自行缓解，脑脊液蛋白无明显升高，神经传导多在嵌压部位速度减慢，无传导阻滞等，不支持 CIDP；各条神经传导速度减慢的程度非一致性，而多在易嵌压部位减慢，结合基因检查，符合 HNPP 的诊断。

【小结和要点】

患者自幼起病，压迫后出现肢体麻木症状，可自行缓解，有家族史，经过神经传导、神经超声、基因检测均支持 HNPP 的诊断。HNPP 的周围神经病常在某些诱因后加重，部分患者症状轻微，仅在调查家族史时被发现。肌电图通常可见嵌压部位如腕管、肘管、腓骨小头处存在髓鞘病变表现。部分患者还可伴有普遍的周围神经病变的基础，在易嵌压部位更重。

最终诊断：遗传性压迫易感性神经病（HNPP）。

（牛婧雯）

十二、Krabbe 病伴周围神经病

【病例 4-3-21】

【病历摘要】

女性，49 岁，左上肢无力麻木 5 年，右上肢无力 2 年。

患者 5 年前无明显诱因出现左手无力，上臂抬举费力，伴肌肉萎缩，手指略麻，指尖略木。2 年前右上肢无力，逐渐加重。外院曾用激素 3 个月、IVIg 治疗，患者肢体力量无改善。

神经系统体格检查发现：神清语利，脑神经未见异常。肌力双上肢近端 3 级，远端 1～2 级；双下肢肌力近端 4$^-$ 级，远端 5 级。四肢音叉振动觉减退，双上肢尤重；针刺觉远端减退。双上肢腱反射低，双下肢腱反射活跃到亢进。双侧病理反射阳性。睁眼站立加强试验不稳，直线行走困难，步基略宽。双侧弓形足。

既往史无特殊。个人史：幼年时跑、跳动作不如同龄人，跑步慢，成年后极少跑步。有缓慢加重趋势。家族史：弟弟有类似表现。

神经传导及肌电图结果见表 4-3-56 和表 4-3-57；神经传导波形见图 4-3-30。

表 4-3-56　长节段运动神经传导和感觉神经传导测定结果

运动神经	潜伏期 /ms	波幅 /mV	面积 /（mV×ms）	时限 /ms	传导速度 /（m·s⁻¹）
右正中神经					
腕 - 拇短展肌			未引出肯定波形		
左正中神经					
腕 - 拇短展肌	5.7（42%↑）	0.6（95%↓）	0.5	2.7	
肘 - 拇短展肌	15.9	0.6	0.5	2.8	19.6（63%↓）
腋 - 拇短展肌	21.5	0.6	0.5	2.9	22.3（60%↓）
右尺神经					
腕 - 小指展肌	4.0（54%↑）	3.1（80%↓）	6.6	5.7	
肘下 - 小指展肌	8.7	2.1	5.0	6.2	26.3（61%↓）
肘上 - 小指展肌	14.9	2.1	4.9	6.1	23.5（59%↓）
腋 - 小指展肌	19.1	2.2	5.3	7.8	23.0（58%↓）
左尺神经					
腕 - 小指展肌			未引出肯定波形		
右胫神经					
踝 - 踇展肌	5.0	2.1（72%↓）	—	—	—
左胫神经					
踝 - 踇展肌	4.4	9.1	—	—	—
右腓神经					
踝 - 趾短伸肌	5.0（91%↑）	3.7	—	—	—
腓骨小头下 - 趾短伸肌	16.2	2.7	—		26.8（57%↓）
F 波：右胫神经出现率 95%，潜伏期 83.2ms					
左胫神经出现率 100%，潜伏期 86.8ms					

感觉神经	潜伏期 /ms	波幅 /μV	传导速度 /（m·s⁻¹）
右正中神经			
拇指 - 腕		未引出肯定波形	
中指 - 腕	5.0	2.1（89%↓）	27.0（54%↓）
左正中神经			
拇指 - 腕	4.5	1.1（91%↓）	23.3（57%↓）
中指 - 腕	5.1	1.1（94%↓）	29.4（53%↓）
右尺神经			
小指 - 腕	3.6	3.2（83%↓）	29.2（48%↓）
右胫神经			
踇趾 - 踝	5.3	1.1	32.1（27%↓）
左胫神经			
踇趾 - 踝	5.8	0.6	27.6（37%↓）
右腓神经			
踝 - 腓骨小头下	10.1	0.7	27.7（50%↓）

表 4-3-57 肌电图结果

肌肉	安静	MUP 时限 /ms	MUP 波幅 /μV	多相波 /%	募集 /mV
右伸指总肌	正锐 4+	18.7（55%↑）	4 301	43	单纯相 8.5
右胫骨前肌	正锐 1+	18.1（30%↑）	1 932	17	单纯相 4.0

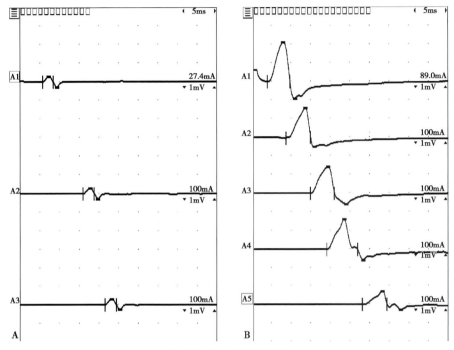

图 4-3-30 神经传导图

可见远端运动潜伏期明显延长、传导速度明显减慢，波幅降低。A. 左正中神经；B. 右尺神经。

【EMG 结果分析】

患者运动神经传导测定发现上下肢神经远端运动潜伏期明显延长、传导速度明显减慢，波幅降低。上下肢感觉神经动作电位速度减慢，波幅降低。针电极肌电图所检测肌肉可见时限明显增宽和波幅增高的动作单位电位，伴自发电位，大力收缩募集减少。神经传导的测定符合周围神经脱髓鞘的改变，EMG 慢性失神经的改变提示轴索损害，也可能与髓鞘脱失继发轴索损害有关。该患者肢体无力上肢重，下肢较轻，运动神经传导也可见上肢神经 CMAP 波幅明显下降。双下肢传导速度普遍减慢，但下肢多数神经的 CMAP 波幅尚好，符合多发性单神经病表现。

肌电图结论：上下肢周围神经源性损害，感觉运动纤维均受累，髓鞘伴轴索损害。

【临床诊断思路】

（1）定位诊断：患者临床表现为不对称的四肢无力，远端严重并伴有肌肉萎缩，四肢远端深浅感觉减退，双上肢腱反射减低，符合周围神经损害，感觉运动纤维均有受累，分布类型符合多发性单神经病特点；结合神经传导的测定，周围神经以髓鞘脱失为主。双下肢腱反射亢进，双侧病理反射（+），提示双侧锥体束损害。

（2）定性诊断：患者自幼运动能力较同龄人差，弟弟有类似表现，有弓形足，提示遗传性疾病可能性大。患者临床和电生理显示，同时有脱髓鞘性感觉运动性周围神经病及上运动神经元受累。在遗传性髓鞘性周围神经病中，CMT1、CMTX 均可有中枢受累，另外 Krabbe 病、异染性脑白质营养不良、肾上腺脑白质营养不良等在中枢病变基础上，也可合并有周围神经髓鞘损害。遗传性痉挛性截瘫为锥体束和后索损害为主，可合并周围神经病，但多为轴索损害。脊髓小脑共济失调（spinocerebellar ataxia，SCA）可合并脑白质病变、周围神经病。神经纤维瘤病 2 型可有脑和脊髓 T_2 高信号病灶，常见轴索性周围神经病。

（3）需要补充的检查：血维生素 B_{12}、Hcy 正常；抗核抗体（ANA）、抗可溶性抗原抗体（ENA）正常；腰穿，脑脊液蛋白略高。头部 MRI：双侧侧脑室旁、胼胝体、双侧额顶叶白质可见长 T_2 异常信号，病变双侧对称（图 4-3-31）。颈胸椎 MRI 髓内未见异常。神经超声：双侧正中神经、尺神经增粗（正中神经前臂段 CSA 可达 18mm²，上臂段可达 23mm²；尺神经上

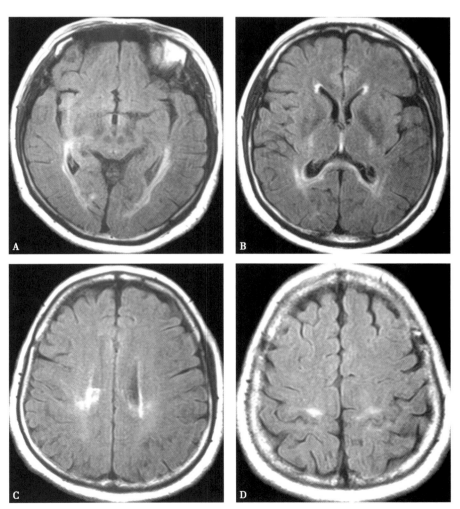

图 4-3-31　患者头部 MRI

图 A、B、C、D 为患者不同部位的头部 MRI，可见双侧侧脑室旁、胼胝体、双侧额顶叶白质长 T_2 异常信号，病变双侧对称。

臂段可达 12mm²）。脑白质六项：半乳糖脑苷脂酶 0.4nmol·mg⁻¹·17h⁻¹，明显降低（正常范围 19～68.2nmol·mg⁻¹·17h⁻¹）。

（4）讨论：患者临床表现为周围神经病伴有锥体束损害，有明确的家族史，在遗传性周围神经病中，合并脱髓鞘性周围神经病及中枢受累的遗传性疾病，包括 CMT1、CMTX、异染性脑白质营养不良、Krabbe 病、肾上腺脑白质营养不良、脑腱黄瘤病、神经纤维瘤病等。该患者半乳糖脑苷脂酶明显降低，支持 Krabbe 病的诊断。该患者临床较为特殊之处在于其上肢无力症状重，下肢受累相对较轻，符合多发性单神经病特点，与经典 Krabbe 病锥体束损害为主的表现有所不同。有研究显示 *Krabbe* 基因突变有较大的异质性，可能与临床表型的差异相关。

【小结和要点】

患者隐匿起病缓慢进展，有家族史，自幼运动能力差，经过神经传导和 EMG 的检测、神经超声检测，明确存在髓鞘病变为主的周围神经病，头部 MRI 发现脑白质病变，经白细胞酶学的检查而确诊 Krabbe 病。

最终诊断：Krabbe 病伴周围神经病。

（牛婧雯）

十三、家族性淀粉样变性周围神经病

【病例 4-3-22】

【病历摘要】

男性，20 岁，便秘 4 年，双手间断麻木 2 年。

患者 4 年前出现便秘，开始数天排便一次，排便费力，后加重至每周 1 次；常有腹胀，偶有腹泻，每天 4～5 次，量少，糊状。近 3 年发现性欲下降，无法勃起，出汗减少，足部皮肤变干燥。排尿基本正常。自觉常有口干，唾液少，进干食需水送服。近 2 年常有双手麻木、疼痛、无力，晨起时明显，休息后减轻，有加重趋势。近半年来持物不如前自如，双手肌肉萎缩，行走活动尚可，但跑步不如前自如。否认头晕，体重无变化。

家族史：奶奶 50 余岁死于全身浮肿、腹水，父辈兄弟姊妹 7 人中 4 人在 20～40 岁出现便秘，出汗少，另有 3 个堂姐妹、1 个堂哥于相近年龄发病并去世，具体病因不详。

内科系统体格检查发现：卧位血压 95/59mmHg，立位血压 62/43mmHg，舌体大，表面光滑，腹软无压痛，肝脾肋下未见。双下肢无浮肿。

神经系统体格检查发现：神清语利，脑神经未见异常。拇指对指 4 级，伸指 5 级，双足背屈肌力 3 级，跖屈 4 级，四肢近端肌力 5 级，双手针刺觉减退，四肢腱反射减低，病理反射未引出。

神经传导及肌电图结果见表 4-3-58 和表 4-3-59。

其他肌电图结果：皮肤交感反应，上下肢均未引出肯定波形。

【EMG 结果分析】

该患者神经传导测定可见多根神经存在波幅下降，传导速度减慢，但不同神经病变程度不同，下肢重，上肢轻，并且在易嵌压部位传导速度下降，提示为多发性单神经病。针电极肌电图可见多个测定肌肉存在神经源性损害的表现。提示更多临床下的运动神经受累。皮肤交感反应未引出波形，提示小纤维受累。

表 4-3-58　运动和感觉神经传导测定结果

运动神经	潜伏期 /ms	波幅 /mV	传导速度 /(m·s⁻¹)
右正中神经			
腕 - 拇短展肌	4.2（24%↑）	6.8（32%↓）	
肘 - 拇短展肌	7.9	6.7	56.2
右尺神经			
腕 - 小指展肌	2.8	9.1	
肘下 - 小指展肌	4.2	8.9	67.9
肘上 - 小指展肌	7.5	7.8	50.1
右胫神经			
踝 - 踇展肌	4.1	3.3（82%↓）	
腘窝 - 踇展肌	12.6	3.2	40.1
右腓总神经			
踝 - 趾短伸肌	4.0	2.1（63%↓）	
腓骨小头下 - 趾短伸肌	11.4	2.0（56%↓）	42.5
腓骨小头上 - 趾短伸肌	13.6	2.0（53%↓）	30.2（32%↓）

F 波：右正中神经，出现率 60%，平均潜伏期 24.2ms，速度 59.1m·s⁻¹

　　右胫神经，出现率 90%，平均潜伏期 46ms

感觉神经	潜伏期 /ms	波幅 /μV	传导速度 /(m·s⁻¹)
右正中神经			
拇指 - 腕	3.4	10（85%↓）	32.4（38%↓）
右尺神经			
小指 - 腕	2.2	9.0	54.5
右胫神经			
踇趾 - 踝	4.6	1.5	43

表 4-3-59　肌电图结果

肌肉名称	安静	MUP 时限 /ms	MUP 波幅 /μV	多相波 /%	募集 /mV
右三角肌	（-）	12.7（17%↑）	642	20	混合相 4.2
右股四头肌	纤颤 1+	13.4（14%↑）	979	8	混合相 4.2
右胫骨前肌	纤颤 2+ 正锐 2+	15.2（23%↑）	1 029	20	单纯相 5.1
右腓肠肌	纤颤 3+ 正锐 1+	—	—	—	单纯相 6.3
右小指展肌	纤颤 3+	12.9（27%↑）	1 080	—	干扰相 3.0
左腓肠肌	纤颤 3+	—	—	—	单纯相 7.3
左胫骨前肌	纤颤 3+	15.1（22%↑）	1 015	25	单纯相 3.7

【临床诊断思路】

（1）定位诊断：患者有明显的体位性低血压、胃肠道症状、性欲减退、出汗减少，为自主神经受累的表现，小纤维受累。另外，患者双手的麻木疼痛、力弱感、下肢足背屈力弱，四肢腱反射消失，提示周围神经病变，感觉运动纤维均有受累，但程度不同，结合肌电图所见，符合单神经病特点，并且在嵌压部位的病变明显。皮肤交感反应异常，提示小纤维受累。

（2）定性诊断：该患者为青少年，隐袭起病，逐渐进展，临床表现自主神经受累为主，伴有多发性单神经病，易嵌压部位明显，另外查体可见舌体肥大，结合明显的常染色体显性遗传家族史，考虑为遗传性周围神经病，其中以淀粉样变性可能性大。法布里病（Fabry disease，又称 Fabry 病）也可以表现为小纤维受累为主的周围神经病变，常有皮疹，但法布里病为 X 染色体隐性遗传，男性为主，与该患者家族史不一致。遗传性压迫易感性神经病，以易嵌压部位病变为主，但自主神经受累不重，与该患者临床不符。

（3）需要完善的辅助检查：血尿便常规、红细胞沉降率、血糖、免疫固定电泳未见明显异常，超声心动图可见心室壁肥厚。腓肠神经活检刚果红染色：神经内膜个别局部小斑片均质无结构区，病理诊断为轻度轴索性神经病，可见淀粉样物质沉积。牙龈组织活检病理：上皮下组织 HE 染色可观察到无定形粉染物质沉积，刚果红染色在偏光显微镜下见少许苹果绿双折光物质，刚果红（+），高锰酸钾氧化刚果红（+），病变符合淀粉样变性。行 *TTR* 基因检测，结果显示 G47A 突变，为已报道的致病突变。

（4）讨论：家族性淀粉样变性周围神经病是一种常染色显性遗传性周围神经病，其发病机制与甲状腺素转运蛋白（transthyretin，TTR）合成和转运异常有关。TTR 是一种稳定的可溶性四聚体蛋白质，而基因突变产生异常的 TTR 蛋白，易从四聚体解离为单体，聚集形成淀粉样物质沉积在各个脏器，引起相应临床表现。甲状腺素转运蛋白淀粉样变是常染色体显性遗传病，周围神经、心脏和肾脏是主要受累脏器。

转甲状腺素蛋白相关家族性淀粉样多发性神经病（transthyretin-related familial amyloid polyneuropathy，TTR-FAP）常以小纤维早期受累为突出表现，可以有显著的自主神经功能障碍，包括便秘、腹泻或者腹泻与便秘交替、出汗异常、性功能障碍以及体位性低血压等。感觉减退以痛温觉减退为主，可伴有疼痛。之后随病情进展，渐出现深感觉障碍及运动受累。运动和感觉神经受累则以多发性单神经病为主，腕管综合征多为首发症状，随病情进展而累及更多神经。

由于该患者病史已经提供明确的家族史，诊断方向相对简单，只需要与其他几种小纤维受累为主的遗传性周围神经病鉴别即可。当无明确的家族史时，病理学检测发现组织中存在淀粉样物质沉积的证据时，还需要进一步明确淀粉样物质的组化特点，并进行系统的筛查，鉴别其他原因导致的淀粉样变性，如浆细胞疾病以及结缔组织病等。

【小结和要点】

该患者以小纤维受累为主要表现，伴有多发性单神经病，需要考虑淀粉样变性周围神经病，详细询问家族史，对于鉴别诊断中具有重要价值。肌电图检测，有助于明确多发性单神经病的特点，并可提供易嵌压部位受累的证据。目前针对小纤维病变诊断的肌电图方法有限，临床查体和病史询问更为重要。神经病理和基因检测是确诊的重要指标。

最终诊断：家族性淀粉样变性周围神经病。

（刘明生）

十四、远端型遗传性运动神经病

【病例 4-3-23】

【病历摘要】

男性，37 岁，进行性双下肢无力 22 年，双手不灵活 3 年。

22 年前开始发觉双下肢力弱，表现为行走时易疲劳，跑步时步态异常，体育成绩差，无肢体麻木、疼痛，双下肢无力症状逐渐加重。15 年前出现双足下垂，行走跛行、易踢到东西。3 年前自感双手活动不灵活，系纽扣笨拙和开锁不利索。无吞咽困难、饮水呛咳，症状逐渐加重。二便正常。

神经系统体格检查发现：神清，言语清晰，对答切题，定向力、记忆力和计算力正常，脑神经未见异常，颈软，双大腿下 1/3 以远肌肉萎缩（图 4-3-32），高足弓，双上肢肌力远端 5⁻ 级，近端 5 级，双足背伸跖屈 3⁻ 级，双下肢近端肌力 5⁻ 级，四肢膝反射明显减弱，双侧 Babinski 征阴性，跨阈步态，双侧肢体针刺觉、振动觉对称正常。

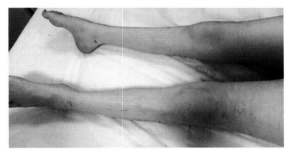

图 4-3-32　患者双下肢图

可见双下肢远端萎缩。

既往史无特殊，无特殊用药史，父母近亲结婚，否认有遗传病家族史。

神经传导及肌电图结果见表 4-3-60 和表 4-3-61。

表 4-3-60　运动和感觉神经传导测定结果

运动神经	潜伏期 /ms	波幅 /mV	传导速度 /(m·s⁻¹)
左正中神经			
腕 - 拇短展肌	3.4	12.6	
肘 - 拇短展肌	6.2	11.7	68.8
左尺神经			
腕 - 小指展肌	2.9	8.5	
肘下 - 小指展肌	6.8	7.8	64.6
右正中神经			
腕 - 拇短展肌	3.0	7.9	
肘 - 拇短展肌	6.8	7.5	59.1
右尺神经			
腕 - 小指展肌	3.0	8.2	
肘下 - 小指展肌	6.9	7.7	65.1

续表

运动神经	潜伏期 /ms	波幅 /mV	传导速度 /(m·s⁻¹)
左腓总神经			
踝 - 趾短伸肌	3.5	1.4（75%↓）	
腓骨小头下 - 趾短伸肌	9.6	1.2（74%↓）	47.9
左胫神经			
踝 - 踇展肌	3.5	0.8（94%↓）	
腘窝 - 踇展肌	10.0	0.7（93%↓）	56.3
右腓总神经			
踝 - 趾短伸肌	4.4	0.1（98%↓）	
腓骨小头下 - 趾短伸肌	6.1	0.1（98%↓）	43.2
右胫神经			
踝 - 踇展肌	3.8	0.7（95%↓）	
腘窝 - 踇展肌	10.4	0.6（94%↓）	54.3

F 波：右正中神经出现率 100%，潜伏期 25.9ms，传导速度 59.5m·s⁻¹

右胫神经出现率 100%，潜伏期 50.1ms

感觉神经	潜伏期 /ms	波幅 /μV	传导速度 /(m·s⁻¹)
左正中神经			
拇指 - 腕	2.3	47.9	61.4
左尺神经			
小指 - 腕	1.8	44.6	62.5
右正中神经			
拇指 - 腕	2.2	43.0	61.9
右尺神经			
小指 - 腕	1.9	41.3	62.1
左腓浅神经			
踝 - 小腿外侧	2.3	24.2	46.5
左腓肠神经			
外踝 - 小腿中	2.6	17.1	44.6
右腓浅神经			
踝 - 小腿外侧	2.2	31.2	49.5
右腓肠神经			
外踝 - 小腿中	2.5	18.9	47.9

表 4-3-61　肌电图结果

肌肉	安静	MUP 时限 /ms	MUP 波幅 /μV	多相波 /%	募集 /mV
右三角肌	（－）	—	—	—	干扰相 3.0
右小指展肌	正锐 1+ 纤颤 1+	10.6（9%↑）	459	0	干扰相 2.5

续表

肌肉	安静	MUP 时限 /ms	MUP 波幅 /μV	多相波 /%	募集 /mV
左小指展肌	正锐 1+ 纤颤 1+	10.6（9%↑）	459	0	干扰相 2.5
T$_9$ 脊旁肌	（−）	—	—	—	—
T$_{10}$ 脊旁肌	（−）	—	—	—	—
右股四头肌	正锐 1+ 纤颤 1+	19.1（10%↑）	886	15	混合相 3.0
右胫骨前肌	正锐 2+ 纤颤 2+	14.0（10%↑）	586	5	单纯相 4.0
左胫骨前肌	正锐 2+ 纤颤 2+	14.0（10%↑）	586	5	单纯相 4.0

【EMG 结果分析】

运动神经传导测定下肢 CMAP 波幅明显降低，MNCV 正常，四肢感觉神经传导测定未见异常。针电极肌电图四肢远端肌肉可见自发电位，以下肢远端肌肉更为明显，MUP 时限增宽、波幅增高、募集减少，呈神经源性损害。综上，神经电生理检查提示纯运动受累，前角细胞或运动轴索损害。

【临床诊断思路】

（1）定位诊断：患者临床表现为缓慢进展的对称性的四肢无力，下肢出现症状 19 年后出现上肢无力，查体双下肢大腿下 1/3 远端萎缩，双上肢远端肌力 5⁻级，双下肢近端肌力 5⁻级，双足背伸跖屈 3⁻级，四肢腱反射消失，跨阈步态，双侧肢体深、浅感觉正常，提示纯运动损害。神经电生理检查符合多发性运动神经病特征，下肢周围神经损害较上肢严重，肢体远端病变较肢体近端严重，因此定位诊断考虑多发性运动轴索性神经病。

（2）定性诊断：患者青少年时隐袭起病，表现为对称性四肢无力，缓慢进展，病程长达 22 年生活仍可自理，查体可见弓形足，父母近亲结婚，首先考虑常染色体隐性遗传的远端型遗传性运动神经病（distal hereditary motor neuropathy，dHMN）的可能，需要与某些基因突变相关的运动神经元疾病相鉴别，如脊髓性肌萎缩症。另外，某些 CMT2 患者也可以运动受累为主，部分亚型与 dHMN 有重叠，需要基因检测协助鉴别。

（3）需要补充的检查：二代测序检测出 *VRK1* 基因 p.W375X 纯合突变，家系验证发现其父母和姐姐均携带 *VRK1* 基因 p.W375X 杂合突变（图 4-3-33），证实该突变为致病突变。

（4）讨论：该患者少年起病，病情进展缓慢，表现为下运动神经元综合征，远端受累为主，可见弓形足，父母近亲结婚，均提示远端型遗传性运动神经病可能性大。基因检测对确定诊断具有关键作用，重点关注常染色体隐性遗传的 dHMN 相关基因，如 *SIGMAR1*、*VRK1*、*ATP7A*、*UBA1*、*GLE1*、*LAS1L*、*HINT1*、*DNAJB2*、*IGHMBP2* 和 *PLEKHG5* 等基因。该患者行二代测序检测出 *VRK1* 基因 p.W375X 纯合突变，家系验证发现其无症状的父母和姐姐均携带 *VRK1* 基因 p.W375X 杂合突变，基因型和表型共分离，*VRK1* 基因是已知的常染色体隐性遗传 dHMN 的致病基因，证实该突变为致病突变。

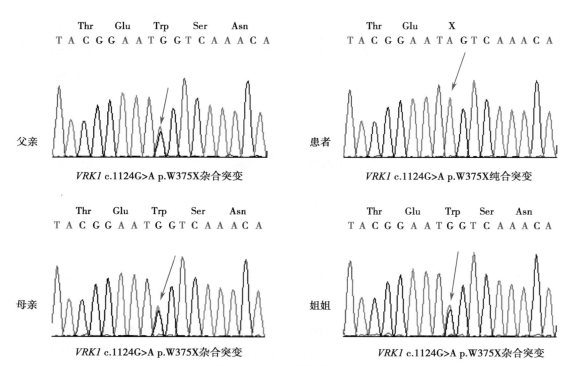

图 4-3-33 家系基因检测结果

可见 *VRK1* 基因 p.W375X 纯合突变,家系验证发现其父母和姐姐均携带 *VRK1* 基因 p.W375X 杂合突变,证实该突变为致病突变,箭头处为突变位点。

dHMN 是一组由于运动神经轴索损害引起的,以缓慢进展的对称性肌肉萎缩和无力为主要临床表现的遗传性神经病。dHMN 可呈常染色体显性遗传,也可呈常染色体隐性遗传或 X 连锁隐性遗传。患者通常下肢远端肌肉最先受累,在数年或数十年内逐渐进展至下肢近端及上肢,不累及感觉系统。神经电生理表现符合长度依赖性运动轴索性神经病特点,即下肢远端神经先于下肢近端及上肢神经受累,且受累程度更重。*VRK1* 基因是常染色体隐性遗传的 dHMN 的致病基因,其编码的蛋白是丝氨酸 / 苏氨酸蛋白激酶的痘苗病毒相关激酶(vaccinia-related kinase,VRK)家族的成员。*VRK1* 基因在人体组织中广泛表达,可能调节细胞增殖。

【小结和要点】

该患者临床表现为慢性进展的对称性四肢无力,神经电生理检查符合长度依赖性运动轴索性神经病特征,结合少年起病,弓形足,父母近亲结婚的特点,均指向 dHMN 的诊断,基因检测可确诊。因此,在电生理准确定位基础上,详细的病史询问和查体可大大缩小鉴别诊断的范围。

最终诊断:远端型遗传性运动神经病(常染色体隐性遗传 *VRK1* 基因 p.W375X 突变)。

(邹漳钰)

十五、有机磷中毒迟发性周围神经病

【病例 4-3-24】

【病历摘要】

男性，24 岁，服用敌敌畏后一过性意识不清 1 个月余，双下肢无力 20 余天。

患者于 1 个月前，自服市场购买的敌敌畏 30ml 后约 20min 出现意识不清，口吐白沫，就诊于急诊，给予洗胃以及氯解磷定、阿托品等抢救治疗 10 余小时后，患者意识恢复，继续治疗 3 天（氯解磷定总剂量 25.5g、阿托品总剂量 50mg），病情恢复后出院，出院时神经系统体格检查发现神清、语利，双瞳孔等大等圆，对光反射（+），鼻唇沟对称，伸舌居中，余脑神经未见异常。颈无抵抗，四肢肌力 5 级，肌张力正常，深浅感觉对称存在，四肢腱反射正常，未引出病理反射。13 天后，患者开始出现双下肢无力，远端为主，起初行走需抬高下肢，且渐加重至双脚踝活动不能，行走呈现跨越状，渐发展至不能行走，需要坐轮椅，并且自觉双足及双手指尖针刺样疼痛不适，来门诊就诊。

既往史：10 余年前曾服大量安眠药，当时出现困倦不适，未出现意识不清，经洗胃等抢救治疗恢复，未遗留后遗症。家族史无特殊。

神经系统体格检查发现：神清，语利，高级神经功能正常，脑神经未见异常；双上肢近端和远端肌力 5 级，双下肢屈膝 3 级，伸膝肌力 5 级，足背屈肌力 1 级，跖屈力 3 级；双上肢肌张力大致正常，双下肢肌张力减低；深浅感觉未见异常；双上肢腱反射正常，双侧膝跳反射及跟腱反射不能引出；双侧病理反射未引出。双侧轮替、指鼻试验完成好，跟 - 膝 - 胫试验不能。Romberg 征（−）。足跟足尖不能站立。脑膜刺激征（−）。

神经传导及肌电图结果见表 4-3-62 和表 4-3-63，皮肤交感反应见表 4-3-64。

表 4-3-62　运动和感觉神经传导测定结果

运动神经	潜伏期 /ms	波幅 /mV	传导速度 /(m·s⁻¹)
右正中神经			
腕 - 拇短展肌	3.7	8.5	
肘 - 拇短展肌	7.9	8.5	57.5
左正中神经			
腕 - 拇短展肌	3.7	8.1	
肘 - 拇短展肌	8.0	8.3	56.2
右尺神经			
腕 - 小指展肌	2.8	15.1	
肘下 - 小指展肌	6.2	15.0	58.0
肘上 - 小指展肌	8.4	14.6	54.2
左尺神经			
腕 - 小指展肌	2.7	13.3	
肘下 - 小指展肌	5.9	12.9	62.5
肘上 - 小指展肌	8.1	12.4	56.6

续表

运动神经	潜伏期 /ms	波幅 /mV	传导速度 /(m·s⁻¹)
右胫神经			
踝 - 踇展肌		未引出肯定波形	
腘窝 - 踇展肌		未引出肯定波形	
左胫神经			
踝 - 踇展肌		未引出肯定波形	
腘窝 - 踇展肌		未引出肯定波形	
右腓神经			
踝 - 趾短伸肌		未引出肯定波形	
腓骨小头下 - 胫骨前肌	3.3	0.3（96%↓）	
腓骨小头上 - 胫骨前肌	5.1	0.1（99%↓）	50.0
左腓神经			
踝 - 趾短伸肌		未引出肯定波形	
腓骨小头下 - 胫骨前肌	2.4	0.2（97%↓）	
腓骨小头上 - 胫骨前肌	4.3	0.1（99%↓）	52.6

F 波：右正中神经出现率 35%，潜伏期 30.5ms

左正中神经出现率 85%，潜伏期 27.0ms

感觉神经	潜伏期 /ms	波幅 /μV	传导速度 /(m·s⁻¹)
右正中神经			
拇指 - 腕	1.9	44.4	56.8
中指 - 腕	2.1	41.1	61.9
左正中神经			
拇指 - 腕	1.7	41.1	61.7
中指 - 腕	2.0	50.7	61.2
右尺神经			
小指 - 腕	2.1	26.7	53.3
左尺神经			
小指 - 腕	2.0	33.0	51.0
右胫神经			
踇趾 - 踝	4.0	3.6	49.2
左胫神经			
踇趾 - 踝	4.0	5.7	51.2
右腓肠神经			
外踝 - 小腿中	2.7	14.1	54.8
左腓肠神经			
外踝 - 小腿中	2.7	14.6	51.8

表 4-3-63　肌电图结果

肌肉	安静	MUP 时限 /ms	MUP 波幅 /μV	多相波 /%	募集 /mV
右拇短展肌	（—）	10.7（11%↑）	342	25.0	干扰相 2.0
右三角肌	（—）	12.3（10%↑）	409	0.0	干扰相 2.0
右胫骨前肌	纤颤 1+ 正锐 2+		无力收缩		
右腓肠肌	纤颤 1+		无力收缩		
右股四头肌	纤颤 1+	11.5（1%↓）	611	0.0	干扰相 3.0
左胫骨前肌	纤颤 1+ 正锐 2+		无力收缩		
左腓肠肌	纤颤 1+ 正锐 2+		无力收缩		
左股四头肌	纤颤 1+	11.8（1%↑）	494	7.1	干扰相 4.0

表 4-3-64　皮肤交感反射

左腕部刺激	潜伏期 /ms	波幅 /mV
左掌心	未引出肯定波形	
右掌心	未引出肯定波形	
左足底	未引出肯定波形	
右足底	未引出肯定波形	

【EMG 结果分析】

运动神经传导检查显示下肢 CMAP 波幅明显降低甚至不能引出,双上肢运动神经传导潜伏期、波幅在正常范围,而 F 波出现率降低,符合长度依赖性周围神经病特点。双侧上下肢感觉神经传导潜伏期、波幅在正常范围,提示感觉神经大纤维成分无明显受累。针电极肌电图双下肢肌肉安静时可见纤颤电位及正锐波,未见 MUP 增宽及多相波增多改变,远端肌肉自发电位出现更多,双上肢肌肉针电极肌电图正常范围,与神经传导表现一致,符合长度依赖的运动周围神经病表现,但是急性期下肢神经 CMAP 波幅未引出难以判断轴索或髓鞘损害,从上肢神经传导速度正常,结合肌电图自发电位,提示轴索损害的可能性大。皮肤交感反应异常提示自主神经小纤维成分损害。

【临床诊断思路】

（1）定位诊断:患者临床表现为对称性双下肢远端为主的无力及四肢末端麻木,疼痛;查体显示双下肢远端肌力减退,腱反射消失;四肢末梢型分布的主观感觉疼痛,临床定位在周围神经,下肢为著。肌电图和神经传导测定结果符合双下肢对称性长度依赖性运动神经轴索损害,以及自主神经纤维损害,与临床表现相一致。综上,定位在包括自主神经在内的周围神经。

（2）定性诊断:患者急性起病,逐渐加重,临床表现主要是对称性长度依赖性周围神经损害,四肢浅感觉及自主神经小纤维受累,符合对称性轴索损害为主的周围神经病;病前有服用"敌敌畏"的有机磷中毒史,周围神经损害于急性有机磷中毒后 2 周左右开始出现,首先需要考虑到有机磷中毒迟发性周围神经病可能。在鉴别诊断方面,急性起病的轴索损害为主的长度依赖性对称性周围神经病,需要考虑与其他中毒性、代谢性、药物性、免疫性周围神经病相鉴别。

（3）需要补充的检查：血叶酸、维生素 B_{12} 正常；甲状腺功能正常；各种自身抗体（–）。腰穿压力及脑脊液常规、生化、细胞学正常；脑脊液抗神经节苷脂抗体（–）；

（4）讨论：有机磷中毒有三种临床类型：第一种是急性中毒后数分钟至数小时,由于有机磷与胆碱酯酶结合引起的胆碱能危象；第二种是中间综合征,发生于急性中毒后 24～96 小时,表现为脑神经、颈部肌肉、四肢近端肌肉以及呼吸肌的无力,可能与有机磷排除延迟、再吸收或者乙酰胆碱受体失活有关；第三种是有机磷中毒迟发性周围神经病,其机制目前认为与神经靶酯酶的抑制、老化,周围神经远端轴索变性有关。该患者临床表现为急性起病,逐渐加重,对称的长度依赖性周围神经病,病前 2 周有服用有机磷病史,首先需要考虑有机磷中毒迟发性周围神经病。患者病后 2 周脑脊液常规及生化正常,抗神经节苷脂抗体（–）,不能排除急性吉兰 - 巴雷综合征相关疾病（AMAN）,但有有机磷的使用史；血叶酸、维生素 B_{12} 正常,甲状腺功能正常,各种自身抗体（–）,也排除了营养性、代谢性以及免疫病相关性周围神经病可能。

【小结和要点】

该患者电话随访 3 个月时症状部分恢复,可以独立行走,但是双足背屈、跖屈未恢复到正常,双足趾仍不能活动；电话随访 6 个月时双足背屈、跖屈基本恢复正常,足趾仍不能活动。

该患者临床表现为典型的对称性长度依赖性轴索性周围神经病,这种情况最多见于中毒、代谢,也见于炎症、免疫等情况,尤其中毒代谢等因素引起的周围神经病的原因需要详细询问病史,包括重金属、有机物、药物等接触和使用史,避免漏诊。

最终诊断：有机磷中毒迟发性周围神经病。

（赵 蕾）

十六、"笑气"中毒性周围神经病

【病例 4-3-25】

【病历摘要】

女性,17 岁,进行性四肢麻木无力 2 周。

患者 2 周前,无明显诱因出现双侧上下肢麻木不适感,手足麻木为主,持续不缓解。1 周前出现四肢无力,双下肢远端明显,伴有视物模糊,症状呈进行性加重,并影响站立和行走。无意识障碍、言语不清、饮水呛咳和视物重影等。发病 1 周前腹泻,无尿便功能障碍。

追问病史,10 个月前开始间断吸入"笑气",起初数月 1 次,近 2～3 周每隔 2～3 天吸入 1 次,自诉每天吸的"笑气"量可达 80～120g,最多达 240g。否认感染病史,无其他特殊药物使用史,个人史和家族史无特殊,自幼发育正常,学习和体育成绩良好。

神经系统体格检查发现：神清语利,高级皮层功能检查未见异常,双瞳孔等大等圆,对光反射存在,双侧眼球活动不受限,双侧鼻唇沟对称,伸舌居中。双上肢肌力 4 级,双下肢近端肌力 4^- 级,远端肌力 1～2 级,肌张力可,未见肌肉萎缩,四肢腱反射对称减低,双侧病理反射未引出,双侧上下肢针刺觉减退,呈长手套袜套样,右侧著,双下肢音叉振动觉减退,Romberg 征（+）。

神经传导及肌电图结果见表 4-3-65 和表 4-3-66，皮肤交感反应见表 4-3-67。

表 4-3-65　运动和感觉神经传导测定结果

运动神经	潜伏期 /ms	波幅 /mV	传导速度 /(m·s⁻¹)
右正中神经			
腕 - 拇短展肌	3.9	6.1（73%↓）	
肘 - 拇短展肌	7.8	5.6（69%↓）	45.3（22%↓）
左正中神经			
腕 - 拇短展肌	3.9	2.5（89%↓）	
肘 - 拇短展肌	7.5	2.3（87%↓）	45.6（21%↓）
右尺神经			
腕 - 小指展肌	2.5	12.3	
肘下 - 小指展肌	6.6	12.5	47.7
肘上 - 小指展肌	8.6	12.5	56.4
左尺神经			
腕 - 小指展肌	2.4	15.4	
肘下 - 小指展肌	6.2	14.8	48.6
肘上 - 小指展肌	8.3	14.7	57.3
右胫神经			
踝 - 踇展肌	6.8（74%↑）	0.5（97%↓）	
腘窝 - 踇展肌	14.2	0.5（97%↓）	23.2（45%↓）
左胫神经			
踝 - 踇展肌	7.7（97%↑）	0.2（99%↓）	
腘窝 - 踇展肌	14.5	0.2（99%↓）	21.3（51%↓）
右腓神经			
踝 - 胫骨前肌	5.9（111%↑）	0.5（97%↓）	
腓骨小头 - 胫骨前肌	9.5（239%↑）	0.3（98%↓）	22.2（62%↓）
左腓神经			
踝 - 胫骨前肌	6.0（114%↑）	0.7（95%↓）	
腓骨小头 - 胫骨前肌	8.9（219.8%↑）	0.7（95%↓）	27.9（62%↓）

F 波：右胫神经出现率 45%，潜伏期 70.4ms

　　右正中神经出现率 60%，潜伏期 31.5ms

感觉神经	潜伏期 /ms	波幅 /μV	传导速度 /(m·s⁻¹)
右正中神经			
拇指 - 腕	2.0	56.1	45.0（24%↓）
中指 - 腕	2.7	42.5	46.6（25%↓）
左正中神经			
拇指 - 腕	1.9	61.9	46.9（21%↓）
中指 - 腕	2.5	38.3	46.8（24%↓）

续表

感觉神经	潜伏期 /ms	波幅 /μV	传导速度 /(m·s⁻¹)
右尺神经 小指 - 腕	2.3	27.7	43.5（27%↓）
左尺神经 小指 - 腕	2.5	21.6	38.0（36%↓）
右胫神经 蹈趾 - 踝	5.5	2.4	33.9（23%↓）
左胫神经 蹈趾 - 踝	5.4	1.4	34.0（23%↓）
右腓肠神经 踝 - 小腿中	3.3	7.4	41.5（28%↓）
左腓肠神经 踝 - 小腿中	4.0	9.6	36.6（37%↓）

表 4-3-66　肌电图结果

肌肉	安静	MUP 时限 /ms	MUP 波幅 /μV	多相波 /%	募集 /mV
右三角肌	（-）	11.6（8%↑）	480	30.8	干扰相 2.0
右拇短展肌	纤颤 1+ 正锐 3+	10.9（16%↑）	530	15.4	干扰相 2.0
左拇短展肌	纤颤 2+ 正锐 2+	10.2（9%↑）	530	23.1	干扰相 2.0
右股四头肌	（-）	12.4（6%↑）	496	8.3	单纯相 0.7
右胫骨前肌	纤颤 1+ 正锐 3+	12.8（5%↑）	525	15.4	单纯相 0.6
左股四头肌	正锐 2+	13.2（13%↑）	562	18.2	单纯相 0.8
左胫骨前肌	纤颤 2+ 正锐 4+	11.8（3%↓）	463	7.1	单纯相 0.5

表 4-3-67　皮肤交感反应结果

右腕部刺激	潜伏期 /ms	波幅 /mV
左掌心	1 560	2 763
右掌心	1 400	3 456
左足底	2 420	523
右足底	2 460	557

其他检查结果：VEP，双侧 N_{75}、P_{100}、N_{145} 波形分化良好，潜伏期未见异常。SEP（双上肢），刺激双侧正中神经，N_9、N_{13} 波形分化良好，潜伏期未见异常；P_{15}、N_{20} 波形分化不良。SEP（双下肢），刺激双侧胫神经，N_8、N_{18} 波形分化尚可，潜伏期未见异常；P_{40}、N_{45} 未引出肯定波形。

【EMG 结果分析】

神经传导测定提示双侧正中神经 CMAP 波幅降低；双侧腓总神经远端潜伏期延长，CMAP 波幅降低，传导速度减慢；双侧胫神经远端潜伏期延长，CMAP 波幅降低。双侧尺神经感觉神经传导速度减慢；双侧胫神经感觉神经传导速度减慢，双侧腓肠神经传导速度减慢；提示四肢对称性的运动和感觉神经均受累。F 波检测发现双侧胫神经、正中神经 F 波潜伏期延长，出现率降低可能与周围神经受累有关。针电极肌电图提示双侧胫骨前肌、拇短展肌和左侧股四头肌可见大量自发电位，符合周围神经轴索损害。综上提示：上下肢周围神经源性损害（运动和感觉纤维轴索受累为主，伴有髓鞘病变）。SEP 提示双侧 C_7 以上、双侧 T_{12} 以上中枢深感觉障碍。

【临床诊断思路】

（1）定位诊断：四肢对称性肌力减退，下肢较上肢严重，腱反射减低，不伴病理反射，伴有四肢长手套袜套样针刺痛觉减退，双下肢音叉振动觉减退，Romberg 征（+），结合电生理测定结果定位于上下肢周围神经和后索，累及运动和感觉纤维，呈长度依赖性，轴索损害为主。

（2）定性诊断：青少年女性，吸入"笑气"10 个月，主要表现为四肢麻木无力，持续不缓解，查体可见周围神经损害，肌电图提示周围神经和后索受累。考虑"笑气"滥用所致"笑气"中毒性周围神经病。除此之外，对于急性轴索性周围神经病，需要鉴别其他原因所致的周围神经病变，包括其他中毒性（如酒精和重金属以及其他药物滥用情况）、糖尿病、遗传代谢性（如甲基丙二酸血症）、系统免疫性（干燥综合征或系统性红斑狼疮）、炎症性（吉兰-巴雷综合征）、感染及肿瘤性等周围神经病因。

（3）需要补充的检查：血常规，肝、肾功能正常。血清维生素 B_{12} 133.2ng/L（187～883ng/L），叶酸 14.1μg/L；Hcy > 65.00μmol/L；血清 TORCH（-）；行腰椎穿刺术，压力 90mmH$_2$O，脑脊液透明无色，白细胞总数 4×10^6/L，多核细胞百分比 25.0%，单核细胞百分比 75.0%，脑脊液葡萄糖 3.23mmol/L，氯化物 130mmol/L，脑脊液蛋白 0.295g/L，抗神经节苷脂抗体谱（-），脑脊液 OB、SOB（+），血清 OB（-）。血尿毒物筛查未见异常，先天性代谢缺陷尿筛查未发现高同型半胱氨酸血症相关代谢指标异常，也未发现任何其他异常代谢产物。认知检查未见异常。颈椎 MRI 提示 $C_{2\sim6}$ 椎体水平脊髓后部可见异常 T_2W 高信号，以中线对称分布，主要累及后索区域，脊髓无明显肿胀（图 4-3-34）。头颅 MRI 及腰椎 MRI 未见明确异常。

（4）讨论：本例患者患病前有"笑气"长期吸入史。患者的临床表现、体格检查及肌电图检查支持周围神经病变，故诊断考虑为"笑气"滥用导致的周围神经病，但同时需要注意鉴别其他周围神经病变的常见原因，本例患者无前驱感染史，脑脊液检查无蛋白细胞分离，不支持吉兰-巴雷综合征；既往无糖尿病史，空腹血糖、口服葡萄糖耐量试验检查及糖化血红蛋白均正常，不支持糖尿病性周围神经病；毒物筛查、先天性代谢缺陷尿筛查未发现异常，可除外先天性和其他中毒性周围神经病，此外未发现肿瘤、感染、系统性免疫病等可能病因。

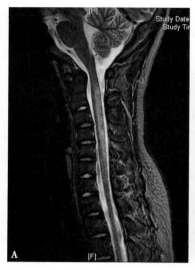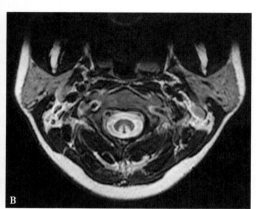

图 4-3-34　颈椎 MRI
A. 颈椎 MRI（矢状面）；B. 颈椎 MRI（冠状面）。

【小结和要点】

"笑气"（N_2O）滥用所致周围神经病与代谢异常改变相关，临床表现为四肢麻木无力，以远端为著，符合长度依赖性周围神经病的特点，肌电图提示为运动和感觉纤维均受损，以运动轴索损害为主。可同时累及脊髓后索，出现类似脊髓亚急性联合变性的表现。"笑气"化学成份为一氧化二氮，可以影响维生素 B_{12} 代谢环路，可以出现血维生素 B_{12} 水平降低，同型半胱氨酸和甲基丙二酸水平升高。治疗的关键在于停止接触"笑气"和补充维生素 B_{12}，同时补充叶酸和维生素 B_6 等。本例患者经维生素 B_{12} 治疗后四肢无力和麻木症状较前有部分缓解，出院半年后患者可独立行走。

最终诊断："笑气"中毒性周围神经病。

（冯新红）

十七、正己烷中毒性周围神经病

【病例 4-3-26】

【病历摘要】

男性，26 岁，四肢麻木伴双下肢无力 2 个月。

患者 2 个月前出现双手尺侧及双足掌麻木，双下肢无力，远端为主，渐加重，蹲起不能，40 天前疑诊 AIDP，予 IVIg 治疗，每天 0.4g/kg，共 5 天，双下肢无力进一步加重，并出现双上肢无力，不能自行站立，起病约 1 个半月时达峰。神经系统体格检查发现：双上肢肌力上臂外展 5 级，屈伸肘 4 级，远端 3⁻ 级；双下肢近端 3⁻ 级，远端 0～1 级。深浅感觉对称存在。四肢腱反射消失。病理反射未引出。

既往史无特殊。个人史：从事服装涂刷胶状物质（具体物质成分不详）工作 7 个月，自述胶液气味刺鼻，无良好防护措施，约 7～8 名同事先后出现与患者类似症状。出现症状后即停止工作。

第 1 次肌电图检测在起病后 1 个月，神经传导及肌电图结果见表 4-3-68 和表 4-3-69，第 2 次检查在发病后 2 个月，运动神经传导结果见表 4-3-70；神经传导、运动神经传导 - 寸移法（又称 Inching 神经传导测定技术）波形见图 4-3-35～图 4-3-37。

表 4-3-68　运动和感觉神经传导测定结果（第 1 次检测）

运动神经	潜伏期 /ms	波幅 /mV	传导速度 /(m·s⁻¹)
右正中神经			
腕 - 拇短展肌	5.6（81%↑）	8.8	
肘 - 拇短展肌	11.5	6.0（较腕 32%↓）	40.7（36%↓）
左正中神经			
腕 - 拇短展肌	4.95（60%↑）	11.3	
肘 - 拇短展肌	11.0	7.0（较腕 38%↓）	38.8（39%↓）
右尺神经			
腕 - 小指展肌	4.2（75%↑）	12.4	
肘下 - 小指展肌	11.8	9.1（较腕 27%↓）	36.2（44%↓）
左尺神经			
腕 - 小指展肌	3.16（32%↑）	9.4	
肘下 - 小指展肌	10.8	7.0（较腕 26%↓）	34.0（48%↓）
右胫神经			
踝 - 踇展肌	5.2（33%↑）	6.3	
左胫神经			
踝 - 踇展肌	6.5（67%↑）	6.1	
右腓神经			
踝 - 趾短伸肌	5.2（65%↑）	4.6	
腓骨小头下 - 趾短伸肌	18.8	3.6	26.1（55%↓）
左腓神经			
踝 - 趾短伸肌	5.8（84%↑）	0.6（87%↓）	
腓骨小头下 - 趾短伸肌	16.2	0.3（较踝 50%↓）	32.7（43%↓）

F 波：右正中、双胫神经神经 F 波未引出肯定波形

感觉神经	潜伏期 /ms	波幅 /μV	传导速度 /(m·s⁻¹)
右正中神经			
拇指 - 腕	2.7	5.4（92%↓）	44.4（24%↓）
中指 - 腕	3.4	3.4（88%↓）	50.0
左正中神经			
拇指 - 腕	3.2	2.0（97%↓）	40.6（30%↓）
中指 - 腕	3.3	1.6（94%↓）	53.0
右尺神经			
小指 - 腕	2.6	3.0（85%↓）	50.0

续表

感觉神经	潜伏期 /ms	波幅 /μV	传导速度 /(m·s⁻¹)
左尺神经			
小指 - 腕	2.9	1.9(90%↓)	48.3
右胫神经			
蹞趾 - 踝		未引出肯定波形	
左胫神经			
蹞趾 - 踝		未引出肯定波形	
右腓神经			
踝 - 腓骨小头下		未引出肯定波形	
左腓神经			
踝 - 腓骨小头下		未引出肯定波形	

表 4-3-69 肌电图结果

肌肉	安静	MUP 时限 /ms	MUP 波幅 /μV	多相波 /%	募集 /mV
右小指展肌	正锐 4+	10.6(4%↑)	650	8	干扰相 2.5
右胫骨前肌	正锐 4+	—	—	—	无力收缩

表 4-3-70 长节段运动神经传导测定结果(第 2 次检测)

运动神经	潜伏期 /ms	波幅 /mV	时限 /ms	传导速度 /(m·s⁻¹)
右正中神经				
腕 - 拇短展肌	5.7(84%↑)	7.2(57%↓)	5.8	
肘 - 拇短展肌	12.2	2.1(较肘 71%↓)	7.9	34.9(45%↓)
腋 - 拇短展肌	14.3	2.0	9.0	55.8
Erb's 点 - 拇短展肌	18.7	2.6	8.9	—
左正中神经				
腕 - 拇短展肌	5.2(68%↑)	5.3(68%↓)	6.7	
肘 - 拇短展肌	11.7	1.4(较肘 74%↓)	8.1	32.3(50%↓)
腋 - 拇短展肌	14.0	1.3	7.9	45.2(21%↓)
Erb's 点 - 拇短展肌	18.9	1.9	8.6	—
右尺神经				
腕 - 小指展肌	3.6(50%↑)	7.6(52%↓)	8.5	
肘下 - 小指展肌	7.4	6.7	9.0	29.7(56%↓)
肘上 - 小指展肌	12.6	3.6(较肘下 46%↓)	8.7	33.3(45%↓)
腋 - 小指展肌	14.9	2.9	9.3	42.0(25%↓)
Erb's 点 - 小指展肌	19.0	3.2	9.6	

续表

运动神经	潜伏期 /ms	波幅 /mV	时限 /ms	传导速度 /(m·s⁻¹)
左尺神经				
腕 - 小指展肌	4.4（83%↑）	7.4（53%↓）	8.3	
肘下 - 小指展肌	9.7	6.0	7.9	23.7（65%↓）
肘上 - 小指展肌	13.5	2.8（较肘下53%↓）	8.9	41.2（31%↓）
腋 - 小指展肌	18.4	2.4	7.5	22.6（59%↓）
Erb's 点 - 小指展肌	20.5	2.4	10.0	
右胫神经				
踝 - 踇展肌	5.1	2.2（83%↓）	11.9	
腘窝 - 踇展肌	19.2	1.2（较踝45%↓）	13.5	26.5（41%↓）
左胫神经				
踝 - 踇展肌	6.8（74%↑）	2.4（81%↓）	10.4	
腘窝 - 踇展肌	19.1	1.2（较踝50%↓）	13.9	28.2（37%↓）
右腓神经				
踝 - 趾短伸肌	6.3（100%↑）	1.1（30%↓）	8.7	
腓骨小头下 - 趾短伸肌	20.2	0.6（较踝45%↓）	8.7	23.3（59%↓）
腓骨小头上 - 趾短伸肌	22.4	0.6	8.9	29.5（34%↓）
左腓神经				
踝 - 趾短伸肌	7.2（56%↑）	0.2（90%↓）	11.2	

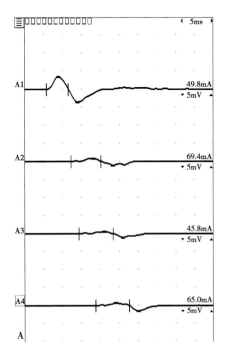

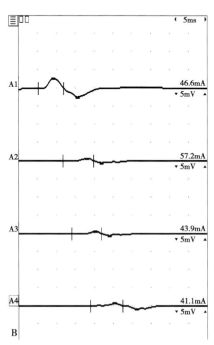

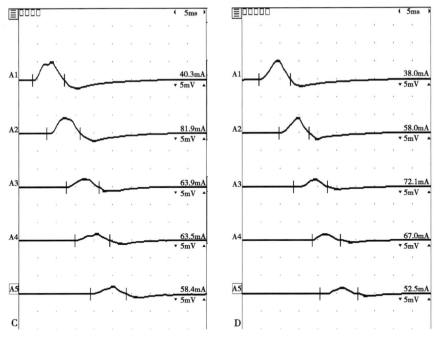

图 4-3-35 神经传导图（起病后 2 个月）

可见 CMAP 波幅较前降低，速度较前减慢，长节段运动神经传导提示存在节段性传导阻滞。
A. 右正中神经；B. 左正中神经；C. 右尺神经；D. 左尺神经。

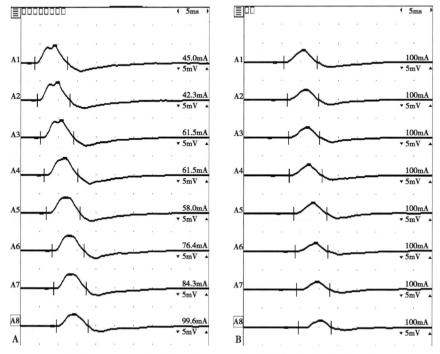

图 4-3-36 右尺神经 inching 神经传导测定（起病后 2 个月）

A. A1～A8 点为腕部（A1 点）到腕上 14cm（A8 点）；B. A1～A8 点为腕上 16cm（A1 点）
到肘上 8cm（A8 点）。

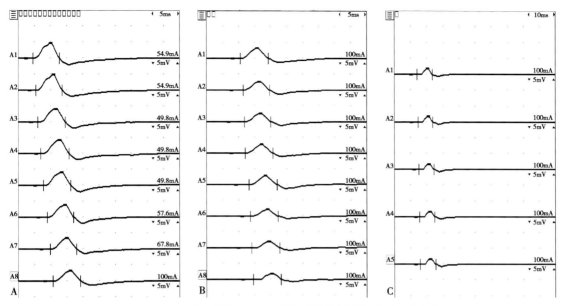

图 4-3-37　左尺神经 inching 神经传导测定（起病后 2 个月）

A. A1～A8 点为腕（A1 点）到腕上 14cm（A8 点）；B. A1～A8 点为腕上 14cm（A1 点）到肘上 8cm（A8 点）；
C. A1～A5 点为肘上 8cm（A1 点）到腋部（A5 点）。发现从远端到近端刺激波幅逐渐降低，不存在真正的传导阻滞。

【EMG 结果分析】

患者起病 1 个月时运动神经传导发现上下肢神经远端运动潜伏期延长，传导速度减慢，右正中神经、左腓神经运动传导波幅降低。感觉传导上肢神经 SNAP 波幅降低，下肢感觉神经动作电位未引出。针电极肌电图可见自发电位，运动单位改变不明显。神经传导测定结合肌电图的改变提示周围神经髓鞘和轴索均有损害，髓鞘病变为主。

起病 2 个月时复查运动神经传导，CMAP 波幅较前降低，速度较前减慢，长节段运动神经传导提示存在节段性传导阻滞，但行 inching 神经传导测定后发现从远端到近端刺激波幅逐渐降低，并不存在真正的传导阻滞。

【临床诊断思路】

（1）定位诊断：患者临床表现为四肢麻木伴双下肢无力，远端重，四肢腱反射减低至消失，定位为多发性周围神经损害，感觉运动纤维均有受累。结合神经传导和肌电图的测定结果，提示周围神经髓鞘和轴索均有损害，前者损害更重。

（2）定性诊断：患者表现为亚急性起病的脱髓鞘为重的感觉运动性周围神经病，病初早期曾诊断为 AIDP，但随着病情进展，1 个半月时临床仍有加重，曾用 IVIg 治疗无效，这均与 AIDP 的病程演变不符。经追问病史，患者有胶类物质接触史，需要注意有无中毒的因素导致周围神经病变，可以导致脱髓鞘性周围神经病的毒物或药物包括砷化物、正己烷、胺碘酮等，其他因素如白喉、副肿瘤综合征、A-CIDP 等也可以出现脱髓鞘性周围神经病。本患者有胶类物质（正己烷）接触史，多个同事有类似症状，需高度警惕正己烷中毒。

（3）需要补充的检查：血抗核抗体（ANA）1∶80，抗可溶性抗原抗体（ENA）、抗中性粒细胞胞质抗体（ANCA）（-）。血及脑脊液 GM_1 抗体（-）。血尿免疫固定电泳（-）。布鲁氏菌凝集试验、抗莱姆抗体（-）。血尿卟啉（-）。腰穿（起病25天）脑脊液常规，白细胞2×10⁶/L；脑脊液蛋白0.31g/L。胸部CT、腹部B超未见肿瘤征象。毒物检测（血清）：未检出正己烷等14种常见挥发性有机物；重金属含量均正常范围，血液及尿液中未检测到农药、鼠药、滥用药物、挥发性有毒气体及其他毒物。在送检"胶"中检测到己烷、戊烷、丁烷。神经超声：左尺神经肘管内CSA稍增粗，余双侧正中神经、右尺神经、Erb's点颈神经根CSA无增粗。

（4）讨论：患者为亚急性起病的感觉运动性周围神经病，达峰时间1个半月，因患者病前有己烷接触史，同事有类似症状，IVIg治疗无效，故考虑正己烷中毒性周围神经病。

在发病11个月时电话随访，患者诉肌力已逐渐恢复，双上肢肌力正常，长时间行走稍感疲劳，四肢麻木感缓解。

【小结和要点】

患者为亚急性起病的感觉运动性周围神经病，神经传导提示脱髓鞘和轴索均有损害的感觉运动性周围神经病，因病前有明确正己烷暴露史，同事有类似症状，故考虑正己烷中毒性周围神经病。主要需和AIDP相鉴别。正己烷中毒性周围神经病患者多以隐匿出现的手指足趾麻木起病，严重者可出现亚急性的远端向近端发展的无力，此外，正己烷中毒性周围神经病在去除暴露后，临床仍然会继续进展1～4个月。该患者也是在去除暴露后继续进展了1个半月左右。临床恢复程度和神经受损程度有关，轻中度周围神经病患者多在暴露停止后10个月内完全恢复。正己烷造成的是轴索性周围神经病，病理上可见巨轴索表现，其特征是远端轴索局部的节旁神经纤维聚集，伴有节旁局部的髓鞘襻收缩，这种节旁的脱髓鞘导致了神经传导上明显的速度减慢，会被误以为是以脱髓鞘为主的周围神经病。

最终诊断：正己烷中毒性周围神经病。

（牛婧雯）

十八、糖尿病性周围神经病

【病例4-3-27】糖尿病周围神经病（感觉型）

【病历摘要】

男性，70岁，双足麻木、刺痛8个月，双手指尖刺痛5个月。

8个月前，无明显诱因出现双足趾尖麻木，有时阵发性刺痛，安静休息时或夜间睡前明显。症状缓慢加重，麻木感逐渐向上发展累及双足、踝部及小腿中下部。无肢体无力及行走不稳，无烧灼感及踩棉感，无自觉出汗改变及二便障碍。5个月前开始双手指尖间断性刺痛，五指均有发生。2周来（2019年6月初）觉左小指麻木，持续性不缓解。

神经系统体格检查发现：神清，语利，对答切题，记忆力和计算力粗测正常。脑神经检查未见异常。四肢肌张力正常，肌力5级，未见肌萎缩。双侧小腿中部以下痛觉过敏，双侧踝以下触觉过敏，双侧踝部振动觉减退。双侧指鼻试验、跟-膝-胫试验尚稳准，Romberg征阴性。双上肢腱反射正常，双侧膝和跟腱反射减退。双侧掌颏反射及病理反射阴性。颈无抵抗。双足皮肤干燥。

既往史：发现"糖尿病"1年半，阿卡波糖和西格列汀降糖治疗。有高血压病、颈椎病、腰椎病病史。精神食欲可，饮食规律无偏食，不嗜酒。吸烟30余年，戒烟10余年。

神经传导及肌电图结果见表4-3-71和表4-3-72，皮肤交感反应结果见表4-3-73。

表 4-3-71　运动和感觉神经传导测定结果

运动神经	潜伏期 /ms	波幅 /mV	传导速度 /(m·s⁻¹)
左正中神经			
腕 - 拇短展肌	3.7	15	
肘 - 拇短展肌	7.8	12	52
左尺神经			
腕 - 小指展肌	3.0	18	
肘下 - 小指展肌	6.7	17	55
肘上 - 小指展肌	9.4	17	51
左胫神经			
踝 - 踇展肌	4.1	23	
左腓神经			
踝 - 趾短伸肌	3.4	15	
腓骨小头下 - 趾短伸肌	10.9	14	44

F 波：左尺神经出现率 100%，平均潜伏期 28.1ms

左胫神经出现率 100%，平均潜伏期 47.9ms

感觉神经	潜伏期 /ms	波幅 /μV	传导速度 /(m·s⁻¹)
左正中神经			
拇指 - 腕	2.3	20.5	44.8
中指 - 腕	3.1	17.6	47.6
右尺神经			
小指 - 腕	2.6	16.7	50.9
左尺神经			
小指 - 腕	2.4	4.0（78%↓）	51.1
右胫神经			
踇趾 - 踝		未引出肯定波形	
左胫神经			
踇趾 - 踝		未引出肯定波形	
左腓神经			
踝 - 腓骨小头下	4.0	5.7	50.3
左腓肠神经			
外踝 - 小腿中	6.6	2.1	39.9（31%↓）

表 4-3-72　肌电图结果

肌肉	安静	MUP 时限 /ms	MUP 波幅 /μV	多相波 /%	募集 /mV
左伸指总肌	正常	12.5（2%↑）	780.5	20	混合相 2.5
左胫骨前肌	正常	14.2（3%↓）	950.2	40	混合相 3.0

表 4-3-73 皮肤交感反应结果

左腕部刺激	潜伏期 /ms	波幅 /mV
左掌心	1.4	1.5
右掌心	1.3	1.9
左足底	2.0	1.1
右足底	2.0	0.2↓

【EMG 结果分析】

患者运动神经传导测定、F 波及针电极肌电图均正常,运动纤维未受累。感觉神经传导测定可见双侧胫神经感觉神经动作电位(SNAP)未引出,左侧尺神经 SNAP 波幅显著降低而传导速度正常,提示感觉神经轴索损害。左侧腓肠神经感觉传导速度轻度减慢,考虑由传导快的有髓神经纤维丢失引起。感觉神经受损下肢较上肢严重,远端较近端严重,双侧胫神经 SNAP 改变为对称性分布。神经传导测定结果符合长度依赖性对称性感觉轴索性神经病。目前尺神经 SNAP 波幅左侧降低而右侧正常,考虑为疾病进展过程中的短暂不对称阶段可能性大。皮肤交感反应显示右侧足底记录的波幅降低,提示右下肢交感纤维受损。

【临床诊断思路】

(1)定位诊断:患者以双下肢远端对称性麻木刺痛起病,逐渐向近端发展,并累及双手,查体可见双下肢袜套样分布的痛触觉过敏和振动觉减退,提示周围神经感觉纤维受损。双下肢腱反射减退,可由肌梭来源的本体感觉纤维受损引起。无肢体肌力减退、肌张力降低和肌萎缩,提示运动纤维未受累。结合 EMG 所见,定位于感觉神经远端轴索损害为著。患者双足皮肤干燥,皮肤交感反应有足底波幅降低,提示自主神经纤维亦受累。

(2)定性诊断:老年男性,隐袭起病,缓慢进展,症状、体征及电生理的改变提示多发性感觉轴索性神经病,呈现长度依赖性特点。患者有糖尿病史,首先考虑病因为糖尿病性周围神经病,但需要排除中毒性或代谢性、免疫性、副肿瘤性等可能的继发的病因。

(3)需要补充的检查:血常规、肝肾功能正常,甲状腺功能正常,同型半胱氨酸、血清 B_{12}、叶酸水平正常,红细胞沉降率、类风湿因子、抗链球菌溶血素"O"、自身抗体谱、抗中性粒细胞胞质抗体、抗心磷脂抗体、免疫固定电泳正常,乙肝抗体、丙肝抗体、HIV 抗体、梅毒抗体阴性,抗神经元抗体、肿瘤标志物均阴性。

(4)讨论:该患者临床和电生理的相结合,考虑感觉纤维受累为著的轴索性多发性神经病。轴索性多发性神经病的病因包括代谢性,如糖尿病、甲状腺功能减退、肝肾功能损害等;中毒性,如酒精、重金属、化疗药、呋喃唑酮等;营养不良性,如维生素 B_1、B_{12} 缺乏;血管炎性,如干燥综合征、系统性红斑狼疮等;感染性,如莱姆病、麻风病、艾滋病等;副肿瘤性或副蛋白性,如多发性骨髓瘤、抗 Hu 抗体副肿瘤综合征等;遗传性,如腓骨肌萎缩症 2 型、家族性淀粉样变性多发神经病等。该患者老年起病,有明确的糖尿病病史,无偏食及大量饮酒史,未查到肿瘤的证据,无特殊药物服用和重金属接触史等,实验室检查除血糖增高外无其他异常应考虑糖尿病性周围神经病。糖尿病性多发性神经病以感觉和自主神经轴索损害为著,早期一般无明显的运动功能受累。

【小结和要点】

老年男性,有糖尿病史,表现为以感觉受累为主的四肢末端对称起病的轴索性神经病,下肢更严重,要首先考虑糖尿病相关的周围神经病。在经过常规的筛查后,排除了其他引起轴索性多发性神经病的病因,明确诊断(可参考《2013 糖尿病周围神经病诊断和治疗共识》)。对于临床典型的糖尿病周围神经病,通常不需要开展大量的实验室检查,以避免过度检查。但是,当患者病情进展快、运动神经受累明显、急性尿便障碍等不典型表现时,应注意寻找其他原因。

给予患者饮食及生活指导、监测并控制血糖、前列地尔改善微循环、依帕司他改善代谢、B 族维生素营养神经及加巴喷丁抗神经痛治疗,治疗 2 个月后随访,患者麻木疼痛症状和双下肢痛觉过敏明显减轻。

最终诊断:糖尿病周围神经病(感觉型)。

（翦　凡）

【病例 4-3-28】糖尿病小纤维病神经病

【病历摘要】

男性,56 岁,间断性双足刺痛、麻热感 5 个月。

5 个月前(2018 年 12 月)开始间断性双足针刺样痛,无明显诱因阵发性出现,足趾及足背均有发生,安静休息时多见。行走稍长距离或夜间睡前常觉双足底麻热感。无上肢麻痛及肢体无力,无行走不稳及踩棉感。外院查空腹血糖 8.0mmol/L,餐后 2 小时血糖 11.3mmol/L,糖化血红蛋白 6.7%,诊断为“糖尿病周围神经病”,予二甲双胍降糖及维生素 B_1、甲钴胺营养神经治疗,症状稍减轻。发病以来,大便秘结,小便如常,无自觉心悸及出汗改变,体重下降 6kg。

既往史:“高血压病”“慢性浅表性胃炎”病史。吸烟 30 年,20 支 /d。无饮酒史。

神经系统体格检查发现:神清,语利,对答切题,记忆力和计算力粗测正常。未见舌体肥大,脑神经未见异常。四肢肌张力正常,肌力 5 级,未见肌萎缩。双足痛觉稍减退,温度觉、触觉、振动觉、位置觉和运动觉无异常。双侧指鼻试验、跟 - 膝 - 胫试验稳准,Romberg 征阴性。四肢腱反射正常。双侧掌颏反射及病理反射阴性。颈无抵抗。卧立位血压正常,双足皮肤干燥。

神经传导及肌电图结果见表 4-3-74 和表 4-3-75,皮肤交感反应结果见表 4-3-76,电感觉阈值测定结果见表 4-3-77。

表 4-3-74　运动和感觉神经传导测定结果

运动神经	潜伏期 /ms	波幅 /mV	传导速度 /(m·s⁻¹)
右正中神经			
腕 - 拇短展肌	3.3	20.7	
肘 - 拇短展肌	6.9	19.9	55.7
右尺神经			
腕 - 小指展肌	2.0	13.9	
肘下 - 小指展肌	5.0	13.1	66.3
肘上 - 小指展肌	6.5	13.0	66.7

续表

运动神经	潜伏期 /ms	波幅 /mV	传导速度 /(m·s⁻¹)
右胫神经			
踝 - 踇展肌	3.8	20.3	
左胫神经			
踝 - 踇展肌	3.8	18.1	
右腓神经			
踝 - 趾短伸肌	3.0	6.8	
腓骨小头下 - 趾短伸肌	8.8	6.0	49.7

F 波：右尺神经出现率 100%，平均潜伏期 24.1ms
　　　右胫神经出现率 100%，平均潜伏期 43.1ms
　　　左胫神经出现率 100%，平均潜伏期 43.9ms

感觉神经	潜伏期 /ms	波幅 /μV	传导速度 /(m·s⁻¹)
右正中神经			
拇指 - 腕	2.0	19.8	49.2
中指 - 腕	2.7	14.7	51.7
右尺神经			
小指 - 腕	1.7	11.2	62.4
右胫神经			
踇趾 - 踝	3.5	3.0	48.7
左胫神经			
踇趾 - 踝	3.3	2.0	48.8
右腓神经			
踝 - 腓骨小头下	4.4	1.7	65.5
右腓肠神经			
外踝 - 小腿中	2.6	11.3	49.9

表 4-3-75　肌电图结果

肌肉	安静	MUP 时限 /ms	MUP 波幅 /μV	多相波 /%	募集 /mV
右股四头肌	（－）	13.2（2%↑）	591.3	30	混合相 3.0
右胫骨前肌	（－）	14.3（3%↑）	655.4	35	混合相 3.0
右腓肠肌	（－）	—	—	—	混合相 2.5

表 4-3-76　皮肤交感反应结果

左腕部刺激	潜伏期 /ms	波幅 /mV
左掌心	1.3	1.9
右掌心	1.4	1.0
左足底	未引出肯定波形	
右足底	未引出肯定波形	

表 4-3-77 电感觉阈值测定结果

测定部位	2kHz 阈值 /mA	250Hz 阈值 /mA	5Hz 阈值 /mA
左示指	320	125	66
右示指	320	146	66
左踇趾近端	470	41↓	66
右踇趾近端	400	41↓	30

"↓"感觉阈值较正常值降低。

【EMG 结果分析】

患者上下肢感觉运动神经传导测定显示传导速度和波幅均正常,提示感觉和运动神经中大有髓神经纤维未见明显受损;F 波和下肢针电极肌电图未见异常,提示下肢运动神经和腰骶神经根无受损。皮肤交感反应可见双足底波形未引出,提示双下肢无髓鞘的交感神经C 纤维受损。电感觉阈值测定分别以频率为 2kHz、250Hz 和 5Hz 的正弦波电流刺激皮肤内的感受器或游离神经末梢,分别兴奋 Aβ 粗有髓神经纤维、Aδ 细有髓神经纤维和无髓鞘 C 纤维(后两者是小纤维),从而测定不同感觉纤维亚群的感觉阈值。患者 250Hz 刺激时双踇趾感觉阈值降低,反映双侧踇趾 Aδ 细有髓神经纤维感觉过敏。以上电生理检测结果综合分析,提示感觉和自主神经的薄髓鞘和无髓鞘小纤维受累。

【临床诊断思路】

(1)定位诊断:患者以对称性双下肢远端阵发性针刺样痛和间断性双足底麻热感为主要表现,查体可见双下肢袜套样分布的轻度痛觉减退,提示周围神经中传导痛温觉的感觉小纤维受累。无肢端麻木感及行走踩棉感,触觉及深感觉检查未见异常,提示传导触觉和本体感觉的感觉神经粗纤维未受损。无肢体无力、肌张力降低、腱反射减退及肌萎缩,运动纤维未受累。便秘,双足皮肤干燥,提示自主神经纤维受累。结合神经传导、皮肤交感反应和电感觉阈值测定,定位于感觉神经和自主神经小纤维病变。

(2)定性诊断:中年男性,慢性病程,间歇性症状,临床及电生理符合小纤维病变性多发性神经病的特点。起病后发现糖尿病,在排除中毒性、营养不良性、血管炎性、感染性、副肿瘤性或副蛋白性、遗传性及其他代谢性病因的基础上,应考虑糖尿病小纤维神经病。

(3)需要补充的检查:血常规、肝肾功能正常,甲状腺功能、同型半胱氨酸、血清维生素B₁₂、叶酸均正常,自身抗体谱、抗中性粒细胞胞质抗体、免疫固定电泳均正常,乙肝抗体、丙肝抗体、HIV 抗体、梅毒抗体阴性,抗神经元抗体、肿瘤标志物阴性。

(4)讨论:患者临床症状体征提示痛温觉或自主神经功能异常时,常规神经传导测定和针电极肌电图正常,需考虑小纤维神经病的可能性,进一步行定量感觉测试、皮肤交感反应、心率变异性等感觉小纤维和自主神经功能检测以求证。患者有明确的糖尿病史,但除糖尿病外,酒精中毒性神经病或特殊药物使用,遗传性或获得性淀粉样变性、高密度脂蛋白缺乏症、法布里病、遗传性感觉和自主神经病等也多优先累及小纤维。患者中年起病,饮酒史及家族史阴性,无舌体肥大和多系统受累,血脂无显著增高,传染病抗体检测阴性,以上病因可除外。病史和实验室检查也不支持其他病因的轴索性神经病的早期阶段。糖尿病小纤维神经病可发生于糖尿病诊断之后,也可发生于糖尿病诊断前和糖尿病前期;痛温觉纤维和自主神经纤维为无髓鞘或薄髓鞘的小纤维,是糖代谢异常神经损害的最早期靶点。

【小结和要点】

患者神经传导测定和针电极肌电图检查正常，但小纤维电生理检测发现异常。糖尿病和糖尿病前期是感觉小纤维和自主神经病变的常见病因，在排除其他病因的基础上可诊断。给予饮食及生活指导、监测并控制血糖、前列地尔改善微循环、B族维生素营养神经及加巴喷丁抗神经痛治疗，患者症状明显减轻。

最终诊断：糖尿病小纤维神经病。

（翦　凡）

【病例 4-3-29】糖尿病多发周围神经病

【病历摘要】

女性，29 岁，手足麻木 3 个月。

3 个月前（2019 年 2 月）出现双足麻木，以足趾尖为著，夜间明显，以后逐渐到足底和足跟，力量正常，白天行走正常，近 1 个月出现左手指麻木，手部力量正常。

既往史：10 年前诊断 1 型糖尿病，前 5 年血糖控制欠佳。

神经系统体格检查发现：消瘦，神清，语利，脑神经检查未见异常。双上肢近远端肌力 5 级，腱反射对称偏低，双手针刺觉音叉觉正常，双下肢近远端肌力 5 级，腱反射未引出，双踝以下针刺觉减退，音叉觉减退。病理反射未引出。

神经传导和皮肤交感反应结果见表 4-3-78 和表 4-3-79。

表 4-3-78　运动和感觉神经传导测定结果

运动神经	潜伏期 /ms	波幅 /mV	传导速度 /(m·s^{-1})
右正中神经			
腕 - 拇短展肌	3.1	15.3	
肘 - 拇短展肌	7.3	14.8	52
左正中神经			
腕 - 拇短展肌	3.4	14.3	
肘 - 拇短展肌	7.5	14.1	51.5
右尺神经			
腕 - 小指展肌	2.2	14.1	
肘下 - 小指展肌	7.3	13.7	49
肘上 - 小指展肌	8.7	13.5	44
左尺神经			
腕 - 小指展肌	2.3	14.5	
肘下 - 小指展肌	6.5	12.7	48（28%↓）
肘上 - 小指展肌	8.1	12.5	42（30%↓）
右胫神经			
踝 - 踇展肌	4.1	16.7	
腘窝 - 踇展肌	12.0	15.3	49
左胫神经			
踝 - 踇展肌	4.1	18.8	
腘窝 - 踇展肌	11.9	14.4	48.7

续表

运动神经	潜伏期/ms	波幅/mV	传导速度/(m·s⁻¹)
右腓神经			
踝-趾短伸肌	4.1（56%↓）	4.3	
腓骨小头下-趾短伸肌	12.5	3.9	37（40%↓）
左腓神经			
踝-趾短伸肌	4.4（68%↑）	2.9（56%↓）	
腓骨小头下-趾短伸肌	12.2	2.6（43%↓）	40（36%↓）

F 波：右正中神经出现率 90%，潜伏期 25.6ms
右胫神经出现率 100%，潜伏期 53.2ms

感觉神经	潜伏期/ms	波幅/μV	传导速度/(m·s⁻¹)
右正中神经			
拇指-腕	2.2	7.3（89%↓）	44（26%↓）
中指-腕	2.8	8.7（70%↓）	45（26%↓）
左正中神经			
拇指-腕	2.3	18.2（70%↓）	41（30%↓）
中指-腕	2.9	8.2（74%↓）	47（26%↓）
右尺神经			
小指-腕	2.1	8.4	48
左尺神经			
小指-腕	2.3	6.6（66%↓）	43（26%↓）
右胫神经			
踇趾-踝		未引出肯定波形	
左胫神经			
踇趾-踝		未引出肯定波形	
右腓神经			
踝-腓骨小头下	7.1	1.9	39（34%↓）
左腓神经			
踝-腓骨小头下	6.8	1.7	41（30%↓）

表 4-3-79　皮肤交感反应结果

左腕部刺激	潜伏期/ms	波幅/mV
左掌心	未引出肯定波形	
右掌心	未引出肯定波形	
左足底	未引出肯定波形	
右足底	未引出肯定波形	

【EMG 结果分析】

运动神经传导显示双下肢腓神经运动波幅降低，末端潜伏期延长，传导速度下降，提示神经损伤，既有轴索的损伤改变，也有脱髓鞘改变。感觉神经检测显示上下肢感觉神经异常（右尺神经除外），波幅下降较速度减慢更为显著，双下肢感觉神经较上肢病变更重。其中运动神经以速度下降为主，感觉神经以波幅下降为主，提示轴索损伤和髓鞘均有损害。

皮肤交感反应提示四肢均未引出波形，提示上下肢无髓神经纤维的损害。

【临床诊断思路】

（1）定位诊断：患者表现为双足麻木，足趾开始逐渐向上发展，以后出现手指尖的麻木，查体发现双踝以下针刺觉音叉觉减退和腱反射减低和消失，定位于多发性神经病变，远端开始，对称发生，逐渐向近端发展。临床以感觉为重。电生理证实以感觉神经轴索损害为主，运动纤维受累轻微。

（2）定性诊断：年轻女性，长期糖尿病史，出现慢性的长度相关的周围神经病表现，体征符合对称性周围神经病的表现，因此首先诊断糖尿病相关周围神经病。电生理发现上下肢运动感觉神经病，下肢较上肢严重，感觉较运动严重，符合糖尿病周围神经病的特征。皮肤交感反应检查异常，提示无髓自主纤维受损。

（3）需要补充的检查：此患者虽有肯定的糖尿病史，临床和电生理符合糖尿病周围神经病的大小纤维受损的诊断，但也要注意是否有隐藏的其他病因导致的周围神经病，如中毒相关周围神经病。此例出现周围神经表现的病程较短，3个月，要注意排除年轻女性容易合并的临床下的免疫病导致的周围神经病，可以进行血液学的筛检。患者血常规，肝、肾功能，血脂正常，甲状腺功能及甲状腺相关抗体正常，血维生素 B_{12} 和叶酸水平正常，血清肿瘤相关筛查未见异常，红细胞沉降率，血抗链球菌溶血素"O"抗体，自身免疫抗体全套均阴性，胸部 CT、肝胆胰脾和泌尿系超声均未见异常。

（4）讨论：该患者的病历和查体中出现周围神经局限性的周围神经运动感觉障碍，并排查了近端周围神经的病变，最终诊断为糖尿病性周围神经病。糖尿病性周围神经病神经损害有长度依赖性的特点，因此下肢受累较上肢早，且感觉损害较运动损害早，常合并交感神经等小纤维的受累，糖尿病伴有腕管综合征、肘管综合征也很常见。糖尿病性周围神经病结合患者病史通常不难诊断。

【小结和要点】

患者亚急性起病，病程较短。经过详细地询问病史、神经系统检查和电生理的检测结果支持糖尿病的诊断。

该患者经过控制血糖，口服 B 族维生素，治疗 2 周后自觉无明显减轻和加重，查体同前，以后在门诊复诊。

最终诊断：糖尿病多发周围神经病。

（管宇宙）

十九、慢性炎症性多发性神经病

【病例 4-3-30】

【病历摘要】

女性，33 岁，口角歪斜 4 个月，四肢麻木无力 3 个月余。

患者 4 个月前吹风后出现右侧面部麻木，口角左偏，右侧闭目不全、刷牙漏水，约 4 天达高峰。当地医院考虑右侧周围性面瘫，予小剂量激素静脉滴注治疗（具体不详），以及维生素等营养神经治疗，共 6 天，之后口角歪斜症状逐渐改善。3 个月前患者出现双侧足部麻木，伴踩棉花感；并出现双手指尖麻木，经 1 周左右逐渐进展至双手掌（除大鱼际肌）。逐渐出现双手拧毛巾稍力弱。于当地医院就诊，肌电图结果显示：左侧正中神经 CMAP 波幅稍减低、F 波出现率低；腰穿示脑脊液蛋白 1.127 70g/L，白细胞数正常，考虑"急性吉兰 - 巴雷综合征"，予 IVIg 治疗 5 天，及营养神经等治疗，四肢麻木及双上肢无力症状未再加重。1个月前又出现双下肢无力，抬腿稍费劲，逐渐加重，出现不能拧瓶盖、手指不能伸直，足跟抬起困难，四肢麻木渐发展至双前臂及小腿。再次于当地医院行肌电图：双侧正中神经、尺神经 CMAP 波幅降低，腰穿，脑脊液蛋白 2.624g/L，再次予 IVIg 治疗 5 天，症状又稳定。为进一步诊治就诊。

既往史：5 年前甲状腺癌手术史。个人史、家族史无特殊。

神经系统体格检查发现：双上肢近端肌力 5 级，远端 3 级；双下肢近端 5 级，远端足背伸跖屈 5⁻ 级，踇趾背伸 4 级，跖屈 4⁺ 级。深浅感觉对称存在。双上肢腱反射对称减低，双下肢腱反射消失。病理反射未引出。

肌电图第 1 次检测在发病后近 4 个月，神经传导及肌电图结果见表 4-3-80 和表 4-3-81；第 2 次检测在发病后 11 个月，此时患者已口服泼尼松 7 个月。患者神经传导结果见表 4-3-82；两次神经传导波形见图 4-3-38、图 4-3-39。

表 4-3-80　长节段运动神经传导和感觉神经传导测定结果（第 1 次检测）

运动神经	潜伏期 /ms	波幅 /mV	面积 / (mV×ms)	时限 /ms	传导速度 / (m·s⁻¹)
右正中神经					
腕 - 拇短展肌	3.7	4.6（72%↓）	6.1	4.4	
肘 - 拇短展肌	7.5	3.8	5.1	4.5	52.6
腋 - 拇短展肌	9.6	3.8	5.2	4.5	50.0
Erb's 点 - 拇短展肌	13.0	4.1	6.4	5.4	—
左正中神经					
腕 - 拇短展肌	3.4	3.4（78%↓）	5.2	4.4	
肘 - 拇短展肌	7.3	3.3	4.9	4.4	51.2
腋 - 拇短展肌	8.9	3.3	4.9	4.5	57.6
Erb's 点 - 拇短展肌	13.1	3.2	8.7	5.6	—
右尺神经					
腕 - 小指展肌	2.6	7.8（51%↓）	21.1	7.8	
肘下 - 小指展肌	4.5	7.4	18.0	6.8	55.2
肘上 - 小指展肌	7.3	6.1	12.5	6.3	52.8
腋 - 小指展肌	9.0	5.7	11.7	6.4	60.2
Erb's 点 - 小指展肌	12.1	5.7	12.9	6.9	—
左尺神经					
腕 - 小指展肌	2.2	5.1（68%↓）	14.8	7.3	
肘下 - 小指展肌	4.1	5.5	13.0	6.9	50.0
肘上 - 小指展肌	6.8	4.8	11.5	6.7	53.3
腋 - 小指展肌	8.4	4.6	11.5	6.8	57.6
Erb's 点 - 小指展肌	11.9	4.1	10.7	7.0	—

续表

运动神经	潜伏期 /ms	波幅 /mV	面积 /（mV×ms）	时限 /ms	传导速度 /（m·s⁻¹）
右胫神经					
踝 - 踇展肌	4.0	15.8	32.6	7.9	
腘窝 - 踇展肌	12.2	13.5	33.7	8.3	41.7
左胫神经					
踝 - 踇展肌	3.5	17.9	36.9	8.2	
腘窝 - 踇展肌	11.8	16.4	34.2	8.4	40.7
右腓神经					
踝 - 趾短伸肌	4.4（69%↑）	4.0	11.8	7.0	
腓骨小头下 - 趾短伸肌	11.0	3.9	12.3	7.4	43.9
腓骨小头上 - 趾短伸肌	12.5	3.9	12.5	7.6	47.4
左腓神经					
踝 - 趾短伸肌	4.3（65%↑）	5.3	15.2	6.5	
腓骨小头下 - 趾短伸肌	11.4	5.2	15.0	7.0	41.5
腓骨小头上 - 趾短伸肌	12.9	5.3	14.8	6.9	54.6

F 波：左正中神经出现率 55%，潜伏期 25.8ms，传导速度 59.3m·s⁻¹
　　　右正中神经出现率 95%，潜伏期 23.6ms，传导速度 63.3m·s⁻¹
　　　右胫神经出现率 95%，潜伏期 51.0ms

感觉神经	潜伏期 /ms	波幅 /μV	传导速度 /（m·s⁻¹）
右正中神经			
拇指 - 腕	1.83	16（77%↓）	57.4
中指 - 腕	2.2	15	63.6
左正中神经			
拇指 - 腕	1.56	16（77%↓）	64.1
中指 - 腕	2.2	12	61.4
右尺神经			
小指 - 腕	2.0	7.4	55.0
左尺神经			
小指 - 腕	1.9	7.3	60.5
右胫神经			
踇趾 - 踝	4.0	2.2	45.0
左胫神经			
踇趾 - 踝	4.8	3.1	38.5
右腓神经			
踝 - 腓骨小头下	5.7	2.4	57.0
左腓神经			
踝 - 腓骨小头下	6.2	1.8	53.2

表 4-3-81　针电极肌电图

肌肉	安静	MUP 时限 /ms	MUP 波幅 /μV	多相波 /%	募集 /mV
右小指展肌	正锐 4+	15.9（51%↑）	2 452	75	单纯相 5.6
右胫骨前肌	正锐 4+	19.2（48%↑）	3 050	25	单纯相 5.0

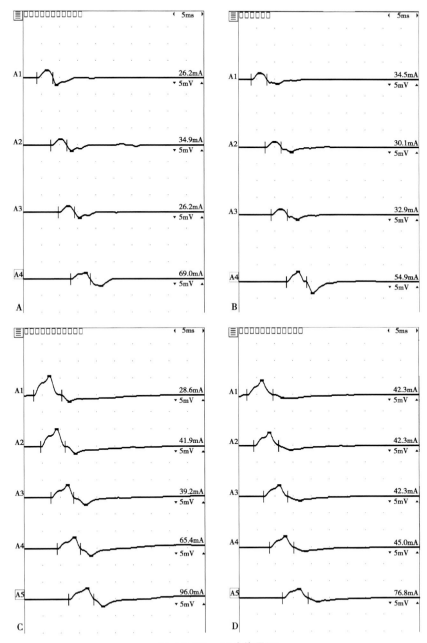

图 4-3-38　运动传导图

双侧正中神经和尺神经远端运动潜伏期及传导速度正常，而 CMAP 波幅降低。

A. 右正中神经；B. 左正中神经；C. 右尺神经；D. 左尺神经。

表 4-3-82　长节段运动神经传导结果（第 2 次检测）

运动神经	潜伏期 /ms	波幅 /mV	面积 / (mV×ms)	时限 /ms	传导速度 / (m·s⁻¹)
右正中神经					
腕 - 拇短展肌	3.6	11.4	13.1	4.1	
肘 - 拇短展肌	7.4	8.9（较腕 22%↓）	10.7	3.9	50.5
腋 - 拇短展肌	9.3	8.0	9.8	4.2	55.6
Erb's 点 - 拇短展肌	12.5	7.7	9.6	4.6	—
左正中神经					
腕 - 拇短展肌	3.4	9.3	13.3	4.3	
肘 - 拇短展肌	6.9	7.9	11.7	4.5	54.0
腋 - 拇短展肌	9.0	8.4	11.6	4.8	52.3
Erb's 点 - 拇短展肌	12.7	13.2	18.6	5.8	—
右尺神经					
腕 - 小指展肌	2.4	8.6	29.6	6.7	
肘下 - 小指展肌	4.5	8.9	29.2	7.1	54.3
肘上 - 小指展肌	6.7	8.4	24.9	7.7	60.6
腋 - 小指展肌	8.4	8.3	23.7	7.8	56.7
Erb's 点 - 小指展肌	12.0	7.9	19.8	7.3	—
左尺神经					
腕 - 小指展肌	2.7	11.4	19.8	5.8	
肘下 - 小指展肌	4.5	11.0	21.1	6.2	53.9
肘上 - 小指展肌	7.6	8.6	19.4	6.3	49.3
腋 - 小指展肌	9.2	8.1	19.2	6.4	54.4
Erb's 点 - 小指展肌	12.8	7.6	17.7	6.1	—
右胫神经					
踝 - 踇展肌	4.0	26.3	59.2	7.9	
腘窝 - 踇展肌	13.0	22.6	57.3	8.1	38.1
左胫神经					
踝 - 踇展肌	3.7	24.8	48.8	7.2	
腘窝 - 踇展肌	11.8	23.7	52.0	8.5	40.5
右腓神经					
踝 - 趾短伸肌	5.0（92%↑）	10.1	25.3	7.0	
腓骨小头下 - 趾短伸肌	11.8	9.0	24.2	7.9	43.1
腓骨小头上 - 趾短伸肌	13.4	8.8	24.3	7.9	48.1
左腓神经					
踝 - 趾短伸肌	4.5（73%↑）	8.2	20.5	7.0	
腓骨小头下 - 趾短伸肌	11.7	8.1	22.0	7.4	41.9
腓骨小头上 - 趾短伸肌	13.4	8.4	22.2	7.3	43.5

F 波：右正中神经出现率 75%，潜伏期 23.7ms，传导速度 68.2m·s⁻¹

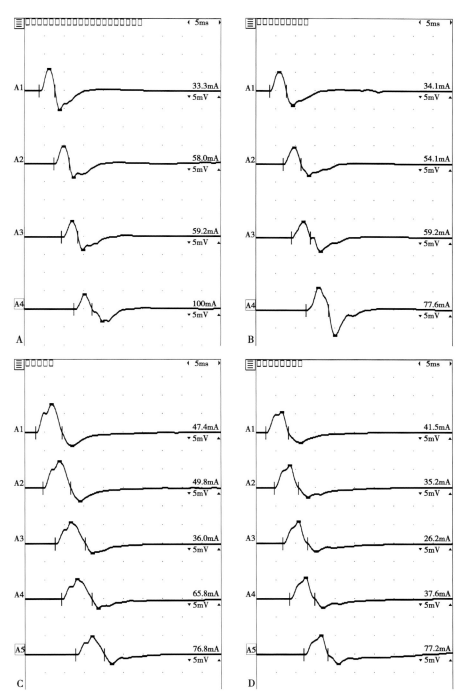

图 4-3-39　神经传导图（发病 11 个月，服激素 7 个月）

可见双正中及尺神经 CMAP 波幅明显恢复。A. 右正中神经；B. 左正中神经；C. 右尺神经；D. 左尺神经。

【EMG 结果分析】

患者起病近 4 个月时运动神经传导测定发现双上肢正中神经和尺神经远端运动潜伏期及传导速度正常，而 CMAP 波幅降低，下肢双侧腓总神经远端潜伏期稍延长。针电极肌电图可见大量自发电位，运动单位增宽、波幅增高。提示上下肢周围神经损害，运动纤维为主，轴索损害为主。另外，患者有四肢远端麻木主诉，但神经传导仅见双侧正中神经指 1 刺激感觉动作电位波幅稍低，余双侧尺神经、双下肢感觉动作电位正常，提示感觉纤维受累较轻微，当感觉神经根受累为主时，SNCV 测定也可以相对正常，但患者感觉异常的末梢性分布特点，与根性受累表现不符。

激素治疗 7 个月后复查运动神经传导，发现双侧正中神经及尺神经 CMAP 波幅明显恢复。

【临床诊断思路】

（1）定位诊断：患者临床表现为对称性的四肢无力，双上肢为主，伴有麻木，四肢腱反射减低至消失，定位为多发性周围神经和神经根损害，运动纤维为主。结合神经传导的测定，进一步定位，周围神经以轴索损害为主。另外患者病初曾有周围性面瘫，但就诊时已基本恢复。

（2）定性诊断：患者为亚急性 - 慢性的运动受累为主的轴索性周围神经病，IVIg 治疗部分有效。在亚急性或慢性轴索性周围神经病的病因诊断中，需要考虑的病因较为的广泛。该患者每次起病相对较快，免疫治疗后可稳定，提示免疫介导相关可能性大。需鉴别的其他原因有：内分泌代谢相关（糖尿病、甲状腺功能减退等）；营养缺乏（维生素 B_{12}、B_1 缺乏，维生素 E、铜缺乏）；血管炎；副肿瘤；肿瘤浸润；中毒（药物等）；副蛋白血症相关等。

（3）需要补充的检查：甲状腺功能、叶酸、维生素 B_{12}、Hcy、糖化血红蛋白正常；抗核抗体（ANA）、抗可溶性抗原抗体（ENA）、抗中性粒细胞胞质抗体（ANCA）（-），C 反应蛋白、红细胞沉降率正常；血抗 GM_1-IgG 弱阳性，脑脊液抗 GM_1 抗体（-）；甲状腺超声、胸部 CT 无特殊，PET/CT：未见代谢异常增高灶，抗 Hu-Yo-Ri 抗体（-）；血尿免疫固定电泳、尿轻链（-）；抗莱姆抗体（-），ACE（-）。神经超声：双侧颈神经根 CSA 正常高限。腓肠神经活检：光镜下 HE 和 Masson 染色示神经外膜小血管无明显增多，未见明确炎细胞浸润；神经束膜和神经内膜未见明显异常。髓鞘染色可见数个神经束，各神经束形态改变大致相同，有髓神经纤维密度轻度减低，大 / 中有髓神经纤维保留，小有髓神经纤维轻度减少，散在少数轴索变性，未见"洋葱球样"肥大纤维，未见薄髓纤维，未见再生神经丛。刚果红染色（-）。病理结论为急性 - 亚急性中度活动性轴索性神经病。

（4）讨论：患者无营养缺乏相关病史，结合辅助检查，不支持内分泌及营养代谢相关疾病。系统性免疫病自身抗体阴性，无其他系统受累，无系统性自身免疫病证据。患者年轻，PET 无阳性发现，不支持肿瘤或副肿瘤综合征。免疫固定电泳排除了副蛋白血症相关周围神经病。神经病理提示活动性轴索性周围神经病。结合患者脑脊液蛋白升高，神经超声提示颈神经根横截面积在正常高限，IVIg 治疗部分有效，考虑患者可能为慢性炎症性轴索性神经根周围神经病，予以口服足量激素，缓慢减量，患者肢体无力逐渐好转，口服激素 7 个月时复查运动神经传导，波幅较前明显恢复。之后泼尼松逐渐减量，随诊未再复发。该患者临床表现、辅助检查以及后期的治疗过程，均符合炎性病变相关周围神经病，经系统筛查未发现特异性的病因，最终诊断特发性炎性轴索性周围神经病。其病初的周围神经性面瘫临床过程符合经典的特发性面神经麻痹，是否与之后的周围神经损害源于同一病因，需要注意鉴别。

【小结和要点】

患者为亚急性 - 慢性的运动受累为主的轴索性周围神经病，脑脊液蛋白升高，神经超声提示颈神经根横截面积在正常高限，IVIg 治疗部分有效均支持炎症性周围神经病的诊断。其他的辅助检查排除了其他疾病的可能。

有文献对慢性轴索性炎症性多发神经病的病例进行总结，发现该组患者临床以运动症状为主，激素治疗均有效，从而提出"慢性炎症性多发神经病"的概念。尽管经过全面检查仍未能发现明确的某种炎性病变的具体病因线索，但随着认识的发展，今后有可能对该组疾病有更加深入的认识，包括有可能会发现某些特殊抗体等。及时明确该组疾病，并进行积极的免疫治疗，可以改善患者预后。

最终诊断：慢性炎症性多发性神经病。

（牛婧雯）

二十、淋巴瘤浸润性神经病

【病例 4-3-31】

【病历摘要】

女性，54 岁，左上肢疼痛、麻木、无力 5 个月，加重伴双下肢及右上肢相继疼痛、无力 1 个月。

患者入院前 5 个月出现左上臂外侧持续性疼痛，刀割样，伴左前臂外侧、左手拇指、示指、中指麻木，左上肢疼痛渐加重，之后又出现左手环指、小指麻木，外院颈部 MRI 提示"C₃~₄ 椎间盘轻度突出"。3 个月前出现左上肢无力，逐渐加重，1 周左右左上臂抬举不能、左手持物不能。并出现右侧臀部、大腿后部、小腿外侧放射性疼痛，伴足底部麻木，右下肢轻微无力。于外院查腰穿，脑脊液蛋白 0.35g/L，考虑"臂丛神经炎"，予甲泼尼龙琥珀酸钠每天 1g，静脉滴注 3 天，之后每 3 天减半至 250mg，左上肢疼痛、麻木、无力症状有所好转，左上肢可抬起，左上肢疼痛亦缓解。出院后继续口服泼尼松 50mg，1 天 1 次，2 周后减量至 45mg，1 天 1 次。1 个月前出现双侧小腿、大腿内侧疼痛，逐渐加重，伴双下肢无力，右下肢重，进行性加重至无法独立行走，伴双侧大腿肉跳；并出现左侧额纹消失、左眼闭目不能、左侧鼻唇沟变浅和口角右偏，再次于外院住院。PET/CT 提示"C₄~₅、C₅~₆ 左侧椎间孔片状代谢增高，右侧颈后片状软组织摄取增高"，再次就诊，考虑"免疫介导性周围神经病可能性大，副肿瘤性周围神经病不除外"，予甲泼尼龙琥珀酸钠每天 500mg，静脉滴注治疗 5 天，之后每 3 天减半，至 125mg，后减为甲泼尼龙 40mg，1 天 1 次口服。激素冲击后患者疼痛有所缓解，但无力无明显好转，并在激素冲击一周左右出现右上肢疼痛、麻木、力弱伴肉跳。外院复查腰穿，脑脊液常规、生化未见异常，血及脑脊液抗莱姆抗体、抗 Hu-Yo-Ri 抗体、抗 GM₁ 抗体均（-），为进一步诊治就诊。患者服用激素以来有口干，肢体疼痛时伴有关节疼痛，不伴红肿热，否认发热、皮疹、脱发、光过敏、眼干、口腔溃疡和雷诺现象。精神可，夜间因疼痛睡眠差，进食量减为正常 1/2，近 1 个月便秘，约 3 天排一次，自述排便无力感，小便基本正常。体重近半年下降 5kg。

既往史及个人史无特殊。

神经系统体格检查：神清语利，左侧周围性面瘫。左上肢肌力 2 级，右上肢 4 级左右。

右下肢近端 3 级,远端 4⁺ 级;左下肢近端 4 级,足背伸 3 级。左上肢 $C_{6\sim7}$ 分布区针刺觉减退;右下肢踝关节以下针刺觉减退;左上肢音叉振动觉减退,双侧膝关节及以下音叉振动觉减退至消失。双上肢腱反射减弱至消失;双侧膝反射、右跟腱反射未引出,左跟腱反射活跃。双侧病理反射未引出。双 Lasègue 征阳性。

神经传导及肌电图结果见表 4-3-83 和表 4-3-84,神经传导波形见图 4-3-40。

表 4-3-83 长节段运动神经传导和感觉神经传导测定结果

运动神经	潜伏期 /ms	波幅 /mV	传导速度 /(m·s⁻¹)
右正中神经			
腕 - 拇短展肌	2.6	8.5	
肘 - 拇短展肌	6.4	8.0	53.1
腋 - 拇短展肌	8.6	7.6	58.3
左正中神经			
腕 - 拇短展肌	3.1	0.7(96%↓)	
肘 - 拇短展肌	7.4	0.7	43.8(29%↓)
腋 - 拇短展肌	9.1	0.8	57.4
右尺神经			
腕 - 小指展肌	2.2	4.5(75%↓)	
肘下 - 小指展肌	4.7	4.4	53.1
肘上 - 小指展肌	7.0	4.3	57.6
腋 - 小指展肌	9.1	4.6	51.4
左尺神经			
腕 - 小指展肌	2.7	2.4(87%↓)	
肘下 - 小指展肌	4.7	2.3	55.0
肘上 - 小指展肌	7.2	2.3	48.7
腋 - 小指展肌	8.6	2.2	47.9
右胫神经			
踝 - 踇展肌	4.4(68%↑)	0.9(93%↓)	
腘窝 - 踇展肌	12.7	0.7	40.1
左胫神经			
踝 - 踇展肌	4.4	4.0	
右腓神经			
踝 - 趾短伸肌	4.3	0.3(95%↓)	
腓骨小头下 - 趾短伸肌	10.9	0.3	42.4
腓骨小头上 - 趾短伸肌	12.4	0.3	36.6
左腓神经			
踝 - 趾短伸肌	2.8	0.3(95%↓)	
腓骨小头下 - 趾短伸肌	8.7	0.5	47.5

F 波:右正中神经出现率 90%,潜伏期 21.8ms,传导速度 72.5m·s⁻¹
　　　左胫神经出现率 95%,潜伏期 40.8ms
　　　右胫神经 F 波未引出肯定波形

续表

感觉神经	潜伏期 /ms	波幅 /μV	传导速度 /(m·s⁻¹)
右正中神经			
拇指 - 腕	1.9	32	57.9
中指 - 腕	2.6	48	61.5
左正中神经			
拇指 - 腕	2.3	2.1（95%↓）	52.2
中指 - 腕	2.6	2.0（90%↓）	65.4
右尺神经			
小指 - 腕	1.92	18	57.3
左尺神经			
小指 - 腕	2.1	13	61.9
右胫神经			
踇趾 - 踝	4.6	1.9	37.0
左胫神经			
踇趾 - 踝	3.9	2.4	44.9
右腓神经			
踝 - 腓骨小头下	5.6	2.5	50.0

表 4-3-84　肌电图结果

肌肉	安静	MUP 时限 /ms	MUP 波幅 /μV	多相波 /%	募集 /mV
右胫骨前肌	正锐 3+	14.2（2%↑）	634	38	混合相 2.7
右小指展肌	纤颤 1+	11.3（1%↑）	609	13	单纯相 3.6
左小指展肌	正锐 1+ 纤颤 3+	—	—	—	无力收缩

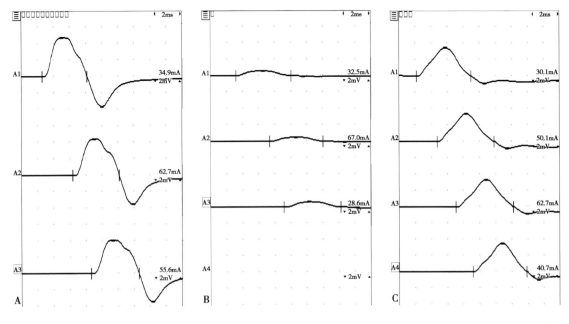

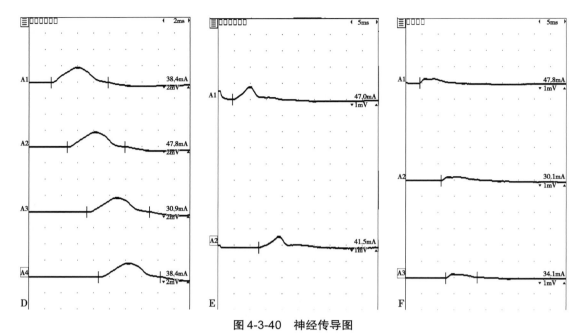

图 4-3-40 神经传导图
A. 右正中神经;B. 左正中神经;C. 右尺神经;D. 左尺神经;E. 右胫神经;F. 右腓神经。
可见左正中神经、双侧尺神经、右胫神经及腓神经运动传导波幅降低。

【EMG 结果分析】

患者运动神经传导可见左正中神经、双侧尺神经、右胫神经及双侧腓神经运动传导波幅降低,远端潜伏期及速度大致正常。感觉传导可见左正中神经 SNAP 波幅降低,针电极肌电图可见自发电位,运动单位改变不明显。运动神经传导 CMAP 波有明显不对称表现,左右侧不对称,上下肢受累程度也不同,提示患者病变为多灶性。患者临床上有明显感觉异常和疼痛,但多数神经的感觉神经传导正常,提示以颈和腰骶神经根受累为主。患者左侧正中神经感觉传导异常,左侧臂丛上干或正中神经受累均有可能。

肌电图结论:上下肢神经源性损害,感觉运动纤维均受累,颈和腰骶神经根受累为主,左侧正中神经或左侧臂丛上干受累不除外。

【临床诊断思路】

(1)定位诊断:患者临床表现为不对称的肢体疼痛无力麻木,左侧周围性面瘫,腱反射减低至消失,双侧 Lasègue 征阳性,结合肌电图,定位于多发性神经根、神经丛及多发性单神经病变,轴索损害为主。

(2)定性诊断:患者亚急性病程,逐渐进展,临床主要表现为多发性神经根、神经丛或多发性单神经病,需考虑免疫介导(包括血管炎)、特殊感染、肿瘤等疾病的可能性。患者曾使用激素以及 IVIg 治疗效果不佳,尤其需要注意肿瘤相关疾病。

(3)需要补充的检查:常规检查,乳酸脱氢酶 LDH 444U/L。系统性自身免疫病相关:红细胞沉降率、C 反应蛋白正常;抗核抗体(ANA)、抗可溶性抗原抗体(ENA)、抗中性粒细胞胞质抗体(ANCA)(-)。感染相关:布鲁氏菌凝集试验阴性;EB 病毒 DNA 小于 500 拷贝/ml。肿瘤相关:ACE 正常;免疫固定电泳阴性。血涂片:晚幼粒细胞 2%。骨髓涂片、骨髓活检未见明显异常。腹部超声(-)。子宫双附件超声示子宫多发肌瘤。腋窝淋巴结超声示双侧腋窝未见明显异常肿大淋巴结。颈部淋巴结、锁骨上窝超声检查示双颈部淋巴结可见。腰穿：脑脊液压力 190mmH$_2$O，脑脊液白细胞 6×10^6/L，单核细胞 4×10^6/L，多核细胞 2×10^6/L。脑脊液生化：脑脊液蛋白 1.07g/L，脑脊液乳酸 3.82mmol/L；EB 病毒 DNA 2 500 拷贝 /ml；抗 NMDA 受体抗体、抗 Hu-Yo-Ri 抗体阴性。脑脊液细胞学：白细胞计数 400 个 /0.5ml，可见较多异型淋巴细胞，淋巴瘤可能性大（图 4-3-41）。免疫组化 CD79a（++）；Ki67（++）；CD20（+）；CD4（-），符合 B 细胞来源的淋巴瘤；免疫分型 CD19、CD20、CD22、CD25、FMC7、SIgM（+），λ（+），免疫表型为异常 B 细胞，考虑边缘区淋巴瘤（marginal zone lymphoma，MZL）或弥漫大 B 细胞淋巴瘤（DLBCL）。神经超声可见左侧臂丛上、中、下干均增粗（图 4-3-42），右侧臂丛中干、左侧正中神经增粗。颈椎常规及增强 MRI，双侧颈神经根、臂丛可见增粗、强化明显，左侧明显（图 4-3-43）。腰椎常规及增强 MRI，可见马尾、腰骶神经根、腰丛增粗、强化明显，右侧明显。左腓浅神经活检，神经组织未见明显异常；左腓骨短肌活检，部分肌纤维明显萎缩，神经源性改变可能性大。

（4）讨论：患者亚急性病程，神经根、丛、多发单神经受累，进行性加重，激素冲击后疼痛有所缓解，但病情仍进行性加重，伴有体重明显下降，血乳酸脱氢酶（lactte dehydrogenase，LDH）升高，需考虑全身系统性疾病累及神经系统，如系统性自身免疫病、肿瘤相关疾病的可能。患者自身免疫检测各种抗体均阴性，多次免疫治疗无明显效果，基本可排除血管炎或其他免疫介导的周围神经病。患者肌电图提示轴索损害为主，不支持 Lewis-Sumner 综合征。患者进展快、一般情况差、血 LDH 升高，外院 PET/CT 提示左侧椎间孔片状代谢增高，激素治疗部分有效，需考虑血液系统恶性肿瘤，特别是淋巴瘤。然而外院腰穿脑脊液无阳性发现，入院后进行骨髓涂片及活检亦无阳性发现，左腓浅神经及腓骨短肌活检病理亦无特异性。再次腰穿，并进行脑脊液细胞学检查，发现异形淋巴细胞，提示原发神经系统淋巴瘤（primary nervous system lymphoma，PNSL），免疫组化进一步确诊。患者有神经丛、周围神经受累，考虑神经淋巴瘤病（neurolymphomatosis，NL）。另外，患者脑脊液 EB 病毒 DNA 阳性，需与 EB 病毒感染所致脑脊髓神经根炎相鉴别，脑脊液细胞学的形态以及免疫组化、免疫分型起到了鉴别作用。患者转入血液科病房进行化疗，后随访肌力有部分改善。

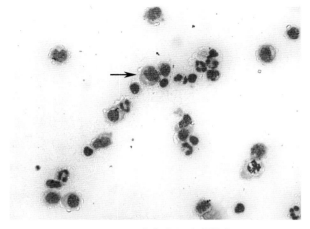

图 4-3-41 脑脊液细胞学检查

细胞学可见（光学显微镜，HE 染色，400×）：箭头示淋巴瘤细胞，可见细胞体积增大，形状异常，核内嗜碱性异染物质增多。

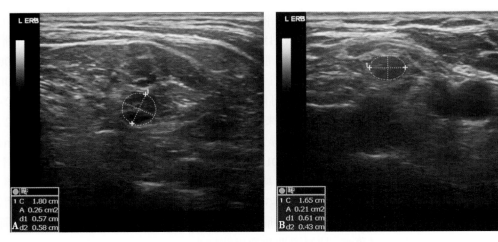

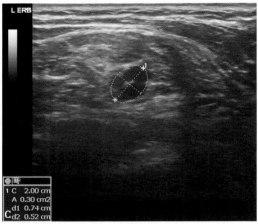

图 4-3-42　左臂丛神经超声

A. 左臂丛下干；B. 左臂丛上干；C. 左臂丛中干。可见左臂丛上、中、下干均增粗。

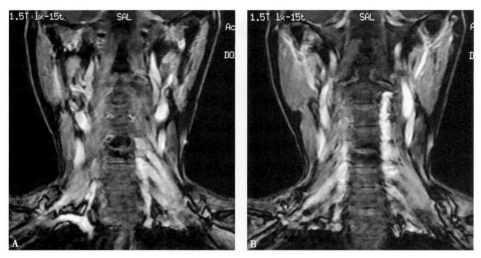

图 4-3-43　颈椎增强 MRI

A、B 为颈椎增强 MRI。可见双侧臂丛增粗、伴强化，左侧明显。

【小结和要点】

患者亚急性起病，神经根、丛、多发单神经受累，伴有明显的神经痛，进行性加重，激素冲击部分缓解疼痛，伴体重下降，LDH升高，脑脊液细胞学发现异型淋巴细胞，最终诊断神经淋巴瘤病。该患者肌电图所见较为复杂，需要结合临床进行综合分析，神经超声检查对于定位有一定辅助价值。

最终诊断：淋巴瘤浸润性神经病（弥漫大 B 细胞淋巴瘤）。

（牛婧雯）

二十一、卟啉病性周围神经病

【病例 4-3-32】

【病历摘要】

女性，22 岁，四肢无力半个月。

患者半个月前出现四肢无力，逐渐加重，不能行走，需卧床。伴双侧闭目力弱、鼓腮漏气。不伴肢体麻木。病前 7 天有感冒、腹泻、腹痛，3 天后自行好转。小便正常。

神经系统体格检查发现：神清语利，对答切题，脑神经：双侧额纹浅、闭目无力、示齿力弱。双上肢近端肌力 0 级，远端 2 级；双下肢近端 0 级，远端 3 级。针刺觉、浅触觉、音叉振动觉对称存在。双侧肱二头肌、肱三头肌腱反射消失，双侧桡骨膜反射可引出，双侧膝跳反射、跟腱反射消失。双侧病理反射未引出。脑膜刺激征阴性。自主神经系统：心率快（100～112 次/min），血压 149/105mmHg。

既往史：两年来有三次严重腹痛，当地诊断"肠梗阻"。个人史、家族史无特殊。

患者肌电图检查在发病后 17 天，神经传导及肌电图结果见表 4-3-85 和表 4-3-86；神经传导波形见图 4-3-44。

表 4-3-85　长节段运动神经传导和感觉神经传导测定结果

运动神经	潜伏期 /ms	波幅 /mV	面积 /（mV×ms）	时限 /ms	传导速度 /（m·s⁻¹）
右正中神经					
腕 - 拇短展肌	3.2	2.2（87%↓）	7.1	7.7	
肘 - 拇短展肌	7.3	2.3	7.3	7.2	51.9
腋 - 拇短展肌	8.9	2.2	7.5	8.3	63.7
左正中神经					
腕 - 拇短展肌	2.9	5.9（65%↓）	18.0	7.4	
肘 - 拇短展肌	6.8	5.9	17.9	7.7	52.7
腋 - 拇短展肌	8.8	5.8	18.5	7.9	53.5
右尺神经					
腕 - 小指展肌	2.2	8.2	29.0	9.0	
肘下 - 小指展肌	4.7	8.2	27.6	9.2	52.0
肘上 - 小指展肌	7.2	8.3	27.7	9.2	54.8
腋 - 小指展肌	8.4	8.2	28.0	9.4	65.0

续表

运动神经	潜伏期 /ms	波幅 /mV	面积 /（mV×ms）	时限 /ms	传导速度 /（m·s⁻¹）
左尺神经					
腕 - 小指展肌	2.5	7.6（41%↓）	27.6	8.6	
肘下 - 小指展肌	4.6	7.8	27.3	8.7	59.5
肘上 - 小指展肌	7.2	7.7	26.7	9.0	53.8
腋 - 小指展肌	8.9	7.6	25.5	9.1	48.2
右胫神经					
踝 - 踇展肌	3.5	10.5	20.6	6.1	
腘窝 - 踇展肌	12.0	8.4	20.1	7.2	41.7
左胫神经					
踝 - 踇展肌	3.8	15.2	26.2	5.5	
腘窝 - 踇展肌	12.3	11.8	25.5	6.2	40.0
右腓神经					
踝 - 趾短伸肌	3.7（41%↑）	1.7（70%↓）	4.8	8.2	
腓骨小头下 - 趾短伸肌	11.1	1.3	4.5	8.8	41.4
左腓神经					
踝 - 趾短伸肌	4.3（64%↑）	2.6（54%↓）	6.6	7.1	
腓骨小头下 - 趾短伸肌	10.9	2.4	6.7	8.2	46.9

F 波：左正中神经出现率 30%，潜伏期 22.5ms，传导速度 60.7m·s⁻¹
　　　右正中神经 F 波未引出肯定波形
　　　左胫神经出现率 90%，潜伏期 49.4ms
　　　右胫神经出现率 100%，潜伏期 50.9ms

感觉神经	潜伏期 /ms	波幅 /μV	传导速度 /（m·s⁻¹）
右正中神经			
拇指 - 腕	1.9	84	62.2
中指 - 腕	2.4	69	66.7
左正中神经			
拇指 - 腕	1.8	26	66.3
中指 - 腕	2.4	15	72.9
右尺神经			
小指 - 腕	2.0	29	64.0
左尺神经			
小指 - 腕	2.3	47	59.6
右胫神经			
踇趾 - 踝	3.9	2.6	46.2
左胫神经			
踇趾 - 踝	4.5	1.4	41.1
右腓神经			
踝 - 腓骨小头下	6.2	4.4	49.2
左腓神经			
踝 - 腓骨小头下	5.0	4.9	58.0

表 4-3-86 肌电图结果

肌肉	安静	MUP 时限 /ms	MUP 波幅 /μV	多相波 /%	募集 /mV
右小指展肌	正锐 4+	12.1（20%↑）	621	0	混合相 1.6（无力收缩）
右胫骨前肌	正锐 4+	13.6（11%↑）	703	13	单纯相 2.3
左胫骨前肌	正锐 4+	—	—	—	单纯相 1.9（无力收缩）

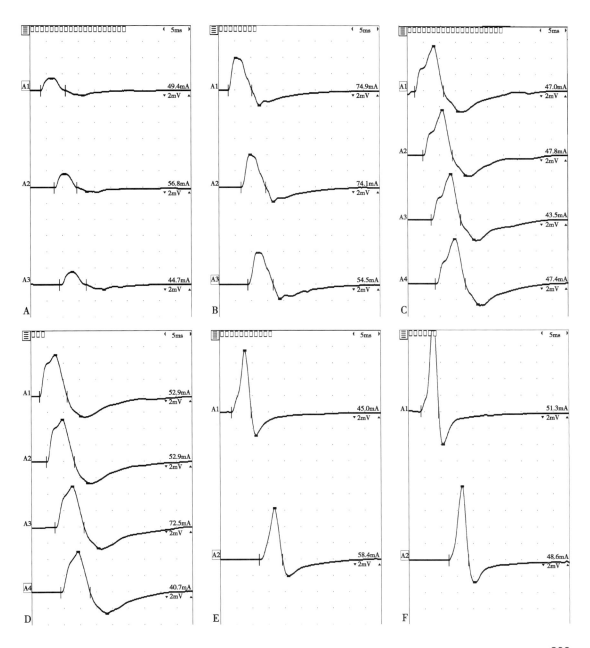

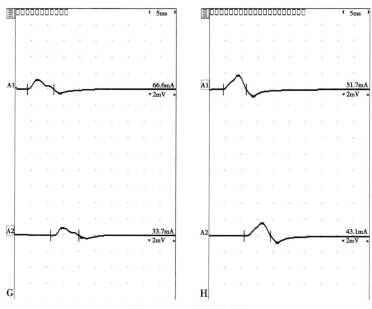

图 4-3-44 神经传导

可见双上肢正中神经、尺神经和双侧腓神经运动传导波幅降低。A. 右正中神经；B. 左正中神经；
C. 右尺神经；D. 左尺神经；E. 右胫神经；F. 左胫神经；G. 右腓神经；H. 左腓神经。

【EMG 结果分析】

患者运动神经传导测定发现双上肢正中神经和尺神经、双腓神经运动传导波幅降低，远端潜伏期和传导速度正常（仅双腓神经远端潜伏期轻度延长），上下肢感觉神经动作电位正常。针电极肌电图可见大量自发电位，小指展肌时限增宽，大力收缩募集减少，提示周围神经运动纤维轴索损害，或前角、前根的可能。

【临床诊断思路】

（1）定位诊断：患者临床表现为对称性的四肢无力，近端严重，四肢腱反射减低至消失，结合肌电图，定位于下运动神经单位，前角、前根或多发性周围神经运动纤维轴索受累。对称性四肢无力，不伴感觉受累，以多发性周围神经运动纤维轴索受累可能性大。

（2）定性诊断：患者表现为急性起病的四肢无力软瘫，病前有腹泻，最常见的病因是吉兰 - 巴雷综合征（GBS）的急性运动轴突性神经病（AMAN）亚型。需与其他原因的急性轴索性周围神经病，如卟啉病、重症相关周围神经病、中毒等相鉴别。

（3）需要补充的检查：血常规检查，血钠 126～131mmol/L；红细胞沉降率 49mm/h，超敏 C 反应蛋白正常；腹部 CT 显示右侧附件区囊肿。胸片未见异常。系统性自身免疫病相关：抗核抗体（ANA）、抗可溶性抗原抗体（ENA）、抗中性粒细胞胞质抗体（ANCA）（-）。代谢相关：甲状腺功能，三碘甲状腺原氨酸（T_3）、甲状腺素（T_4）、促甲状腺素（TSH）正常；叶酸、维生素 B_{12} 正常；红细胞内锌卟啉 13.5μg/g Hb（0～4.7），尿卟啉（+），尿卟啉原（+）。腰穿脑脊液常规：无色透明，WBC 0×10^6/L；脑脊液生化：脑脊液蛋白 0.33g/L；细胞学（-）。血及脑脊液抗 Hu-Yo-Ri 抗体（-）；抗 GM_1 抗体（-）。

（4）讨论：患者临床表现为急性起病、进行性加重的四肢无力，病前腹泻，脑脊液蛋白正常，结合电生理提示运动轴索受累可能性大，故首先考虑 GBS 的亚型 AMAN。在病程早期，因疑诊 AMAN，为避免延误治疗，早期给予患者 IVIg 静脉滴注 5 天。但追问病史，患者起病前有肠梗阻，近 2 年有过 3 次明显腹痛，临床有血钠低、心率快自主神经受累的表现，AMAN 难以解释，查血尿卟啉最终诊断卟啉病。经补钠等对症治疗，并避免使用可能影响卟啉代谢的药物以及诱发因素，患者缓慢恢复，出院时双上肢近端肌力 1 级，远端 3 级，双下肢近端 2 级，远端 4 级。出院后半年电话随访，患者诉肌力已恢复正常。部分卟啉病患者可伴有脑病，出现癫痫或精神异常。多种药物可诱发疾病的加重，如丙戊酸钠、巴比妥类、大环内酯类等，需注意避免使用。

【小结和要点】

患者急性起病、进行性加重的四肢无力，临床和神经传导符合 AMAN 的表现，但实际为卟啉病。临床工作中需注意鉴别，尤其有反复腹痛、顽固性低钠血症、自主神经受累，为提示线索。卟啉病急性发作时，临床可与 GBS 亚型类似，但肌电图证实为轴索损害，可以为纯运动纤维受累，也可以感觉运动纤维均受累，但感觉受累相对较轻。

最终诊断：卟啉病性周围神经病（急性间歇性卟啉病）。

（牛婧雯）

二十二、甲基丙二酸血症性周围神经病

【病例 4-3-33】

【病历摘要】

女性，29 岁，双下肢无力 2 年，加重 3 周。

患者 2 年前无明显诱因出现双下肢无力麻木伴小便费力，逐渐加重，4 个月后无法独立行走，就诊于当地医院诊断"脊髓亚急性联合变性"，营养神经治疗后症状逐渐改善，遗留双下肢轻度无力，不影响正常生活。3 周前患者咳嗽、发热后双下肢无力加重，右侧为著，双足底发厚，伴小便费力。于当地医院查血叶酸及维生素 B_{12} 水平正常。双下肢无力逐渐加重，不能站立行走，10 天前导尿。为进一步诊治就诊。

神经系统体格检查发现：神清语利，脑神经未见异常。四肢肌张力正常，双上肢肌力 5 级，右侧屈髋、屈膝 2^+ 级，伸膝 4 级，左侧屈髋屈膝 3 级，伸膝 4 级，远端足背伸跖屈 3^- 级，足趾背伸跖屈 1~2 级。右侧 T_{10} 以下、左侧 T_{12} 以下针刺觉减退，$S_{2~4}$ 针刺觉过敏，双髋以下音叉振动觉减退，远端为著。双上肢腱反射对称引出，双下肢腱反射消失，左侧 Hoffman 征、双侧 Babinski 征、Chaddock 征阳性；

既往史：10 年前曾诊断缺铁性贫血，食物及药物补充后逐渐好转。个人史、家族史无特殊。

神经传导及肌电图结果见表 4-3-87 和表 4-3-88。

【EMG 结果分析】

患者运动神经传导发现双上肢正常，双侧腓神经趾短伸肌记录未引出动作电位，双侧胫神经、双侧腓神经胫骨前肌记录 CMAP 波幅明显降低，远端潜伏期轻度延长（波幅太低，快纤维丢失相关）。上肢神经感觉动作电位正常，下肢未引出。针电极肌电图显示有自发电位和再生支配，提示轴索损害。总之，肌电图表现为多发性神经病，下肢重，感觉运动纤维均有受累，轴索损害为主。

表 4-3-87 运动和感觉神经传导测定结果

运动神经	潜伏期 /ms	波幅 /mV	传导速度 /(m·s⁻¹)
右正中神经			
腕 - 拇短展肌	3.1	15.3	
右尺神经			
腕 - 小指展肌	2.1	11.8	
肘下 - 小指展肌	7.5	11.8	50.0
右胫神经			
踝 - 踇展肌	6.1（56%↑）	0.2（98%↓）	
左胫神经			
踝 - 踇展肌	5.9（51%↑）	0.1（99%↓）	
右腓神经			
踝 - 趾短伸肌		未引出肯定波形	
腓骨小头 - 胫骨前肌	5.0	4.5（70%↓）	
左腓神经			
踝 - 趾短伸肌		未引出肯定波形	
腓骨小头 - 胫骨前肌	5.1	4.1（73%↓）	

F 波：正中神经出现率 95%，潜伏期 28.4ms，传导速度 52.0m·s⁻¹

感觉神经	潜伏期 /ms	MUP 波幅 /μV	传导速度 /(m·s⁻¹)
右正中神经			
拇指 - 腕	1.8	48	54.6
中指 - 腕	2.5	26	56.0
右尺神经			
小指 - 腕	2.1	17	57.1
右胫神经			
踇趾 - 踝		未引出肯定波形	
左胫神经			
踇趾 - 踝		未引出肯定波形	
右腓神经			
踝 - 腓骨小头下		未引出肯定波形	
左腓神经			
踝 - 腓骨小头下		未引出肯定波形	

表 4-3-88 肌电图结果

肌肉	安静	MUP 时限 /ms	MUP 波幅 /μV	多相波 /%	募集 /mV
左伸指总肌	正锐 2+	16.7（34%↑）	1 299	33.3	单纯相 5.6
左胫骨前肌	正锐 2+	19.5（33%↑）	1 255	25.0	单纯相 2.6

【临床诊断思路】

（1）定位诊断：患者双下肢无力麻木、小便障碍，双下肢腱反射消失，双侧病理反射阳性，有感觉平面，双髋以下音叉觉减退，结合神经传导，考虑定位于周围神经及胸段脊髓，周围神经病变主要累及下肢神经，以轴索损害为主，感觉运动均受累。脊髓病变以后侧索损害为主。定位在周围神经和脊髓后索。

（2）定性诊断：患者2年出现2次亚急性发病，多发性感觉运动性周围神经病，伴后索损害，B族维生素治疗后好转，此次发热后复发，需考虑遗传代谢或营养代谢相关。其他需鉴别免疫介导，包括脊髓炎或系统性自身免疫病等。

（3）需要补充的检查：血常规，血红蛋白浓度74g/L，平均红细胞体积59.9fl，平均血红蛋白量16.8pg，红细胞平均血红蛋白浓度280g/L，血涂片：红细胞大小不等，部分形态不规则，中心淡染区扩大，血红蛋白电泳正常。血Hcy 90.7μmol/L，维生素B_{12} > 1 500pg/ml。内因子抗体阳性，血抗胃壁细胞抗体（+）。血尿有机酸及肉碱筛查：血甲基丙二酸79.1umol/L，提示甲基丙二酸血症。甲状腺功能、铜蓝蛋白正常。血抗水通道蛋白4抗体、抗核抗体（ANA）、抗可溶性抗原抗体（ENA）、抗中性粒细胞胞质抗体（ANCA）阴性。腰穿压力正常，常规、生化无异常。头部MRI未见异常。颈椎增强MRI：未见明显异常。胸椎增强MRI：未见异常。脑电图：前部导联较多散在或阵发出现的低中波幅4～7cpsθ节律及活动，额叶为著，并多次可见低中波幅2～3cpsδ波及δ活动。不正常脑电图。

（4）讨论：患者自身抗体阴性，排除了系统性自身免疫病的原因。颈胸椎MRI髓内未见异常信号，脑脊液检查正常，脊髓炎可能性小。血同型半胱氨酸（Hcy）明显升高，结合血尿有机酸提示血甲基丙二酸明显升高，考虑甲基丙二酸血症。甲基丙二酸血症从病因上分为遗传性和继发性，后者常继发于维生素B_{12}缺乏。遗传形式多为常染色体隐性遗传，包括甲基丙二酰辅酶A变位酶和辅酶钴胺素（维生素B_{12}）代谢缺陷两大类。变位酶缺陷患者神经系统损害早且重，少数钴胺素代谢异常所致良性甲基丙二酸血症患者可于成年后发病，甚至终身不发病。甲基丙二酸代谢异常可导致中枢神经系统及周围神经受损。本患者虽临床上无智力减退、癫痫等表现，但脑电图显示慢波增多，提示脑部也有受累，遗传性甲基丙二酸血症可能性大。但有内因子抗体及抗胃壁细胞抗体阳性，会导致维生素B_{12}吸收障碍，故也不排除继发性甲基丙二酸血症，可进一步通过基因检查相鉴别。贫血考虑与维生素B_{12}代谢缺陷相关。

【小结和要点】

患者临床表现下肢受累为主的感觉运动性轴索性周围神经病，伴后侧索病变，复发缓解病程，病前有发热的诱因，经过神经传导、脊髓MRI、血尿有机酸筛查等检查，支持甲基丙二酸血症的诊断。予患者肌注维生素B_{12}、口服叶酸、维生素B_6、甜菜碱，患者下肢肌力逐渐恢复。嘱终身补充。

最终诊断：甲基丙二酸血症性周围神经病。

（牛婧雯）

二十三、脂质贮积病性周围神经病

【病例4-3-34】

【病历摘要】

男，32岁、双下肢无力2年余，加重伴走路不稳3个月。

近 2 年来患者出现双下肢运动后易疲劳,上楼费力,需扶楼梯,平路约 1 000m 后需休息,休息数天后疲劳感可缓解,间断加重。近 3 个月来出现走路不稳,下肢远端麻木感,逐渐进展,以至蹲起困难,行走费力。近 4 周给予大剂量 B 族维生素、辅酶 Q_{10}、叶酸,结合积极锻炼,逐渐好转,能够行走活动。

神经系统体格检查发现:神清,语利,对答切题。高级精神活动粗测未见异常。眼球活动不受限,舌肌未见萎缩和纤颤,余脑神经未见异常。低头稍力弱,肌容积欠丰满,四肢近端肌力 4 级,远端 5 级。无明显肌肉压痛。T_{12} 以下音叉觉、触觉消失,双下肢远端针刺觉过敏。四肢腱反射消失,未引出病理反射。行走不稳,步基宽,Romberg 征阳性。

既往史和家族史:无特殊。发病以来因情绪低落,进食少。

神经传导及肌电图结果见表 4-3-89 和表 4-3-90。

表 4-3-89 运动和感觉神经传导测定结果

神经名称	潜伏期 /ms	波幅 /mV	传导速度 /(m·s⁻¹)
右正中神经			
腕 - 拇短展肌	3.2	9.1	
肘 - 拇短展肌	6.4	8.9	56.2
右尺神经			
腕 - 小指展肌	2.1	17.0	
肘下 - 小指展肌	4.9	15	58.1
右胫神经			
内踝 - 踇展肌	3.4	8.0	
腘窝 - 踇展肌	9.6	7.5	48.1
右腓总神经			
踝 - 趾短伸肌	3.0	6.7	
腓骨小头下 - 趾短伸肌	10.0	3.8	50.0

F 波:右正中神经,出现率 95%,平均潜伏期 25.5ms,速度 62.8m·s⁻¹

右胫神经,出现率 100%,平均潜伏期 46.3ms

感觉神经	潜伏期 /ms	波幅 /μV	传导速度 /(m·s⁻¹)
右正中神经			
拇指 - 腕	2.7	23	48.1
右尺神经			
小指 - 腕	2.3	9.0	56.5
右胫神经			
踇趾 - 踝		未引出肯定波形	
右腓总神经			
踝 - 腓骨小头下	6.5	1.0	47.2
左胫神经			
踇趾 - 踝		未引出肯定波形	
左腓总神经			
踝 - 腓骨小头下	6.5	1.2	47.7

表 4-3-90　肌电图结果

肌肉	安静	MUP 时限 /ms	波幅 μV	去多相波 MUP 时限 /ms	多相波 %	募集 mV
右胫骨前肌	（-）	10.3（20%↓）	537	10.4（20%↓）	10	混合相 2.2
右股四头肌	（-）	9.9（18%↓）	418	8.9（26%↓）	45	混合相 3.2
右侧三角肌	（-）	9.1（20%↓）	364	8.4（24%↓）	40	混合相 3.5

【EMG 结果分析】

该患者运动神经传导潜伏期、速度和波幅基本正常，下肢感觉神经传导测定速度正常，但感觉动作电位波幅明显降低，以双侧胫神经为主，提示肢体远端感觉传导受累，以轴索损害为主。针电极肌电图可见低波幅短时限的 MUP，未见异常自发电位，提示肌源性损害。

【临床诊断思路】

（1）定位诊断：①肌病，患者临床表现四肢近端为主的无力，有易疲劳现象，提示肌肉或神经肌肉接头受累。肌电图显示肌源性损害，多相波增高，可支持肌病的诊断。但需要注意部分神经肌肉接头病变的患者，在无力较为严重时，可见低波幅短时限的 MUP，而无自发电位，且 MUP 一般无多相波百分比的增加。②周围神经病变，患者有四肢腱反射消失，双下肢远端的针刺觉过敏，均提示周围神经损害，感觉纤维受累，肌电图所见双侧下肢胫神经感觉传导波幅未引出肯定波形，进一步证实了周围神经病的存在，综合来看，以感觉损害为主，且表现为远端轴索性损害。③患者双侧 T_{12} 以下的音叉觉消失和针刺觉减退，有明显的感觉平面，而上肢的感觉症状并不明显，因此下肢的较高水平的感觉异常，非多发周围神经病的常见表现，而提示后侧索病变；但是在临床中也有脊神经节病变引起假平面或胸段末梢性感觉障碍出现假平面的现象。

（2）定性诊断：①代谢性肌病，患者存在四肢近端的无力，易疲劳现象，症状可在数天内间断波动好转，需要考虑到代谢性肌病，特别是脂质贮积病的可能，但线粒体肌病也不能排除，需要进一步检查如肌肉病理来证实。②营养缺乏相关神经肌肉疾病，在多种 B 族维生素缺乏时，也可以出现肌肉、周围神经受累和后索的受累，如维生素 B_{12} 缺乏，高同型半胱氨酸血症等，患者近 2 个月进展较快，是否有其他伴随原因，需要进行相关检查排除。③其他，患者近期进展较快的感觉性共济失调还需要与其他脊髓病鉴别，如梅毒感染后脊髓病、糖尿病脊髓神经根病、炎性脊髓神经根病等。

（3）需要补充的检查：血常规、血涂片均正常。血梅毒快速反应试验（rapid plasma reagin test, RPR）阴性。甲状腺功能、口服葡萄糖耐量试验均正常：叶酸 2.9ng/ml（>3ng/ml），维生素 B_{12} 137pg/ml（正常值 > 150pg/ml），Hcy 正常，肌酸激酶 1 465U/L。血维生素 E 5.48μg/ml。血叶酸、维生素 B_{12} 的 2 次均低于正常；内因子抗体、抗胃壁细胞抗体、胃镜、血涂片未见异常。运动前后血乳酸异常，脑脊液乳酸增高，肌酶谱示第 1 次 CK 明显增高，是正常值的 8 倍左右，近期两次下降，仍高于正常。胸段 MRI 及增强：脊髓 T_{12}、T_1 水平条状可见长 T_1 长 T_2 信号，无增强，考虑为中央管扩张。脑脊液：脑脊液蛋白 0.1g/L，髓鞘碱性蛋白及 24 小时 IgG 合成率增高。免疫指标、肿瘤筛查未见异常。股四头肌活检病理诊断提示为脂质累积性疾病，伴可疑线粒体异常。尿有机酸符合戊二酸尿症表现。

（4）讨论：该患者临床表现为四肢近端无力，易疲劳，肌活检病理诊断符合脂质贮积病。

其尿液中乙基丙二酸浓度明显增高,提示戊二酸尿症Ⅱ型,血肉碱检查显示总肉碱和游离肉碱均明显减少。因此该患者诊断脂质贮积病合并周围神经病,其生化代谢异常为戊二酸尿症Ⅱ型,也称多种酰基辅酶 A 脱氢酶缺乏症(multiple aeyl-CoA dehydrogenase deficiency, MADD),为电子转运黄素蛋白(electron transfer flavoprotein, ETF)或电子转运黄素蛋白脱氢酶(ETF dehydrogenase, ETFDH)缺陷,导致多种脂肪酸、支链氨基酸等代谢障碍。

脂质贮积病文献报道主要有三种:其一为肉碱缺乏病,病变部位在细胞膜至线粒体外的膜上,直接影响肌细胞对肉碱的摄取和利用,临床主要表现为易疲劳,肢体近端无力,激素和肉碱治疗有效;其二为肉碱棕榈酸转移酶缺乏,以发作性肌肉疼痛和痉挛伴肌红蛋白尿为特征,高糖低脂饮食可减少发作;其三为多种酰基辅酶 A 脱氢酶缺乏症(MADD),表现为易疲劳和近端肢体无力,核黄素(维生素 B_2)治疗有效,这种类型在我国最为常见。

该患者临床尚有明显的周围神经损害和后索病变,脂质贮积病的患者,肌电图可以同时伴有感觉神经的受累,但合并如此明显的感觉异常尚较为少见。该患者血清叶酸和维生素 B_{12} 检测可见异常,因此维生素 B_{12} 缺乏,也可能参与了后期的发病过程。

【小结和要点】

核黄素敏感的脂质沉积性肌病,为遗传代谢性疾病中治疗效果较好的疾病之一,一经诊断,只需要维生素 B_2 治疗,即可获得基本正常的生活质量,因此早期识别有重要意义。在脂质贮积病患者,肌电图可以出现感觉神经传导的异常,但较少出现严重感觉性共济失调,国内外文献均无脂质贮积病合并脊髓病的报道。该患者后期出现较为急性的后索病变和周围神经病变,可能与合并有营养缺乏相关。

该患者经大剂量维生素 B_2 治疗的同时,还给予了维生素 B_1、维生素 B_{12}、叶酸、辅酶 Q_{10}、肉碱治疗,3 个月后随诊,基本恢复正常。

最终诊断:多种酰基辅酶 A 脱氢酶缺乏症(multiple aeyl-CoA dehydrogenase deficiency,MADD),脂质贮积病性周围神经病(MADD 型)。

(刘明生)

二十四、单神经病

【病例 4-3-35】腕管综合征

【病历摘要】

男性,46 岁,左手无力、麻木 10 个月,右手无力、麻木 3 个月。

患者 10 个月前高强度抓握和举重训练后出现左手无力,主要表现为活动笨拙,精细活动差。患者未停止训练,此后症状逐渐加重,抓握费力,伴有拇指、示指、中指、环指桡侧麻木,伴手背伸时腕部疼痛。3 个月前出现右手无力,主要表现为握拳费力,伴有拇指、示指及掌心处麻木、疼痛,手部其他部位无感觉异常。工作时上述麻木、疼痛区域症状加重。夜里偶有麻醒,甩手后可减轻双手麻木症状。

既往史:否认高血压和糖尿病史;个人史和家族史无特殊,自幼发育正常。

神经系统体格检查发现:右利手。脑神经未见异常,双侧拇短展肌及右侧拇对掌肌肌力 4 级,余手指屈伸肌力 5 级,双上肢近端及双下肢肌力均 5 级,肌容积正常,双手拇指、示指、中指末节针刺觉减退。四肢腱反射正常,双侧腕掌屈曲试验(又称 Phalen 征)阳性。双侧正中 Tinel 征阴性。病理反射(-)。

中华临床影像库

第五届
中国出版政府奖
获奖作品

邀您试用

人民卫生出版社

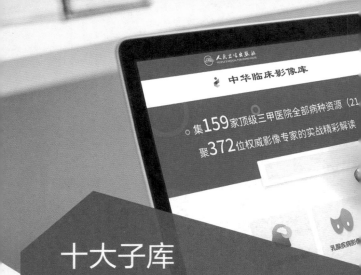

十大子库
按需选择

内容及功能亮点

1. 名院、名家，确保了内容高品质、高水平
2. 病种齐全，基本覆盖国内影像科曾经诊断的所有病种
3. 病例资料完整，专家解读详尽
4. X线、CT、MRI、PET多种影像学检查方法一应俱全
5. 全序列图片动态展示，重现影像工作站阅片场景
6. 疑难病、罕见病无差别收录
7. 权威专家团队供稿，病例资源逐年更新

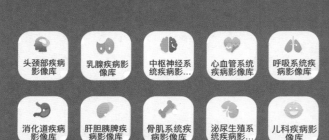

| 头颈部疾病影像库 | 乳腺疾病影像库 | 中枢神经系统疾病影… | 心血管系统疾病影像库 | 呼吸系统病影像库 |
| 消化道疾病影像库 | 肝胆胰脾病影像库 | 骨肌系统疾病影像库 | 泌尿生殖系统疾病影… | 儿科疾病影像库 |

神经传导及肌电图结果见表 4-3-91 和表 4-3-92。

表 4-3-91　运动和感觉神经传导测定结果

运动神经	潜伏期 /ms	波幅 /mV	传导速度 /(m·s⁻¹)
右正中神经			
腕 - 拇短展肌	7.8（136%↑）	4.7（72%↓）	
肘 - 拇短展肌	12.5	4.7（69%↓）	48（23%↓）
左正中神经			
腕 - 拇短展肌	5.2（58%↑）	11.2	
肘 - 拇短展肌	9.4	10.4	56
右尺神经			
腕 - 小指展肌	2.5	16.4	
肘下 - 小指展肌	5.9	16.3	61
肘上 - 小指展肌	7.8	15.8	58
右胫神经			
踝 - 踇展肌	3.4	24.2	
腘窝 - 踇展肌	11.3	14.3	54
右腓神经			
踝 - 趾短伸肌	2.6	11.7	
腓骨小头下 - 趾短伸肌	9.6	10.6	50
腓骨小头上 - 趾短伸肌	11.1	10.6	56

F 波：右正中神经出现率 60%↓，潜伏期 33.9ms↑
　　　左正中神经出现率 100%，潜伏期 27.3ms

感觉神经	潜伏期 /ms	波幅 /μV	传导速度 /(m·s⁻¹)
右正中神经			
拇指 - 腕	2.8	2.2（95%↓）	36（34%↓）
中指 - 腕	3.1	2.7（86%↓）	38（35%↓）
左正中神经			
拇指 - 腕	3.8	2.9（93%↓）	26（52%↓）
中指 - 腕	4.7	1.9（90%↓）	25（57%↓）
右尺神经			
小指 - 腕	1.9	8.7	57
右胫神经			
踇趾 - 踝	3.6	3.2	53
右腓神经			
踝 - 腓骨小头下	5.8	1.2	60

表 4-3-92　肌电图结果

肌肉	安静	MUP 时限 /ms	MUP 波幅 /μV	多相波 /%	募集 /mV
右拇短展肌	正锐 2+ 纤颤 2+	12.4（22%↑）	929	60%	单纯相 2.0
右小指展肌	（−）	10.8（1%↑）	459	20%	混合相 4.0
左拇短展肌	（−）	11.1（9%↑）	515	30%	混合相 3.5

【EMG 结果分析】

神经检测显示双侧正中神经末端潜伏期延长，腕部和肘部刺激时 CMAP 波幅降低，左侧掌、腕和肘部刺激时 CMAP 波幅均正常，感觉神经传导检查提示双侧正中神经感觉神经传导速度减慢，波幅降低。尺神经、胫神经及腓总神经运动和感觉神经传导检查均正常。上述神经传导检查反映该患者双侧正中神经在腕部存在病变可能性大。针电极肌电图显示右侧拇短展肌存在正锐波和纤颤电位，MUP 时限增宽、波幅增高、募集减少，而尺神经支配小指展肌正常，证实右侧正中神经存在慢性失神经。右侧 F 波潜伏期延长，出现率降低，考虑为腕部受压传导减慢和轴索丢失有关。右侧正中神经腕部受累时肘 - 腕传导速度也减慢的原因在于神经损伤为双向性，腕部受压时，腕横韧带近端神经可出现肿胀，在病程进展后可出现肘 - 腕传导速度轻度减慢。左侧拇短展肌未见异常，提示左侧腕部正中神经卡压仅为脱髓鞘未累及轴索。

【临床诊断思路】

（1）定位诊断：该患者双手部无力、麻木和疼痛，查体双侧拇短展肌和右侧拇对掌肌肌力降低，双侧拇指、示指和中指末节针刺觉减退，大鱼际区感觉正常，双侧腕掌屈试验和腕背屈试验阳性，故临床定位于双侧正中神经腕部受累。电生理检查支持双侧正中神经腕部感觉运动纤维均受累。右侧正中神经腕部受累，脱髓鞘继发轴索损害，左侧正中神经腕部受累，仅为脱髓鞘。

（2）定性诊断：中年男性，高强度抓握和举重训练后出现双手部无力、麻木和疼痛症状，查体双侧拇短展肌和右侧拇对掌肌肌力降低，双侧拇指、示指和中指末节针刺觉减退，大鱼际区感觉正常，电生理检查提示双侧正中神经腕部受损，故考虑诊断为"双侧腕管综合征"，右侧较左侧严重。

（3）需要补充的检测：血常规，肝肾功能，甲状腺功能、血糖均正常，红细胞沉降率正常。患者双侧腕部受累，尽管有高强度腕部用力史，仍需除外有无潜在的糖尿病或其他代谢异常或风湿免疫类疾病，行相关实验室血清学检查除外。

（4）讨论：患者表现为正中神经损伤，基于患者病史、感觉受损区域和腕屈曲试验和电生理证据诊断。但男性患者容易漏诊，故需要详细询问卡压相关因素。同时需要排除外伤、血管炎或局部占位压迫引起的正中神经病变，以及腋部、上臂和前臂卡压性正中神经病变。腕管综合征可能合并颈神经根病变，如临床有近端向远端放射麻木或前臂、上臂麻木等相关表现时，可结合颈椎影像学明确，必要时行针电极肌电图检查。

【小结和要点】

患者表现为手部正中神经分布区麻木、疼痛、麻刺等感觉异常，但大鱼际区无感觉异常（此区域感觉由正中神经腕部上 2cm 处发出的皮支支配），神经传导测定显示正中神经 CMAP 潜伏期、波幅，SNAP 传导速度和波幅下降可以协助腕管综合征的诊断和鉴别诊断。治疗以保守开始，夜里睡眠是小夹板固定腕部，如果治疗无效而且有远端运动潜伏期继续延长者可采用手术治疗。该患者停止训练并进行保守夹板治疗，2 个月后麻木、疼痛症状明显好转，左手力量基本恢复，拇短展肌肌力恢复 5 级，右手仍有轻度力弱，拇短展肌肌力 5⁻级。

最终诊断：腕管综合征。

（潘 华）

【病例 4-3-36】肘管综合征

【病历摘要】

男性，26 岁，左手小指麻木伴小鱼际萎缩 5 个月。

患者 5 个月前工作中感左手麻木，小指和环指处明显，休息可部分缓解，打电话时麻木加重，4 个月前发现左手小鱼际肌肉萎缩，小指内收不能、外展无力。否认近期感染及外伤史。患者为汽车制造厂工人，右利手，工作中习惯左前臂屈曲持物，右手操作机器。

既往史和家族史无特殊，否认饮酒或吸烟史。

神经系统体格检查发现：神清语利，脑神经未见异常。左手环指及小指屈曲状，夹纸力弱，分并指肌力 4 级，余肢体肌力 5 级。左手骨间肌、小鱼际肌萎缩。左手小指及环指尺侧针刺觉减退。四肢腱反射正常，病理反射阴性。

神经传导及肌电图结果见表 4-3-93 和表 4-3-94。

表 4-3-93　运动和感觉神经传导测定结果

运动神经	潜伏期 /ms	波幅 /mV	传导速度 /(m·s⁻¹)
左正中神经			
腕 - 拇短展肌	2.9	15.4	
肘 - 拇短展肌	6.7	14.6	56.5
左尺神经			
腕 - 小指展肌	3.0	2.4（87%↓）	
肘下 - 小指展肌	6.5	2.4（85%↓）	51.7
肘上 - 小指展肌	10.9	2.2（86%↓）	32.9（45%↓）
右尺神经			
腕 - 小指展肌	3.0	16.2	
肘下 - 小指展肌	6.4	14.9	52.3
肘上 - 小指展肌	8.8	14.0	53.3
左桡神经			
前臂 - 示指伸肌	2.5	19.5	
桡神经沟下 - 示指伸肌	3.9	18.5	73.5

F 波：左正中神经 F 波出现率 100%，潜伏期 22.9ms

感觉神经	潜伏期 /ms	波幅 /μV	传导速度 /(m·s⁻¹)
左正中神经			
拇指 - 腕	1.3	55.0	64.6
中指 - 腕	2.2	33.1	56.3
左尺神经			
小指 - 腕	2.7	2.6（87%↓）	36.6（37%↓）
尺背皮 - 腕		未引出肯定波形	
右尺神经			
小指 - 腕	2.4	8.2	52.5
尺背皮 - 腕	3.0	8.3	50.0

续表

感觉神经	潜伏期 /ms	波幅 /μV	传导速度 /(m·s⁻¹)
左桡神经			
拇指 - 腕	1.3	39.3	60.0
左前臂外侧皮神经			
前臂外 - 肘	1.7	24.5	69.4
左前臂内侧皮神经			
前臂内 - 肘	1.9	21.4	60.5

表 4-3-94　肌电图结果

肌肉	安静	MUP 时限 /ms	MUP 波幅 /μV	多相波 /%	募集 /mV
左小指展肌	正锐 2+ 纤颤 2+	13.0(27%↑)	1 292	50%	单纯相 3.0
左拇短展肌	（－）	9.9(3%↑)	704	10%	混合相 2.0

【EMG 结果分析】

神经传导检查显示左侧尺神经的感觉和运动异常，其中左背皮支感觉传导未引出肯定波形，可协助定位，提示尺神经受损在腕部以上。运动神经传导检查可见肘上 - 肘下节段传导速度的显著减慢，小指展肌记录 CMAP 波幅在肘上、肘下及腕部刺激时均降低。针电极肌电图检测发现左侧小指展肌静息时可见明显正锐波和纤颤电位，可见宽大 MUP，募集减少，大力收缩时呈单纯相，证实神经源性损害。患者同侧正中神经支配的拇短展肌未见异常，排除小指展肌的神经源性损害为 C_8 神经根病变引起。另外，前臂内侧皮神经及正中神经传导检查正常，也排除了内侧束病变导致的尺神经受损。

【临床诊断思路】

（1）定位诊断：患者左手小指麻木、萎缩。查体可见左手环指及小指屈曲状，左手骨间肌及小鱼际肌萎缩，分并指力弱。左手小指及环指尺侧针刺觉减退。提示尺神经分布区的受累。神经传导测定证实左侧尺神经感觉及运动神经受损，其中尺神经背皮支受损提示尺神经受损在腕部以上，运动传导肘上 - 肘下传导速度减慢，进一步判断受损部位为肘部。前臂内侧皮神经、正中神经传导正常进一步除外了臂丛内侧束受累，针电极肌电图仅有尺神经支配的小指展肌存在神经源性改变，排除了 C_8 神经根病变的可能，故定位于左侧尺神经肘部。

（2）定性诊断：青年男性，体力劳动者。习惯屈曲左前臂持物操作，打电话时麻木加重，考虑与频繁屈肘导致的尺神经跨肘部卡压有关，故诊断为"左侧尺神经麻痹（肘部卡压所致）"，与压迫受损有关。因尺神经卡压通常为双侧，因此要检测对侧，患者进行了右侧的尺神经检测排除了对侧的尺神经病变。同时一个单神经的嵌压病变需要排除局部的占位压迫和全身疾病继发的局部病变。

（3）需要补充的检查：肘部尺神经病包括尺神经沟的尺神经病及肘管综合征，可进一步行影像学检查或电诊断［寸移神经传导测定技术（又称 Inching 技术）］以进一步明确嵌压位点位于尺神经沟或肘管。影像学检查可包括放射影像和神经超声，尺神经沟的尺神经病多有肘关节变形，肘管综合征放射影像检查多正常；神经超声可判断尺神经增粗或水肿的部位。此病例未做神经影像的检测。检测血糖正常。

（4）讨论：患者尺神经分布区麻木、无力及萎缩。神经传导测定证实尺神经运动、感觉纤维受损，排除其邻近的周围神经病变、神经根神经丛病变，运动神经节段传导协助定位为肘部损伤，结合患者反复屈肘行体力劳动考虑为肘部卡压所致。

【小结和要点】

患者尺神经分布区感觉、运动障碍，慢性进展病程，肌电图和神经传导检查支持尺神经肘部卡压病变，排除了神经根或丛的病变。

最终诊断：左侧尺神经损害，肘管综合征。

（潘 华）

【病例 4-3-37】桡神经麻痹

【病历摘要】

男性，19岁，右手背及示指麻木20余天。

患者20余天前无明显诱因出现右手背及示指麻木，触碰时可感疼痛。右手无力，手腕下垂，右手指无法伸直。患者否认近期感染及外伤史，否认饮酒史。

既往史及家族史无特殊。

神经系统体格检查发现：右利手。神清语利，脑神经未见异常。右上肢近端肌力5级，未见肌肉萎缩。右手伸腕肌力4级，伸指肌力0级，双手握力5级，余肢体肌力5级。右手背桡侧针刺觉减退。四肢腱反射正常，深浅感觉正常，病理反射阴性。

神经传导及肌电图结果见表4-3-95和表4-3-96。

表 4-3-95 运动和感觉神经传导测定结果

运动神经	潜伏期 /ms	波幅 /mV	传导速度 /(m·s⁻¹)
右正中神经			
腕 - 拇短展肌	3.4	19.6	
肘 - 拇短展肌	7.1	19.1	58
左正中神经			
腕 - 拇短展肌	3.1	20.2	
肘 - 拇短展肌	6.7	18.7	57
右尺神经			
腕 - 小指展肌	2.4	15.2	
肘下 - 小指展肌	5.5	14.1	62
肘上 - 小指展肌	7.2	13.7	58
左尺神经			
腕 - 小指展肌	2.8	13.9	
肘下 - 小指展肌	6.1	12.7	55
肘上 - 小指展肌	7.9	12.3	59
右桡神经			
桡神经沟下 - 伸指总肌	2.3	3.2（70%↓）	
桡神经沟上 - 伸指总肌	4.8	0.9（91%↓）	66

续表

运动神经	潜伏期/ms	波幅/mV	传导速度/(m·s⁻¹)
左桡神经			
桡神经沟下-伸指总肌	2.2	16.2	
桡神经沟上-伸指总肌	4.2	14.1	72
右桡神经			
前臂-示指伸肌	3.4	0.7（93%↓）	
桡神经沟下-示指伸肌	5.4	0.8（91%↓）	52
桡神经沟上-示指伸肌		未引出肯定波形	
左桡神经			
前臂-示指伸肌	1.9	12.5	
桡神经沟下-示指伸肌	2.8	12.4	66
桡神经沟上-示指伸肌	4.7	12.4	62

F波：左尺神经出现率100%，潜伏期24.2ms
右尺神经出现率100%，潜伏期25.0ms

感觉神经	潜伏期/ms	波幅/μV	传导速度/(m·s⁻¹)
右正中神经			
拇指-腕	1.7	41.8	59
中指-腕	1.9	47.8	61
左正中神经			
拇指-腕	1.8	44.8	54
中指-腕	2.0	45.3	57
右尺神经			
小指-腕	1.9	30.3	54
左尺神经			
小指-腕	2.2	17.1	50
右桡神经			
拇指-腕	1.4	40.2	59
左桡神经			
拇指-腕	1.5	38.3	53

表 4-3-96　肌电图结果

肌肉	安静	MUP 波幅/μV	MUP 时限/ms	多相波/%	募集/mV
右指总伸肌	正锐 3+ 纤颤 2+	—	—	—	无力收缩
右示指伸肌	正锐 3+ 纤颤 3+	—	—	—	无力收缩
右肱桡肌	正锐 2+	—	—	—	混合相 4.0
右小指展肌	（－）	10.6（6%↑）	446	70%	混合相 3.0
右肱二头肌	（－）	11.8（6%↑）	461	10%	混合相 3.0
右肱三头肌	（－）	—	—	—	混合相 2.5

【EMG 结果分析】

桡神经运动神经传导检查，可见右侧指总伸肌及示指伸肌复合肌肉动作电位（CMAP）波幅均较对侧显著减低，其中右侧指总伸肌记录时，桡神经沟上刺激较桡神经沟下刺激获得的 CMAP 波幅明显降低，呈现明确的桡神经沟上 - 桡神经沟下的桡神经运动传导阻滞，提示该节段存在病变，脱髓鞘可能性大。另外刺激桡神经沟上、桡神经沟下及前臂桡神经远端节段，示指伸肌记录，CMAP 波幅跨桡神经沟近端消失，远端明显降低，也支持桡神经沟处病变，且推测为桡神经支配示指伸肌的分支可能合并轴索损害。桡神经感觉神经传导检查未见异常。由于右侧受累桡神经仅出现运动传导异常，感觉传导未受影响，还应除外单纯骨间后神经受损及相应的颈神经根病变的可能。

针电极肌电图提示右侧指总伸肌及示指伸肌存在大量正锐波和纤颤电位，证实右侧桡神经存在轴索损害，同时肱桡肌出现自发电位，提示受损部位为骨间后神经分支近端，除外单纯骨间后神经受累。为进一步除外叠加根性损害，继续检测右侧小指展肌、肱二头肌及肱三头肌。由于与示指伸肌同属 C_8 神经根支配的小指展肌（尺神经支配）未见异常，排除其示指伸肌的自发电位为 C_8 根性病变引起，结合肱二头肌针电极肌电图正常除外 C_6、C_7 根性病变，同时肱三头肌正常提示桡神经近端未受累。该患者虽然感觉神经检测未见异常，但临床有手部桡神经支配区的麻木疼痛感，可能与远端感觉神经存在交叉支配代偿有关，或感觉受累主要在跨桡神经沟处，远端神经尚未轴索变性，以致桡神经感觉传导检测尚正常，而非根性病变。

【临床诊断思路】

（1）定位诊断：患者表现为手腕、手指下垂，伴手背桡侧及示指麻木疼痛，查体伸腕肌力 4 级、伸指肌力 0 级，右侧手背桡侧针刺觉减退，神经传导测定提示右侧跨桡神经沟出现传导阻滞，正中神经及尺神经传导正常，针电极肌电图提示仅桡神经以下桡神经支配肌肉受累，故定位于桡神经跨桡神经沟处病变。

（2）定性诊断：青年男性，急性起病，以垂腕、垂指为主要表现，考虑桡神经病变可能，由于桡神经感觉传导未见异常，故应除外骨间后神经卡压综合征，但针电极肌电图除外示指伸肌和伸指总肌外，还有非骨间后神经支配的肱桡肌的异常，故予以排除；虽然未能问出相关的卡压因素，但运动神经节段传导证实跨桡神经沟处有传导阻滞，且肌电图除外了颈神经根处病变引起垂腕、垂指的可能，故诊断为"右侧桡神经麻痹（桡神经沟处卡压所致）"。

（3）需要补充的检查：血糖正常，否认饮酒史，血清叶酸、维生素 B_{12} 正常。双侧上臂超声检测未见占位性病变。

（4）讨论：患者急性垂腕、垂指，局部有感觉异常，肌电图显示桡神经沟上 - 桡神经沟下的传导阻滞提示其桡神经沟处的损伤，针电极肌电图提示桡神经损伤，超出单纯骨间后神经的受损范围，考虑局部桡神经损伤。患者否认急性外伤或饮酒史，要排除局部压迫或全身代谢性原因。该患者神经营养治疗后症状逐渐好转，半年后麻木感消失，伸腕肌力 5 级，伸指肌力 3 级，仍在康复。

【小结和要点】

急性的垂腕、垂指等前臂伸肌障碍通常要考虑桡神经沟处的桡神经病变，同时伴有桡神经支配的远端感觉障碍，神经传导检查应包括跨桡神经沟远、近端 CMAP 波幅及传导速度，SNAP 波幅及传导速度，并进行双侧对比。如遇单纯运动神经功能受损，应除外骨间后神经卡压综合征及根性病变所致。桡神经沟处的卡压以保守治疗为主。

最终诊断：右侧桡神经麻痹（桡神经沟处卡压所致）。

（潘 华）

【病例4-3-38】腓总神经麻痹

【病历摘要】

男性，75岁，发现左足背屈力弱11天。

患者11天前下床活动时感左足背屈无力，余无不适，否认其余肢体无力和感觉异常。之前1周患者因"反复咳嗽咳痰30年，加重半年，发热咳嗽，腹泻1周"入院治疗。

既往病史、个人史和家族史无特殊，自幼发育正常。

神经系统体格检查发现：内科系统，消瘦，营养不良。神清，语利，脑神经未见异常。双上肢肌力反射正常，感觉正常。右下肢肌力反射正常，感觉正常。左下肢近端肌力5级，左足背屈3级，跖屈5级，双下肢腱反射对称引出，病理反射（-），左足背处针刺觉减退。

神经传导及肌电图结果见表4-3-97和表4-3-98；神经传导波形见图4-3-45。

表4-3-97 运动和感觉神经传导测定结果

运动神经	潜伏期/ms	波幅/mV	传导速度/(m·s⁻¹)
右胫神经			
踝-踇展肌	4.5	10.8	
腘窝-踇展肌	11.9	9.9	51
左胫神经			
踝-踇展肌	4.4	10.3	
腘窝-踇展肌	12.3	8.9	48
右腓神经			
踝-趾短伸肌	3.8	6.8	
腓骨小头下-趾短伸肌	10.8	6.3	41.4
腓骨小头上-趾短伸肌	14.2	5.5	40.3
腓骨小头-胫骨前肌	4.3	7.4	
左腓神经			
踝-趾短伸肌	4.8（52%↑）	5.2	
腓骨小头下-趾短伸肌	10.4	5.2	40.3
腓骨小头上-趾短伸肌	14.9	1.6（较腓骨小头下69%↓）	39.7
腓骨小头-胫骨前肌	4.4	6.0	

F波：左胫出现率100%，潜伏期54.1ms
　　　右胫出现率100%，潜伏期54.3ms

感觉神经	潜伏期/ms	波幅/μV	传导速度/(m·s⁻¹)
右胫神经			
踇趾-踝	4.5	2.1	42.3
左胫神经			
踇趾-踝	4.8	1.5	39.6
右腓神经			
踝-腓骨小头下	6.5	3.1	47.6
左腓神经			
踝-腓骨小头下		未引出肯定波形	

表 4-3-98　肌电图结果

肌肉	安静	MUP 时限 /ms	MUP 波幅 /μV	多相波 /%	募集 /mV
右胫骨前肌	（－）	16.6（11%↑）	1 440	33%	混合相 2.5
右股四头肌	（－）	14.9（10%↑）	1 048	0	干扰相 2.5
左胫骨前肌	正锐 4+	—	—	—	无力收缩
左腓骨长肌	正锐 4+	—	—	—	无力收缩
左腓肠肌	（－）	—	—	—	混合相 4.5
左股二头长头	（－）	—	—	—	
左股二头短头	（－）	—	—	—	
左 L5 脊旁肌	（－）				
左 S1 脊旁肌	（－）				

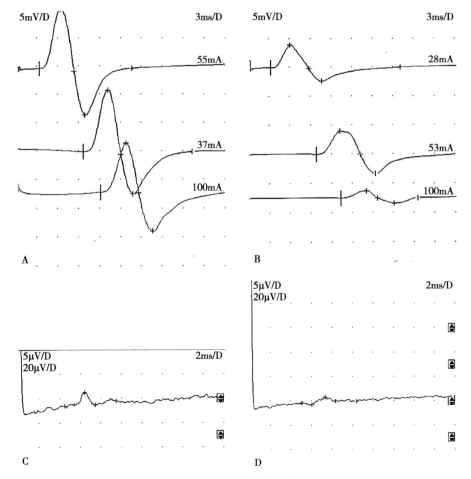

图 4-3-45　神经传导图

可见左腓神经在腓骨小头上 - 下存在传导阻滞，左侧感觉神经动作电位较对侧低。A. 右腓神经 MNCV；B. 左腓神经 MNCV；C. 右腓神经 SNCV；D. 左腓神经 SNCV。

【EMG 结果分析】

双下肢的神经传导测定提示左腓神经感觉运动神经传导异常，其中运动神经分段检测提示在腓骨小头处波幅下降，提示局部脱髓鞘病变，导致此病例出现左腓神经末端潜伏期延长，但末端波幅未降低的现象。对定位诊断有决定性意义。左腓神经运动感觉神经传导均见异常，虽然提示腓神经病变，但在坐骨神经病变或骶丛病变时也可出现以腓神经病变为主的改变，此时需要针电极肌电图验证和鉴别。针电极肌电图提示左胫骨前肌和左腓骨长肌神经源性损害，为左腓神经分布区。同时左胫神经支配的腓肠肌和左坐骨神经支配的股二头肌短头未见异常，提示病变局限在腓神经分支，而不是更近端的坐骨神经或骶丛；左股四头肌正常也排除了股神经和腰丛病变。由此病变局限在腓神经分支，而不是坐骨神经或腰骶丛。

【临床诊断思路】

（1）定位诊断：患者表现为突发的左足下垂，查体显示左足背屈力弱，并表现为小腿外侧和足背外侧针刺觉减退，此部位为腓总神经（需除外坐骨神经和腰骶丛病变）和腰骶神经根 $L_5 \sim S_1$ 支配部位，同时在下肢没有其他 $L_5 \sim S_1$ 肌肉受累表现（腓肠肌肌力正常，腱反射正常），没有其他骶丛表现（股四头肌力正常），临床初步诊断为腓神经分布区病变。肌电图显示左腓神经运动（腓骨小头上 - 下神经传导异常，腓神经感觉波幅消失，对侧腓神经和同侧胫神经传导正常，提示病变在腓神经腓骨小头处）。针电极肌电图提示腓神经支配肌肉（胫骨前肌，腓骨长肌）有自发电位无力收缩，提示腓神经运动支病变，而胫神经支配肌肉（腓肠肌），坐骨神经支配肌肉（股二头肌长头）均正常，除外了更近端的坐骨神经病变和腰骶丛病变，脊旁肌未见异常，提示除外了 $L_5 \sim S_1$ 根的病变。

（2）定性诊断：老年男性，发病前有腹泻和卧床史，突发腓神经麻痹，消瘦，考虑和卧床导致的腓骨小头受压有关。这是较常见的腓骨小头病变原因，有些患者有发病前醉酒史。部分糖尿病患者没有饮酒史也容易在短暂卧床（睡一晚）后出现腓总神经麻痹。

（3）需要补充的检查：此患者有发热感染史，消瘦，是引起腓神经压迫的诱因。同时需要筛查糖尿病，维生素缺乏，甚至恶性肿瘤和免疫等诱因。患者血常规，肝、肾功能，空腹血糖和餐后血糖，血脂正常，甲状腺功能及甲状腺相关抗体正常，血维生素 B_{12} 和叶酸水平正常，血清肿瘤相关抗体正常，红细胞沉降率，血链球菌溶血素"O"抗体，自身免疫抗体全套均阴性，胸部 CT，肝胆胰脾和泌尿系超声均未见异常。条件允许可进行腓骨小头腓神经超声检查，双侧对比，发现腓神经增粗或水肿则支持诊断。

（4）讨论：该患者的病例和查体中出现周围神经局限性的运动感觉障碍，并排查了邻近的周围神经和近端病变，诊断过程中涉及了下肢周围神经、腰骶神经丛和神经根病变的鉴别。

【小结和要点】

患者急性起病并进展，经过神经系统检查、病史提供和肌电图检测支持腓总神经麻痹的诊断。

该患者口服 B 族维生素，卧床时给予棉垫保护膝部，同时进行足背屈的康复锻炼，4 周后基本可平地行走，足背屈力量恢复至 4 级，针刺觉基本正常。

最终诊断：左侧腓总神经麻痹。

（管宇宙）

【病例 4-3-39】跗管综合征

【病历摘要】

女性,27 岁,左足底麻木疼痛 2 个月。

2 个月前患者无明显原因左足底麻木,以后逐渐扩展到蹬趾和第二趾及足底,内侧为著,行走后有疼痛感,放电样,阵发性加重。行走基本正常。

既往病史、个人史和家族史无特殊,自幼发育正常。

神经系统体格检查发现:神清,语利,脑神经未见异常。左下肢近端肌力 5 级,左踝背屈、跖屈 5 级,蹬趾背屈 5 级,跖屈 3 级,左足底针刺觉较右侧减退,左下肢腱反射正常。右下肢肌力反射正常,病理反射(-)。

神经传导及肌电图结果见表 4-3-99 和表 4-3-100;神经传导波形见图 4-3-46。

表 4-3-99　运动和感觉神经传导测定结果

运动神经	潜伏期 /ms	波幅 /mV	传导速度 /(m·s⁻¹)
右胫神经			
踝 - 蹬展肌	4.2	18.0	
腘窝 - 蹬展肌	12.3	16.2	48
左胫神经			
踝 - 蹬展肌	4.8	0.5(86%↓)	
腘窝 - 蹬展肌	15.6	0.3(86%↓)	36(25%↓)
右腓神经			
踝 - 趾短伸肌	2.9	6.8	
腓骨小头下 - 趾短伸肌	10.8	6.6	45.6
腓骨小头上 - 趾短伸肌	12.5	6.7	46.8
腓骨小头 - 胫骨前肌	3.1	8.9	
左腓神经			
踝 - 趾短伸肌	2.7	9.0	
腓骨小头下 - 趾短伸肌	10.4	8.0	49.0
腓骨小头上 - 趾短伸肌	12.1	8.0	48.0
腓骨小头 - 胫骨前肌	3.2	10.0	

F 波:左胫出现率 100%,潜伏期 50.5ms

　　右胫出现率 100%,潜伏期 51.3ms

感觉神经	潜伏期 /ms	波幅 /μV	传导速度 /(m·s⁻¹)
右胫神经			
蹬趾 - 踝	4.4	2.1	42.0
左胫神经			
蹬趾 - 踝	3.9	0.4	40.2
右腓神经			
踝 - 腓骨小头下	6.5	3.1	54.6
左腓神经			
踝 - 腓骨小头下	6.4	2.0	53.1

表 4-3-100　肌电图结果

肌肉	安静	MUP 时限 /ms	MUP 波幅 /μV	多相波 /%	募集 /mV
左胫骨前肌	（－）	14.1（13%↑）	634	33%	混合相 3.5
左腓肠肌	（－）	—	—	—	混合相 3.0
左蹞展肌	正锐 4+	—	—	—	单纯相 0.6
左股四头肌	（－）	14.5（12%↑）	756	20%	混合相 3.7

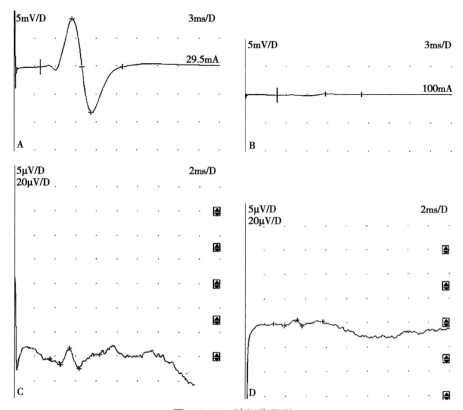

图 4-3-46　神经传导图

可见左侧运动和感觉传导波幅均较右侧低。A. 右胫神经 MNCV；B. 左胫神经 MNCV；C. 右胫神经 SNCV；D. 左胫神经 SNCV。

【EMG 结果分析】

患者左胫神经运动和感觉神经传导异常，运动波幅下降，末端潜伏期延长，感觉神经动作电位降低，提示胫神经病变，也可以见于坐骨神经及骶丛病变。针电极肌电图显示左胫神经支配的蹞展肌神经源性损害，但胫神经支配的近端肌肉（踝部以上）腓肠肌未见异常，提示胫神经在踝部的病变。同时，腓神经支配的胫骨前肌未见异常，除外了更近端的坐骨神经病变以及骶丛病变。

【临床诊断思路】

（1）定位诊断：患者表现为左足底的感觉异常，分布在大蹞趾和第二趾底部，足趾跖屈力量弱，为胫神经运动感觉受累表现，也可见于坐骨神经、骶丛或 S₁ 根的病变，左下肢跟腱反射正常,可以初步除外根和丛病变,而腓神经分布区力量和感觉正常,也有助于除外坐骨神经和骶丛病变。肌电图检测进一步证实为胫神经病变。

(2)定性诊断:青年女性,慢性病史,表现为足底运动感觉异常,电生理验证为胫神经末端运动感觉异常,可考虑跗管综合征,踝部胫神经嵌压,此病常见于鞋在踝部过紧,或总是进行反复提踵的运动。此外,踝部水肿或局部病变也可有胫神经损伤的继发表现。此外,需要注意排查全身病因,如口服葡萄糖耐量试验异常或糖尿病,长期饮酒,甲状腺功能异常等继发原因。

(3)需要补充的检查:可考虑检查口服葡萄糖耐量试验、血清维生素、甲状腺功能等检查,必要时检查血免疫指标。可做踝部的超声以发现有无局部新生物压迫。患者血常规,肝、肾功能,空腹血糖和餐后血糖,血脂正常,甲状腺功能及甲状腺相关抗体正常,血维生素B_{12}和叶酸水平正常,红细胞沉降率,自身免疫抗体全套均阴性。

(4)讨论:该患者的病史和查体中出现周围神经局限性的运动感觉障碍,并排查了邻近的周围神经和近端病变,诊断过程主要涉及了下肢周围神经、骶丛和神经根的病变。

【小结和要点】

患者慢性起病,经过神经系统检查、病史和肌电图检测支持胫神经嵌压的诊断。

该患者口服 B 族维生素,减少足跖屈的运动,1 个月后足趾跖屈力量有改善,针刺觉基本正常。

最终诊断:左跗管综合征。

(管宇宙)

【病例 4-3-40】特发性面神经麻痹

【病历摘要】

女性,32 岁,主因左侧面瘫 19 天就诊。

19 天前,患者受凉后晨起发现左眼闭合不全,口角右偏,漱口时左侧口角漏水,病初左耳后隐痛。无味觉改变、耳周疱疹及耳内溢液,无面部麻木及疼痛,无头晕、耳鸣及听力减退,无言语不利及饮水呛咳,无肢体麻木无力及行走不稳,无发热。

神经系统查体发现:神清,语利,对答切题。左侧额纹和鼻唇沟浅,左闭目不全,示齿口角右偏,左侧鼓腮漏气。余脑神经未见异常。痛觉及振动觉检测未见异常。四肢肌张力正常,肌力 5 级。共济运动稳准。四肢腱反射对称引出。双侧掌颏反射、Hoffmann 征、Babinski 征均阴性。颈无抵抗。耳周及耳内无疱疹。

既往体健,否认以往类似病史及外伤史,个人史和家族史无特殊,无饮酒史。

患者面神经神经传导及瞬目反射结果见表 4-3-101 和表 4-3-102;面神经传导波形见图 4-3-47,瞬目反射波形见图 4-3-48。

【EMG 结果分析】

患者瞬目反射表现为传出型异常,即无论何侧刺激,均为病变侧输出异常。此例患者左侧刺激,左侧的 R_1 波、R_2 波潜伏期延长,右侧记录的 R_2' 波正常;健右侧刺激,右侧的 R_1 波、R_2 波正常,左侧记录的 R_2' 波潜伏期延长,符合左侧面神经病损。从面神经直接反应看,左侧眼轮匝肌和口轮匝肌的复合肌肉动作电位波幅分别较对侧降低 43% 和 64%,提示存在左侧面神经损伤,考虑为面神经管内病变继发轴索损害。

表 4-3-101 面神经传导结果

神经	肌肉	潜伏期 /ms	波幅 /mV
左侧面神经	眼轮匝肌	2.8	1.6（43%↓较对侧）
	口轮匝肌	2.8	1.2（64%↓较对侧）
右侧面神经	眼轮匝肌	2.9	2.8
	口轮匝肌	2.5	3.3

表 4-3-102 瞬目反射结果 单位：ms

刺激侧	R$_1$ 波潜伏期	同侧 R$_2$ 波潜伏期	对侧 R$_2$' 波潜伏期	R$_2$ 波潜伏期差
左侧	11.8↑	39.0↑	35.3	3.7
右侧	9.6	34.8	39.8↑	5.0↑
侧间差	2.2↑	4.2↑	4.5↑	—

"↑"表示与正常值相比潜伏期、潜伏期差或侧间差延长。

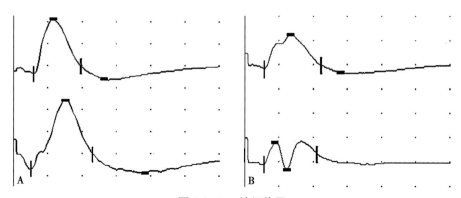

图 4-3-47 神经传导

A. 右侧面神经 MNCV；B. 左侧面神经 MNCV。左右面神经神经传导分别在眼轮匝肌和口轮匝肌记录，灵敏度：1mV/D，扫描速度：5ms/D。

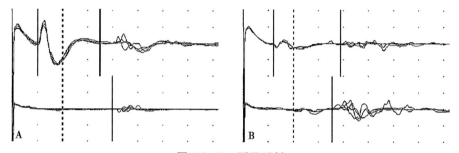

图 4-3-48 瞬目反射

A. 右侧刺激；B. 左侧刺激。双侧瞬目反射灵敏度：200μV/D，扫描速度：10ms/D。

【临床诊断思路】

（1）定位诊断：患者发病后表现为左眼闭合不全，左侧口角漏水，查体左侧额纹及鼻唇沟浅，左闭目露白，左侧鼓腮漏气，左侧上下面肌均受累，为周围性面瘫。病史及查体无肢体感觉运动异常、锥体束征及共济失调，无三叉神经及其他脑神经受损征象，定位于脑干外左侧面神经单一受累。面神经运动潜伏期和瞬目反射测定结果与临床定位一致。

（2）定性诊断：青年女性，急性起病，单侧面神经受损，无脑干及传导束受累体征，无合并三叉神经或前庭蜗神经受损，无发热等感染征象，无颅面部外伤史，无四肢周围神经受累体征，脑干血管病变、脱髓鞘病变、桥小脑角或耳源性占位、特异性感染、外伤性面神经损害及多发性神经病伴面神经受损等情况基本可除外。定性考虑特发性面神经麻痹。患者无耳内及耳廓疱疹，不考虑膝状神经节水痘 - 带状疱疹病毒感染所致的肌阵挛性小脑协调障碍（又称 Ramsay-Hunt 综合征）。

（3）需要补充的检查：血常规、红细胞沉降率、血糖及糖化血红蛋白均正常。头部 MRI 未见异常。

（4）讨论：特发性面神经麻痹临床上除上下面肌无力外，依损害部位和程度不同，还可出现病变侧眼干、听觉过敏及舌前 2/3 味觉减退等表现。在面神经出茎乳孔以后行 MNCV 检查得到的 CMAP 的波幅降低，反映轴索变性和轴索丧失的程度，瞬目反射的 R_1 波、R_2 波因经过整个反射弧可反映面神经管内病变部位的传导情况。大多数特发性面神经麻痹患者以脱髓鞘损害为主，面神经传导波幅降低不严重，R_1 波、R_2 波逐渐波形恢复，潜伏期缩短，预后良好。小部分患者发病 2 周后，面神经传导波幅显著降低（波幅较健侧降低超过 90%），R_1 波、R_2 波持续消失不恢复，提示轴索变性严重，临床上恢复慢或恢复不完全，且易出现连带运动。发病早期及时给予糖皮质激素治疗，有利于减轻急性期水肿，改善预后。肌阵挛性小脑协调障碍患者应使用阿昔洛韦或泛昔洛韦抗病毒治疗，无疱疹但面瘫重的特发性面神经麻痹患者也可选用抗病毒治疗。其他综合性治疗包括：维生素 B_1、甲钴胺营养神经治疗，暴露性角膜炎的防治，早期积极面肌功能锻炼。面瘫恢复严重不良者，可考虑神经功能重建及整形术。复发性特发性面神经麻痹少见，注意筛查排除糖尿病、结节病及梅克松 - 罗森塔尔综合征（Melkersson-Rosenthal syndrome）。

【小结和要点】

患者症状、体征及电生理检查均支持特发性面神经麻痹。临床上注意仔细询问和查找伴随征象以排除脑干、桥小脑角及耳源性病变，必要时行头部 MRI 或 CT 以协助鉴别诊断。

患者发病后经过早期短程激素治疗、营养神经及针灸治疗，大多数患者可以恢复。该患者面神经直接反应波幅，与健侧比较仅轻 - 中度降低，瞬目反射患侧面神经支配肌肉记录的 R_1 波、R_2 波波形分化尚好，潜伏期仅较健侧轻度延长，提示预后好。

最终诊断：特发性面神经麻痹。

（蔺　凡　王化冰）

【病例 4-3-41】三叉神经病变

【病历摘要】

女性，74 岁，主因右侧面部疼痛 9 个月就诊。

9 个月前，右侧"牙痛"，上下牙均痛，阵发性右侧面部抽痛，过电样，伴右侧口内烧灼感和右面部麻木。口腔科检查未见异常。1 周后右侧口腔及口角出现成簇水疱，诊为带状疱疹，给予泛昔洛韦抗病毒、卡马西平止痛及维生素 B₁、甲钴胺营养神经治疗。2 周后疱疹结痂，疼痛减轻。无饮水呛咳、吞咽困难及言语不利，无视物成双、闭目无力及口角歪斜，口内疼痛、烧灼感消失，但仍觉右侧面部麻痛感，持续性，伴阵发性麻刺痛、闪痛。1 个月前因担心药物副作用自行将卡马西平减量，发作性疼痛增多，程度加重。

神经系统体格检查发现：神清，语利，对答切题。右侧面部（三叉神经Ⅰ、Ⅱ、Ⅲ支分布区）痛触觉减退，右侧角膜反射迟钝，右侧咀嚼稍力弱。余脑神经未见异常。四肢痛觉及振动觉检测未见异常。四肢肌张力正常，肌力 5 级。双侧指鼻试验及跟 - 膝 - 胫试验稳准，Romberg 征阴性。四肢腱反射适中。双侧掌颏反射、Hoffmann 征、Babinski 征阴性。颈无抵抗。

既往高脂血症病史，否认高血压病、糖尿病史。

患者瞬目反射结果见表 4-3-103；瞬目反射波形见图 4-3-49。

表 4-3-103　瞬目反射结果 单位：ms

刺激侧	R₁ 波潜伏期	同侧 R₂ 波潜伏期	对侧 R₂′ 波潜伏期	R₂ 波潜伏期差
左侧	11.6	29.6	28.4	1.2
右侧	未引出肯定波形	未引出肯定波形	未引出肯定波形	—
侧间差	—	—	—	—

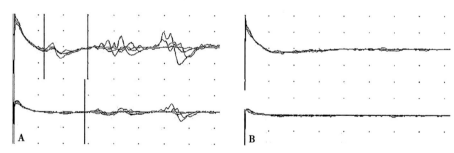

图 4-3-49　瞬目反射

A. 左侧（健侧）刺激，可见 R₁ 波、R₂ 波和 R₂′ 波均正常；B. 右侧（患侧）刺激，R₁、R₂ 和 R₂′ 波消失。

【瞬目反射结果分析】

病变侧刺激，同侧的 R₁ 波、R₂ 波和对侧的 R₂ 波（即 R₂′ 波）消失；健侧刺激，R₁ 波、R₂ 波和 R₂′ 波均正常。提示右侧传入性损伤，即三叉神经Ⅰ支感觉纤维受损。与右侧角膜反射迟钝相符合。

【临床诊断思路】

（1）定位诊断：患者右侧口腔黏膜及面部疼痛伴麻木，查体右侧三叉神经Ⅰ、Ⅱ、Ⅲ支分布区痛触觉减退，右角膜反射迟钝，右侧咀嚼力弱，临床表现提示右侧三叉神经感觉和运动纤维均受损。病史和查体无其他脑神经受损表现，无肢体感觉及运动障碍，无锥体束征及共济失调，考虑右侧三叉神经于脑干外（周围段）受损。瞬目反射右侧 R₁ 波、R₂ 波和 R₂′ 波未引出，提示右侧三叉神经感觉纤维受损，和临床表现吻合。

（2）定性诊断：老年女性，亚急性起病，以右侧口腔及面部烧灼感、抽痛、闪电样痛为主要症状,符合三叉神经分布区的神经病理性疼痛;结合明确的右侧三叉神经Ⅱ、Ⅲ支分布区的带状疱疹,右侧三叉神经感觉及运动纤维受损的症状体征和瞬目反射异常,定性考虑带状疱疹性三叉神经病变。疼痛迁延数月不愈,目前为带状疱疹后神经痛。患者无低热、口干、眼干病史,无有机溶剂接触史及野外旅居史,无脑干、传导束及多脑神经受损的症状体征,结缔组织病、中毒、感染、脑干血管病、脱髓鞘病、桥小脑角占位等引起的三叉神经病变和三叉神经痛可能性不大,进一步检查以除外。

(3)需要补充的检查:患者表现为右侧三叉神经继发性损害,需要除外脑干外异常占位等原因,头部MRI(图4-3-50):双侧半卵圆中心、侧脑室旁多发斑片状缺血性白质病变,脑干及颅底结构未见明显异常。磁共振血管成像(magnetic resonance angiography,MRA)示右侧大脑后动脉交通前段及左侧大脑后动脉环池段局限性狭窄。患者血常规、血糖、糖化血红蛋白、Hcy正常。红细胞沉降率、类风湿因子、抗链球菌溶血素"O"、抗核抗体(ANA)、自身抗体谱、抗中性粒细胞胞质抗体(ANCA)均阴性,胸部CT未见异常。

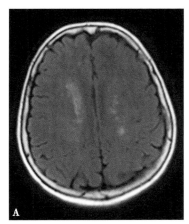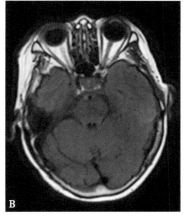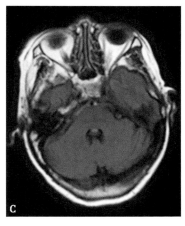

图 4-3-50 头部 MRI

A. 双侧半卵圆中心、侧脑室旁多发斑片状缺血性白质病变;B. 脑干结构未见明显异常;C. 颅底结构未见异常。

(4)讨论:患者以三叉神经痛为主要表现,但查体存在右侧三叉神经感觉及运动受损的客观体征,为继发性(症状性)三叉神经痛,需进一步查找病因。桥小脑角的肿瘤、动脉瘤、动静脉畸形等占位性病变可压迫三叉神经;脑干的脱髓鞘病变,如多发性硬化,影响脑桥三叉神经通路可引起三叉神经痛和三叉神经分布区感觉障碍;干燥综合征、系统性红斑狼疮等结缔组织病可引起感觉性三叉神经病;其他病因还有:莱姆病、麻风、结节病、淋巴瘤、转移瘤、脑干血管病、三氯乙烯中毒等,均需通过详细的病史询问、体格检查、影像学和实验室检查以除外。本患者符合典型的带状疱疹性痛性神经病的病程经过,老年人为好发人群,潜伏在三叉神经半个月神经节中的水痘-带状疱疹病毒,在老龄或抵抗力下降时再激活,沿神经向远端扩散累及神经根、神经丛、周围神经及相应皮节区皮肤,病理上可见广泛的淋巴细胞浸润,或伴血管炎,感觉和运动神经轴索变性。神经病理性疼痛通常发病3个月后可好转,但在高龄、女性、疱疹广泛严重和急性期疼痛程度重者也可缓慢迁延成慢性,如在皮疹消退后仍持续存在达3个月以上,被称为带状疱疹后神经痛。

【小结和要点】

原发性三叉神经痛查体不会有三叉神经损害体征,瞬目反射罕见异常。本患者为继发性三叉神经痛,应注意筛查排除多种病因,但因为其有明确的左侧面部带状疱疹病史,更多的筛查常无必要。需要注意的是,部分患者出现带状疱疹,提示可能存在导致免疫力低下的因素,如恶性肿瘤、结核等,需结合临床判断是否有必要进行筛查。治疗上注意解释病情,减轻焦虑,该患者经普瑞巴林对神经痛进行治疗,疼痛有改善。

最终诊断:三叉神经病变。

（蒴 凡 王化冰）

二十五、HIV 相关周围神经病

【病例 4-3-42】

【病历摘要】

女性,58 岁,诊断 HIV 感染 2 年,手足麻木 6 个月。

患者 2 年前因肺部感染在外院治疗时诊断"HIV 感染",之后接受"鸡尾酒疗法"。于 6 个月前出现手足麻木,主要在双手指和足尖,逐渐加重并向上蔓延,出现行走不稳,手足力量基本正常。

既往史:否认其他病史。

神经系统体格检查发现:神清,语利,脑神经未见异常。双上肢肌力正常,双腕部以下针刺觉减退,腕部以下音叉觉减退。双下肢肌力正常,双膝以下音叉觉针刺觉减退。双上肢腱反射对称引出,双下肢腱反射减低,病理反射未引出。Romberg 征阳性。

神经传导及皮肤交感反应结果见表 4-3-104 和表 4-3-105。

表 4-3-104 运动和感觉神经传导测定结果

运动神经	潜伏期 /ms	波幅 /mV	传导速度 /(m·s⁻¹)
右正中神经			
腕 - 拇短展肌	3.8	12.1	
肘 - 拇短展肌	8.1	11.8	54
左正中神经			
腕 - 拇短展肌	3.8	10.6	
肘 - 拇短展肌	8.3	10.0	51
右尺神经			
腕 - 小指展肌	2.9	11.0	
肘下 - 小指展肌	4.7	11.1	62
肘上 - 小指展肌	7.9	10.5	52
左尺神经			
腕 - 小指展肌	2.3	12.2	
肘下 - 小指展肌	4.1	12.0	61
肘上 - 小指展肌	7.9	11.8	59
右胫神经			
踝 - 踇展肌	4.6	3.1（79%↓）	
腘窝 - 踇展肌	11.4	3.0	50

续表

运动神经	潜伏期 /ms	波幅 /mV	传导速度 / (m·s⁻¹)
左胫神经			
踝 - 踇展肌	5.3	4.1	
腘窝 - 踇展肌	12.4	4.0	48
右腓神经			
踝 - 趾短伸肌	3.3	3.8	
腓骨小头下 - 趾短伸肌	11.9	2.0（62%↓）	35.5（29%↓）
腓骨小头上 - 趾短伸肌	14.4	2.0（62%↓）	36.0（28%↓）
腓骨小头 - 胫骨前肌	3.2	5.2（65%↓）	
左腓神经			
踝 - 趾短伸肌	3.7	3.2	
腓骨小头下 - 趾短伸肌	12.4	3.1	34.1（32%↓）
腓骨小头上 - 趾短伸肌	14.7	1.9（64%↓）	37.4（25%↓）
腓骨小头 - 胫骨前肌	3.1	5.0（67%↓）	

F 波：正中神经出现率 90%，潜伏期 25.8ms

感觉神经	潜伏期 /ms	波幅 /μV	传导速度 / (m·s⁻¹)
右正中神经			
拇指 - 腕	2.6	35	42.3
中指 - 腕	3.3	14	48.5
左正中神经			
拇指 - 腕	2.6	25	44.2
中指 - 腕	3.0	22	46.7
右尺神经			
小指 - 腕	2.0	11	60.2
左尺神经			
小指 - 腕	2.4	11	54.2
右胫神经			
踇趾 - 踝		未引出肯定波形	
左胫神经			
踇趾 - 踝		未引出肯定波形	
右腓神经			
踝 - 腓骨小头下	6.4	1.0（62%↓）	47.7
左腓神经			
踝 - 腓骨小头下	6.5	0.2（82%↓）	45.4（24%↓）

表 4-3-105 皮肤交感反应结果

左腕部刺激	潜伏期 /ms	波幅 /mV
左掌心	1.38	1.67
右掌心	1.43	1.20
左足底	2.20	0.42
右足底	2.22	0.33

【EMG 结果分析】

患者神经传导测定显示：上肢运动和感觉神经波幅和传导速度正常。双下肢神经运动传导可见 CMAP 波幅下降，患者虽拒绝行针电极肌电图检查，但从传导结果来看，仍可支持运动纤维轴索损害。感觉神经传导双胫神经未引出波形，双腓神经波幅和速度下降，其中波幅下降更为显著，也提示轴索损害为主。皮肤交感反应上下肢未见异常。总之，神经传导提示双下肢感觉运动神经受累为主，轴索损害，为对称性远端型周围神经病。

【临床诊断思路】

（1）定位诊断：患者表现为慢性逐渐发展的双手和双足麻木，体检发现双膝以下的深浅感觉减退，提示周围神经病，且下肢更重。电生理神经传导提示双下肢多条神经对称感觉运动传导异常，大有髓神经纤维受损，符合双下肢为重的周围神经病变。

（2）定性诊断：中老年女性，有明确的 HIV 感染史和"鸡尾酒疗法"抗病毒用药史，出现对称的感觉性周围神经病，电生理提示轴索损害更突出，首先要考虑 HIV 相关的周围神经病或药物治疗相关的周围神经病。

（3）需要补充的检查：此病例有明确的 HIV 感染，虽然已用鸡尾酒疗法抗病毒治疗，仍需检查 HIV 病毒的复制情况和 CD4$^+$/CD8$^+$T 细胞比例，除此之外，对代谢，中毒，免疫等引起的周围神经病也需要排除。患者血常规，肝、肾功能，空腹血糖和餐后血糖，血脂正常，甲状腺功能及甲状腺相关抗体正常，血维生素 B_{12} 和叶酸水平正常，血清肿瘤相关抗体正常，红细胞沉降率，血抗 O 抗体，自身免疫抗体全套均阴性，胸部 CT，肝胆胰脾和泌尿系超声均未见异常。

（4）讨论：该患者的病史和查体表现为肢体远端周围神经病变，电生理检查证实了感觉纤维受累为主的周围神经病。HIV 患者的周围神经病变，可以为多发感觉性周围神经病或感觉运动性周围神经病，有时可类似 GBS 表现。当出现周围神经病变时，腰穿检测有助于进一步鉴别，HIV 感染者脑脊液常有白细胞增高。该患者程度较轻，拒绝腰穿检查。另外，抗病毒药物也可导致感觉运动性周围神经病，通常感觉受累为主，也需要重点考虑。

【小结和要点】

患者隐袭性起病并慢性进展，经过神经系统检查、肌电图检测和血清的多项筛查提示 HIV 感染或抗病毒药物相关周围神经病。进一步腰穿检查，有助于鉴别。

最终诊断：HIV 相关周围神经病，或抗病毒药物相关周围神经病。

（管宇宙）

二十六、莱姆病性周围神经病

【病例 4-3-43】

【病历摘要】

男性，29 岁，右足底麻木 4 年，无力 2 年，右手麻木 2 年，无力半年。

4 年前右足蹞趾及足底麻木，夜间抽痛感，当地查体显示右小腿针刺觉减退，余未见异常，予维生素治疗无效，2 年前开始右足趾无力，以后逐渐到右足无力，足背屈不能。2 年前出现右手麻木，以后持续存在，半年前出现右手持物无力。

既往史：无特殊。

神经系统体格检查发现：神清，语利，脑神经未见异常。双手对指、并指，大、小鱼际肌肌力 4⁻级，左手伸腕 4 级，双手骨间肌欠丰满。双下肢近端肌力 5⁻，左侧足背屈 5 级，右足背伸、趾屈 0 级，双上肢肘以下针刺觉减退，双下肢节段样针刺觉减退，四肢远端音叉觉减退，右下肢拖步，外旋外展位。四肢腱反射对称存在，右跟腱反射减低，病理反射（−）。

神经传导及皮肤交感反应结果见表 4-3-106 和表 4-3-107。

表 4-3-106　运动和感觉神经传导测定结果

运动神经	潜伏期 /ms	波幅 /mV	传导速度 /(m·s⁻¹)
右正中神经			
腕 - 拇短展肌	3.9	9.9	
肘 - 拇短展肌	8.0	8.6	58.2
左正中神经			
腕 - 拇短展肌	3.2	11.0	
肘 - 拇短展肌	7.6	10.8	54.5
右尺神经			
腕 - 小指展肌	3.2	9.1	
肘下 - 小指展肌	6.0	9.0	57.1
肘上 - 小指展肌	8.3	9.1	52.1
左尺神经			
腕 - 小指展肌	3.4	3.0（57%↓）	51.4
肘下 - 小指展肌	6.5	2.8（83%↓）	
肘上 - 小指展肌	8.8	3.0（81%↓）	52.6

F 波：正中神经出现率 90%，潜伏期 26.5ms

	潜伏期 /ms	波幅 /mV	传导速度 /(m·s⁻¹)
右胫神经			
踝 - 踇展肌		未引出肯定波形	
左胫神经			
踝 - 踇展肌	4.2	8.1	
腘窝 - 踇展肌	12.1	7.9	48.8
右腓神经			
踝 - 趾短伸肌	3.7	2.0（60%↓）	41.9
腓骨小头下 - 趾短伸肌	11.7	1.9（58%↓）	44.3
腓骨小头上 - 趾短伸肌	13.5	1.8（58%↓）	
左腓神经			
踝 - 趾短伸肌	4.4	6.1	
腓骨小头下 - 趾短伸肌	11.8	5.1	45.9
腓骨小头上 - 趾短伸肌	13.5	5.0	46.0

感觉神经	潜伏期 /ms	波幅 /μV	传导速度 /(m·s⁻¹)
右正中神经			
拇指 - 腕	2.6	8.3（88%↓）	38.5（52%↓）
中指 - 腕	3.1	4.5（84%↓）	48.4
左正中神经			
拇指 - 腕	2.6	8.3（88%↓）	46.2
中指 - 腕	3.6	7.3（74%↓）	48.3

续表

感觉神经	潜伏期 /ms	波幅 /μV	传导速度 /(m·s⁻¹)
右尺神经 小指 - 腕	2.3	7.0	47.8
左尺神经 小指 - 腕	3.2	4.3（77%↓）	42.2（27%↓）
右胫神经 踇趾 - 踝		未引出肯定波形	
左胫神经 踇趾 - 踝		未引出肯定波形	
右腓神经 踝 - 腓骨小头下		未引出肯定波形	
左腓神经 踝 - 腓骨小头下		未引出肯定波形	

表 4-3-107　皮肤交感反应结果

左腕部刺激	潜伏期 /ms	波幅 /mV
左掌心	1.38	1.67
右掌心	1.43	1.20
左足底	2.20	0.42
右足底	2.22	0.33

【EMG 结果分析】

患者神经传导测定显示：运动神经传导发现，左尺神经、右腓神经波幅下降，右胫神经未引出波形，提示多条神经运动受累，波幅下降程度较速度改变明显，提示轴索损害为著。双下肢感觉神经动作电位均未引出。右正中神经传导速度轻度减慢，左尺神经、双侧正中神经感觉动作电位波幅下降，提示多条神经感觉受累，以波幅下降为显著。神经传导测定结果提示多发性单神经病，轴索损害为著。皮肤交感反应显示正常范围内，小纤维受累不明显。

【临床诊断思路】

（1）定位诊断：患者表现为慢性逐渐进展的右下肢感觉异常，无力，逐渐累及右上肢，查体发现上下肢近远端无力，远端更重，右手无力突出，表现为非对称性。双下肢和双上肢远端深浅感觉异常，定位于上下肢周围神经损害，运动感觉均受累，右侧肢体更严重。神经传导检查的结果与临床右侧下肢周围神经损害一致，同时发现临床下的左上肢和左下肢的周围神经损害。

（2）定性诊断：青年男性，发病前没有明显诱因，逐渐出现多个周围神经运动感觉受累，神经传导提示多发单周围神经病，以轴索损害为著，病因需要从慢性代谢病，自身免疫病相关的周围神经病，特殊感染等原因排查。

（3）需要补充的检查：此患者需要筛查血糖和口服葡萄糖耐量试验、甲状腺功能、血清维生素、自身抗体筛查和特殊感染筛查。入院后完善血常规、肝肾功，红细胞沉降率，甲状腺功能均正常，空腹血糖，餐后血糖，糖化血红蛋白、血清叶酸和维生素 B_{12} 正常。血清轻链 LAM + 轻链 KAP，血清免疫固定电泳（IgA、IgG 和 IgM），狼疮抗凝物，系统性血管炎相关自身抗体谱、抗心磷脂抗体，抗 β_2 糖蛋白 I 抗体、自身抗核抗体（ANA）谱，尿免疫固定电泳均阴性。血清毒物筛查显示汞，铅，镉，砷，铊，铬未见异常。完善腰椎穿刺，脑脊液压力 190mmH$_2$O，脑脊液外观无色透明，常规细胞总数 4×10^6/L，白细胞总数 0×10^6/L，脑脊液蛋白 0.63g/L，抗神经节苷脂抗体、抗 Hu-Yo-Ri 抗体、抗酸染色均阴性。血和脑脊液抗莱姆病抗体 IgG（印迹法）：p31 阳性，p83 弱阳性。

（4）讨论：该患者病史和查体发现周围神经的运动感觉障碍，经肌电图证实为上下肢周围神经病变，右侧更重，与临床一致。慢性的周围神经病病因繁多，包括免疫，代谢，感染，中毒甚至先天遗传性周围神经病，此患者通过较全面的筛查发现血和脑脊液抗莱姆病抗体 IgG 阳性，最后确定莱姆病相关周围神经病。莱姆病性周围神经病常以多发性单神经病为特点。结合患者皮肤可出现的"游走性红斑"，蜱虫叮咬史可以考虑此疾病的诊断。

【小结和要点】

患者隐袭性起病并慢性进展，经过神经系统检查、肌电图检测和血清的多项筛查提示莱姆病性周围神经病的诊断。

该患者经过大剂量青霉素静脉滴注 3 周；口服 B 族维生素，以及康复训练，病情稳定。

最终诊断：莱姆病周围神经病。

（管宇宙）

二十七、麻风病相关周围神经病

【病例 4-3-44】

【病历摘要】

男性，39 岁，右足麻木 2 个月。

患者 2 个月前无诱因出现右足小趾麻木感，逐渐出现右足背皮肤知觉减退（冷热痛均迟钝），麻木逐渐上延到小腿外侧并伴有局部皮肤色素沉着。

既往史：无特殊。

神经系统体格检查发现：神清，语利，脑神经未见异常。双上肢肌力反射正常，感觉正常。双下肢近远端肌力 5 级，腱反射对称引出，右小腿外侧和足背见色素沉着，右小腿外侧和足背针刺觉减退，音叉觉正常，病理反射未引出。

神经传导及肌电图结果见表 4-3-108 和表 4-3-109，皮肤交感反应结果见表 4-3-110。

表 4-3-108　运动和感觉神经传导测定结果

运动神经	潜伏期 /ms	波幅 /mV	传导速度 /(m·s^{-1})
右胫神经			
踝 - 踇展肌		未引出肯定波形	
左胫神经			
踝 - 踇展肌	4.5	8.0	
腘窝 - 踇展肌	12.8	7.6	47

续表

运动神经	潜伏期 /ms	波幅 /mV	传导速度 /(m·s⁻¹)
右腓神经			
踝 - 趾短伸肌		未引出肯定波形	
腓骨小头 - 胫骨前肌	3.6	13.5	
左腓神经			
踝 - 趾短伸肌	3.4	8.5	
腓骨小头下 - 趾短伸肌	9.6	8.0	
腓骨小头上 - 趾短伸肌	11.3	8.2	48.6
腓骨小头 - 胫骨前肌	3.5	14.2	47.5

F 波：正中神经出现率 95%，潜伏期 26.3ms

感觉神经	潜伏期 /ms	波幅 /μV	传导速度 /(m·s⁻¹)
右胫神经			
踇趾 - 踝		未引出肯定波形	
左胫神经			
踇趾 - 踝	5.1	3.1（－）	37.5（－）
右腓神经			
踝 - 腓骨小头下		未引出肯定波形	
左腓神经			
踝 - 腓骨小头下	5.2	4.2（－）	54.9（－）
右腓肠神经			
踝 - 小腿中	3.6	8.7（较对侧降低）	33.3（42%↓）
左腓肠神经			
踝 - 小腿中	2.1	36	50.0

表 4-3-109　肌电图结果

肌肉	安静	MUP 时限 /ms	MUP 波幅 /μV	募集 /mV
右胫骨前肌	正锐 2+	16.5（25%↑）	727.2	混合相 3.5
右腓肠肌	纤颤 1+	—	—	—
右股四头肌	（－）	13.5（9%↑）	678	混合相 2.5
右股二头肌	（－）	—	—	—
左胫骨前肌	（－）	14.8（12%↑）	700	混合相 2.7
左腓肠肌	（－）	—	—	—

表 4-3-110　皮肤交感反应结果

左腕部刺激	潜伏期 /ms	波幅 /mV
左掌心	1.42	2.13
右掌心	1.38	2.46
左足底	2.00	0.47
右足底	1.86	0.60

【EMG 结果分析】

患者神经传导测定显示：右腓神经、右胫神经未引出 CMAP 波形，右腓肠神经感觉神经动作电位较左侧波幅明显下降，提示右下肢多条神经的受累。针电极肌电图显示腓神经和胫神经支配的肌肉神经源性损害，但近端股四头肌和股二头肌未见异常，提示周围神经病变局限在末端胫神经和腓神经而排除近端坐骨神经或腰骶丛的病变。

【临床诊断思路】

（1）定位诊断：患者表现为右足的麻木，临床查体表现为局部的感觉障碍，腱反射未见异常，提示周围神经病变，类似神经根性分布，肌电图证实周围神经病变，胫神经和腓总神经受累，感觉受累为主，轴索损害，排除了根性病变的可能。结合针电极肌电图，定位在右胫神经、腓神经损害。

（2）定性诊断：青年男性，发病前没有明显诱因，逐渐出现局部的运动感觉神经病，神经传导提示单肢的周围神经病，以轴索损害为著，病因需要从局部是否有占位、感染（包括神经莱姆、麻风、HIV 等特殊感染）、免疫（血管炎）、代谢（一般为双侧对称）等原因排查。

（3）需要补充的检查：目前患者有右下肢皮损的表现，必要时可以行皮肤和神经活检。患者遂行右足背部皮肤活检，提示麻风样（结核型）改变。患者血常规、空腹血糖和餐后 2 小时血糖正常，甲状腺功能及甲状腺相关抗体正常，血维生素 B_{12} 和叶酸正常，血清肿瘤相关抗体正常，红细胞沉降率、自身免疫抗体全套均阴性，胸部 CT，肝胆胰脾和泌尿系超声均未见异常。血清轻链、血清和尿免疫固定电泳、系统性血管炎相关自身抗体谱均阴性。

（4）讨论：该患者病史和体征提示右下肢受累为主的周围神经病，并排查了邻近的周围神经（坐骨神经）和近端（腰骶丛）病变。局部皮肤的病变需要警惕特殊感染，经皮肤活检提示结核型麻风病。

【小结和要点】

患者隐袭性起病并慢性进展，经过神经系统检查、肌电图检测和血清的多项筛查提示周围神经病。经过皮肤活检最终诊断为麻风病相关周围神经病。

该患者经过青霉素周期治疗，口服 B 族维生素，以及康复训练，2 个月后电话随访自述有所好转。

最终诊断：麻风病周围神经病。

（管宇宙）

二十八、水痘 - 带状疱疹病毒感染后神经根病

【病例 4-3-45】

【病历摘要】

男性，36 岁，右手无力 6 个月。

6 个月前出现右手无力，敲键盘、开锁或扣衣扣时笨拙，小拇指及中指无法伸直，尚可提重物，右臂抬举尚可，偶感左上肢肉跳，尚可正常工作、生活，数天之后自觉症状未再加重，无肢体麻木、疼痛，无吞咽困难、言语含糊，无行走困难，二便正常。发病前 2 周曾有右颈肩部"带状疱疹"史（图 4-3-51），治疗后皮疹消退。

神经系统体格检查：神清，言语清晰，鼻唇沟两侧对称，伸舌居中，无舌肌萎缩及舌肌颤动；双侧咽反射灵敏，悬雍垂居中。抬头曲颈、转颈力正常；右上肢近端肌力 5 级，远端肌力

4 级；左上肢、双下肢肌力 5 级；右侧大小鱼际、第一骨间肌稍萎缩。右上肢腱反射减低，左上肢、双下肢腱反射正常，四肢肌张力正常。双侧 Hoffmann 征、掌颏反射阴性，双侧腹壁反射存在，双侧 Babinski 征阴性。双侧深浅感觉对称正常，双上肢共济检查未见异常。

既往否认遗传病家族史。

神经传导及肌电图结果见表 4-3-111 和表 4-3-112。

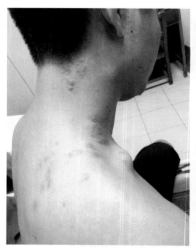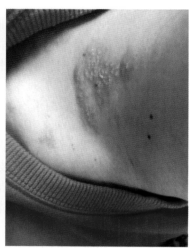

图 4-3-51　颈肩部带状疱疹

表 4-3-111　长节段运动神经传导和感觉神经传导测定结果

运动神经	潜伏期 /ms	波幅 /mV	传导速度 /(m·s⁻¹)
右正中神经			
腕 - 拇短展肌	3.5	7.6（60%↓）	
肘 - 拇短展肌	7.3	6.4	59.9
腋 - 拇短展肌	9.0	6.4	65.6
右尺神经			
腕 - 小指展肌	2.2	8.0	
肘下 - 小指展肌	4.4	7.7	60.2
肘上 - 小指展肌	6.7	7.4	53.6
腋 - 小指展肌	8.0	7.2	62.6
右胫神经			
踝 - 踇展肌	3.3	60.2	
腘窝 - 踇展肌	10.3	45.4	53.7
右腓总神经			
踝 - 趾短伸肌	3.3	13.7	
腓骨小头下 - 趾短伸肌	9.3	11.6	51.5
腓骨小头上 - 趾短伸肌	10.5	11.5	59.1

F 波：右正中神经出现率 100%，潜伏期 27.1ms，传导速度 65.5m·s⁻¹

右尺神经出现率 100%，潜伏期 26.5ms，传导速度 68.3m·s⁻¹

续表

感觉神经	潜伏期 /ms	波幅 /μV	传导速度 /(m·s⁻¹)
右正中神经			
拇指 - 腕	1.8	66.3	62.9
右尺神经			
小指 - 腕	1.9	25.9	69.1
右腓浅神经			
踝 - 小腿外侧	1.3	47.4	67.2
右腓肠神经			
外踝 - 小腿中	2.1	37.3	61.9

表 4-3-112　肌电图结果

肌肉	安静	MUP 时限 /ms	MUP 波幅 /μV	多相波 /%	募集 /mV
右小指展肌	正锐 2+	15.3(46%↑)	1 120	0	单纯相 4.0
右拇短展肌	正锐 2+ 纤颤 1+	15.4(56%↑)	1 001	0	单纯相 6.0
右肱二头肌	(−)	11.3(2%↓)	392	15	干扰相 3.0
左小指展肌	(−)	11.3(11%↑)	958	0	干扰相 4.0
左拇短展肌	(−)	11.2(13%↑)	528	0	干扰相 3.0
右胸锁乳突肌	(−)	10.4(11%↑)	471	0	干扰相 3.0
右脊旁肌 T_{10}	(−)	—	—	—	—
右脊旁肌 T_{10}	(−)	—	—	—	—
右股四头肌	(−)	12.4(2%↑)	1 290	0	干扰相 4.0
右胫骨前肌	(−)	13.0(1%↑)	557	0	干扰相 3.0

【EMG 结果分析】

患者运动神经传导测定见右正中神经 CMAP 波幅降低，右尺神经 CMAP 波幅正常低限，远端潜伏期和 MNCV 均未见异常，右正中神经和尺神经 F 波正常，感觉神经传导测定上下肢神经均未见异常，提示脊髓前角细胞、前根或运动神经轴索损害。针电极肌电图仅见右小指展肌和右拇短展肌纤颤电位和正锐波，MUP 时限明显增宽、波幅明显升高，大力收缩募集减少，余所检肌肉未见明显异常，提示右 C_8～T_1 脊髓前角或神经根损害。

【临床诊断思路】

（1）定位诊断：患者临床表现为右手肌肉无力、萎缩，感觉系统未见异常，提示纯运动系统受累，肌电图提示右小指展肌和右拇短展肌神经源性损害，病变可以定位在右 C_8～T_1 脊髓前角或神经根损害。

（2）定性诊断：患者临床亚急性起病，纯运动系统受累，临床表现为右手无力萎缩，伴肉跳，EMG 提示右 C_8～T_1 脊髓前角或神经根损害，结合发病前 2 周右颈肩部带状疱疹病史，起病较快，数天达高峰，发病后症状无明显进展，考虑带状疱疹感染相关颈神经根炎的可能性大,包括两种情况,一种是感染后介导的免疫反应,类似局灶性 GBS,另一种是疱疹病毒直接感染导致神经损害。该患者无力症状在疱疹发生后 2 周出现,并且感觉受累并不明显,皮疹受累节段分布以 C_5 为主,和运动受累的节段不一致,因此直接感染的可能性较小。鉴别诊断方面需要注意排除颈椎病导致颈神经根损伤,可行颈椎 MRI 进一步排除。另外尚需要排除结缔组织病相关周围神经病。患者右上肢无力起病急,之后较快稳定,不符合肿瘤转移压迫过程。

（3）需要补充的检查:血抗核抗体（ANA）及抗可溶性抗原抗体（ENA）谱未见异常。

（4）讨论:患者临床表现为亚急性起病的右手无力萎缩,有肌肉束颤,无感觉系统和上运动神经元损害的症状和体征,EMG 提示右 $C_8 \sim T_1$ 脊髓前角或神经根损害,结合发病前 1 个月右颈肩部带状疱疹病史,考虑水痘-带状疱疹病毒感染相关颈神经根炎的可能性大。进一步的检查排除了颈椎病。通过营养神经治疗及随诊病情有所改善,因此诊断水痘-带状疱疹病毒感染相关颈神经根炎,感染后免疫介导相关可能性大。

带状疱疹是由于潜伏于在神经节的水痘-带状疱疹病毒再激活引起的。水痘-带状疱疹病毒感染人后由于病毒的亲神经性,可长期潜伏于脊神经节的神经元内,当患者抵抗力低下时,如劳累、感冒、感染等,病毒可重新生长繁殖,并沿着周围神经传播,引起急性神经炎。脊神经根炎在受累的神经根分布区域内,往往出现不同程度的下运动神经元损害的表现,如肌肉无力、萎缩,腱反射减低或消失等,此时往往伴有严重的感觉受累。

后续诊疗:患者口服甲钴胺,复合 B 族维生素,治疗 3 个月后自觉左手活动稍改善,复查肌电图与前大致相仿,加强康复锻炼,门诊随诊。

【小结和要点】

该患者临床表现为右手无力、萎缩,EMG 神经源性损害局限于右 $C_8 \sim T_1$ 水平。该患者发病前 2 周右颈肩部带状疱疹病史为诊断的重要线索,临床医生在诊断周围神经病变的患者时,应注意进行详细的病史采集。

最终诊断:水痘-带状疱疹感染后神经根病。

（邹漳钰）

第四节 神经肌肉接头疾病、肌病及其他

一、重症肌无力

【病例 4-4-1】眼肌型重症肌无力

【病历摘要】

女性,24 岁,间断双眼睑下垂 10 年。

10 年前开始出现右眼睑下垂,疲劳现象,数周后好转,但左侧眼睑又出现下垂,当地口服溴吡斯的明有效,以后间断服用可好转。1 年后口服效果欠佳,并出现双侧眼睑下垂,一直未正规就诊。

既往病史、个人史和家族史无特殊,自幼发育正常,可以正常参加学校的体育活动。

神经系统体格检查发现:神清,语利,双眼睑下垂,左侧著,双眼睑疲劳试验（+）,双眼球各方向活动不受限,余脑神经未见异常。四肢肌力 5 级,腱反射对称。四肢深浅感觉对

称存在。病理反射未引出。

患者重复神经电刺激结果见表 4-4-1，RNS 波形见图 4-4-1。

表 4-4-1　RNS 结果

部位	频率 /Hz	第 4 波较第 1 波波幅递减百分比	第 100 波较第 1 波波幅递增百分比
面神经 - 眼轮匝肌	3	−5%	—
副神经 - 斜方肌	3	−1%	—
尺神经 - 小指展肌	3	0%	—
尺神经 - 小指展肌	20	—	3%
尺神经 - 小指展肌	50	—	−7%

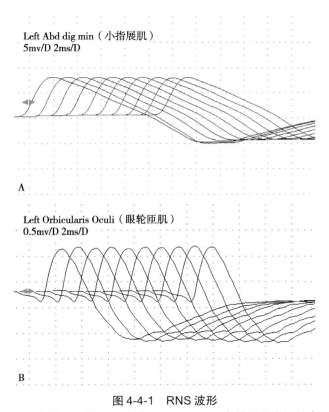

Left Abd dig min（小指展肌）
5mv/D 2ms/D

A

Left Orbicularis Oculi（眼轮匝肌）
0.5mv/D 2ms/D

B

图 4-4-1　RNS 波形
A. 副神经 RNS 图；B. 面神经 RNS 图。两条神经均未见异常。

【EMG 结果分析】

患者重复神经电刺激显示，面神经、副神经、尺神经低频刺激均无波幅递减，提示在这些部位神经肌肉接头尚未累及。要注意的是，面神经检测的是眼轮匝肌，而眼睑下垂和复视受累的通常是眼外肌，因此眼肌型病例 RNS 的阳性率并不高。

【临床诊断思路】

（1）定位诊断：患者临床表现为双侧眼睑下垂，伴有明显疲劳现象，眼动自如，无锥体束受累提示眼外肌受累,而非动眼神经或脑干病变,患者疲劳试验阳性,提示神经肌肉接头后膜病变。

(2)定性诊断:年轻女性,慢性起病,眼外肌肌肉受累,发病初期有易疲劳现象和波动性,口服溴吡斯的明有效。神经系统检查未发现明确周围神经病和肌病表现,结合 RNS 结果首先诊断考虑眼肌型重症肌无力,根据 Osserman 分型和美国重症肌无力基金会(Myasthenia Gravis Foundation of America,MGFA)提出的分型方式均为 I 型。眼肌型重症肌无力因只影响眼外肌,因此超过 70% 的眼肌型 RNS 为阴性。阳性可以支持诊断,但阴性结果不能排除诊断。

(3)需要补充的检查:考虑重症肌无力的诊断需要做新斯的明试验,阳性则支持诊断,如结果阴性要注意除外操作不规范,或仔细排除其他可能的神经肌肉疾病。此病例新斯的明试验阳性。除此之外,抗乙酰胆碱受体抗体(acetylcholine receptor antibody,AchR-ab)和抗肌肉酪氨酸激酶(muscle-specific kinase,MuSK)抗体也是诊断重症肌无力的重要检查,并可以进行分类。此病例抗乙酰胆碱受体抗体 2.68nmol/L(正常 <0.4nmol/L),抗 MuSK 抗体 0nmol/L(正常 <0.4nmol/L)。但在无条件进行抗体检测的医疗中心,新斯的明试验阳性和 RNS 阳性也可以支持诊断重症肌无力。另外,为了除外眼外肌起病的肌病,可进行肌酶谱检查和针电极肌电图检查。此患者血常规,肝肾功能,甲状腺功能正常,胸腺 CT 显示胸腺增生,红细胞沉降率及血自身抗体筛查显示正常。

(4)讨论:该患者的病史和体征中没有周围神经病的感觉异常和腱反射减低,不符合周围神经病的特点;病程初期,眼外肌的异常很快扩展到双眼,并不伴有其他眼外肌异常,这一点和脑干局部病变造成眼外肌异常不同;患者上视疲劳试验阳性,不符合肌病的特点。抗 AchR-ab 阳性,而抗 MuSK 抗体阴性,支持此患者为抗乙酰胆碱受体抗体阳性重症肌无力。

该患者病史长,疾病初期口服溴吡斯的明后症状减轻,目前口服溴吡斯的明效果欠佳,考虑与病程长胆碱酯酶抑制药的疗效减弱有关,建议患者加用泼尼松 60mg 口服,每天一次,治疗 1 个月后症状基本消失,以后在门诊随访中逐渐激素减量,病情未反复。

【小结和要点】

对于临床表现为一侧眼睑下垂的患者,自行好转后又出现另一侧眼睑下垂,有明显疲劳现象或波动性,其诊断为重症肌无力的把握度较大,而极少见于其他疾病。病史和体格检查对于眼肌型重症肌无力患者的诊断最为关键。新斯的明试验、RNS 检测和抗 AchR-ab 的测定等有助于眼肌型重症肌无力的诊断,但阳性率不高。

最终诊断:眼肌型重症肌无力。

(管宇宙)

【病例 4-4-2】全身型重症肌无力

【病历摘要】

女性,28 岁,双眼睑下垂 6 个月,吞咽困难 3 个月,四肢易疲劳 1 个月。

6 个月前患者出现左眼睑下垂,很快累及右眼,伴有间断复视,休息后减轻,劳累后加重,晨轻暮重,未诊治。3 个月前出现间断吞咽困难,吃饭变慢,有时饮水呛咳。近 1 个月出现走路或劳累后上下肢力弱和疲劳,影响工作,遂就诊。

既往病史、个人史和家族史无特殊,自幼发育正常,可以正常参加学校的体育活动。

神经系统体格检查发现：神清，语利，双眼睑下垂，左侧著，双眼睑疲劳试验（+），双眼球各方向活动不受限，未见复视，闭目鼓腮力量可，咽部活动度正常。四肢近远端未见肌肉萎缩，双上肢近端肌力 5 级，疲劳试验（+），抬举 1 分钟后下落。双下肢近远端肌力 5 级，蹲起 10 次后劳累。四肢腱反射对称引出，病理反射未引出。面部及四肢深浅感觉正常，脑膜刺激征（-）。

患者 RNS 结果见表 4-4-2；RNS 波形见图 4-4-2。

表 4-4-2　RNS 结果

部位	频率 /Hz	第 4 较第 1 波波幅递减百分比	第 100 波较 1 波波幅递增百分比
面神经 - 眼轮匝肌	3	−30%	—
副神经 - 斜方肌	3	−23.7%	—
尺神经 - 小指展肌	3	−5%	—
尺神经 - 小指展肌	20	—	10%

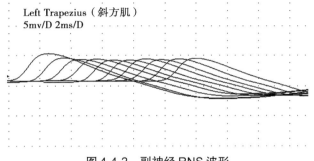

Left Trapezius（斜方肌）
5mv/D 2ms/D

图 4-4-2　副神经 RNS 波形
可见低频刺激波幅递减现象。

【EMG 结果分析】

患者重复神经电刺激显示，面神经低频刺激波幅递减最明显为 30%，肢体近端副神经低频刺激递减 23.7%，肢体远端尺神经低频未达到阳性结果（5%），提示低频递减阳性，符合神经肌肉接头病变的特点。面神经和副神经低频刺激波幅递减的阳性率最高，尺神经的阳性率低，本例符合一般重症肌无力的电生理特点。

【临床诊断思路】

（1）定位诊断：患者临床表现为从一个肌群到另一个肌群的无力，伴有疲劳现象，结合查体发现，累及眼外肌群，球部肌群和上下肢肌群，疲劳现象阳性，腱反射对称引出，病理反射（-），定位于下运动神经系统。腱反射正常，可以除外运动神经病变。有明确的疲劳现象，且爆发力正常，定位于神经肌肉接头后膜或肌肉，结合 RNS 的结果，考虑定位于神经肌肉接头处的突触后膜。

（2）定性诊断：年轻女性，慢性起病，眼外肌和肢体的肌肉均受累，有明确的易疲劳现象和波动性。神经系统检查未发现明确周围神经病和肌病表现，结合 RNS 结果首先诊断考虑重症肌无力，全身型，Osserman 分型为 Ⅱb 型，MGFA 分型也是 Ⅱb 型。

（3）需要补充的检查：考虑重症肌无力的诊断需要做新斯的明试验，阳性则支持诊断，如结果阴性要注意除外操作不规范,或仔细排除其他可能的神经肌肉疾病。此病例新斯的明试验阳性。除此外,抗乙酰胆碱受体抗体(AchR-ab)和抗肌肉酪氨酸激酶抗体(抗 MuSK 抗体)也是诊断重症肌无力的重要检查,也可以进行分类。此病例抗 AchR-ab 32.3nmol/L (正常＜0.4nmol/L),抗 MuSK 0nmol/L 抗体(正常＜0.4nmol/L)。但在无条件进行抗体检测的医疗中心,新斯的明试验阳性和 RNS 阳性也可以支持诊断重症肌无力。另外,为了除外肌病,可进行肌酶谱检查和针电极肌电图检查。如果出现肌源性损害,并不一定支持是肌肉的本身病变,神经肌肉接头的阻滞也会出现肌肉类似"肌源性"损害的表现。但肌病是不会出现新斯的明试验阳性和抗 AchR-ab 阳性的结果。此患者血常规,肝肾功,甲状腺功能正常,胸腺 CT 显示胸腺增生,红细胞沉降率及血自身抗体筛查显示正常。

(4)讨论:该患者的病例和查体中没有周围神经病的感觉异常和腱反射减低,不符合周围神经病的特点;病程初期眼外肌的异常很快扩展到双眼,并不伴有其他眼外肌异常,这一点和脑干局部病变造成眼外肌异常不同;随着病程进展扩展到球部肌肉和四肢肌肉,符合重症肌无力的病程特点;虽然有肌肉近端的无力,但没有肌痛,爆发力正常而疲劳现象阳性,这些不符合肌病的特点。抗 AchR-ab 阳性,而抗 MuSK 抗体阴性,此患者为抗 AchR-ab 阳性重症肌无力。

该患者口服溴吡斯的明后症状减轻 50%,加用泼尼松治疗 1 个月后症状基本消失,以后在门诊随访中逐渐激素减量,病情未反复。

【小结和要点】

患者隐袭起病亚急性进展,经过神经系统检查、新斯的明试验、RNS 检测和抗 AchR-ab 的测定等支持重症肌无力的诊断。

最终诊断:全身型重症肌无力。

(管宇宙)

【病例 4-4-3】MuSK 抗体相关重症肌无力

【病历摘要】

女性,33 岁,复视,构音不清吞咽困难 10 年,双上肢无力 1 年。

10 年前,患者劳累后出现复视,间断出现,劳累后加重,休息后减轻。3 个月后出现劳累后说话声音嘶哑,构音不清,休息后可好转,时轻时重。9 年前诊断"重症肌无力",服用溴吡斯的明可有轻微好转,同年行胸腺切除术,病理为胸腺增生。症状仍间断出现,可勉强维持正常生活和半天工作。

既往病史、个人史和家族史无特殊,自幼发育正常,可以正常参加学校的体育活动。

神经系统体格检查发现:神清,构音欠清,双眼睑无下垂,左侧和右侧注视时可见复视。皱眉力量差,闭目不紧。软腭活动正常。双上肢近端肌力 4 级,远端 5 级,四肢腱反射对称引出,病理反射未引出。感觉系统正常,脑膜刺激征(-)。

患者 RNS 结果见表 4-4-3。

【EMG 结果分析】

重复神经电刺激显示,面神经低频刺激波幅递减最明显,为 34%,肢体近端副神经低频刺激递减 24%,肢体远端尺神经低频无异常(-8%),提示低频刺激递减阳性,符合神经肌肉接头病变的特点。

表 4-4-3　RNS 结果

部位	频率 /Hz	第 4 较第 1 波波幅递减百分比	第 100 波较 1 波波幅递增百分比
面神经 - 眼轮匝肌	3	−34%	—
副神经 - 斜方肌	3	−24%	—
尺神经 - 小指展肌	3	−8%	—
尺神经 - 小指展肌	20	—	3%
尺神经 - 小指展肌	50	—	11%

【临床诊断思路】

（1）定位诊断：患者临床表现为从一个肌群到另一个肌群的无力，伴有疲劳现象，结合体征眼外肌群，球部肌群和上下肢肌群受累，疲劳现象阳性，腱反射对称引出，病理反射（−），定位于下运动神经系统。近端肌肉力弱和疲劳现象，重频波幅递减和肌源性损害，定位于神经肌肉接头或肌肉，而新斯的明试验弱阳性的表现难以鉴别神经肌肉接头和肌肉。

（2）定性诊断：年轻女性，慢性起病，眼外肌，球部肌肉和肢体的肌肉均受累，有波动性。神经系统检查和电生理检查结果支持神经肌肉接头或肌肉，首先考虑重症肌无力，Ⅱb型，但此患者的特点是新斯的明试验弱阳性，球部受累突出，要想到特殊的类型。此患者在发病 10 年后就诊，当时无法检测抗 MuSK 抗体，血清储存保留，4 年后放免法检测抗 MuSK 抗体阳性，由此确诊为 MuSK 抗体相关 MG。

（3）需要补充的检查：此病例需要仔细排除其他可能的神经肌肉疾病，尤其是先天的肌病或先天性肌无力综合征。此病例进行肌酶谱检查未见异常。患者未同意肌肉活检。血全外显子检测先天性肌病和先天性肌无力的筛查未检出致病基因。患者血常规，肝肾功，血脂正常，甲状腺功能及甲状腺相关抗体正常，血维生素 B_{12} 和叶酸水平正常，血清肿瘤相关抗体正常，红细胞沉降率，血抗 O 抗体，自身免疫抗体全套均阴性，胸部 CT 未见异常，肝胆胰脾和泌尿系超声均未见异常。

（4）讨论：该患者的病史和查体中没有周围神经病的感觉异常和腱反射减低，不符合周围神经病的特点；病程初期表现为眼肌麻痹复视，随着病程进展扩展到球部肌肉和四肢肌肉，符合重症肌无力的病程特点；虽然有肌肉近端的无力，但没有肌痛，爆发力正常而疲劳现象阳性，这些不符合肌病的特点。患者抗 AchR-ab 阴性，抗 MuSK 抗体阳性，提示抗 MuSK 抗体阳性重症肌无力。抗 MuSK 抗体阳性重症肌无力由于早期的球部症状和对溴吡斯的明的低阳性结果，容易诊断为肌病或先天性肌病，需要做全面的筛查和对抗体的检测。

【小结和要点】

患者隐袭起病亚急性进展，经过神经系统检查、新斯的明试验、RNS 检测和抗 MuSK 抗体阳性等支持重症肌无力的诊断。

该患者口服溴吡斯的明后症状减轻 50% 以上，加用泼尼松治疗 1 个月后症状明显改善。在门诊随访中逐渐激素减量，激素减量至 15mg 时病情复发，加用他克莫司 3mg/d 观察 2 个月后病情恢复，遗留说话久后（半小时）构音欠清。

最终诊断：MuSK 抗体相关重症肌无力。

（管宇宙）

二、Lambert-Eaton 肌无力综合征

【病例 4-4-4】

【病历摘要】

男性,70 岁,四肢无力 1 年。

1 年前(2014 年 5 月)患者无明显诱因觉双下肢沉重无力感,行走变慢,渐出现上楼费力需扶持。6 个月前无力逐渐加重,行走无力不稳需拄拐或扶持,仅可室内活动,并出现饮水呛咳,说话声音低和含糊情况,精神欠佳。

既往病史、个人史和家族史:高血压史 10 余年控制尚可,糖尿病 10 余年控制尚可。

神经系统体格检查发现:神清,言语轻度含糊,对答切题,闭目鼓腮力量可,咽部活动度正常,余脑神经未见异常。四肢近远端未见肌肉萎缩,双上肢近端肌力 5⁻ 级,双手握力略减退。双下肢近远端肌力 4 级,远端 5 级。双上肢腱反射减低,双下肢腱反射未引出,病理反射未引出。面部及四肢深浅感觉正常,脑膜刺激征(−)。

神经传导及肌电图结果见表 4-4-4 和表 4-4-5,RNS 结果见表 4-4-6;RNS 波形见图 4-4-3。

表 4-4-4　运动和感觉神经传导测定结果

运动神经	潜伏期 /ms	波幅 /mV	传导速度 /(m·s⁻¹)
右正中神经			
腕 - 拇短展肌	3.4	1.1(93%↓)	
肘 - 拇短展肌	8.0	1.0(92%↓)	52
左正中神经			
腕 - 拇短展肌	3.4	1.1(93%↓)	
肘 - 拇短展肌	8.1	1.2(91%↓)	51
右尺神经			
腕 - 小指展肌	3.0	0.2(99%↓)	
肘下 - 小指展肌	6.2	0.2(99%↓)	53
肘上 - 小指展肌	8.1	0.3(97%↓)	58
左尺神经			
腕 - 小指展肌	2.4	0.1(99%↓)	
肘下 - 小指展肌	5.6	0.2(98%↓)	53
肘上 - 小指展肌	7.8	0.3(97%↓)	51
右胫神经			
踝 - 跗展肌	4.2	2.7(79%↓)	
腘窝 - 跗展肌	11.7	2.5(80%↓)	51
左胫神经			
踝 - 跗展肌	5.0	4.3	
腘窝 - 跗展肌	12.9	4.0	48
右腓神经			
踝 - 趾短伸肌	4.0	1.1(81%↓)	
腓骨小头下 - 趾短伸肌	11.0	1.0(78%↓)	44
腓骨小头上 - 趾短伸肌	12.7	1.0(77%↓)	46
腓骨小头 - 胫骨前肌	3.2	4.2(61%↓)	

运动神经	潜伏期 /ms	波幅 /mV	传导速度 /(m·s⁻¹)
左腓神经			
踝 - 趾短伸肌	4.0	2.0（65%↓）	
腓骨小头下 - 趾短伸肌	10.7	1.5（67%↓）	47
腓骨小头上 - 趾短伸肌	12.4	1.3（70%↓）	48
腓骨小头 - 胫骨前肌	3.1	3.7（66%↓）	

F 波：正中神经未引出

感觉神经	潜伏期 /ms	波幅 /μV	传导速度 /(m·s⁻¹)
右正中神经			
拇指 - 腕	1.9	17.5	54.1
中指 - 腕	2.8	10.9	52.0
左尺神经			
小指 - 腕	2.3	9.8	53.3
右胫神经			
踇趾 - 踝	5.5	1.1	37.1
左胫神经			
踇趾 - 踝	5.4	0.7	35.4
右腓神经			
踝 - 腓骨小头下	6.1	2.3	47.1
左腓神经			
踝 - 腓骨小头下	6.0	2.3	48.7

表 4-4-5　肌电图结果

肌肉	安静	MUP 时限 /ms	MUP 波幅 /μV	多相波 /%	募集 /mV
左伸指总肌	（－）	11.6（7%↓）	415	7.7	干扰相 3.9
左胫骨前肌	（－）	14.4（1%↓）	463	18.2	混合相 2.6

表 4-4-6　RNS 结果

部位	频率 /Hz	第 4 较第 1 波波幅递减百分比	第 100 波较 1 波波幅递增百分比
面神经 - 眼轮匝肌	3	－5%	－
副神经 - 斜方肌	3	－15%	－
尺神经 - 小指展肌	3	－20%	－
尺神经 - 小指展肌	20	－	125%
尺神经 - 小指展肌	50	－	270%

【EMG 结果分析】

　　患者运动神经波幅均显著减低，而潜伏期和传导速度正常，提示运动轴索损伤，但波幅下降和肌力不成比例，且针电极肌电图未见异常自发电位和 MUP 的异常，这和常见的运动

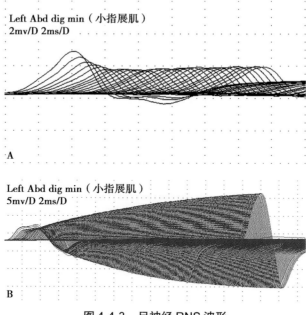

Left Abd dig min（小指展肌）
2mv/D 2ms/D

A

Left Abd dig min（小指展肌）
5mv/D 2ms/D

B

图 4-4-3 尺神经 RNS 波形
A. 低频刺激，可见波幅递减；B. 高频刺激，可见低频刺激
波幅递减和高频刺激波幅递增现象。

轴索损伤性周围神经病不符合。在运动波幅减低与肌力不匹配时，要考虑运动轴索突触前膜乙酰胆碱释放障碍性疾病，应进行高频电刺激或短时运动诱发试验。短时运动诱发（小指展肌最强用力 10～15s 后做运动神经传导检查，CMAP 波幅升高一倍以上为阳性）可替代高频刺激。患者重复电刺激显示低频递减和高频递增的现象，符合突触前膜病变特征。

【临床诊断思路】

（1）定位诊断：患者临床表现为从一个肌群到另一个肌群的无力，结合查体，累及球部肌群和上下肢肌群，疲劳现象阳性，腱反射未引出，病理反射（-），定位于下运动神经系统，腱反射减低至未引出，提示运动轴索的病变，而无力以近端突出，也应考虑神经肌肉接头突触前膜或肌肉病变的可能性。该患者的定位需要除外运动轴索病变，神经肌肉接头病变和肌肉病变。针电极肌电图未见异常，提示非周围神经的运动轴索病变，重复神经刺激显示低频递减和高频递增，提示突触前膜病变。

（2）定性诊断：老年男性，慢性起病，面部肌肉和肢体的肌肉均受累，神经系统检查未发现明确周围神经病和肌病表现，结合 RNS 结果除外了肌病，诊断考虑 Lambert-Eaton 肌无力综合征。Lambert-Eaton 肌无力综合征的诊断标准可遵循以下：①肌肉的易疲劳和波动性无力；②近端肌肉无力；③腱反射减低或消失；④存在自主神经功能紊乱，运动后肌力腱反射改善；⑤经临床或实验室及电生理检查除外其他原因的近端肌肉无力，符合以上表现后，高频 CMAP 波幅增高≥100% 可诊断。由于此病与肿瘤和免疫有密切因果关系，需要全面检查除外肿瘤和自身免疫病。

（3）需要补充的检查：应进行血常规、肝肾功能、甲状腺功能等常规检查，胸腹盆 CT 除外肿瘤病灶，血清肿瘤标记物检测，有实验室条件的地区可以检测血清电压门控钙离子通道（voltage-gated calcium channels，VGCC）抗体。此患者血常规、肝肾功能、血脂正常，甲状腺功能及甲状腺相关抗体正常，血维生素 B_{12} 和叶酸水平正常，血清肿瘤相关抗体正常，红细胞沉降率、自身免疫抗体均阴性，胸部 CT、肝胆胰脾和泌尿系超声均未见异常，PET/CT 未发现异常病灶。

（4）讨论：该患者的病史和体征提示运动系统的受累，近端肌肉无力，但远端肌力仍有 5 级，运动神经传导测定结果显示 CMAP 波幅极低的现象与肌无力程度不平行，不符合肌病或运动神经病变的特点。加做 RNS 检查尤其是高频刺激 RNS 检查，具有重要的意义。目前 RNS 检测时，对于无法耐受的患者，可采用短时运动诱发试验替代高频 RNS。

该患者给予丙种球蛋白和泼尼松治疗 1 个月后症状明显好转，以后在门诊随访中逐渐激素减量，病情未明显加重。目前尚未查到肿瘤的证据，患者仍在随诊中。

【小结和要点】

老年男性，隐袭起病，亚急性进展，经过神经系统检查、RNS 检测提示 Lambert-Eaton 肌无力综合征的诊断。该患者经电生理诊断 Lambert-Eaton 肌无力综合征，复查其运动后的腱反射恢复，询问和检查其自主神经系统症状，发现患者有站立时血压降低、口干、尿不尽、胃肠道功能紊乱的表现。1 年后实验室血清检测抗 VGCC 抗体为阳性。

最终诊断：Lambert-Eaton 肌无力综合征。

（管宇宙）

三、肉毒毒素中毒

【病例 4-4-5】

【病历摘要】

患者，女性，38 岁，四肢乏力 2 周。

2 周前在美容院注射"瘦腿针"后出现面部无力感，双眼皮沉重，随后出现咀嚼费力感，2 日后感四肢乏力，上肢开始蔓延至下肢，精神差，易疲劳。近几日卧床休息，随后就诊。

既往病史、个人史和家族史无特殊，询问病史后得知 2 周前曾在美容院注射"瘦腿针"。

神经系统体格检查发现：神清，语利，双眼睑无下垂，上视疲劳试验（+），鼓腮咀嚼力量正常。四肢近远端未见肌肉萎缩，双上肢近端肌力 4 级，远端 5 级，疲劳试验（+），抬举 1 分钟后下落。双下肢近端肌力 4 级，远端 5 级。四肢腱反射对称减低，病理反射未引出。面部及四肢深浅感觉正常，脑膜刺激征（−）。

神经传导及肌电图结果见表 4-4-7 和表 4-4-8，RNS、皮肤交感反应结果见表 4-4-9、表 4-4-10。

【EMG 结果分析】

上下肢运动和感觉神经传导测定波幅和速度正常。重复神经电刺激显示，副神经低频刺激波幅下降 13%，达到波幅递减标准；尺神经高频刺激 50Hz 虽有递增，但只有 34%，未达到高频递增阳性的判断标准。针电极肌电图显示上下肢近端三角肌和远端胫骨前肌均有时限缩短的 MUP，提示肌源性损害，但无自发电位。由此电生理结果分析，不符合运动神经病变，支持神经肌肉接头病变，但仅靠目前肌电图和 RNS 结果，尚无法判断究竟是前膜病变，还是后膜病变。

表 4-4-7　运动和感觉神经传导测定结果

运动神经	潜伏期 /ms	波幅 /mV	传导速度 /(m·s⁻¹)
左正中神经			
腕 - 拇短展肌	2.6	8.3	
肘 - 拇短展肌	5.6	7.7	55.7
左尺神经			
腕 - 小指展肌	2.0	11.6	
肘下 - 小指展肌	6.0	10.7	57.2
肘上 - 小指展肌	8.9	10.5	55.0
右胫神经			
踝 - 踇展肌	3.0	21.6	
腘窝 - 踇展肌	10.4	18.4	53.0
左胫神经			
踝 - 踇展肌	3.5	26.1	
腘窝 - 踇展肌	10.9	19.6	54.1
右腓神经			
踝 - 趾短伸肌	3.0	3.7	
腓骨小头下 - 趾短伸肌	8.5	3.2	48.8
腓骨小头上 - 趾短伸肌	11.4	3.0	48.0
腓骨小头 - 胫骨前肌	3.0	6.9	
左腓神经			
踝 - 趾短伸肌	2.8	3.5	
腓骨小头下 - 趾短伸肌	8.9	3.4	50.2
腓骨小头上 - 趾短伸肌	12.4	3.1	49.8
腓骨小头 - 胫骨前肌	3.0	7.1	

F 波：正中神经出现率 100%，潜伏期 22.8ms，传导速度 68.6m·s⁻¹

　　胫神经出现率 100%，潜伏期 46.1ms

感觉神经	潜伏期 /ms	波幅 /μV	传导速度 /(m·s⁻¹)
左正中神经			
拇指 - 腕	1.5	65	66.7
中指 - 腕	2.0	35	65.7
左尺神经			
小指 - 腕	1.5	51	64.2
右胫神经			
踇趾 - 踝	3.2	2.9	53.5
左胫神经			
踇趾 - 踝	2.8	3.8	59.3
右腓神经			
踝 - 腓骨小头下	4.7	3.0	58.4
左腓神经			
踝 - 腓骨小头下	5.0	4.5	55.6

表 4-4-8　肌电图结果

肌肉	安静	MUP 时限 /ms	MUP 波幅 /μV	多相波 /%	募集 /mV
右三角肌	正锐 1+	8.7（24%↓）	442	26%	混合相 2.1
右胫骨前肌	（一）	10.1（23%↓）	638	50%	混合相 2.6

表 4-4-9　RNS 结果

部位	频率 /Hz	第 4 较第 1 波波幅递减百分比	第 100 波较 1 波波幅递增百分比
面神经 - 眼轮匝肌	3	0%	—
副神经 - 斜方肌	3	−13%	—
尺神经 - 小指展肌	3	3%	—
尺神经 - 小指展肌	20	—	13%
尺神经 - 小指展肌	50	—	34%

表 4-4-10　皮肤交感反应结果

左腕部刺激	潜伏期 /ms	波幅 /mV
左掌心	1 226	2.2
右掌心	1 241	1.7
左足底	2 093	1.6
右足底	2 065	1.5

【临床诊断思路】

（1）定位诊断：患者急性起病，从面部到球部，四肢的无力，查体表现为四肢的无力和疲劳现象，腱反射减低，定位于下运动神经元，结合疲劳现象，考虑神经肌肉接头，患者有腱反射减低，首先要考虑神经肌肉接头前膜可能。针电极肌电图发现缩小的运动单位，而无异常自发电位，可以见于接头病变，但还需要除外肌肉病变。电生理检查发现低频递减符合神经肌肉接头病变。

（2）定性诊断：年轻女性，急性起病，既往正常，发病前有肉毒毒素注射史，眼外肌和肢体的肌肉均受累，有明确的易疲劳现象。神经系统检查发现神经肌肉接头或肌肉受累表现，结合 RNS 结果首先诊断考虑肉毒毒素中毒，病变累及突触前膜。在肌电图中的肌源性损害，基于神经肌肉接头传递障碍，考虑导致假阳性的肌源性损害。

（3）需要补充的检查：考虑肉毒毒素的诊断需要做血清肉毒毒素抗体检测，但距离注射已 2 周，可能呈阴性结果。另外，其他感染或免疫导致的神经肌肉接头病变不能完全除外，可以注意筛查全身内科情况。新斯的明试验部分阳性也支持神经肌肉接头病变。另外，为了除外肌病，可进行肌酶谱检查，但要注意的是，如果患者出现肌源性损害，并不一定支持是肌肉的本身病变，神经肌肉接头的阻滞也会出现肌肉类似"肌源性"损害的表现。但肌病是不会出现新斯的明试验阳性和抗 AchR-ab 阳性的结果。患者血常规，肝肾功能，血脂正常，甲状腺功能及甲状腺相关抗体正常，肌酸激酶正常，血维生素 B_{12} 和叶酸水平正常，血清肿瘤相关抗体（CA 系列，PSA）正常，红细胞沉降率、自身免疫抗体均阴性，胸部 CT，肝胆胰脾和泌尿系超声均未见异常。抗乙酰胆碱受体抗体 0.00nmol/L（＜0.04nmol/L）。

（4）讨论：该患者的病例和查体中没有周围神经病的感觉异常和腱反射减低，不符合周围神经病的特点；病程初期眼外肌的异常很快扩展到双眼，并不伴有其他眼外肌异常，这一点和脑干局部病变造成眼外肌异常不同；随着病程进展扩展到球部肌肉和四肢肌肉，符合神经肌肉接头病和肌病的病程特点；虽然有肌肉近端的无力，但没有肌痛，爆发力正常而疲劳现象阳性，这些不符合肌病的特点。患者有明确的肉毒毒素注射史，急性发病，提示因果相关性，患者经对症和支持治疗后，2 周后复查 RNS 未见递减或递增现象，针电极肌电图结果未见异常，提示神经肌肉接头传递有所恢复。

该患者主要给予支持治疗，症状未再进展，出院后症状仍逐步好转，2 个月后生活基本可自理。

【小结和要点】

患者急性起病，临床有明显肢体无力和易疲劳现象，有"瘦腿针"注射史，神经系统检查和 RNS 检测等支持肉毒毒素中毒的诊断。病史追问对于疾病的诊断至关重要，肉毒毒素注射后可由局部扩散至远隔部位。

最终诊断：肉毒毒素中毒。

（管宇宙）

四、先天性肌无力综合征

【病例 4-4-6】

【病历摘要】

女性，15 岁，双眼睑下垂伴四肢易乏力 15 年，双眼球活动受限伴有构音欠清 2 年。

出生时即发现双眼睑下垂，睁眼费力，哭声小、活动少、母乳喂养困难，喂食时间长，进食后常易呛咳，休息后可继续进食。出生 1 个月体重无增加，改为奶粉喂养。1 岁内家长发现患儿易发软，双眼睑下垂，四肢易疲乏。18 个月可独立行走，运动发育方面，竖颈力弱，时有摔跤。身高、体重始终低于同龄儿正常水平。13 岁时运动能力缓慢进步，最佳时可连续平地行走 500～600m。以后运动能力下降至仅能平地行走 100m，逐渐出现眼球活动障碍，否认视物成双。并出现憋气，夜间不能平卧。学习成绩好。既往史与家族史：否认幼龄时严重肺部感染。父母体健，否认近亲结婚。一姐姐有类似表现，出生时眼睑下垂、少动，运动发育差，抬头困难，不会爬，低体重。1 岁时因严重肺部感染夭折（先证者家系图见图 4-4-4），否认其他家族遗传史。患者为第二胎第二产，胎儿发育期间胎动少，足月顺产，出生体重 3 400g。婴儿期发现卵圆孔未闭，1 岁半复查时闭合。

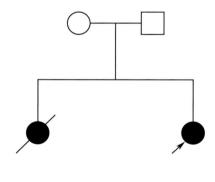

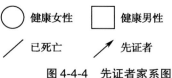

○ 健康女性　　□ 健康男性

／ 已死亡　　↗ 先证者

图 4-4-4　先证者家系图

神经系统查体发现：神志清楚，交流正常，言语流利，嗓音略低。脑神经：双侧瞳孔对光反射慢，双眼睑下垂，部分遮瞳。双眼各向运动明显受限，仅能轻微活动。无力面容（图4-4-5），示齿口角未见歪斜，软腭活动可，伸舌居中。肌容积无明显减少。颈肌力弱。四肢近端肌力3级，远端肌力4⁺级。腱反射消失。病理反射未引出。睁闭目、肢体疲劳试验阳性。鸭步。左手腕关节弯曲略受限。脊柱S型侧弯。双足底扁平（图4-4-5）。脑膜刺激征（−）。

神经传导及肌电图结果见表4-4-11和表4-4-12，RNS结果见表4-4-13，运动神经传导波形及RNS波形见图4-4-6。

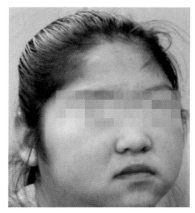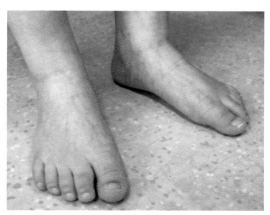

图4-4-5 患者体征

可见无力面容、双眼睑下垂；扁平足底。

表4-4-11 运动和感觉神经传导测定结果

运动神经	潜伏期/ms	波幅/mV	传导速度/(m·s⁻¹)
右正中神经			
腕 - 拇短展肌	3.0	9.5	
肘 - 拇短展肌	8.3	9.4	55
左正中神经			
腕 - 拇短展肌	3.1	8.7	
肘 - 拇短展肌	8.7	8.5	56
右尺神经			
腕 - 小指展肌	2.9	8.5	
肘下 - 小指展肌	8.4	8.4	
肘上 - 小指展肌	10.1	7.9	
左尺神经			
腕 - 小指展肌	2.8	9.0	
肘下 - 小指展肌	8.5	8.7	
肘上 - 小指展肌	10.3	8.5	
右胫神经			
踝 - 踇展肌	2.7	25.5	
腘窝 - 踇展肌	10.7	21.4	50

运动神经	潜伏期/ms	波幅/mV	传导速度/(m·s⁻¹)
左胫神经			
踝-跗展肌	2.7	28.9	
腘窝-跗展肌	10.8	20.8	49.5
右腓神经			
踝-趾短伸肌	2.6	3.8	
腓骨小头下-趾短伸肌	9.3	3.5	49.0
腓骨小头上-趾短伸肌	11.3	3.5	48.8
腓骨小头-胫骨前肌	3.2	8.6	
左腓神经			
踝-趾短伸肌	2.8	4.1	
腓骨小头下-趾短伸肌	8.9	3.9	46.3
腓骨小头上-趾短伸肌	11.0	3.9	46.7
腓骨小头-胫骨前肌	2.9	8.5	

F 波: 正中神经出现率 100%, 潜伏期 24ms

感觉神经	潜伏期/ms	波幅/μV	传导速度/(m·s⁻¹)
右正中神经			
拇指-腕	1.5	47.8	58
中指-腕	2.4	21.8	55
左正中神经			
拇指-腕	1.3	54.0	57.3
中指-腕	2.1	23.9	54.5
右尺神经			
小指-腕	2.0	8.5	48.0
左尺神经			
小指-腕	1.8	8.8	47.2
右胫神经			
跨趾-踝	3.5	2.5	54.0
左胫神经			
跨趾-踝	3.6	2.6	53.5
右腓神经			
踝-腓骨小头下	3.9	3.1	60.0
左腓神经			
踝-腓骨小头下	3.8	3.3	61.2

表 4-4-12 肌电图结果

肌肉	安静	MUP 时限/ms	MUP 波幅/μV	多相波/%	募集/mV
左三角肌	(-)	10.1(4%↓)	510	0	混合相 2.0
左伸指总肌	(-)	9.5(20%↓)	540	13.6	混合相 2.4
左股四头肌	(-)	11.5(1%↓)	690	6.3	混合相 2.7

表 4-4-13　RNS 结果

部位	频率 /Hz	第 4 较第 1 波波幅递减百分比	第 100 波较 1 波波幅递减百分比
面神经 - 眼轮匝肌	3	−1%	—
副神经 - 斜方肌	3	−5%	—
尺神经 - 小指展肌	3	−10%	—
尺神经 - 小指展肌	20	—	−60%
尺神经 - 小指展肌	50	—	−85%

【EMG 结果分析】

患者运动神经传导潜伏期和波幅正常，波幅位于正常低限，尺神经、胫神经 MNCV 测定时可见重复的 CMAP，也称为 M_2 波，是特征性的改变。患者重复神经刺激可见低频刺激波幅递减，M_2 波也出现波幅递减现象。这例患者的高频刺激（20～50Hz）也可见到递减现象（60%～85%），这在周围神经病或肌病中不常出现，提示有神经肌肉接头传递障碍。针电极肌电图检查上下肢近远端肌肉未见异常自发电位，但在上肢近端肌肉（伸指总肌）运动单位表现为缩短的肌源性损害，提示肌肉病变或肌肉传递异常。

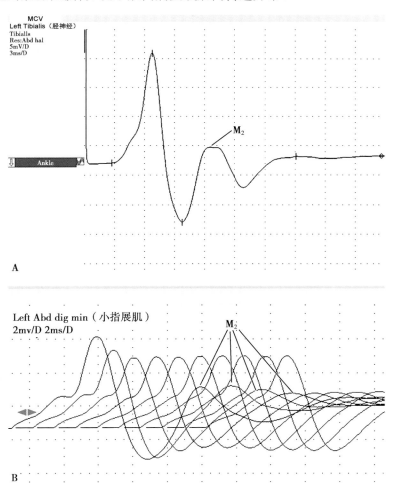

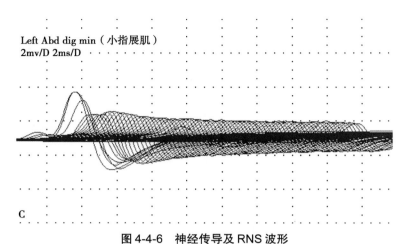

Left Abd dig min（小指展肌）
2mv/D 2ms/D

C

图 4-4-6 神经传导及 RNS 波形

A. 胫神经 CMAP 波形，可见重复 CMAP（也称 M₂ 波）；B. 尺神经低频，可见 CMAP
及 M₂ 波低频刺激波幅递减现象；C. 尺神经高频（20Hz），可见波幅递减现象。

【临床诊断思路】

（1）定位诊断：患儿临床表现为全身多个肌群和部位的无力表现，涵盖眼外肌，四肢肌以下肢为主，吞咽球部肌，呼吸肌轻度受累，高级智能，感觉系统正常，腱反射低，病理反射阴性，提示下运动神经系统，根据多部位对称的肌肉无力，伴有疲劳现象，结合查体所见，眼外肌群，球部肌群和上下肢肌群受累，定位于神经肌肉接头后膜或肌肉，腱反射消失与肌肉无力有关。

（2）定性诊断：患儿有家族史，一姐姐有类似表现，自身表现为出生后的长期慢性病史，首先考虑先天遗传性疾病，先天性肌无力或肌病可能性大。神经传导测定 M₂ 波的发现对诊断具有重要的价值。

（3）需要补充的检查：辅助检查，抗乙酰胆碱受体抗体、MuSK 抗体、抗 Titin 抗体等均阴性，甲状腺功能等代谢指标正常，根据神经肌肉接头或肌病的特点查找肌肉接头和代谢性肌病的基因。经过基因检查，提示 *COLQ* 基因复合杂合突变（图 4-4-7）。治疗反应：新斯的明试验无效。试用口服溴吡斯的明每天 3 次，每次 60mg，眼部及全身无力无改善，且感全身不适，停药。试用麻黄碱治疗（每天 2 次，每次 15mg），1 周后自觉运动耐力较前略好。2 周后，夜间平卧睡眠时间较前延长，日间活动持续缓慢改善。略显兴奋。监测血压、心率较前无显著改变。

（4）讨论：该患儿有家族史，出生即有无力表现，以后逐渐加重，十余岁时生活可以自理，经过检查发现特殊的神经肌肉接头表现或肌肉表现，通过基因筛查发现神经肌肉异常基因突变，经过父母验证提示是来自父母的隐性基因，并符合临床表现，验证了基因（生物学基础）和临床表型之间的关联，同时也排除了其他基因（肌肉病变）突变的合并疾病。

【小结和要点】

患儿出生异常，有家族史，出现全身包括眼外肌球部肌肉四肢肌肉的无力，肌电图发现异常的 CMAP 和异常高频递减的现象，提示特殊的肌肉或肌膜疾病，经过基因检测证实是先天性肌无力综合征，*COLQ* 基因变异。*COLQ* 基因突变导致胆碱酯酶活性下降，突触间隙

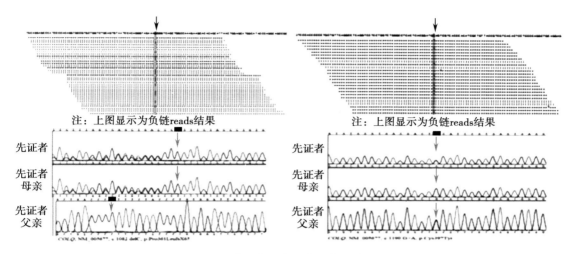

注：上图显示为负链reads结果　　　　　注：上图显示为负链reads结果

先证者

先证者母亲

先证者父亲

图4-4-7　先证者及家系成员基因检测结果

高通量测序结果及先证者与家系成员 Sanger 验证结果。基因结果可见复合杂合突变（左侧 c.1082delC，右侧 c.1190G＞A）。

的乙酰胆碱水解变慢，剩余的乙酰胆碱反复刺激突触后膜受体，出现后续的后膜去极化和动作电位而出现重复 CMAP 波（M_2 波），在 RNS 刺激中可以见到低频不递减现象，也与突触间隙乙酰胆碱持续存在相关，而高频刺激时由于突触前膜的乙酰胆碱发放速率增快超过突触间隙的堆积，导致高频出现递减现象。

最终诊断：先天性肌无力综合征，*COLQ* 基因突变。

（管宇宙）

五、Duchenne 肌营养不良

【病例 4-4-7】

【病历摘要】

男性，10 岁，蹲起、行走困难 5 年。

5 年前家长注意到运动能力较同龄儿差，未在意。渐出现蹲起和上楼困难，摔跤明显增多。在当地医院查血发现肌酶明显增高，CK 大于 10 000U/L，怀疑"肌营养不良"，未予特殊治疗。后病情缓慢进展，行走距离逐渐缩短，摔跤频繁，并出现跟腱挛缩和脊柱侧弯。

既往病史：无特殊。个人史：运动功能生长发育略晚于同龄儿，1 岁半可独立行走。否认家族史，否认父母近亲结婚。

神经系统体格检查发现：神清，语利，脑神经未见异常。左下肢近端肌力 4^- 级，右下肢近端肌力 3 级，双下肢远端肌力 4^+ 级。双上肢近端肌力 4^+ 级，远端肌力 5^- 级。四肢肌张力偏低，腱反射减低。病理反射阴性。双侧腓肠肌、双前臂假性肥大。无明显肌肉压痛。双侧跟腱挛缩，站立时重心偏左，以左下肢支撑为主，双足跟不着地。缓慢行走数步，走路时足尖内旋，摇摆明显。轻度脊柱侧弯。双足跟不着地，Gowers 征（＋）。深浅感觉未见异常。

神经传导及肌电图结果见表 4-4-14 和表 4-4-15。

表 4-4-14 运动和感觉神经传导测定结果

运动神经	潜伏期 /ms	波幅 /mV	传导速度 /(m·s⁻¹)
左正中神经			
腕 - 拇短展肌	2.29	10.1	
左尺神经			
腕 - 小指展肌	1.82	6.3（67%↓）	
左胫神经			
踝 - 踇展肌	1.88	15.0	
左腓神经			
踝 - 趾短伸肌	1.81	3.7	
腓骨小头下 - 趾短伸肌	6.74	3.6	56.8

F 波：正中神经出现率 100%，潜伏期 20.5ms

感觉神经	潜伏期 /ms	波幅 /μV	传导速度 /(m·s⁻¹)
左正中神经			
拇指 - 腕	1.61	62.8	49.7
中指 - 腕	1.96	34.8	61.2
左尺神经			
小指 - 腕	1.56	8.3	64.1
左胫神经			
踇趾 - 踝	2.79	0.9	43.0
右腓神经			
踝 - 腓骨小头下	4.18	4.1	61.0

表 4-4-15 肌电图结果

肌肉	安静	MUP 时限 /ms	MUP 波幅 /μV	多相波 /%	去多相波 MUP 时限 /ms	募集 /mV
左三角肌	正锐 4+ 可见 CRD	8.9（16%↓）	469	50.0	—	混合相 1.7
左胫骨前肌	正锐 4+	9.2（23%↓）	323	0	9.0（25%↓）	混合相 0.8

【EMG 结果分析】

本例患者左侧尺神经的运动波幅下降 67%，提示运动神经轴索损伤，或可能是肌肉病变导致运动波幅减低，余上下肢运动神经传导和感觉神经传导均正常，针电极肌电图显示三角肌、胫骨前肌可见大量的自发电位和 CRD，MUP 时限缩短为明确的肌源性损害。综合来看，肌电图符合肌病改变特点。

【临床诊断思路】

（1）定位诊断：患儿表现为逐渐加重的肢体无力，主要影响下肢，表现蹲起、上楼梯困难和容易摔跤。查体发现四肢肌力减退，近端受累为主，下肢较上肢严重，蹲起不能，行走缓慢,鸭步态。伴有双侧腓肠肌和前臂肌群的假性肥大,肌酶明显升高,均提示定位于四肢肌肉。肌电图支持临床定位。

(2)定性诊断:患儿隐匿发病,1岁半才会走路,5岁时被察觉运动能力较同龄儿差。此后5年中表现为逐渐加重的运动能力减退,下肢受累为主,行走距离逐渐缩短,摔跤频繁,并逐渐出现小腿和前臂肌肉假性肥大,肌酶显著升高。进展较快,首先考虑假肥大性肌营养不良中的 Duchenne 型肌营养不良(Duchenne muscular dystrophy,DMD)。需要鉴别:①贝克肌营养不良(Becker muscular dystrophy,BMD),也可以表现为假性肥大,但是起病稍晚,进展更慢,预后相对良性。但本例5岁起病,进展快。②代谢性肌病,例如线粒体肌病、脂质沉积性肌病、糖原贮积症等。症状无波动性,无明显疲劳不耐受现象,不支持。③炎性肌病,肌电图有多处自发电位,肌酶明显升高,值得考虑。但进行性病程,有明显的肌肉萎缩和假性肥大,无皮疹、关节痛、脏器受累等系统性疾病的表现。不支持炎性肌病的诊断。

(3)需要补充的检查:血肌酶谱,CK 5 438U/L,LDH 573U/L,天冬氨酸转氨酶(AST)94U/L。炎症及免疫指标均正常。基因检测结果:*DMD* 基因无义突变 c.2642C>G(p.Ser881Ter)。

(4)讨论:患儿表现为从小表现为肢体无力,腓肠肌肥大,肌酸肌酶 5 000～10 000U/L,是较为典型的 DMD 表现形式,经基因检测明确诊断。

【小结和要点】

患者儿童期隐匿起病,缓慢进展,出现近端受累为主的四肢无力,下肢重。肌酶显著升高,神经传导和 EMG 的检测提示肌源性损害,病因方面指向遗传性疾病,基因检测最终确诊为 Duchenne 型肌营养不良。目前尚无特效治疗。有文献报告早期使用肾上腺皮质激素,可以暂时缓解肌无力症状。康复治疗用于最大限度地维持残留的肌肉功能,维持心肺功能并延长寿命。基因治疗是未来的趋势。

最终诊断:Duchenne 型肌营养不良。

(王　含)

六、Becker 型肌营养不良

【病例 4-4-8】

【病历摘要】

男性,13岁,渐进性运动能力下降2年。

患者11岁时无明显诱因逐渐出现运动能力下降,体育课明显不如同龄儿,病情缓慢进展,出现蹲起和爬楼梯不自如。外院查血肌酸激酶升高,达1 500U/L 左右,日常生活学习不受影响。

家族史:1个哥哥亦在10余岁开始出现运动能力下降,缓慢进展。目前20余岁,可自行蹲起上楼。确诊为 Becker 型肌营养不良。否认其他家族成员类似表现。否认父母近亲结婚。

神经系统体格见检查发现:神清,语利,脑神经未见异常。四肢近端肌力4级,远端5级,四肢肌张力正常,四肢腱反射对称减低。病理反射阴性。双侧腓肠肌、双前臂假性肥大。无肌肉压痛。蹲起可连续完成10次,Gowers 征可疑。步态基本正常。深浅感觉未见异常。

既往病史:无特殊。

神经传导及肌电图结果见表 4-4-16 和表 4-4-17。

表 4-4-16　运动和感觉神经传导测定结果

运动神经	潜伏期 /ms	波幅 /mV	传导速度 /(m·s^{-1})
右正中神经			
腕 - 拇短展肌	3.4	13.4	
肘 - 拇短展肌	6.7	12.5	58.4
右尺神经			
腕 - 小指展肌	2.5	20.4	
肘下 - 小指展肌	6.6	19.4	56.3
右胫神经			
踝 - 踇展肌	3.8	22.4	
右腓神经			
踝 - 趾短伸肌	3.4	8.1	
腓骨小头下 - 趾短伸肌	8.8	7.6	53.3

F 波：正中神经出现率 95%，潜伏期 24.2ms
　　　胫神经出现率 100%

感觉神经	潜伏期 /ms	波幅 /μV	传导速度 /(m·s^{-1})
右正中神经			
拇指 - 腕	2.1	31.7	47.6
中指 - 腕	3.1	19.3	48.7
右尺神经			
小指 - 腕	2.0	12.5	55.0
右胫神经			
踇趾 - 踝	3.6	3.0	47.2
右腓神经			
踝 - 腓骨小头下	5.1	2.4	53.9

表 4-4-17　肌电图结果

肌肉	安静	MUP 时限 /ms	MUP 波幅 /μV	多相波 /%	募集 /mV
右三角肌	纤颤 2+ 正锐 3+ 可见 CRD	8.5（17%↓）	443	40.0	混合相 2.2
右股四头肌	正锐 2+ 可见 CRD	8.6（25%↓）	392	25.0	病理干扰相 1.6

【EMG 结果分析】

患者的运动和感觉神经传导正常，提示周围神经功能正常。针电极肌电图见上下肢所检肌肉的运动单位平均时限明显缩短，可见自发电位，股四头肌大力收缩募集电位呈病理干扰相，为明确的肌源性损害表现。

肌电图结论：肌源性损害。

【临床诊断思路】

（1）定位诊断：患者隐匿起病，表现为缓慢加重的运动能力下降，运动后小腿肌肉酸痛。查体四肢近端肌力略下降，但上下肢肌肉均可见明显的假性肥大现象。临床定位考虑肌肉病变。肌酶有升高，肌电图为肌源性损害，支持定位于肌肉。

（2）定性诊断：患者少年起病，缓慢进展，近端肢体无力为主，肌酶升高和肌电图改变均提示肌肉病变，查体发现有明显肌肉假性肥大的表现，临床起病较晚，相对良性过程，结合哥哥已经确诊，首先考虑假肥大性肌营养不良中的贝克肌营养不良（BMD）。患者和患病的哥哥病情均较为良性，不支持 DMD。

（3）需要补充的检查：基因检测。血肌酶谱：CK 838U/L，LDH 643U/L，AST 150U/L，基因检测结果：*DMD* 基因大片段缺失 exon45_53del。

（4）讨论：假肥大性肌营养不良包括 BMD 和 Duchenne 型肌营养不良（DMD），二者均为抗肌萎缩蛋白（dystrophin）基因突变导致的 X-连锁隐性遗传性疾病。区别在于 BMD 的突变基因产生的异常抗肌萎缩蛋白仍然具有一定的功能，因此发病较晚，临床症状较轻，功能退化较慢，存活时间较长，故也被称为良性假肥大性肌营养不良。

【小结和要点】

本例中患者表现为运动能力下降，EMG 的检测提示明确的肌源性损害，结合少年隐匿起病，良性病程，家族中有兄长发病，病程进展也很缓慢，以及假性肌肥大的临床特点，更容易定性为假肥大性肌营养不良中的贝克型肌营养不良。基因检测结果最终确诊。本病目前无特异性治疗，但临床进展缓慢，可以辅助长期康复治疗。

最终诊断：Becker 型肌营养不良。

（王　含）

七、肢带型肌营养不良

【病例 4-4-9】

【病历摘要】

女性，46 岁，进行性四肢无力 18 年。

18 年前被人注意到行走姿势异常，左右摇摆，无自觉不适，活动不受影响。逐渐出现腰部及双下肢无力，上下楼梯和蹲起困难，容易跌倒。14 年前双上肢无力，上臂抬举、搬重物力弱，拧瓶盖、系扣子不受限，逐渐加重。10 年前曾到医院就诊，发现血 CK 3 567U/L，左侧股四头肌活检提示肌纤维萎缩、变性，肌母细胞形成，肌内外膜可见淋巴细胞、嗜酸性粒细胞和单核细胞浸润，诊断多发性肌炎，给予中药治疗，症状无缓解。8 年前走平地费力，2 年前开始偶觉气短，1 年前开始需要扶杖行走。四肢无力无明显波动，无肌痛、无肉跳，无饮水呛咳和吞咽困难。

既往病史：30 年前面瘫，无后遗症。30 年前左侧股骨骨折手术史。个人史：自幼生长发育同正常同龄儿。家族史：一个哥哥从 20 岁起进行性四肢无力，曾疑诊"肌营养不良"。否认父母近亲结婚。

神经系统体格检查发现：神清，语利，对答切题，脑神经未见异常。双下肢近端轻度肌肉萎缩，双侧腓肠肌无明显萎缩或肥大。无肌肉压痛。双上肢近端肌力 4⁺ 级，双下肢近端肌力 3$^+$ 级，四肢远端肌力 5$^-$ 级。行走鸭步，Gowers 征阳性，足尖、足跟行走困难。上肢腱反射减低，膝跳反射消失，跟腱反射减低，未引出病理反射。深浅感觉未见异常。

神经传导及肌电图结果见表 4-4-18 和表 4-4-19。

表 4-4-18　运动和感觉神经传导测定结果

运动神经	潜伏期 /ms	波幅 /mV	传导速度 /（m·s^{-1}）
左正中神经			
腕 - 拇短展肌	2.75	17.1	
肘 - 拇短展肌	5.82	16.0	65.1
左尺神经			
腕 - 小指展肌	2.2	13.5	
肘上 - 小指展肌	5.56	13.2	65.5
右胫神经			
踝 - 姆展肌	2.57	16.8	
右腓神经			
踝 - 趾短伸肌	3.1	8.8	
腓骨小头下 - 趾短伸肌	7.87	6.7	54.5

F 波：正中神经出现率 76%，潜伏期 29.3ms

感觉神经	潜伏期 /ms	波幅 /μV	传导速度 /（m·s^{-1}）
左正中神经			
拇指 - 腕	1.85	34.5	48.1
中指 - 腕	2.38	39	55.5
左尺神经			
小指 - 腕	1.6	31	68.1
右胫神经			
姆趾 - 踝	2.81	3.3	64.1
右腓神经			
踝 - 腓骨小头下	3.38	2.9	66.6

表 4-4-19　肌电图结果

肌肉	安静	MUP 时限 /ms	MUP 波幅 /μV	多相波 /%	募集 /mV
左三角肌	（－）	9.3（20%↓）	493	40	干扰相 2.4
右股四头肌	（－）	9.5（24%↓）	509	40	干扰相 2.9

【EMG 结果分析】

患者的运动和感觉神经传导正常，提示未见周围神经受累。针电极肌电图可见上下肢所检肌肉的运动单位平均时限明显缩短，符合肌源性损害。未见自发电位和大力收缩募集电位呈干扰相或混合相，提示与病程较长慢性肌源性损害有关。

【临床诊断思路】

（1）定位诊断：患者隐匿起病，表现为骨盆带肌和下肢近端无力，逐渐加重并累及上肢近端。颈肌和面肌无受累。查体可见近端为主的无力，Gowers 征阳性，鸭步，无感觉障碍。考虑定位于肌肉。肌电图支持为肌病。

（2）定性诊断：患者青年起病，慢性进行性加重，先累及骨盆带肌，此后累及肩胛带肌，无面肌受累。哥哥在青年时也有类似症状，诊断为"肌营养不良"。首先考虑肢带型肌营养不良（limb-girdle muscular dystrophy，LGMD）。鉴别诊断：①其他可以累及肢带肌的肌营养不良，如假肥大性肌营养不良、强直性肌营养不良、面肩肱型肌营养不良、眼咽型肌营养不良等，患者均无相应的典型表现。②代谢性肌病，例如线粒体肌病、脂质沉积性肌病、糖原贮积症等。症状无波动性，无明显疲劳不耐受现象，且病程长，临床表现相对良性，不支持。③多发性肌炎、皮肌炎等炎性肌病。病程中无发热、肌痛，体格检查未发现肌肉压痛。无皮疹、关节痛、脏器受累等系统性疾病的表现。肌电图在肌源性损害明确的情况下，无自发电位。均不支持为炎性肌病。

（3）需要补充的检查：复查肌酶谱，乳酸，免疫指标；心电图，下肢近端肌肉 MRI，肌活检。复查 CK 2 873U/L，肌酸激酶同工酶（CK-MB）47μg/L，乳酸正常范围。抗核抗体（ANA）、抗中性粒细胞胞质抗体（ANCA）、超敏 C 反应蛋白、补体均阴性。基因检测结果：LGMD2ACAPN3：c.125A＞G（p.D42G，exon5）和 c.294T＞G（p.Y98X，exon5）。

（4）讨论：肢带型肌营养不良为常染色体显性（LGMD1 型）或隐性（LGMD2 型）遗传，根据染色体定位已经确定的分别为 8 种和 25 种。结合本例患者哥哥有类似症状，父母正常，考虑常染色体隐性遗传方式。外院病理结果发现了炎性细胞和嗜酸性细胞，造成了干扰，在代谢性或遗传性肌病疾病进展期，可以有局灶的炎性细胞反应，但不会和炎性肌病一样广泛和满视野存在，这是和炎性肌病鉴别之处。最终基因结果确诊。

【小结和要点】

患者隐匿起病，缓慢进展，累及骨盆带肌和肩胛带肌，EMG 的检测提示明确的慢性肌源性损害，临床相符合肌营养不良。结合临床更倾向于肌营养不良的考虑，为避免重复肌活检的伤害，我们选择了基因检测，结果印证了临床的考虑。

本病目前无特异性治疗，部分 LGMD 合并神经肌肉接头功能障碍，可以用胆碱酯酶治疗。

最终诊断：肢带型肌营养不良。

（王　舍）

八、远端型肌病

【病例 4-4-10】

【病历摘要】

女性，15 岁，走路姿势异常、双下肢力弱 5 年。

5 年前即出现走路姿势异常，双下肢力弱，跑跳困难，体育成绩差，长时间走路容易扭伤脚踝，不能穿高跟鞋，生活可自理，逐渐加重，但进展缓慢。症状无明显波动性，无视物重影，无吞咽困难，无上肢无力，无肉跳，无肢体麻木疼痛，二便正常。遂就诊，门诊查血 CK 290IU/L。

神经系统体格检查发现：神清，语利，对答切题，双侧瞳孔等大等圆，直径约 3mm，对光反射存在，双侧眼球各方向运动正常，双侧鼻唇沟对称，舌肌无萎缩，双侧咽反射正常，抬头屈颈、转颈肌力正常。双上肢肌容积正常，双大腿下端及双小腿肌肉稍萎缩，双上肢肌力

5级，双下肢近端肌力 5⁻ 级，双下肢远端肌力 4 级，四肢肌张力正常，双上肢腱反射正常，双下肢腱反射减弱，双侧 Babinski 征阴性。双侧深浅感觉对称正常。

既往史无特殊。父母身体健康，非近亲结婚，其奶奶和一姐姐有类似病史，余一兄、一姐、一弟身体健康。

神经传导及肌电图结果见表 4-4-20 和表 4-4-21。

表 4-4-20　运动和感觉神经传导测定结果

运动神经	潜伏期 /ms	波幅 /mV	传导速度 /(m·s⁻¹)
右正中神经			
腕 - 拇短展肌	2.4	13.8	
肘 - 拇短展肌	6.4	13.5	47.3
右尺神经			
腕 - 小指展肌	2.6	9.8	
肘下 - 小指展肌	3.9	9.1	57.1
右胫神经			
踝 - 踇展肌	3.6	12.1	
腘窝 - 踇展肌	10.5	11.3	45.4
右腓总神经			
踝 - 趾短伸肌	2.3	2.0（71%↓）	
腓骨小头下 - 趾短伸肌	7.8	1.9（69%↓）	47.1

F 波：左正中神经，出现率 100%，平均潜伏期 24.2ms，传导速度 65.3m·s⁻¹

右胫神经，出现率 100%，平均潜伏期 50.3ms

感觉神经	潜伏期 /ms	波幅 /μV	传导速度 /(m·s⁻¹)
右正中神经			
拇指 - 腕	2.2	31.3	46.9
右尺神经			
小指 - 腕	2.2	11.3	48.6
右腓浅神经			
踝 - 小腿外侧	4.3	10.3	56.7
右腓肠神经			
外踝 - 小腿中	2.7	27.0	60.3

表 4-4-21　针电极肌电图

肌肉	安静	MUP 时限 /ms	MUP 波幅 /μV	多相波 /%	募集 /mV
右三角肌	（-）	7.5（36%↓）	593	30	干扰相 2.0
右拇短展肌	（-）	9.0（27%↑）	583	10	干扰相 2.0
右股四头肌	（-）	8.3（21%↓）	850	25	干扰相 3.0
右胫骨前肌	（-）	9.7（30%↓）	720	15	干扰相 2.0

【EMG 结果分析】

运动神经传导测定见腓总神经 CMAP 波幅明显降低，远端运动潜伏期和传导速度正常，上下肢其余神经运动传导测定均正常，F 波出现率和传导速度正常，感觉神经传导测定上下肢神经均未见异常。腓总神经 CMAP 波幅可以为运动神经病变，也可以见于远端肌肉病变者。该患者针电极肌电图见所检肌肉运动单位电位（MUP）时限明显缩短，多相波增多，募集相呈病理干扰相，未见自发电位，符合慢性肌源性损害的电生理改变，而非运动神经损伤。

肌电图结论：肌源性损害。

【临床诊断思路】

（1）定位诊断：患者临床表现为对称性的下肢远端为主的肌肉无力、萎缩，查体发现双下肢肌力下降，以远端明显，双下肢腱反射减弱，感觉系统未见异常，周围神经传导见腓总神经 CMAP 波幅明显降低，提示双下肢周围神经运动轴索损害或肌肉病变的可能。因肌电图提示慢性肌源性损害，血 CK 轻微升高，故病变定位于肌肉。

（2）定性诊断：患者临床幼年起病，单纯运动受累，表现为行走姿势异常，双下肢力弱，远端更重，症状缓慢进展，肌电图提示肌源性损害，血 CK 稍高。结合家族中奶奶和一姐姐类似病史，定性诊断首先需要常染色体隐性遗传远端型肌病的可能，鉴别诊断方面需要注意排除线粒体肌病等其他遗传代谢性肌病。可进一步行肌肉活检和基因检测以明确诊断，基因检测重点关注常染色体隐性遗传远端型肌病相关的基因，如 *GNE*、*NEB*、*ANO5*、*DYSF*、*DES* 和 *ADSSL1* 基因。

（3）需要补充的检查：血乳酸运动试验阴性，血甲状腺功能正常，血抗核抗体（ANA）、抗可溶性抗原抗体（ENA）抗体谱阴性。

股四头肌肌肉活检光镜病理（图 4-4-8）：部分肌纤维轻 - 重度萎缩伴散在肥大肌纤维，未见明显肌纤维坏死，内核纤维增多，间质纤维结缔组织未见增生及炎症细胞浸润。MGT 染色见萎缩肌纤维肌质内紫红色短杆状小体聚集，以肌膜下为主；烟酰胺腺嘌呤二核苷酸四唑氧化还原酶染色（NADH-TR）染色见萎缩肌纤维肌膜下深染；ATP 酶染色见两型镶嵌式排列，萎缩以 I 型肌纤维为主；酸性磷酸酶（ACP）(−)，油红 O 染色（−），过碘酸雪夫染色（PAS）(−)，COX/SDH 双染未见明显异常反应。免疫组化结果：SMA 抗体染色镜下可见短杆状小体。诊断：肌源性损害，考虑杆状体肌病。

股四头肌肌肉活检电镜病理（图 4-4-8）：肌纤维萎缩不明显，肌纤维肌丝、肌节间可见大量杆状物堆积，未见明显坏死及再生肌纤维，未见明显炎症细胞浸润。病理诊断：杆状体肌病。

二代测序检测出 *NEB* 基因 c.18800T > Cp.L6267P 和 c.18270T > Ap.Y6090X 复合杂合突变（图 4-4-9）。家系验证父母分别携带 *NEB* 基因 c.18800T > Cp.L6267P 和 c.18270T > Ap.Y6090X 杂合突变，符合常染色体隐性遗传方式。

（4）讨论：患者临床表现为对称性下肢无力，远端更重，无感觉障碍，结合肌电图所检肢体远近端肌肉 MUP 时限缩短、募集相呈病理干扰相等肌源性损害改变，证实为肌肉病变。根据幼年起病，缓慢进展的病程和对称性分布特点，结合家族史，定性诊断首先考虑常染色体隐性遗传远端型肌病。进一步的检查排除了甲亢 / 甲减性肌病、结缔组织病等获得性肌病，肌肉活检光镜 MGT 染色见萎缩肌纤维肌质内紫红色短杆状小体聚集，电镜下见肌纤维肌丝、肌节间可见大量杆状物堆积，符合杆状体肌病的诊断。进一步行二代基因测序发现患者 *NEB* 基因复合杂合突变，因此诊断远端型肌病，杆状体肌病 2 型成立。

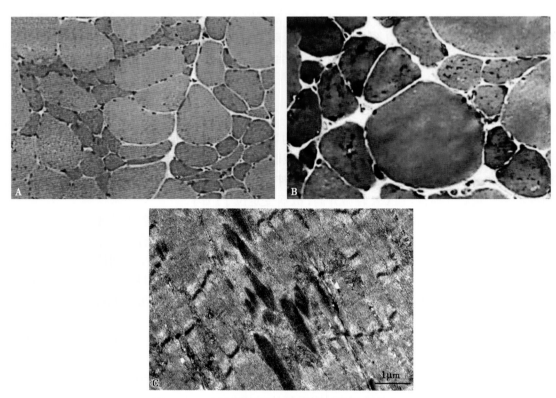

图 4-4-8　患者股四头肌肌肉活检光镜和电镜病理
A. 光镜下 HE 染色见部分肌纤维轻 - 重度萎缩伴散在肥大肌纤维，部分可见核内移；B. 光镜下 MGT 染色见肌纤维肌膜下及胞质内可见大量呈杆状的紫红色内含物；C. 电镜下见肌纤维肌丝、肌节间可见大量杆状物堆积。

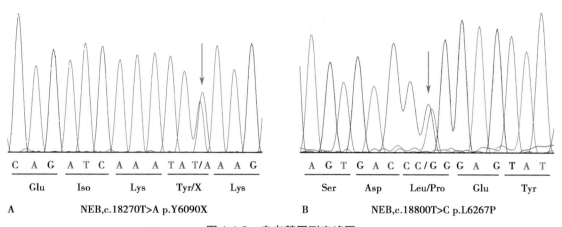

图 4-4-9　患者基因测序峰图
检出 *NEB* 基因 c.18800T＞Cp.L6267P（图 A）和 c.18270T＞Ap.Y6090X（图 B）复合杂合突变（箭头处）。

【小结和要点】

该患者临床表现为幼年起病，缓慢进展的对称性下肢无力，以远端明显，查体发现双下肢远端萎缩，双下肢腱反射减弱，运动传导测定腓总神经 CMAP 波幅降低，阳性家族史，易误诊为遗传性神经病如 CMT 或远端型遗传性运动神经病，但针电极肌电图呈典型肌源性损害可排除遗传性神经病，并指向遗传性远端型肌病。肌肉活检光镜和电镜均提示杆状体肌病，基因检测发现 *NEB* 基因复合杂合突变，诊断杆状体肌病 2 型远端型肌病成立。

远端型肌病是一组散发性或遗传性、四肢远端选择性受累且在所有受累肌肉中程度最重的进行性的原发性肌肉疾病。远端型肌病主要包括 Nonaka 肌病（*GNE* 基因）、Miyoshi 肌病 1 型（*DYSF* 基因）、Miyoshi 远端型肌病 3 型（*ANO5* 基因）、小窝蛋白 3 缺陷肌病（*CAV3* 基因）、Udd 肌病（*TTN* 基因）、杆状体肌病 2 型肌病（*NEB* 基因）、Liang 肌病（*MHC7* 基因）、Welander 肌病（*TIA1* 基因）、伴声带和咽喉肌受累远端型肌病（*MATR3* 基因），和肌原纤维肌病 3 型（*MYOT* 基因）等。远端型肌病的特点为：远端肌无力起病，下肢通常比上肢严重，可有心肌等其他器官受累；肌酶大部分正常或轻度升高，少数肌病如 Miyoshi 肌病明显增高；肌电图为肌源性损害；肌肉活检可见镶边空泡，肌肉 MRI 可见远端肌肉脂肪化等特点，致病基因可为显性或隐性遗传。

最终诊断：远端型肌病，杆状体肌病 2 型（*NEB* 基因 p.L6267P 和 p.Y6090X 复合杂合突变）。

（邹漳钰）

九、结缔组织病伴肌肉损害

【病例 4-4-11】

【病历摘要】

女性，45 岁，肌痛、关节痛半年，四肢麻木 2 个月，肢端肿痛伴发热 1 个月余。

半年前劳累后出现双小腿酸痛，5 个月前症状逐渐好转，但出现膝和踝关节疼痛，行走受限。4 个月前出现左侧上下肢发麻，麻木逐渐累及右足及小腿前侧。检查期间发现"甲亢"，开始甲巯咪唑治疗。1 个月前陆续出现后背双肩、双肘、颈后部肌肉僵硬，左足跟至小腿疼痛，右足外侧 3 足趾远端红、肿、热、痛及双足肿胀，发热，左大腿内侧大片瘀斑。入院前两周双手示指指尖红、肿、热、痛，可自行逐渐消退，仍有反复发热和四肢麻木，查体还发现双下肢针刺觉减退。口服激素治疗后体温恢复正常，皮疹和肌肉僵硬缓解，四肢麻木和指趾端肿胀疼痛好转。入院前 10 天开始甲强龙冲击和环磷酰胺（CTX）静脉治疗，后改为泼尼松口服。治疗期间曾因停药 1 天再次发热，下肢水肿，足底感觉迟钝，指端肿胀疼痛，颜色发紫。

既往史：2 年前诊断"腔隙性脑梗死"，表现为嘴唇发麻，头晕，短暂意识丧失。个人史和家族史无特殊。

内科体格检查发现：双手大、小鱼际皮肤可见散在丘疹样皮疹，左手环指指尖轻度肿胀，指尖皮肤增厚。双侧足趾尖皮肤增厚。左锁骨上可及一直径 1cm 淋巴结，双侧甲状腺 I 度肿大。双膝关节伸展受限，膝关节肿胀，浮髌试验（+），双踝关节活动受限，四肢无浮肿。

神经系统体格检查发现：神清，言语尚可，脑神经未见异常。屈颈、伸颈肌力 4 级，四肢远端肌肉明显萎缩。双上肢近端肌力 4⁻ 级，远端 4⁺ 级。双下肢近端肌力 3 级，左足背屈肌力 4⁻ 级,右足背屈肌力 5⁻ 级。四肢腱反射对称活跃,病理反射未引出。

神经传导及肌电图结果见表 4-4-22 和表 4-4-23。

表 4-4-22 运动和感觉神经传导测定结果

运动神经	潜伏期 /ms	波幅 /mV	传导速度 /(m·s⁻¹)
右正中神经 腕 - 拇短展肌	2.9	10.7	
左正中神经 腕 - 拇短展肌	2.6	11.9	
右尺神经 腕 - 小指展肌	2.0	8.4	
左尺神经 腕 - 小指展肌	2.1	7.9	
右胫神经 踝 - 踇展肌	3.5	2.7(79%↓)	
左胫神经 踝 - 踇展肌	3.3	0.77(94%↓)	
右腓神经 踝 - 趾短伸肌 腓骨小头下 - 胫骨前肌	4.2(60%↑) 10.8	0.1(98%↓) 0.2(96%↓)	 43.2
左腓神经 踝 - 趾短伸肌	4.5	0.1(98%↓)	

F 波:正中神经出现率 100%,传导速度 62.4m·s⁻¹

感觉神经	潜伏期 /ms	波幅 /μV	传导速度 /(m·s⁻¹)
右正中神经 拇指 - 腕 中指 - 腕	1.9 2.6	26 19	50.0 51.9
左正中神经 拇指 - 腕 中指 - 腕	1.9 2.4	22 22	55.9 56.2
右尺神经 小指 - 腕	2.2	11	54.5
左尺神经 小指 - 腕	1.9	13	52.1
右胫神经 踇趾 - 踝		未引出肯定波形	
左胫神经 踇趾 - 踝		未引出肯定波形	
右腓神经 踝 - 腓骨小头下		未引出肯定波形	
左腓神经 踝 - 腓骨小头下		未引出肯定波形	

表 4-4-23　肌电图结果

肌肉	安静	MUP 时限 /ms	MUP 波幅 /μV	多相波 /%	去多相 MUP 时限 /ms	募集 /mV
左三角肌	纤颤 4+ 正锐 2+	9.4（19%↓）	411	9.1	9.1（22%↓）	混合相 1.3
左胫骨前肌	纤颤 2+ 正锐 4+	14.3（6.7%↑）	432	40.9	—	单纯相 1.3
右胫骨前肌	正锐 3+	16.5（23%↑）	839	55	—	单纯相 3.1
右股四头肌	（−）	15.2（22%↑）	398	25	—	混合相 2.7

【EMG 结果分析】

患者下肢运动神经波幅下降 79%～98%，传导速度正常；下肢感觉神经无法引出波形，而上肢感觉和运动神经传导正常范围。神经传导测定结果提示下肢周围神经损害，包括感觉和运动纤维，以轴索损害为主。针电极肌电图胫骨前肌可见自发电位，大力收缩募集无力，呈单纯相，提示神经源性损害。三角肌运动单位电位时限缩短趋势，去多相后确定为肌源性损害，募集电位波幅明显降低，符合肌源性损害。综上结果，提示周围神经损害和肌肉损害合并存在。

【临床诊断思路】

（1）定位诊断：患者临床表现为亚急性起病的肢体麻木和疼痛，伴有感觉障碍，神经传导发现下肢神经源性损害，感觉受累为著，定位于周围神经。对称性的小腿肌肉酸痛，以及下肢近端为主的肌力减退，肌电图发现三角肌有肌源性损害，定位于肌肉。

（2）定性诊断：周围神经病和肌病同时存在，病程反复，用激素有效，提示免疫相关疾病。联系患者有病史中有发热、关节受累、指 / 趾端红肿热痛的血管炎表现，系统性红斑狼疮（SLE）、血管炎等系统性免疫病均需要考虑。鉴别诊断：神经肌肉损害同时存在，还需要鉴别肿瘤。由于存在甲状腺功能异常和甲巯咪唑服药史，需要与代谢性或药物性神经肌肉损害鉴别，但是不足以解释疾病的全貌。

（3）需要补充的检查：血常规、免疫指标、肿瘤指标，CK。入院前三周免疫指标：血常规示小细胞低色素性贫血，肝肾功能基本正常，抗链球菌溶血素"O"、类风湿因子正常，C 反应蛋白 3.93mg/dl，红细胞沉降率 92mm/h。复查甲状腺功能示甲状腺功能减退。IgG 18.52g/L，IgA 5.77g/L，补体 C 30.670g/L，补体 C 40.075g/L 类风湿因子、抗环瓜氨酸多肽（CCP）抗体（−）。抗核抗体（ANA）谱：抗核抗体（ANA）（+）（滴度 1:320），抗 dsDNA 抗体酶联免疫吸附实验（enzyme-linked immunosorbent assay，ELISA）法与免疫荧光法（immunofluorescence assay，IF）法均（+），抗核小体抗体（+++），抗 Ro52 抗体（+++），抗组蛋白抗体（++），抗 SSA 抗体（++）；Coombs 试验（+），C3d（+），IgG（+）。抗中性粒细胞胞质抗体（ANCA）3 项：ANCA-IgG（+）（滴度 1:10），PR3-ANCA（−），MP0-ANCA（−），抗凝脂抗体（lupus anticoagulant，LA）（+），CK 正常。肿瘤指标筛查正常。

（4）讨论：本例患者临床表现、肌电图和神经传导改变符合神经源性和肌源性损害共存的特点，这种情况较常见于结缔组织病或副肿瘤综合征。本例患者为中年女性，病程中有发热、关节受累、血管炎表现、小细胞低色素贫血，抗核抗体（ANA）、抗 dsDNA 抗体、抗中性粒细胞胞质抗体（ANCA）、抗 LA 抗体（+），补体下降。根据 2009 年美国风湿协会

（American College of Rheumatology，ACR）的SLE分类标准患者符合临床标准，诊断SLE明确。未见恶性肿瘤证据，因此考虑SLE伴发的神经和肌肉损害。

【小结和要点】

患者亚急性起病，快速进展，出现系统性受累的表现和神经系统受累，激素治疗有效，临床上呈现免疫病特点。神经传导和EMG的检测提示周围神经和肌肉损害共存，病因方面指向免疫病和恶性肿瘤。免疫指标最终明确了SLE的诊断，由此肌电图和神经传导的异常也找到了合理的解释。

治疗上需要以治疗内科原发病为主，定期随访神经和肌肉的恢复情况。

最终诊断：结缔组织病伴肌肉损害，系统性红斑狼疮相关。

（王 含）

十、脂质沉积性肌病

【病例4-4-12】

【病历摘要】

男性，51岁，吞咽困难、肢体无力2个月。

2个月前始出现吞咽困难，表现为吞咽肉类、苹果等食物时困难，吞咽面条、稀饭等半流质和流质食物正常，四肢无力，手臂抬高困难，上楼梯、蹲下站起费力，未诊治，症状逐渐加重，1周前出现言语不流利，发音含糊，肢体无力加重，刷牙时不能举起水杯，平地行走3～4m即需休息，伴双小腿酸胀感，休息后可缓解，无视物重影，无肉跳，无肢体麻木疼痛，二便正常。查血生化示CK 701IU/L，LDH 805IU/L。

神经系统体格检查发现：神清，言语含糊，对答切题，双侧瞳孔等大等圆，直径约3mm，对光反射存在，双侧眼球各方向运动正常，双侧额纹、鼻唇沟对称，舌肌无萎缩，伸舌不能，悬雍垂居中，双侧咽反射正常，抬头屈颈、转颈肌力正常；四肢肌肉未见明显萎缩，双上肢近端肌力3级，远端4级，双下肢近端肌力3级，远端4级，四肢肌张力正常，四肢腱反射减低，双侧Babinski征阴性。双侧深浅感觉对称正常。

既往史及家族史无特殊。

神经传导及肌电图结果见表4-4-24和表4-4-25，RNS结果见表4-4-26。

表4-4-24 运动和感觉神经传导测定结果

运动神经	潜伏期/ms	波幅/mV	传导速度/(m·s⁻¹)
左正中神经			
腕-拇短展肌	3.3	14.8	
肘-拇短展肌	6.9	14.7	60.3
左尺神经			
腕-小指展肌	2.9	17.3	
肘下-小指展肌	4.9	17.1	57.1
左胫神经			
踝-踇展肌	3.3	4.7	
腘窝-踇展肌	10.5	4.3	42.4

运动神经	潜伏期 /ms	波幅 /mV	传导速度 /(m·s⁻¹)
左腓总神经			
踝 - 趾短伸肌	3.5	4.7	
腓骨小头下 - 趾短伸肌	9.7	4.6	48.9

F 波：左正中神经出现率 100%，潜伏期 25.2ms，传导速度 62.4m·s⁻¹

    左胫神经出现率 100%，潜伏期 50.2ms

感觉神经	潜伏期 /ms	波幅 /μV	传导速度 /(m·s⁻¹)
左正中神经			
拇指 - 腕	2.2	37.3	47.2
左尺神经			
小指 - 腕	2.2	11.1	54.3
左腓浅神经			
踝 - 小腿外侧	2.0	28.0	64.7
左腓肠神经			
小腿中 - 外踝	2.7	37.0	46.6

表 4-4-25　肌电图结果

肌肉	安静	MUP 时限 /ms	MUP 波幅 /μV	多相波 /%	募集相 /mV
左三角肌	正锐 + 纤颤 +	9.2（21%↓）	584	30	干扰相 2.5
左拇短展肌	（−）	9.0（13%↓）	603	15	干扰相 3.0
右胸锁乳突肌	（−）	9.6（2%↓）	692	20	干扰相 3.0
右股四头肌	（−）	11.0（13%↓）	826	25	干扰相 3.5
右胫骨前肌	（−）	12.7（9%↓）	720	20	干扰相 3.0

表 4-4-26　RNS 结果

部位	频率 /Hz	第 4 较第 1 波波幅递减百分比	第 100 波较 1 波波幅递增百分比
左面神经 - 眼轮匝肌	3	−5%	—
左面神经 - 眼轮匝肌	5	4.5%	—
左副神经 - 斜方肌	3	−3%	—
左副神经 - 斜方肌	5	−1.5%	—
左尺神经 - 小指展肌	3	1.5%	—
左尺神经 - 小指展肌	5	7.5%	—
左尺神经 - 小指展肌	10	7.0%	—
左尺神经 - 小指展肌	20	—	15%

【EMG 结果分析】

患者上下肢运动神经传导测定 CMAP 波幅、远端潜伏期和 MNCV 均正常，F 波出现率和传导速度正常，感觉神经传导测定上下肢神经均未见异常。针电极肌电图见左三角肌 MUP 时限明显缩短，多相波增多，可见少量正锐波和纤颤电位，符合比较早期肌源性损害的可能。重复神经电刺激所检肌肉低频和高频刺激未见明显波幅递增和递减。

肌电图结论：肌源性损害。

【临床诊断思路】

（1）定位诊断：患者临床表现对称性的肢体近端为主的肌肉无力，腱反射可引出，有言语含糊、吞咽困难，感觉系统未见异常，首先考虑肌肉病变，累及肢带肌和球部肌群，患者症状明显易疲劳现象，需要注意有无神经肌肉接头病变，肌电图提示肌源性损害，并可见异常自发电位，重复神经电刺激未见异常，血 CK 升高，支持肌病。

（2）定性诊断：患者临床亚急性起病，单纯运动受累，表现为吞咽困难、言语含糊，肢体无力，近端更重，有明显的易疲劳现象，症状逐渐进展，没有肌肉疼痛和自身免疫性疾病的病史，肌电图提示肌源性损害，血生化 CK 701IU/L，LDH 805IU/L。定性诊断首先需要代谢性肌病的可能，包括脂质沉积病、线粒体肌病、有机酸或氨基酸代谢异常等。另外需要注意排除神经肌肉接头病变，如 Lambert-Eaton 肌无力综合征，但该患者 RNS 未见高频递增。肌炎患者可以起病较急，肢体近端无力，CK 增高，但一般易疲劳现象不突出。

（3）补充的检查：血乳酸运动试验阴性，血甲状腺功能正常，血抗核抗体（ANA）和抗可溶性抗原抗体（ENA）抗体谱阴性。

股四头肌肌肉活检光镜病理（图 4-4-10）：部分肌纤维轻度萎缩，肌质内可见细小空泡，未见明显肌纤维坏死，间质纤维结缔组织无明显增生及炎症细胞浸润。MGT 染色未见破碎红纤维；NADH-TR 及 ATP 酶染色见两型肌镶嵌式排列存在，Ⅰ型纤维肌约占 40%，空泡以Ⅰ型肌纤维为主；ACP（间质阴性），油红 O 染色（空泡阳性），PAS（－），COX/SDH 双染未见明显异常反应。诊断：考虑脂质沉积性肌病。

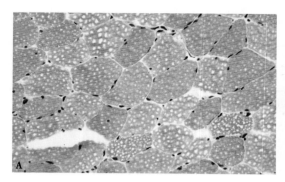
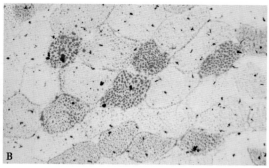

图 4-4-10　患者的肌肉活检光镜病理

A. 光镜下 HE 染色见部分肌纤维轻度萎缩，肌质内可见细小空泡；B. 光镜下油红 O 染色见肌质内可见大量红色空泡。

股四头肌肌肉活检电镜病理：少部分肌纤维明显萎缩，部分肌纤维肌丝、肌节间可见中等量到大量脂滴堆积，成串排列。未见明显坏死及再生肌纤维。未见明显炎症细胞浸润。病理诊断：脂质沉积性肌病。

二代测序检测出电子转运黄素蛋白脱氢酶(ETFDH)基因已知 p.A84T 纯合突变(图4-4-11)。

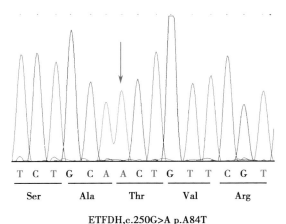

ETFDH,c.250G>A p.A84T

图 4-4-11　患者的基因检测结果

基因二代测序,检测出电子转运黄素蛋白脱氢酶(ETFDH)基因已知 p.A84T 纯合突变(箭头处)。

(4)讨论:患者临床表现为亚急性起病,逐渐进展的对称性肢体无力,近端更重,伴吞咽困难、言语含糊,结合肌电图所检近端肌肉 MUP 时限缩短、少量自发电位等肌源性损害改变,血 CK 升高,证实肌肉病变。根据临床亚急性起病方式和对称性分布特点,考虑代谢性肌病的可能。进一步的检查排除了甲亢/甲减性肌病、结缔组织病等,肌肉活检光镜下MGT 染色未见破碎红纤维,未见炎症细胞浸润,可排除线粒体肌病和肌炎,油红 O 染色阳性,电镜下见部分肌纤维肌丝、肌节间可见中等量到大量的脂滴堆积,高度提示脂质沉积性肌病诊断。进一步行基因检测发现患者 MTFDH 基因已知 p.A84T 纯合突变,因此诊断脂质沉积性肌病,晚发型多种酰基辅酶 A 脱氢酶缺乏(戊二酸尿症Ⅱ型)成立。可进一步行尿有机酸检测进行完善。

患者经核黄素每次 40mg,每天 3 次,治疗 2 周后症状完全消失,查体四肢肌力 5 级,复查血 CK 122IU/L。

【小结和要点】

该患者临床表现为亚急性起病,逐渐进展的对称性肢体无力、吞咽困难、言语含糊,肌电图为肌源性损害,肌肉活检光镜和电镜均提示脂质沉积性肌病,基因检测发现 ETDFH 基因已知的 p.A84T 纯合突变,核黄素疗效显著,诊断脂质沉积性肌病、戊二酸尿症Ⅱ型成立。对该病的诊断肌电图具有局限性,为肌肉活检提供了线索,病理改变是"金标准",为基因诊断提供了重要的依据。

脂质沉积性肌病是一组以脂肪在肌纤维内异常聚集为主要肌肉病理改变的病因异质性疾病,其病理机制是肌肉组织内脂肪酸氧化代谢障碍。中国人的脂质沉积性肌病主要由晚发型多种酰基辅酶 A 脱氢酶缺乏引起,其分子病理缺陷是 ETFDH 基因突变,是中国南方最为常见的突变。几乎所有的晚发型多种酰基辅酶 A 脱氢酶缺乏对核黄素治疗均有明显疗效。

最终诊断:脂质沉积性肌病,晚发型多种酰基辅酶 A 脱氢酶缺乏(戊二酸尿症Ⅱ型)。

(邹漳钰)

十一、线粒体脑肌病

【病例 4-4-13】

【病历摘要】

女性,35 岁,发作性抽搐 1 年余,伴左肢无力 10 天。

1 年前某日白天活动中无明显诱因突然出现头晕,伴视物成双、恶心,无呕吐,卧床休息可缓解。当晚突发四肢抽搐,伴小便失禁,持续约 10 分钟,发作间期意识模糊。送至医院途中四肢抽搐再发,持续 3～4 分钟。当时头部 MRI 检查示右侧顶叶、颞叶和枕叶异常信号,腰穿常规、生化和细胞学正常,脑电图异常。诊为"病毒性脑炎",予以抗癫痫和抗病毒等治疗后好转,但遗留左侧偏盲。抗癫痫药物治疗 3 个月后自行停药,无抽搐再发,偶有愣神,每个月发作约 5～6 次,每次 2～3 秒。2 个月前患者再发头晕,表现较前轻,未在意。10 天前感头晕加重,并出现左侧肢体抽搐,持续 3～4 分钟。发作后左手动作不利,行走不能。次日再次出现左侧肢体抽搐,发作频繁,持续镇静后抽搐停止,此后左侧肢体活动障碍,最严重时肌力 0～1 级。头颅 CT 可见右侧颞枕叶片状低密度影,脑电图可见异常脑电波。胸腹 CT 检查提示肠梗阻、可疑肺部感染,诊断"脑炎",予抗感染、降颅压、控制癫痫和丙种球蛋白治疗。还给予 B 族维生素、辅酶 Q_{10} 和三磷酸腺苷营养支持治疗后,抽搐逐渐控制,左上肢近端肌力好转,远端及左下肢仍无力。

既往史和家族史:出生发育史正常。父亲死于"脑梗死"。母亲高血压、糖尿病。表哥外伤后癫痫,已故。

神经系统体格检查发现:神清,言语尚可,对答切题。双眼左侧凝视,左侧同向性偏盲,其余脑神经未见异常。未见全身肌萎缩。左侧肢体肌张力减低,右下肢伸肌张力增高,右上肢肌张力正常。左上肢近端肌力 3⁻ 级,远端肌力 3⁺ 级,左下肢近端肌力 2 级,远端肌力 3⁺ 级。右上肢肌力 5 级,右下肢肌力 4 级。四肢腱反射对称引出,双侧 Babinski 征(+),双侧 Chaddock 征(+)。

神经传导及肌电图结果见表 4-4-27 和表 4-4-28。

表 4-4-27 运动和感觉神经传导测定结果

运动神经	潜伏期 /ms	波幅 /mV	传导速度 /(m·s⁻¹)
左正中神经			
腕 - 拇短展肌	3.0	12.2	
左尺神经			
腕 - 小指展肌	1.79	16.1	
左胫神经			
踝 - 踇展肌	3.0	31.9	
右腓神经			
踝 - 趾短伸肌	3.6	9.2	
腓骨小头下 - 趾短伸肌	10.7	9.2	43.0
左腓神经			
踝 - 趾短伸肌		未引出肯定波形	
腓骨小头上 - 胫骨前肌	2.4	5.4(55%↓)	
F 波:正中神经出现率 95%,潜伏期 21.1ms,传导速度 63.4m·s⁻¹			

续表

感觉神经	潜伏期 /ms	波幅 /μV	传导速度 /(m·s⁻¹)
左正中神经			
拇指 - 腕	2.0	24	50.0
中指 - 腕	2.5	21	54.0
左尺神经			
小指 - 腕	1.94	11	59.3
左胫神经			
蹈趾 - 踝	3.8	1.6	44.7
右腓神经			
踝 - 腓骨小头下	4.5	2.1	50.5
左腓神经			
踝 - 腓骨小头下	4.3	1.9	49.0

表 4-4-28　肌电图结果

肌肉	安静	MUP 时限 /ms	MUP 波幅 /μV	多相波 /%	募集 /mV
右三角肌	（－）	8.5(25%↓)	550	14	混合相 2.0
左胫骨前肌	正锐 4+	9.5(26%↓)	420	45	病理干扰相 1.5
右胫骨前肌	正锐 4+	10.0(23%↓)	484	35	混合相 2.0
右股四头肌	（－）	10.1(17%↓)	542	22	干扰相 3.0

【EMG 结果分析】

神经传导测定发现左侧腓总神经运动神经波幅降低，感觉神经传导正常，针电极肌电图见所测肌肉运动单位电位时限缩短，去多相后更为明显，双侧胫骨前肌伴大量自发电位，符合肌源性损害表现。三角肌、股四头肌均有肌源性损害，提示近远端均有肌源性损害。

【临床诊断思路】

（1）定位诊断：患者临床表现为亚急性起病的反复发作性抽搐，结合脑电图考虑为痫性发作，发作后遗留左侧同向性偏盲、左侧偏瘫，定位在右侧大脑半球，累及皮层侧视中枢、锥体束，结合影像学提示右侧顶、颞、枕叶异常信号，定位于右侧顶、颞、枕脑叶。肌电图发现明确肌源性损害证据，定位于肌肉。因此本例同时累及中枢神经系统和肌肉。

（2）定性诊断：患者为青年女性，发作性症状为主要表现，颅内受累以皮层为主，不符合血管分布，可疑家族史，首先考虑遗传代谢病。抽搐、卒中样发作的特点，首先考虑线粒体脑肌病、线粒体脑肌病伴高乳酸血症和卒中样发作（mitochondrial encephalomyopathy with lactic acidosis and stroke-like episode，MELAS）。不典型之处在于缺乏运动不耐受表现。鉴别诊断：青年卒中样发作还要考虑法布里病，多以后循环受累为主，且常伴随心、肾、消化道等脏器受累表现，与本例不符。虽然发作后遗留偏盲、偏瘫，呈卒中样发作特点，但是病灶分布不符合血管病特点，因此不支持脑血管病。有机酸代谢障碍相关疾病也需要鉴别。病毒性脑炎常出现癫痫发作，可以有脑叶受累，颞叶为著，与本例相似，但是卒中样表现和肌肉受累不好解释。自身免疫性脑炎多没有明显的颅内异常信号。颅内肿瘤无法解释外周肌肉受累。

（3）需要补充的检查：血乳酸及运动试验，CK，自身免疫性脑炎抗体谱（-），腰穿，头部 MRI、MRA 和磁共振波谱（magnetic resonance spectroscopy，MRS），Hcy 和血尿有机酸检测，肌肉活检及线粒体病基因。结果显示：血乳酸运动前 1.9mmol/L，运动中 6.8mmol/L，运动后 2.2mmol/L；CK 108U/L，CK-MB 正常范围；自身免疫性脑炎相关抗体阴性。腰穿乳酸 3.23mmol/L，其余结果均正常。Hcy 15.8μmol/L。血有机酸提示：精氨酸与鸟氨酸比值（Arg/Orn）、C0、C2、C3、C4、C0/C16、C5DC/C8L 的值增高，谷氨酸（Gln）、组氨酸（His）、苯丙氨酸（Phe）、苏氨酸（Thr）、酪氨酸与亮氨酸比值（Tyr/Leu）降低，考虑为肝功能异常、高乳酸血症以及饮食用药原因所致。复查头部 MRI 提示右侧额顶枕叶脑回肿胀，灰质为主异常信号。MRS 见乳酸峰。肌肉活检未见特征性改变。

（4）讨论：本例临床上四肢均无力，而不能完全用颅内病变解释，尽管 CK 和 CK-MB 不高，但是肌电图为疾病的定位提供了重要的参考依据，可以明确有肌肉受累。至此，定位上既有中枢皮层灰质受累，也有肌肉损害；临床发作既有痫性发作，也有卒中样发作，这样的组合方式值得考虑线粒体病中的 MELAS。

【小结和要点】

患者亚急性起病，反复发作性症状并伴有神经系统局灶性功能缺失，颅内有皮层受累，外周有肌肉损害，乳酸检查提示有线粒体代谢异常。进一步的肌肉活检和基因检测有助于明确线粒体病的诊断。治疗上需要以对症控制癫痫和能量支持为主。患者经补充左卡尼汀、精氨酸、叶酸、辅酶 Q$_{10}$、硫辛酸、B 族维生素（B$_1$、B$_2$、B$_6$、复合 B、甲钴胺）及多种维生素 E、维生素 C，抗癫痫药物（左乙拉西坦、卡马西平）对症治疗后，抽搐基本控制，肢体无力逐渐恢复。出院时查体发现：神清，语利，双眼左侧同向性偏盲，左侧忽视，双眼球活动充分。左侧上下肢近端肌力 5 级，左手握力 4$^+$ 级。左侧病理反射可疑。

最终诊断：线粒体脑肌病伴高乳酸血症和卒中样发作（MELAS）。

（王　含）

十二、糖原贮积症Ⅱ型

【病例 4-4-14】

【病历摘要】

男性，30 岁，四肢近端无力 7 年。

7 年前无明显诱因出现四肢近端无力，症状较轻，不影响正常生活工作。3 年前患者肌无力症状逐渐加重，主要表现为双上肢不能举起重物，双下肢抬起费力，上楼梯困难和蹲下不能站起。入院 10 天前患者出现睡眠障碍，伴有心慌、平躺后呼吸费力。上述症状持续不缓解，不伴晨轻暮重、眼睑下垂、肌肉颤动、肌肉强直、肌肉疼痛和感觉障碍等症状。

既往体健，饮酒史 15 年。油漆接触史 2 年。其兄有类似的临床表现，20 岁左右发病，26 岁去世，具体诊断不详。

神经系统体格检查发现：神清，语利，对答切题。高级皮层功能及脑神经查体未见明显异常。双上肢肌力 5 级，双下肢近端肌力 3 级，远端 5 级，四肢肌容积、肌张力正常。共济运动和感觉查体未见明显异常。行走"鸭步"步态，Gowers 征阳性，四肢腱反射未引出。未见肌肉束颤，无叩击性肌强直。双侧病理反射阴性。脑膜刺激征阴性。

神经传导及肌电图结果见表 4-4-29 和表 4-4-30，RNS 结果见表 4-4-31。

表 4-4-29 运动和感觉神经传导测定结果

运动神经	潜伏期 /ms	波幅 /mV	传导速度 /(m·s⁻¹)
左正中神经			
腕 - 拇短展肌	4.0（29%↑）	14.1	33.5↓
肘 - 拇短展肌	7.7	13.9	53.1
右正中神经			
腕 - 拇短展肌	4.5（46%↑）	14.6	32.7↓
肘 - 拇短展肌		14.3	55.7
右尺神经			
腕 - 小指展肌	2.9	14.1	
肘下 - 小指展肌	6.1	13.1	64.6
肘上 - 小指展肌	7.7	12.5	69.2
右胫神经			
踝 - 踇展肌	3.4	19.4	
右腓神经			
踝 - 趾短伸肌	3.1	9.0	
腓骨小头 - 趾短伸肌	10.8	8.4	46.6

F 波：右尺神经出现率 85%，潜伏期 28.1ms

右胫神经出现率 100%，潜伏期 49.0ms

感觉神经	潜伏期 /ms	波幅 /μV	传导速度 /(m·s⁻¹)
左正中神经			
拇指 - 腕	2.3	24.8	42.9（27%↓）
中指 - 腕	3.2	10.7	50.8
右正中神经			
拇指 - 腕	2.3	24.3	43.7（25%↓）
中指 - 腕	3.2	14.1	44.9（26%↓）
右尺神经			
小指 - 腕	2.6	7.4	52.5
右胫神经			
踇趾 - 踝	5.0	1.5	38.9
右腓神经			
踝 - 腓骨小头下	6.5	1.6	55.6
右腓肠神经			
外踝 - 小腿中	3.3	11.0	47.1

表 4-4-30　肌电图结果

肌肉	安静	MUP 时限 /ms	MUP 波幅 /μV	多相波 /%	非多相 MUP 时限 /ms	募集 /mV
右三角肌	正锐 4+ 纤颤 4+ 肌强直放电	8.0（29%↓）	548	28.6	7.5（32%↓）	病理干扰相 1.5
右股四头肌	正锐 4+ 纤颤 4+ 肌强直放电	8.6（28%↓）	460	25.0	8.0（33%↓）	病理干扰相 1.5
右胫骨前肌	正锐 2+ 纤颤 2+ 肌强直放电	10.5（17%↓）	495	60.0	9.0（23%↓）	病理干扰相 1.5

表 4-4-31　RNS 结果

部位	频率 /Hz	第 4 较第 1 波波幅递减百分比	第 100 波较 1 波波幅递增百分比
右面神经 - 眼轮匝肌	3	−1.8%	—
右面神经 - 眼轮匝肌	5	−1.2%	—
右腋神经 - 三角肌	3	−3.5%	—
右腋神经 - 三角肌	5	−2.0%	—
右尺神经 - 小指展肌	3	2.2%	—
右尺神经 - 小指展肌	5	1.0%	—
右尺神经 - 小指展肌	20	—	46.3%

【EMG 结果分析】

运动神经传导检查提示双侧正中神经末端潜伏期延长，CMAP 波幅正常；感觉神经传导检查提示双侧正中神经感觉神经动作电位（SNAP）传导速度减慢，波幅正常。尺神经、胫神经及腓总神经运动和感觉神经传导检查均正常。上述神经传导检查结果反映该患者双侧正中神经在腕部受损，以脱髓鞘改变为主，提示患者可能合并有腕管综合征，与患者此次的肌无力症状无关。针电极肌电图检查发现右侧三角肌、股四头肌和胫骨前肌出现正锐波、纤颤电位和肌强直放电，MUP 时限缩短、波幅降低，多相波百分比增加，大力收缩表现为病理干扰相，证实患者上下肢存在肌源性损害。另外，患者还进行了重复神经电刺激检查，低频刺激未见递减，高频刺激未见异常递增或递减。综合来看肌电图主要表现为肌源性损害，伴有双侧腕管综合征。

【临床诊断思路】

（1）定位诊断：该患者以四肢近端肌无力为主要表现，双侧病理反射阴性，不伴感觉障碍、肌肉颤动，症状无晨轻暮重等表现，重频电刺激未见异常，因此可定位于肌肉系统。肌电图提示肌源性损害支持定位。

（2）定性诊断：患者青年起病，表现为隐匿进展的对称性四肢近端无力，有家族史，电生理检查发现肌强直放电和肌源性损害，因此诊断上最先考虑遗传性的肌强直类肌病，如：强直性肌营养不良、先天性肌强直、先天性副肌强直或其他引起肌强直现象的肌病。但是患者在临床表现上无明显肌肉强直的症状，无肌肥大或萎缩，起病较晚且症状较轻，不符合上述强直性肌病的临床表现。根据患者临床上无肌强直症状，电生理检查可发现肌强直放电这一临床特征，考虑患者为一类电生理可出现肌强直放电的遗传性非强直性肌病，如代谢性肌病、肌管性肌病（myotubular myopathy）、小窝蛋白 3（caveolin-3）肌病等。同时该患者还需要与多发性肌炎、甲状腺功能减退性肌病、药物引起的肌病等获得性肌病进行鉴别。

（3）需要补充的检查：红细胞沉降率、自身免疫抗体谱正常，甲状腺功能正常，肌酸激酶及同工酶仅轻度升高。该患者拒绝肌肉活检。予患者行全外显子二代基因测序，结果提示患者 GAA 基因存在两个杂合突变位点：c.953T＞A/p.M318K，c.1396delG/p.V466Ffs*11，均为已报道的致病突变。心电图检查提示 I 度房室传导阻滞。超声心动提示右室稍大，肺动脉增宽。

（4）讨论：本文中的患者青年起病，隐匿性病程，症状较轻，有家族史，临床上无肌强直症状，而电生理可见肌强直放电，均符合代谢性肌病的特点，最终基因检测进一步证实为糖原贮积症（Glycogen storage disease，GSD）II 型。糖原贮积症 II 型多表现为慢性进行性近端肌力下降和呼吸功能不全，下肢受累较上肢常见，脊旁肌受累也较常见。本文患者也表现为慢性进行性近端肌力下降，有下肢受累为著的特点，除了呼吸受累，还出现了心脏受累。糖原贮积症 II 型典型的心脏改变为心电图见高 QRS 波和短 PR 间期，心脏彩超见肥厚性心肌病改变，该患者心电图也提示有短 PR 间期。糖原贮积症 II 型患者血清肌酸激酶（CK）一般为轻中度升高，伴有丙氨酸氨基转移酶、天门冬氨酸氨基转移酶、乳酸脱氢酶的升高。该患者肌电图检查提示肌源性损害，出现纤颤电位、正锐波、肌强直放电，MUP 时限缩短、波幅降低等。神经传导检查提示腕管综合征，与患者此次的肌无力症状无关。成人发病的患者中，肌强直电位在脊旁肌和阔筋膜张肌最常见，在有肌无力症状的四肢肌肉中，肌强直电位也较常见，但约有 1/4 的患者无肌强直放电。虽然有肌强直放电，但是患者在临床上并无肌强直的表现，与其他强直性肌病相比，这是糖原贮积症 II 型比较有特征的表现。酶替代治疗是该病当前主要的治疗方法。本患者暂时未行酶替代治疗，仅给予对症治疗，目前尚在随访中。

【小结和要点】

患者表现为慢性进行性肢带肌无力和呼吸功能不全，针电极肌电图可见肌强直放电，但是临床上无肌强直症状，有家族史，经基因诊断为成人型糖原贮积症 II 型，即庞贝病（Pompe disease）。本病为常染色体隐性遗传，由位于 17q25.3 的 GAA 基因突变导致。酶替代治疗是当前主要的治疗。另外需关注患者的呼吸功能是否有异常，必要时可给予呼吸支持治疗。

最终诊断：糖原贮积症 II 型。

（潘　华）

十三、危重症神经肌肉疾病

【病例 4-4-15】

【病历摘要】

男性，49 岁，四肢麻木无力、呼吸困难 3 周。

2 个月前患者因多部位外伤意识障碍，还发现左侧下肢骨折，经外科处理后住 ICU。病程中一直使用呼吸机辅助呼吸，因合并肺部感染，使用多种抗生素治疗。3 周前患者意识恢复，血压、心率平稳，肺部感染控制，但无法脱机，还发现患者四肢无力，主诉有四肢远端麻木感，排尿尚可，有便秘。病程中曾查肌酸磷酸肌酶达 5 300U/L，后复查逐渐恢复正常。未诉肌肉明显疼痛。

既往体健。

神经系统体格检查发现：神清，气管插管，可用睁闭眼交流，面纹对称，闭目有力。四肢普遍肌肉萎缩，四肢近端肌力 2～3 级，远端 1～2 级，手套袜套样感觉减退，四肢腱反射消失，病理反射未引出。四肢远端深浅感觉减退。颈无抵抗。

患者床旁神经传导及肌电图结果见表 4-4-32 和表 4-4-33。

表 4-4-32　运动和感觉神经传导测定结果

运动神经	潜伏期 /ms	波幅 /mV	传导速度 /(m·s⁻¹)
右正中神经			
腕 - 拇短展肌	3.2	1.4（91%↓）	
肘 - 拇短展肌	6.1	1.3	52.3
腋 - 拇短展肌	9.2	1.3	56.2
右尺神经			
腕 - 小指展肌	2.3	0.9（94%↓）	
肘下 - 小指展肌	6.2	0.8	54.2
肘上 - 小指展肌	9.5	0.6	51.1
腋 - 小指展肌	12.1	0.6	
右胫神经			
踝 - 踇展肌	3.5	0.5（96%↓）	42.1
腘窝 - 踇展肌	9.4	0.4	
右腓总神经			
踝 - 趾短伸肌	未引出肯定波形		

F 波：右正中神经，未引出肯定波形
　　　右胫神经，未引出肯定波形

感觉神经	潜伏期 /ms	波幅 /μV	传导速度 /(m·s⁻¹)
右正中神经			
拇指 - 腕	2.4	6.2（58%↓）	52.3
右尺神经			
小指 - 腕	2.3	1.3（93%↓）	54.0
右胫神经			
踇趾 - 踝	未引出肯定波形		

表 4-4-33 肌电图结果

肌肉	安静	MUP 波幅 /μV	MUP 时限 /ms	多相波 /%	募集 /mV
右拇短展肌	纤颤 2+		无力收缩		
右胫骨前肌	纤颤 2+		无力收缩		
脊旁肌 T_9	纤颤 2+		无力收缩		
脊旁肌 T_{10}	纤颤 3+		无力收缩		

【EMG 结果分析】

上下肢运动神经传导可见 CMAP 波幅明显下降,感觉传导波幅下降,而传导速度正常,针电极肌电图可见大量自发电位,符合周围神经轴索损害表现,感觉运动纤维均有受累。

结论:上下肢周围神经源性损害(感觉运动纤维均受累,以轴索损害为主)。

【临床诊断思路】

(1)定位诊断:患者四肢无力,远端更重,腱反射消失,病理反射阴性,手套袜套样感觉减退,符合多发性神经病表现,感觉运动均受累,肌电图进一步证实为轴索损害。患者病初曾有意识障碍,提示曾有皮层功能受累,但目前已明显恢复,CK 增高提示病程中可能有肌肉受累。

(2)定性诊断:该患者病前有外伤后意识障碍、肺部感染,病情危重,一直呼吸机支持治疗,使用多种抗生素。意识好转后发现四肢无力,脱机困难,临床符合多发性感觉运动性周围神经病,需要首先考虑危重病相关周围神经病,病程中曾有肌酶增高,需考虑合并肌肉损害。鉴别方面需要注意排除是否合并中枢病变,患者病前有外伤史,骨折,需要注意是否同时合并存在脑或脊髓病变,特别是在肌电图检测之前,需要注意是否有脊髓高位急性外伤后导致截瘫的可能。但肌电图所见 CMAP 波幅严重降低,可以解释肢体的无力程度,患者感觉异常为末梢型分布,不符合中枢病变的特点。尽管不能完全排除可能合并中枢病变,但应该不至于导致如此严重的肢体无力。另外,患者在病程中有感染病史,后发现四肢感觉运动受累,周围神经病变,需要注意鉴别是否存在吉兰 - 巴雷综合征,部分患者可以表现为急性感觉运动轴索型,需要腰穿测定有无蛋白细胞分离现象,并检测抗 GM_1 抗体。

(3)需要完善的辅助检查:该患者腰穿脑脊液常规白细胞正常,脑脊液蛋白 50mg/dl,轻微增高,抗 GM_1 抗体阴性。

(4)讨论:该患者神经科方面主要问题为周围神经病变,临床背景中存在明显的危重病过程,在 ICU 呼吸支持治疗,肌电图证实为感觉运动轴索损害,脑脊液检测尽管蛋白轻微升高,但总体看不支持吉兰 - 巴雷综合征,而更符合危重病周围神经病,可能合并有肌病。危重病周围神经病在 ICU 住院患者中较为常见,在 ICU 住院大于 7 天者中,52%～57% 出现或轻或重的神经肌肉病变,在败血症或全身炎症反应综合征者则可高达 68%～100%;在脱机困难的患者中,62% 存在神经肌肉病变。临床主要表现为多发性感觉运动性周围神经病,轴索损害为主。床旁肌电图检查具有重要价值,一方面可以有助于排除中枢病变导致的肢体无力和脱机困难,另一方面,如果运动神经传导检查发现髓鞘病变的证据,有助于识别可能的吉兰 - 巴雷综合征。临床上对于经济条件较好者,在不能排除吉兰 - 巴雷综合征的情况下，可以试用人血丙种球蛋白治疗，但是这对于危重病周围神经病并无肯定效果。

对于危重病周围神经病目前并无特异性病因治疗。积极的支持治疗、康复锻炼以及精心的护理至关重要，有助于促进运动系统的恢复，避免各种长期卧床的并发症。在发病早期，尽量避免使用可能导致危重症多发性神经病（critical illness polyneuropathy，CIP）的药物，或尽量减少用量，如激素、镇静剂、神经肌肉阻滞剂、儿茶酚胺类药物等，可能有助于减少 CIP 发生的概率和严重程度。经积极支持治疗，患者肢体无力和呼吸肌无力会逐步好转，恢复过程中肢体恢复的时间一般要早于呼吸肌。大约一半的患者可以出现明显的改善，轻、中度周围神经受累的患者可以完全恢复。但是 CIP 恢复期所需过程较长，有时可达数月，重者甚至超过 1 年，并会留下严重残疾。

【小结和要点】

对于 ICU 危重病患者，住院过程中，内、外科情况稳定后，但发现四肢无力，脱机困难时，需要考虑到危重病周围神经病的可能，常伴有危重病肌病。由于患者通常难以外出检查，床旁肌电图具有重要价值，有助于明确神经肌肉疾病的存在，确认四肢的无力源于周围神经或肌肉，而非中枢。当然，四肢明显无力瘫痪的患者，如果运动神经传导 CMAP 波幅仍较好，则基本可以确认患者的无力主要由中枢病变所致。对于指导下一步的治疗有重要价值。

最终诊断：危重症神经肌肉病。

（刘明生）

十四、家族性低血钾性周期性麻痹

【病例 4-4-16】

【病历摘要】

男性，15 岁，发作性四肢无力 6 年。

6 年前发生晨起睡醒后不能翻身起床，四肢无力。到当地急诊检查发现血钾减低（具体数值不详），口服氯化钾后可以缓解。春天时病情较重，多食、劳累和受凉容易诱发。近 1 年来，四肢无力发作增多，无力情况加重有时需卧床，影响日常生活，遂就诊。

既往病史、个人史和家族史：足月顺产，幼时发育正常。其姥姥，母亲，表舅有类似情况。

神经系统体格检查发现：神清，语利，高级智能活动正常。脑神经未见异常。四肢及脊柱肌肉无萎缩，无肌肉颤动。四肢肌力 5 级，肌张力正常。深浅感觉未见异常。双上肢、双膝反射和跟腱反射正常。双侧 Babinski 征未引出。疲劳试验未见明显异常。常规神经传导、针电极肌电图和 RNS 未见异常。

长时程运动诱发试验结果见表 4-4-34、图 4-4-12。

表 4-4-34 长程运动诱发试验结果

	运动前	运动后即刻	20min	40min	60min	90min	120min
波幅/mV	15.7	15.8	14.1	6.2	6.0	5.3	5.3
波幅下降百分比	—	0.64%	−10.2%	−60.5%	−61.8%	−66.2%	−66.2%

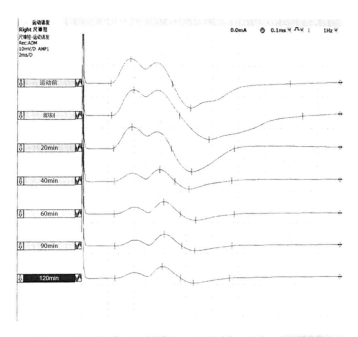

Sites	潜伏期/ms	振幅/mV	Segments	振幅/%
运动前	**2.21**	**15.7**	运动前 -ADM	
即刻	**2.24**	**15.8**	即刻-运动前	**0.64**
20min	**2.33**	**14.1**	20min -运动前	**-10.2**
40min	**2.47**	**6.2**	40min -运动前	**-60.5**
60min	**2.49**	**6.0**	60min -运动前	**-61.8**
90min	**2.52**	**5.3**	90min -运动前	**-66.2**
120min	**2.55**	**5.3**	120min -运动前	**-66.2**

图 4-4-12　长程运动诱发试验

可见尺神经的 CMAP 波幅先增高 0.64%，之后逐渐减低，持续不缓解，40 分钟时下降达 60.5%。

【EMG 结果分析】

患者神经传导和常规肌电图检测未见神经源性或肌源性损害，重频电刺激未见异常。长时程运动诱发试验：运动前基线的尺神经 CMAP 波幅为 15.7mV，为正常范围波幅。运动 5 分钟后，尺神经的 CMAP 波幅先增高 0.64%，之后逐渐减低，持续不缓解，40 分钟时下降达 60.5%。运动诱发试验异常界值为运动后波幅下降超过 33%，本患者明显异常，支持骨骼肌离子通道病。

【临床诊断思路】

（1）定位诊断：患者临床表现为发作性四肢近端肌肉无力，非发作期无明显神经系统异常表现。疲劳试验未见明显异常。常规肌电图未见神经源性或肌源性损害。重频电刺激未见异常。肌电图运动诱发试验异常。结合肌电图结果,考虑定位在骨骼肌,可能为骨骼肌离子通道病。

(2)定性诊断:患者为发作性四肢无力,有明显的诱因,多食、劳累、受凉容易诱发。发作时伴有血钾减低,口服氯化钾后可以缓解。同时有明确的家族史,姥姥,母亲,表舅有类似情况。故首先考虑诊断原发性低钾性周期性麻痹(hypokalemic periodic paralysis,HOKPP)。结合肌电图运动诱发试验异常结果,支持上述诊断。但是需要排除甲亢伴周期性麻痹(thyrotoxic periodic paralysis,TPP)和其他继发原因导致的离子通道功能异常疾病。

(3)需要补充的检查:血常规肝肾功正常,甲状腺功能及抗体检测正常。本患者有明确的家族史,我们对其家系进行调查,并完善了家系图,如图4-4-13所示。

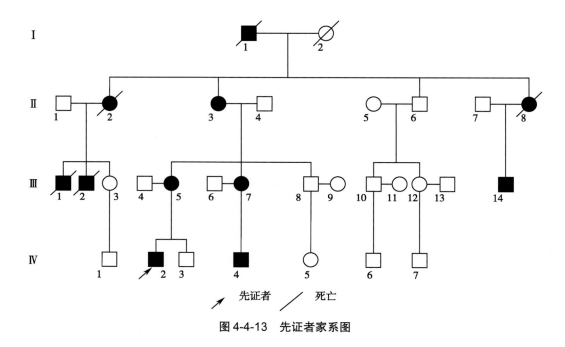

图4-4-13 先证者家系图

先证者Ⅳ-2,男,15岁,父母非近亲结婚,足月顺产。9岁发病,表现为四肢发作性无力,晨起多见,睡醒后不能翻身起床。发作时血钾减低,口服氯化钾后可以缓解。春天时病情较重,多食、劳累、受凉容易诱发。运动诱发检测阳性。符合HOKPP诊断。家族中成员采血者共12例。家系中其他患者的临床表现与先证者相似,男性发病年龄更小、病情更重。遗传谱系符合常染色体显性遗传特点。

我们对该患者进行了热点突变的筛查,包括R528H和R1239H、T704M和M1592V。检测出 *CACNA1S* 基因突变R528H,如图4-4-14所示。先证者 *CACNA1S* 基因第11外显子热点突变区发现一个错义突变528CGC->CAC,精氨酸(arginine,Arg)被组氨酸(histidine,His)取代(图4-4-14)。而在Ⅲ-8则无此错义突变。

(4)讨论:患者临床表现典型,有家族遗传史,故临床诊断考虑家族性低血钾性周期性麻痹。但是因为该病在非发作期神经系统查体、常规肌电图均无异常发现,故诊断缺乏客观的依据。而肌电图运动诱发试验的结果,显示患者运动后骨骼肌疲劳无力的情况,成为

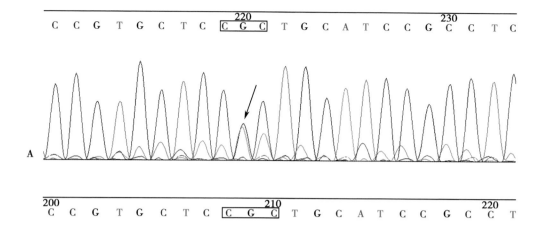

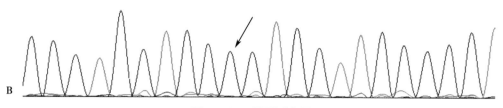

图 4-4-14 基因测序图

A. 此家系先证者 *CACNA1S* 基因第 11 外显子测序图；B. 此家系正常成员Ⅲ-8*CACNA1S* 基因第 11 外显子测序图。先证者 CACNA1S 基因第 11 外显子热点突变区发现一个错义突变 528CGC->CAC（箭头处），而在家系中的正常成员Ⅲ-8，第 11 外显子则无此错义突变（箭头处）。

诊断的有利依据。其典型的运动诱发试验结果，也为其他散发病例的诊断提供借鉴。家族性周期性麻痹（familial periodic paralysis，FPP）呈常染色体显性遗传。临床上分为低钾性周期性麻痹和高钾性周期性麻痹（hyperkalemic periodic paralysis，HYPP）。HOKPP 与 2 个基因相关：*CACNA1S* 基因（55%～70%）和 *SCN4A* 基因（8%～10%）。R528H 和 R1239H 是 HOKPP 的热点突变。T704M 和 M1592V 是 *SCN4A* 的热点突变。

该患者就诊时年龄 16 岁。诊断明确后，嘱其避免诱因，发病后及时补钾，患者开始口服乙酰唑胺，后改服用醋甲唑胺 50mg，每天 3 次。现在 30 岁，坚持服药，无发作。结婚 10 年，女儿 8 岁，生长发育正常，无发作性无力。

【小结和要点】

患者表现为发作性四肢近端肌肉无力，发作前有明显诱因，疲劳、受凉容易诱发。发作期伴有低钾，口服补钾可缓解病情。家族成员中有多名成员有类似表现。结合基因检测，可以诊断家族性低血钾性周期性麻痹。当门诊遇到类似发作性肢体无力的患者，临床怀疑周期性麻痹时，在发作间期，体格检查、血钾和常规肌电图通常均正常，此时，选择长时运动诱发试验检测，可以提供客观诊断证据。

最终诊断：家族性低血钾性周期性麻痹。

（丁则昱）

十五、强直性肌营养不良

【病例 4-4-17】

【病历摘要】

男性,24岁,双手握拳后不易放松8年。

患者8年前(16岁)偶然发现双手握拳后不易放松或放松慢,对生活影响不大,以后间断出现跑步时摔倒,慢慢活动后可好转。近几年自觉症状无明显变化。

既往病史、个人史和家族史:患者爷爷、姑姑有可疑类似病史,未诊断,目前生活轻度受限。

神经系统体格检查发现:神清,语利,脸型瘦削似斧形脸,双眼睑无下垂,咀嚼力量正常。四肢近远端未见肌肉萎缩,四肢近远端肌力5级,双手握拳后松开动作缓慢,双手鱼际肌叩击可疑肌球。四肢腱反射对称引出,病理反射未引出。面部及四肢深浅感觉正常,脑膜刺激征(−)。

神经传导及肌电图结果见表4-4-35和表4-4-36,检查中可见肌强直放电(图4-4-15),三角肌MUP波形见图4-4-16。

表4-4-35 运动和感觉神经传导测定结果

运动神经	潜伏期/ms	波幅/mV	传导速度/(m·s⁻¹)
右正中神经			
腕-拇短展肌	2.5	9.6	
肘-拇短展肌	7.0	9.6	55
左正中神经			
腕-拇短展肌	2.6	10.7	
肘-拇短展肌	7.0	10.5	55
右尺神经			
腕-小指展肌	2.2	11.2	
肘下-小指展肌	7.3	11.1	50
肘上-小指展肌	9.9	10.5	54
左尺神经			
腕-小指展肌	2.4	10.5	
肘下-小指展肌	7.6	10.4	50
肘上-小指展肌	10.3	9.7	52
右胫神经			
踝-踇展肌	3.0	28.9	
腘窝-踇展肌	10.8	25.6	49
左胫神经			
踝-踇展肌	3.2	21.3	
腘窝-踇展肌	11.0	19.5	48

传导速度应为 /(m·s⁻¹)

续表

运动神经	潜伏期 /ms	波幅 /mV	传导速度 /(m·s⁻¹)
右腓神经			
踝 - 趾短伸肌	3.4	10.9	
腓骨小头下 - 趾短伸肌	10.3	12.6	50.1
腓骨小头上 - 趾短伸肌	11.9	10.4	48.5
腓骨小头 - 胫骨前肌	3.1	10.2	
左腓神经			
踝 - 趾短伸肌	3.3	8.8	
腓骨小头下 - 趾短伸肌	10.2	8.4	48.2
腓骨小头上 - 趾短伸肌	11.8	7.9	47.5
腓骨小头 - 胫骨前肌	3.4	8.9	

F 波：正中神经出现率 90%，潜伏期 23.5ms

感觉神经	潜伏期 /ms	波幅 /μV	传导速度 /(m·s⁻¹)
右正中神经			
拇指 - 腕	2.1	44.3	49.5
中指 - 腕	2.8	17.5	53.4
左正中神经			
拇指 - 腕	1.9	32.4	52.1
中指 - 腕	2.4	26.4	56.2
右尺神经			
小指 - 腕	2.5	9.7	52.4
左尺神经			
小指 - 腕	2.4	12.5	50.0
右胫神经			
蹈趾 - 踝	4.1	1.9	44.0
左胫神经			
蹈趾 - 踝	3.9	1.8	45.5
右腓神经			
踝 - 腓骨小头下	4.6	3.3	55.4
左腓神经			
踝 - 腓骨小头下	4.4	2.6	52.6

表 4-4-36　肌电图结果

肌肉	安静	MUP 时限 /ms	MUP 波幅 /μV	多相波 /%	募集 /mV
左三角肌	肌强直放电	9.4（13%↓）	370	15	干扰相 3.0
左伸指总肌	肌强直放电	9.1（24%↓）	445	45	干扰相 2.0
左拇短展肌	肌强直放电	—	—		—
右胫骨前肌	肌强直放电	10.8（12%↓）	518	18	干扰相 2.2

0.2mV/D 200ms/D

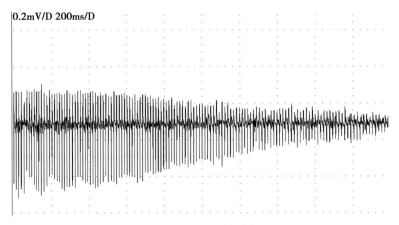

图 4-4-15　肌强直放电

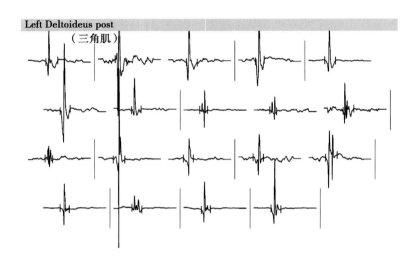

Left Deltoideus post
（三角肌）

0.1mV

10.0ms

图 4-4-16　三角肌 MUP 波形
可见时限缩短，提示肌源性损害。

【EMG 结果分析】

患者运动神经传导和感觉神经传导均在正常范围，提示未见周围神经损害。针电极肌电图提示：广泛的肌强直电位（图 4-4-15），存在于有症状的上肢，近远端均有（三角肌，伸指总肌，拇短展肌），也见于临床无症状的下肢（胫骨前肌），提示肌肉病变的广泛性。MUP 数据提示，时限普遍缩短（12%～24%），存在肌源性损害（图 4-4-16），但与普通的炎性肌病不同的是，时限缩短最明显的不是常见肌病的近端肌肉（三角肌），而是远端肌肉（伸指总肌），与临床双手肌肉症状明显一致。

【临床诊断思路】

（1）定位诊断：患者临床表现肌群的特殊的无力，伴有放松延迟，查体有相应的体征，腱反射对称，感觉系统正常，提示肌肉病变可能性大，并在远端肌肉有突出表现。在肌电图中提示所有肌肉（近端，远端，上肢，下肢）均有肌强直电位，在远端肌肉中发现肌源性损害，提示一个远端肌肉受累更重的肌肉病变，伴有突出的强直现象，提示肌膜病变或离子通道疾病。

（2）定性诊断：年轻男性，缓慢病程，可疑家族史，临床表现为肌肉放松困难伴有轻度无力，肌电图显示肌强直放电和肌源性损害，临床首先诊断强直性肌营养不良。需要除外其他肌强直性疾病，如先天性肌强直。除此之外，需要排除一些继发的强直性肌病，如肌炎、甲亢或低钾等病因。

（3）需要补充的检查：考虑强直性肌营养不良的诊断，且出现可疑的家族史，男女均有发病，提示为常染色体显性遗传疾病，对基因的检测选择也选择与患者最接近的 *DMPK* 基因 CGT 重复序列的测定（而非二代测序）。此病例的基因检测结果为 *DMPK* 基因 3′ 端非编码区 CTG 三核苷酸重复序列异常增多（＞100），临床可以诊断。此外还需要排查继发的病因，包括炎性肌病、甲状腺功能、电解质、免疫学指标的筛查。患者完善血常规、肝肾功电解质，肌酸肌酶，心肌酶谱，红细胞沉降率，甲状腺功能均正常，空腹血糖，餐后血糖，糖化血红蛋白、血清叶酸和维生素 B_{12} 正常。

（4）讨论：该患者的病例和查体中表现为肌肉的放松不能，考虑肌肉的强直性肌病，经电生理验证，并经过初步的继发原因的筛查和基因检查最后确诊。

【小结和要点】

年轻男性，慢性起病，进展缓慢，经过神经系统检查、病史提供和针电极肌电图检测等支持强直性肌营养不良的诊断，经过 *DMPK* 基因检测得到验证。

该患者应给予卡马西平口服，目前仍在随诊中。

最终诊断：强直性肌营养不良 I 型。

（管宇宙）

十六、先天性肌强直

【病例 4-4-18】

【病历摘要】

男性，17 岁，双腿发僵易摔倒伴有双拳不易放松 1 年。

患者 1 年前发现双腿易发僵，抬步行走时和跑步时易发生，慢慢活动后可好转，平时力量正常，询问后诉说双手握拳后不易放松，冬天更为明显。

既往病史、个人史和家族史：患者父亲，叔叔有可疑类似病史，未诊断。

神经系统体格检查发现：神清，语利，双眼睑无下垂，用力闭目后睁眼缓慢，咀嚼力量正常。四肢近远端未见肌肉萎缩，四肢近远端肌力 5 级，双手握拳后松开动作缓慢，双手鱼际肌叩击未见肌球。四肢腱反射对称引出，病理反射未引出。面部及四肢深浅感觉正常，脑膜刺激征（−）。

神经传导及肌电图结果见表 4-4-37 和表 4-4-38。

表 4-4-37 运动和感觉神经传导测定结果

运动神经	潜伏期 /ms	波幅 /mV	传导速度 /(m·s⁻¹)
右正中神经			
腕 - 拇短展肌	2.6	18.1	
肘 - 拇短展肌	6.5	15.9	56
右尺神经			
腕 - 小指展肌	2.5	13.8	
肘下 - 小指展肌	4.5	13.5	58
肘上 - 小指展肌	7.8	11.3	55
右胫神经			
踝 - 蹈展肌	3.2	29.0	
腘窝 - 蹈展肌	10.0	25.4	50
右腓神经			
踝 - 趾短伸肌	3.0	6.7	
腓骨小头下 - 趾短伸肌	9.6	6.3	45
腓骨小头上 - 趾短伸肌	13.0	6.1	47
腓骨小头 - 胫骨前肌	3.1	10.8	

F 波:正中神经出现率 90,潜伏期 26.3ms

感觉神经	潜伏期 /ms	波幅 /μV	传导速度 /(m·s⁻¹)
右正中神经			
拇指 - 腕	1.8	33	66
中指 - 腕	2.5	23	65
右尺神经			
小指 - 腕	2.1	17	66
右胫神经			
蹈趾 - 踝	3.5	4.6	55.7
右腓神经			
踝 - 腓骨小头下	4.9	3.0	60

表 4-4-38 肌电图结果

肌肉	安静	MUP 时限 /ms	MUP 波幅 /μV	多相波 /%	募集 /mV
右小指展肌	肌强直放电	9.7(3%↓)	624	11	混合相 3.8
右三角肌	肌强直放电	10.4(3%↓)	632	19	混合相 3.3
右胫骨前肌	肌强直放电	11.3(7%↓)	640	22	混合相 3.2

【EMG 结果分析】

患者运动神经传导和感觉神经传导均正常,提示周围神经未见明显的损害。针电极肌电图发现广泛的肌强直电位,存在于上下肢,近远端均有(三角肌,拇短展肌,胫骨前肌),提示肌肉病变的广泛性。MUP 数据提示,时限均在正常范围,且患者没有无力表现,与强直性肌营养不良不同。

【临床诊断思路】

（1）定位诊断：患者主要表现为用力后肌肉放松延迟，查体有相应的体征，腱反射对称，感觉系统正常，提示肌肉病变可能性大。肌电图证实在多块肌肉（近端，远端，上肢，下肢）均有肌强直电位，提示肌膜病变或离子通道疾病，而针电极肌电图未见 MUP 改变，仅有肌强直现象。

（2）定性诊断：年轻男性，隐袭起病，缓慢病程，病情相对平稳，家族中上辈有可疑病史，临床表现为肌肉放松困难，肌电图显示肌强直放电，临床首先诊断强直性疾病，如先天性肌强直或强直性肌营养不良。因没有肌肉无力和肌源性损害，首先诊断先天性肌强直。此外也需要除外其他引起肌强直的疾病，如高钾性周期性麻痹。

（3）需要补充的检查：考虑先天性肌强直的诊断，且出现可疑的家族史，男女均有，提示为常染色体显性遗传疾病，基因检测者先选择与患者表现最相似的 *SCNA4* 基因，检测到 CLCN1，c1919T > T（chr7-143039587p.V640A）杂合子突变，*NM_000083.2，exon16* 为病变基因；而强直性肌营养不良 *DMPK* 基因 CGT 重复序列的测定未见异常。另外，在基因检测之前，还需要注意除外继发性病因，包括代谢性或炎症性病变。该病例甲状腺功能、血糖、肌酶、电解质和血液免疫指标均正常。

（4）讨论：该患者临床和肌电图均表现为肌强直，患者肌力正常，无肌肉萎缩，针电极肌电图未见 MUP 异常，不符合强直性肌营养不良表现；在非遇冷的情况下也有肌强直症状，不支持副肌强直，因此临床首先需要考虑先天性肌强直。基因检测明确了该患者的致病基因，并进一步确认了先天性肌强直的诊断。

【小结和要点】

青年男性，慢性起病，进展缓慢，经过神经系统检查、病史和针电极肌电图检测等支持先天性肌强直的诊断，经过基因检测得到验证。

该患者口服离子通道抑制剂后症状缓解不明显，3 个月后复诊病情查体无变化。

最终诊断：先天性肌强直。

（管宇宙）

十七、神经性肌强直

【病例 4-4-19】

【病历摘要】

女性，23 岁，双小腿肌肉不自主蠕动 10 年余。

患者 10 余年前出现双小腿肌肉不自主抽搐，肉眼可见肌肉呈蠕动样不自主运动，多于劳累后或将双腿伸直时出现，睡眠时也有发生。同期患者发觉双小腿增粗明显，伴有肌肉僵硬感。无肢体麻木、疼痛和力弱等，行走及日常活动较病前无明显改变。肌肉不自主蠕动逐渐增多，每天均有发生。

否认家族史。自幼运动能力较同龄人弱，但可正常生活。

神经系统体格检查发现：神清，语利，对答切题，脑神经未见异常。双小腿腓肠肌肌容积明显增加。四肢肌张力正常，双上肢肌力 5 级，双下肢近端肌力 5 级，远端足背伸肌力 5 级，足跖屈肌力 5⁻级。双足跖屈时可引出双侧腓肠肌蠕动。双侧肢体深浅感觉正常。双侧上肢及双侧膝跳反射正常，跟腱腱反射对称减低，双侧病理反射未引出。双侧轮替、指鼻试验、跟 - 膝 - 胫试验正常。

神经传导及肌电图结果见表 4-4-39 和表 4-4-40，检查中可见肌颤搐电位（图 4-4-17）。

表 4-4-39 运动和感觉神经传导测定结果

运动神经	潜伏期 /ms	波幅 /mV	传导速度 /(m·s⁻¹)
右正中神经			
腕 - 拇短展肌	3.1	9.3	
肘 - 拇短展肌	6.7	8.9	61.2
右尺神经			
腕 - 小指展肌	2.8	8.4	
肘下 - 小指展肌	5.7	8.5	65.8
右胫神经			
踝 - 𝇇展肌	4.3	2.5（87%↓）	
腘窝 - 𝇇展肌	11.8	1.9（90%↓）	49.6
左胫神经			
踝 - 𝇇展肌	4.2	1.9（90%↓）	
腘窝 - 𝇇展肌	12.2	1.7（91%↓）	47.4
右腓神经			
踝 - 趾短伸肌	3.6	3.7	
腓骨小头下 - 趾短伸肌	9.8	1.9（64%↓）	48.4
左腓神经			
踝 - 趾短伸肌	3.7（41%↑）	3.5	
腓骨小头下 - 趾短伸肌	11.4	2.2（58%↓）	44.2

F 波：正中神经出现率 100%，潜伏期 22.8ms

感觉神经	潜伏期 /ms	波幅 /μV	传导速度 /(m·s⁻¹)
右正中神经			
拇指 - 腕	2.0	30	57.1
中指 - 腕	2.4	18	70.8
右尺神经			
小指 - 腕	1.9	11	61.2
右胫神经			
𝇇趾 - 踝	4.6	1.0	39.1
左胫神经			
𝇇趾 - 踝	4.8	1.4	35.4
右腓神经			
踝 - 腓骨小头下	5.0	3.0	58.0
左腓神经			
踝 - 腓骨小头下	5.2	2.4	61.5

表 4-4-40   肌电图结果

肌肉	安静	MUP 时限 /ms	MUP 波幅 /μV	多相波 /%	募集 /mV
右胫骨前肌	（−）	12.5（1%↑）	524	29	混合相 3.0
右股四头肌	（−）	12.7（6%↑）	658	0	混合相 2.0
右三角肌	（−）	11.1（1%↑）	599	33	混合相 2.6
右腓肠肌	可见肌颤搐	—	—	—	混合相 2.0
左腓肠肌	可见肌颤搐	—	—	—	混合相 2.4

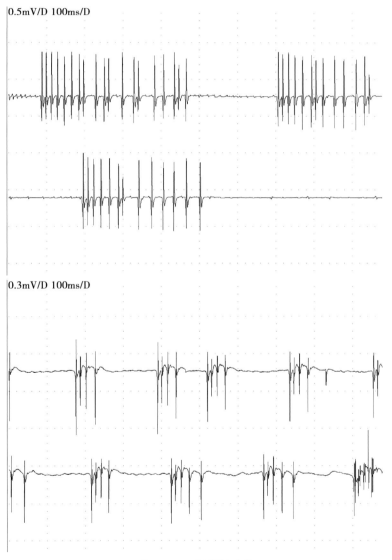

图 4-4-17   肌颤搐电位

【EMG 结果分析】

患者上下肢运动神经传导测定显示双下肢胫神经及腓总神经运动传导波幅明显下降，远端潜伏期在正常上限，双上肢神经传导及 F 波正常；四肢感觉神经传导正常；提示双下肢运动神经轴索损害。针电极肌电图可见双侧腓肠肌肌颤搐电位（图 4-4-17）。符合周围神经过度兴奋综合征的表现。

【临床诊断思路】

（1）定位诊断：患者临床表现为双下肢肌肉不自主蠕动，睡眠中不消失（提示外周起源），伴有双侧腓肠肌肥大。查体发现双下肢远端肌力轻度减退，腱反射减弱。神经传导显示双下肢运动神经损害以波幅下降为主，潜伏期正常上限，神经电生理可见腓肠肌肌颤搐电位。考虑定位在双下肢周围神经运动纤维，远端为主，轴索损害。

（2）定性诊断：患者临床隐袭起病，缓慢发展，电生理检查表现为双下肢运动神经轴索损害以及针电极肌电图双侧腓肠肌肌颤搐电位，定性考虑周围神经过度兴奋综合征，即神经性肌强直（neuromyotonia，又称 Isaac 综合征）的可能。神经性肌强直非单一病因，有遗传性及获得性，后者主要可见于免疫病、肿瘤。该患者病史很长，进展很慢，幼年时运动能力较同龄人差，考虑遗传性的可能性大，临床上需要完善获得性因素的筛查。此外，神经性肌强直也需要和其他原因的神经肌肉过度兴奋综合征鉴别，如 Morvan 综合征、僵人综合征和强直性肌病。Morvan 综合征常伴有自主神经症状及精神障碍。僵人综合征也可表现为肌肉的不自主收缩，临床强直的肌肉主要分布在中轴部位，起源于脊髓中间神经元，其强直症状在睡眠中消失，且 40% 患者出现谷氨酸脱羧酶抗体（glutamic acid decarboxylase antibody，GAD-Ab）阳性。强直性肌病的临床症状主体是肌强直，表现为闭眼、握拳后不易张开，症状寒冷时加重，叩击肌腹可见"肌球"现象，最主要的鉴别在于针电极肌电图可见肌强直放电：在插入或者动针时激发的节律性电位发放，发放过程中波幅逐渐降低、频率逐渐减慢，同时出现类似轰炸机俯冲或摩托车减速时发出的声音。

（3）需要补充的检查：需补充的检查包括 GAD-Ab、抗核抗体（ANA）和抗可溶性抗原抗体（ENA）、肿瘤标记物及副肿瘤综合征抗体、胸腹部 CT。该患者自身抗体（−），肿瘤标记物 + 副肿瘤综合征抗体（−），胸腹部 CT 未见肿瘤及胸腺异常。年轻患者要考虑先天遗传性可能性，患者检测的 *HINT1*（histidine triad nucleotide-binding protein1）基因（染色体 5q31.1 区域）未见异常。

（4）讨论：患者临床表现为双下肢肌肉不自主蠕动，睡眠中不消失，提示肌肉的不自主活动外周起源的特征。查体可见腓肠肌肥大，这一体征也常见于神经性肌强直，一般认为是肌肉持续活动的结果。神经传导检查表现为双下肢运动神经轴索损害，针电极肌电图可见双侧腓肠肌肌颤搐电位，结合患者临床表现以及电生理所见，神经性肌强直诊断明确。需要进行先天及继发性病因的筛查。

【小结和要点】

本病患者针电极肌电图可见肌颤搐放电，结合临床及体征符合周围神经过度兴奋综合征的电生理特征。临床可诊断神经性肌强直。

最终诊断：神经性肌强直。

（赵 蕾）

十八、VGKC 抗体相关神经系统病变

【病例 4-4-20】

【病历摘要】

女性，39 岁，肌肉颤动、疼痛 1 个月，加重伴多汗、排便费力 4 天。

患者 1 个月前无明显诱因出现肉眼可见的双小腿肌肉不固定部位的不自主颤动，静息时出现，夜间为著，每次持续时间最长 5 分钟左右，伴乏力、局部疼痛。范围扩大，由双小腿发展到双侧大腿、双上肢及背部，颤动程度亦有所增加，严重时影响睡眠。4 天前患者出现全身多汗，颜面部及躯干为著，伴排便费力、排气减少，排便需开塞露辅助。发病以来睡眠浅、入睡困难，精神差，食欲减退，1 个月内体重下降 5kg。

既往病史、个人史和家族史无特殊。

神经系统体格检查发现：神清语利，对答切题，脑神经未见异常，四肢肌力 5 级，四肢腱反射对称活跃，病理反射未引出，双侧股二头肌、腓肠肌可见肌肉颤动。感觉、共济查体未见异常。

神经传导及肌电图结果见表 4-4-41 和表 4-4-42，检查过程中可见异常 MUP 发放（图 4-4-18～图 4-4-20）。

表 4-4-41　运动和感觉神经传导测定结果

运动神经	潜伏期 /ms	波幅 /mV	传导速度 /(m·s⁻¹)
左正中神经			
腕 - 拇短展肌	2.94	17.5	
左尺神经			
腕 - 小指展肌	2.04	19.2	
右胫神经			
踝 - 踇展肌	3.03	25.9	
左胫神经			
踝 - 踇展肌	3.17	23.8	
右腓神经			
踝 - 趾短伸肌	2.77	9.4	
腓骨小头下 - 趾短伸肌	10.4	8.0	42.6
左腓神经			
踝 - 趾短伸肌	2.81	12.8	
腓骨小头下 - 趾短伸肌	9.82	9.5	48.5

F 波：左正中神经出现率 100%，潜伏期 26.3ms，速度 67.6m·s⁻¹

感觉神经	潜伏期 /ms	波幅 /μV	传导速度 /(m·s⁻¹)
左正中神经			
拇指 - 腕	1.92	48.2	57.3
中指 - 腕	2.63	49.8	55.1
左尺神经			
小指 - 腕	2.15	18.4	51.2
右胫神经			
踇趾 - 踝	4.39	1.98	41.0

续表

感觉神经	潜伏期 /ms	波幅 /μV	传导速度 /(m·s⁻¹)
左胫神经			
蹞趾 - 踝	4.02	1.84	49.8
右腓神经			
踝 - 腓骨小头下	5.63	8.8	55.1
左腓神经			
踝 - 腓骨小头下	6.15	4.6	52.0

表 4-4-42 针电极肌电图

肌肉	安静	MUP 时限 /ms	MUP 波幅 /μV	多相波 /%	募集 /mV
右胫骨前肌	（－）	14.9（13%↑）	490	11.1	混合相 2.2
左股四头肌	（－）	14.8（19%↑）	577	0	混合相 3.7
左腓肠肌		—	—	—	—
右腓肠肌	可见成簇 MUP 放电	—	—	—	—
左股二头肌		—	—	—	—

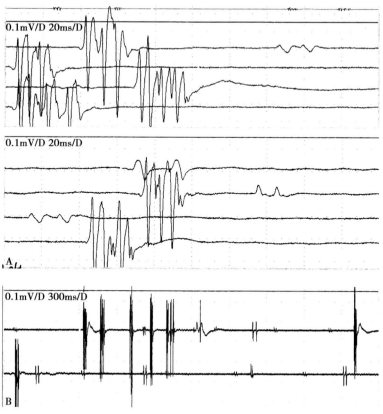

图 4-4-18 股二头肌异常放电

左股二头肌安静状态下可见成簇 MUP 自发发放，波间频率为 100Hz 左右。

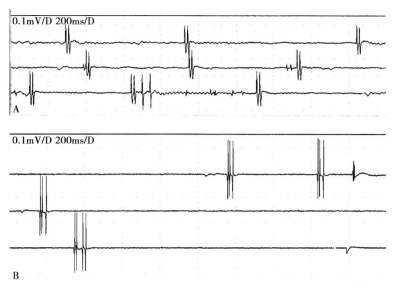

图 4-4-19　二联、三联放电
安静状态可见 MUP 二联、三联自发发放。

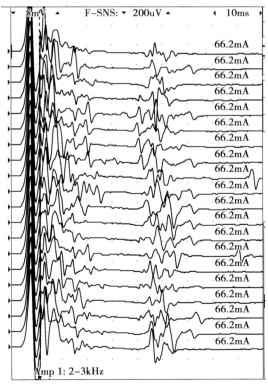

图 4-4-20　左胫神经 F 波
可见 M 波后发放电位。

【EMG 结果分析】

患者运动及感觉传导波幅及速度正常，M 波后可见后发放电位。针电极肌电图所检测肌肉运动单位正常，安静状态可见 MUP 二联、三联自发发放，及成簇 MUP 自发重复发放（肌颤搐电位），提示神经兴奋性增高。

【临床诊断思路】

（1）定位诊断：患者临床表现为肌肉颤动疼痛、多汗、失眠、排便费力，结合肌电图，定位于周围神经、自主神经、中枢神经系统。周围神经主要为兴奋性增高的表现。

（2）定性诊断：患者临床主要表现为神经性肌强直、失眠以及自主神经功能异常（多汗和排便费力），考虑为 Morvan 综合征的表现。Morvan 综合征一部分患者有血抗 CASPR2 抗体的阳性。需与神经性肌强直、其他继发性疾病累及运动神经元或轴索导致周围神经兴奋性增高、高钙血症和僵人综合征等疾病相鉴别。

（3）需要补充的检查：血钙、甲状腺功能、Hcy 正常范围；抗核抗体（ANA）1∶160，抗 Ro52 抗体弱阳性（+），红细胞沉降率、超敏 C 反应蛋白正常；血清蛋白电泳正常；血自身免疫性脑炎抗体谱：抗 CASPR2 抗体（+）1∶100，抗 LGI1 抗体（+）1∶32；肿瘤标记物阴性，胸腹盆 CT：小肠多发气液平。

腰椎穿刺：颅压 110mmH$_2$O；脑脊液常规：细胞总数 6×10^6/L，白细胞总数 0×10^6/L；脑脊液生化：脑脊液蛋白 0.37g/L；脑脊液自身免疫性脑炎抗体谱（−），脑脊液副肿瘤抗体谱（−）。

脑电图：右枕和右后颞慢波多于左侧，右枕和右后颞为著，散见中高波幅尖波和尖慢复合波局灶发放。结论：中度异常，可见痫性放电，右枕和后颞为著，符合部分性癫痫的改变。

入院后考虑患者为电压门控钾离子通道（Voltage-gated potassium channel，VGKC）复合物抗体相关的 Morvan 综合征，予 IVIg 静脉滴注，每天 0.4g/kg，共 5 天；泼尼松 30mg，每天 1 次进行口服；卡马西平 200mg，每天 2 次口服。患者肌肉颤动、酸痛、多汗和排便困难的症状缓解，睡眠困难亦有所改善。出院时口服泼尼松 30mg，每天 1 次缓慢减量，并加用吗替麦考酚酯 0.5g，每天 2 次。

（4）讨论：患者主要表现为神经性肌强直、失眠以及自主神经功能异常（多汗、排便费力），脑电图提示中枢神经系统也有异常放电，Morvan 综合征诊断明确。血抗 CASPR2 抗体及抗 LGI1 抗体阳性，考虑病因为 VGKC 复合物抗体相关。抗 LGI1 和抗 CASPR2 抗体都是抗 VGKC 复合物的抗体，其中 LGI1 表达于海马，而 CASPR2 表达于海马和周围神经有髓神经纤维的轴索。神经性肌强直主要表现为神经性肌强直及多汗，无中枢神经系统受累的表现，不支持；患者肌电图除神经兴奋性增高的表现外无周围神经损害的证据，不支持周围神经病或运动神经元病等继发的周围神经兴奋性增高；僵人综合征主要为中枢神经系统抑制功能障碍所致，主动肌和拮抗肌同时收缩，非周围神经兴奋性增高，不支持。

【小结和要点】

患者亚急性起病的神经性肌强直、失眠、及自主神经功能异常（多汗、排便费力）、脑电图提示中枢神经系统受累以及血 CASPR2 及 LGI1 抗体阳性，诊断 Morvan 综合征。患者 IVIg、激素免疫治疗有效。

最终诊断：VGKC 抗体相关神经系统病变，Morvan 综合征。

（刘明生）

十九、僵人综合征

【病例 4-4-21】

【病历摘要】

女性，29 岁，发作性左侧肢体麻木，躯干及肢体僵硬近 2 年。

患者 2 年前无明显诱因出现左侧上下肢触电样麻木感，每次持续 1 分钟左右完全恢复，不伴意识障碍，平均每周发作 1~2 次。于外院就诊，头部 MRI 提示"双侧海马、颞叶内侧长 T_2 信号"，脑电图可见局灶性尖波，口服卡马西平早 300mg 晚 200mg，发作次数减少。1 个月后逐渐出现腰部紧张僵硬感，后伸费力，起动时明显。1 年前间断出现行走时左下肢僵硬，运动开始时明显，之后略好转，走较长时间后再次出现。患者于外院运动障碍专科门诊行 PET/CT 多巴胺转运体显像未见异常，行腰穿脑脊液常规、生化未见异常。上述症状持续加重，至半年前行走时需人搀扶。4 个月前送检，查血及脑脊液抗谷氨酸脱羧酶抗体（GAD 抗体）均为 1∶320，于外院住院 IVIg 治疗，及甲泼尼龙 48mg 口服，每天 1 次，自觉僵硬症状较前减轻，持续半个月左右，发作性左侧肢体麻木频率减少，每个月 2~3 次。

既往史、个人史和家族史无特殊。

神经系统体格检查发现：神志清楚，记忆力、逻辑分析能力减退。脑神经未见异常。四肢肌力 5 级，双上肢肌张力正常。四肢深浅感觉未见明显异常。左下肢肌张力增高，双上肢腱反射对称活跃，左下肢腱反射较右侧亢进。双侧下肢病理反射阳性。左侧轮替动作缓慢，双侧指鼻试验、双侧跟 - 膝 - 胫试验稳准。左下肢拖曳步态，启动困难，左上肢协同动作减少。

神经传导及肌电图结果见表 4-4-43 和表 4-4-44；表面肌电图结果见图 4-4-21。

表 4-4-43　运动和感觉神经传导测定结果

运动神经	潜伏期 /ms	波幅 /mV	传导速度 /(m·s⁻¹)
左正中神经			
腕 - 拇短展肌	2.95	12.4	
左尺神经			
腕 - 小指展肌	2.19	12.1	
左胫神经			
踝 - 踇展肌	3.94	35.2	
左腓神经			
踝 - 趾短伸肌	3.37	10.4	
腓骨小头下 - 趾短伸肌	10.2	11.8	46.9

F 波：左正中神经出现率 100%，潜伏期 24.8ms，传导速度 70.9m·s⁻¹

感觉神经	潜伏期 /ms	波幅 /μV	传导速度 /(m·s⁻¹)
左正中神经			
拇指 - 腕	1.87	79.2	48.1
中指 - 腕	2.69	47.4	53.9
左尺神经			
小指 - 腕	1.92	14.5	59.9

续表

感觉神经	潜伏期 /ms	波幅 /μV	传导速度 /（m·s⁻¹）
左胫神经			
踇趾 - 踝	4.72	4.2	37.1
左腓神经			
踝 - 腓骨小头下	5.60	4.7	58.9

表 4-4-44　针电极肌电图

肌肉	安静	MUP 时限 /ms	MUP 波幅 /μV	多相波 /%	募集 /mV
左三角肌	（−）	14.3（19%↑）	434	0	2.7
左股四头肌		14.1（18%↑）	492	25	3.2
左 L₄ 脊旁肌	可见 MUP	—	—	—	—
左腹直肌	持续发放	—	—	—	—

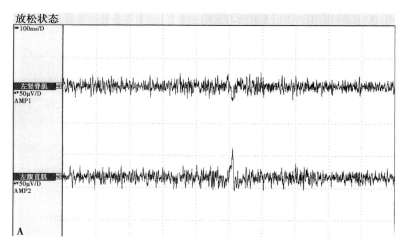

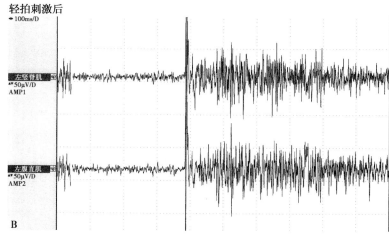

图 4-4-21　表面肌电图

　　左 L₄ 竖脊肌 - 左腹直肌多通道表面肌电图记录，安静状态可见 MUP 持续发放，轻拍刺激后可见明显同步肌电发放。

【EMG 结果分析】

患者运动及感觉神经传导测定未见异常。针电极肌电图安静状态可见左股四头肌、左 L_4 脊旁肌、左腹直肌 MUP 持续发放，运动单位无明显改变。多通道表面肌电图记录，可见轻拍刺激后左竖脊肌、左腹直肌同步肌电发放。提示主动肌和拮抗肌同时收缩。

【临床诊断思路】

（1）定位诊断：患者临床表现为发作性左侧肢体麻木，符合癫痫发作表现，结合认知功能减退，提示有皮层受累，双侧下肢病理反射阳性提示锥体束受累。慢性进展的躯干及左下肢僵硬感，左下肢肌张力增高，左侧轮替动作缓慢，行走启动慢，临床需要考虑锥体外系病变可能，也需要注意有无脊髓闰绍细胞病变导致的肌肉兴奋性异常相关疾病，肌电图所见支持主动肌和拮抗肌同步收缩，而非交替节律性收缩，更支持后者。

（2）定性诊断：患者青年女性，主要表现为发作性症状，以及中轴为主的肌肉僵硬，血及脑脊液抗 GAD 抗体（+），肌电图可见主动肌和拮抗肌同步收缩，运动单位正常，考虑僵人综合征，癫痫发作及认知减退考虑为抗 GAD 抗体相关脑病，可归属于自身免疫性脑炎范畴。对于单独以躯干及肢体僵直为主要表现者，还需与多巴反应性肌张力障碍和青年帕金森病鉴别，但该患者有明显脑病表现，因此可排除这两类疾病。

（3）需要补充的检查：抗核抗体（ANA）18 项：抗 Ro52 抗体弱阳性。胸腹盆增强 CT：双肺下叶淡片索条影。甲状腺超声正常。复查腰穿脑脊液压力 130mmH$_2$O，脑脊液常规细胞总数 152×10^6/L，WBC 12×10^6/L，脑脊液生化正常，血及脑脊液抗 NMDAR 抗体、抗 Hu-Yo-Ri 抗体（-），血抗 GAD65 抗（+）1∶100，脑脊液抗 GAD65 抗体（+）1∶320，抗脑脊液抗 SOB 抗体（+），脑脊液 OB 阳性（+）。

患者入院后再次应用 IVIg 治疗，继续口服甲泼尼龙并缓慢减量，加用吗替麦考酚酯 0.25g，每天 2 次，1 周后加量至 0.5g，每天 2 次，巴氯芬 10mg，每天 3 次和阿普唑仑 0.4mg，每晚 1 次，因患者皮疹将卡马西平换为左乙拉西坦 500mg，每天 2 次，患者躯干及下肢僵硬较前明显缓解。

（4）讨论：患者青年女性，主要表现为慢性进展的中轴为主的僵硬感及癫痫发作，肌电图可见安静状态 MUP 持续发放，主动肌和拮抗肌同步收缩，结合抗 GAD 抗体阳性，免疫治疗及巴氯芬治疗有效，考虑僵人综合征诊断明确。大部分僵人综合征患者有抗 GAD 抗体的阳性，还有部分副肿瘤性僵人综合征的患者有抗 amphiphysin 抗体的阳性。本患者已行肿瘤相关筛查，无阳性发现。僵人综合征患者可合并共济失调、癫痫等，称为僵人叠加综合征，也考虑和抗 GAD 抗体相关。近年来随着对自身免疫性脑炎认识的深入，抗 GAD 抗体阳性患者，可以归类为自身免疫性脑炎，该患者有癫痫发作、智能减退，锥体外系症状，符合抗 GAD 抗体相关自身免疫性脑炎表现。

【小结和要点】

患者慢性进展的中轴为主的僵硬感及癫痫发作，多通道肌电图提示主动肌和拮抗肌同步收缩，抗 GAD 抗体阳性，免疫治疗有效，支持僵人综合征的诊断，其他的辅助检查排除了副肿瘤综合征等可能。

最终诊断：僵人综合征，抗 GAD 抗体相关。

（刘明生）

二十、多系统萎缩

【病例 4-4-22】小脑型多系统萎缩

【病历摘要】

男性,48 岁,体位变化时头晕 4 年余。

4 年前(2005 年)开始出现头晕,坐下休息或蹲下可缓解,天气热、活动后症状明显。发作时血压偏低,最低 80/60mmHg(平时 110/80mmHg)。二便正常,性功能明显减退 3 年,勃起时间短,无法射精。

既往史和家族史无特殊。

神经系统体格检查发现:神清,语利,构音尚可。脑神经未见明显异常。四肢肌力 5 级,颈肌及四肢肌张力不高,精细动作完成可。指鼻试验准,直线行走时欠稳,睁闭眼站立均不稳。四肢腱反射对称活跃,病理反射未引出。卧位血压 110/80mmHg,站立位 1 分钟血压 75/60mmHg。

肛门括约肌肌电图结果见表 4-4-45,运动单位波形见图 4-4-22;皮肤交感反应结果见表 4-4-46。

表 4-4-45　肛门括约肌肌电图结果

肌肉	安静	MUP 时限 /ms	MUP 波幅 /μV	卫星电位百分比 /%	大力收缩 /mV
肛门括约肌	(−)	23.5	762	75	单纯相 3.6

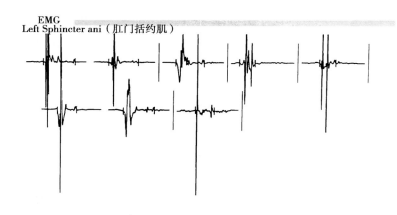

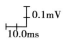

图 4-4-22　肛门括约肌肌电图

可见平均时限明显增宽达 23.5ms,出现大量卫星电位(75%),提示神经源性损害。

表 4-4-46　皮肤交感反应结果

记录	潜伏期 /ms	波幅 /mV
左掌心	1.31	0.72
右掌心	1.31	0.84
左足底	1.93	0.60
右足底	1.92	1.10

【EMG 结果分析】

肛门括约肌肌电图显示平均时限明显增宽达 19.3ms，出现大量典型卫星电位（75%），提示神经源性损害。卫星电位的出现提示神经再生的慢性特征。皮肤交感反应检查的测量值基本在正常范围内，提示无髓神经纤维未见异常。

【临床诊断思路】

（1）定位诊断：患者表现为体位性头晕，查体发现体位性低血压，无低血容量、心功能衰竭、特殊服药等是导致体位性低血压的诱因，故考虑为神经源性体位性低血压（neurogenic orthostatic hypotension，NOH）。结合患者病后出现性功能障碍，二便功能障碍，定位于自主神经系统。查体中发现行走不稳，动作欠灵活，睁闭眼站立均不稳，定位于小脑及其联系纤维。

（2）定性诊断：慢性起病，逐渐进展，突出症状表现为神经源性体位性低血压，伴有尿便障碍、性功能障碍等其他自主神经损害及轻微的小脑共济失调，考虑神经系统退行性疾病，特别是多系统萎缩（multiple system atrophy，MSA）。本病依据运动系统受累的表现分为两种类型：帕金森型多系统萎缩（multiple system atrophy-Parkinsonian，MSA-P）和小脑型多系统萎缩（multiple system atrophy-cerebellar，MSA-C）。依据诊断级别再分为可能的（possible）和很可能的（probable）。本例患者的情况符合很可能的 MSA-C。需要鉴别：①其他中枢神经系统变性疾病导致的神经源性体位性低血压，包括帕金森病、单纯性自主神经功能障碍（pure autonomic failure，PAF）、路易体痴呆，它们都属于突触核蛋白病家族。帕金森病伴随神经源性体位性低血压的机会约为 30%，但是多数都没有临床症状，本例以症状性体位性低血压为主要表现，而帕金森病症状 4 年尚未出现，因此不符合。PAF 一般病程较长，路易体痴呆以痴呆为主要临床症状，均与本例不符。②伴体位性低血压的周围性自主神经功能障碍，常见于伴有小纤维损害的周围神经病，如糖尿病、淀粉样变性、免疫介导的周围神经病、遗传性感觉和自主神经病、炎性周围神经病等，代谢、感染、中毒等原因导致的周围神经病也有可能出现体位性低血压表现。本例无周围神经病的表现，皮肤交感反应没有小纤维受累的证据，不支持。

（3）需要补充的检查：头部 MRI 的结果显示，脑桥和小脑萎缩，脑桥十字征。未见白质异常信号。脑室形态正常。患者血常规、肝肾功能正常，甲状腺功能正常。

（4）讨论：本例患者临床是以体位性头晕和体位性低血压为突出表现的自主神经病变，肛门括约肌肌电图显示神经源性损害，结合小脑体征拟诊 MSA。MSA 在肛门括约肌中的典型表现是，在疾病早期即可出现以大量卫星电位为特征的神经源性损害。但是，由于这种表现并非仅见于 MSA，因此在进行结果解读的时候必须结合临床，不能武断地把肛门括约肌肌电图出现神经源性损害等同于 MSA 的临床诊断。

【小结和要点】

神经系统变性病的确诊难在缺乏诊断特异性的标志物，因此更加需要综合临床及辅助检查的信息。本例患者表现为慢性起病、逐渐进展的自主神经损害，神经源性体位性低血压是核心症状，由此展开鉴别诊断。查体还发现异常的小脑体征，为 MSA-C 提供了进一步的依据。肛门括约肌肌电图结果和影像学的典型表现均符合临床诊断。治疗上可使用米多君或屈昔多巴治疗体位性低血压，配合弹力袜等辅具，适度康复训练，加强照料，避免跌倒等意外。对于退行性疾病，定期随诊也非常重要，以发现陆续出现的疾病全貌，并及时给予诊断调整和治疗补充。

最终诊断：小脑型多系统萎缩（MSA-C），伴神经源性体位性低血压。

（王　含）

【病例 4-4-23】帕金森型多系统萎缩

【病历摘要】

男性，59 岁，尿便障碍 2 年，动作迟缓 1 年。

2 年前开始尿急、尿频，并逐渐发展为尿失禁，当地行前列腺切除术，症状无改善，数月前出现尿潴留，插尿管至今。1 年前出现动作缓慢和发僵，但不伴震颤。按照"颈椎病""脑血管病"治疗无效。曾用过美多芭（每天 3 次，1 次 1/4 片，每片 125mg）治疗 1 个月无效。站立时头晕，多次出现意识丧失，发现体位性低血压。

既往史：糖尿病 2 年。家族史：无特殊。

神经系统体格检查发现：神清，语音低，构音尚清。可独立行走，小步，上肢无摆动，下肢拖地，动作不连贯。眼球活动不灵活，上下视充分，双侧瞳孔不等大，形状欠规则，左侧较右侧明显，瞳孔对光反射迟钝。头面部出汗对称，鼻唇沟对称，伸舌居中。四肢肌力 5 级，肌张力增高（铅管样强直），右侧著，未见震颤。双侧轮替慢，小幅，迟疑。指鼻试验准。上肢腱反射对称引出，下肢腱反射偏低，病理反射未引出。双侧掌颏反射（+），吸吮反射（+）。留置尿管。血压：（卧）130/90mmHg，（立）100/80mmHg。

肛门括约肌肌电图结果见表 4-4-47，运动单位波形见图 4-4-23。

表 4-4-47　肛门括约肌肌电图结果

肌肉	安静	MUP 时限 /ms	MUP 波幅 /μV	多相波 /%	卫星电位百分比 /%	募集 /mV
肛门括约肌	0	17.7	452	30	40	单纯相 2.0

【EMG 结果分析】

患者肛门括约肌肌电图，结果显示平均时限明显增宽达 17.7ms，出现大量典型卫星电位（40%），提示神经源性损害。卫星电位是一种特殊的电生理现象，其特点是与主波有锁时关系。可能的机制包括：①神经源性疾病导致部分运动单位传导速度减慢；②再生轴突的远端或侧支传导速度改变；③新形成的运动单位终板区较为分散；④单个肌纤维或纤维束的异常传导。多系统萎缩患者肛门括约肌肌电图发现卫星电位的机会可高达 96.2%。肛门括约肌肌电图出现大量卫星电位提示神经源性损害。

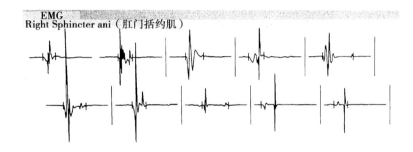

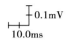

图4-4-23　MSA-P肛门括约肌肌电图

可见平均时限明显增宽达17.7ms，出现大量卫星电位（40%），提示神经源性损害。

【临床诊断思路】

（1）定位诊断：患者表现为进行性加重的排尿障碍，开始是急迫性尿失禁，外科处理没有改善，此后出现尿潴留，需要尿管辅助排尿，考虑为神经性膀胱。此外患者有体位性头晕、反复晕厥，查体发现卧立位血压相差30/10mmHg，符合体位性低血压诊断，考虑为神经源性体位性低血压（NOH）。综合考虑定位于自主神经系统。随疾病进展，患者开始出现动作迟缓，查体发现帕金森病表现，定位于锥体外系。

（2）定性诊断：慢性起病，逐渐进展，累及自主神经损害及锥体外系，表现为以尿失禁和尿潴留为主的神经性膀胱，NOH以及帕金森病，考虑神经系统退行性疾病，特别是多系统萎缩（MSA）。本例患者的情况符合很可能的帕金森型多系统萎缩（MSA-P）。需要鉴别：①原发性帕金森病（PD）。PD可以伴随一系列的非运动症状，例如神经性膀胱和NOH，但是通常症状不严重，很少会影响生活质量，而且多见于帕金森病的疾病晚期。而本例患者的自主神经功能障碍出现在帕金森病之前3年且症状非常突出，达到不能拔尿管和反复晕厥的程度，按照2015年国际运动障碍协会（movement disorder society，MDS）的PD诊断标准，患者符合两条警示标准，而没有支持标准，不能诊断PD。②可以表现为帕金森病和NOH的其他帕金森叠加综合征，例如路易体痴呆，临床上没有相应的认知损害表现，不支持。

（3）需要补充的检查：头部MRI的结果显示，脑桥和小脑萎缩。未见白质异常信号。脑室形态正常。

（4）讨论：患者临床以神经性膀胱和NOH为突出表现的自主神经病变，伴帕金森病的表现，诊断考虑MSA。MSA在肛门括约肌中的典型表现是，在疾病早期即可出现以大量卫星电位为特征的神经源性损害。但是这种表现并非仅见于MSA，因此在进行结果解读的时候必须结合临床，不能武断地把肛门括约肌肌电图出现神经源性损害等同于 MSA 的临床诊断。

【小结和要点】

患者首发症状是自主神经损害方面，是 PD 和 MSA 鉴别的特征之一，进一步的辅助检查（包括肛门括约肌肌电图和头部 MRI）可以提供支持和鉴别证据。治疗上一般是对症治疗，可使用抗帕金森病的药物对症治疗，同时使用米多君或屈昔多巴治疗体位性低血压，配合弹力袜等辅具，适度康复训练，加强照料，避免跌倒等意外。

最终诊断：帕金森型多系统萎缩（MSA-P）。

（王　舍）

二十一、进行性核上性麻痹

【病例 4-4-24】

【病历摘要】

男性，63 岁，进行性动作迟缓 2 年。

2 年前逐渐出现走路慢，不稳，上下楼梯费力，容易向后倾，尚未跌倒。吐字欠清，饮水有时呛咳。病后夜尿次数较多，否认尿失禁。家人发现患者记忆力减退。为进一步明确诊断和治疗就诊。

既往病史：糖尿病 5 年。个人史、家族史：无特殊。

神经系统体格检查发现：神清，近记忆力下降，构音略欠清。双眼上视不能，下视和水平注视基本正常。四肢肌力 5 级，四肢肌张力略高，双侧基本对称，颈肌张力明显高。指鼻试验准，精细动作完成略慢。起立需要用手撑扶，行走时身体前倾，行走缓慢，站立时自发向后倾。Romberg 征阴性。深浅感觉未见异常。四肢腱反射对称引出，未引出病理反射。

肛门括约肌肌电图结果见表 4-4-48，运动单位波形见图 4-4-24。

表 4-4-48　肛门括约肌肌电图结果

肌肉	安静	MUP 时限 /ms	MUP 波幅 /μV	卫星电位百分比 /%	募集 /mV
肛门括约肌	（−）	15.5	613	50	单纯相 3.0

【EMG 结果分析】

患者肛门括约肌肌电图，结果显示平均时限明显增宽，出现大量卫星电位，提示神经源性损害。

【临床诊断思路】

（1）定位诊断：患者表现为运动迟缓和平衡障碍，查体发现颈肌为主的肌张力增高，精细动作完成不好，考虑为帕金森病，定位于锥体外系。眼球垂直注视障碍，其余各项活动正常，考虑为核上性凝视麻痹，定位于中脑水平。夜尿次数增多，不排除自主神经受累。记忆力减退，提示皮层功能有受损。

（2）定性诊断：慢性起病，逐渐进展，表现出帕金森病，此外还有自主神经和认知损害等提示神经系统广泛累及，考虑神经系统退行性疾病。中脑受累的表现值得特别警惕进行性核上性麻痹（PSP）。本病分型较多，按照 2017 年国际运动障碍协会（Movement Disorder

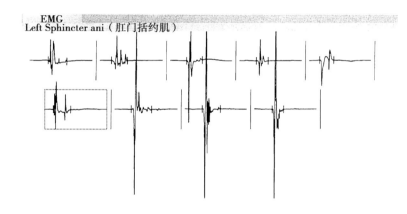

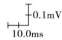

图 4-4-24 肛门括约肌肌电图
可见平均时限明显增宽达 15.5ms，出现大量卫星电位（50%），提示神经源性损害。

Society，MDS）诊断标准包括运动受损和认知受损两大类表型，本例以帕金森病为主，兼有认知轻度受损表现，故重点考虑运动受损中的表型，包括 RS 型、P 型、PGF 型、CBS 型。患者病程 2 年，有典型的眼球垂直凝视麻痹，站立有自发后倾，符合 RS 型表现。需要鉴别：①多系统萎缩。本病包括两种临床表型：帕金森型多系统萎缩（MSA-P 型）和小脑型多系统萎缩（MSA-C 型）。其中 P 型的表型需要与本例鉴别，特别是患者有可疑的自主神经受损。不过诊断多系统萎缩需要有包括尿失禁在内的急迫性尿失禁或体位性低血压，本例仅有轻微的夜尿增多症状，不符合。②帕金森病。是最常见的锥体外系疾病，也可以有包括排尿障碍、认知功能损害等非运动症状。但是根据 2015 年 MDS 的诊断标准，眼球垂直凝视麻痹是帕金森病的绝对排除标准。③继发性帕金森综合征，例如血管性帕金森综合征及正常颅压脑积水。这两种情况都可以出现步态障碍和平衡障碍，但一般不会出现垂直凝视麻痹。影像学具有一定的特征性，可资鉴别。

（3）需要补充的检查：患者头部 MRI 的结果显示，中脑萎缩，蜂鸟征。小脑和脑桥形态未见异常。未见白质异常信号。脑室形态正常。

（4）讨论：本例患者临床有较为典型的核上性眼肌麻痹，对于帕金森综合征的鉴别诊断非常关键。肛门括约肌肌电图在本例中显示为神经源性损害，易误诊为多系统萎缩。事实上，从肛门括约肌肌电图的角度，多系统萎缩和进行性核上性麻痹是无法鉴别的。本例有糖尿病史，需要鉴别平衡障碍是否是由于糖尿病导致的感觉性共济失调，但查体未见周围神经病及深浅感觉受累的证据，可以排除。

【小结和要点】
患者慢性起病，表现为逐渐进展的运动障碍，早期出现中轴受累如平衡障碍、饮水呛咳、构音不清,查体发现以锥体外系为主的广泛神经系统受累,需要考虑神经退行性疾病。影像学特征为鉴别诊断提供了主要的帮助。由于中枢神经系统退行性疾病缺乏特异度高的诊断标志物,同相异病的情况屡有发生,因此需要综合临床和实验室辅助检查的信息,慎重进行鉴别诊断。

治疗上一般是对症治疗,可使用抗帕金森病的药物,配合康复训练,加强照料,避免跌倒等意外。

最终诊断:进行性核上性麻痹。

(王 含)

第五章

值得借鉴的肌电图报告

第一节　肌电图报告书写注意事项

书写报告是肌电图检测中最重要和关键的一步，直接体现了肌电图检测者的临床思维能力和诊断思路，报告的准确性对临床诊断有重要的提示作用。某些疾病如 ALS，肌电图的结果可直接提示诊断。

正确的肌电图报告来源于：①准确地取得肌电图数据；②正确解读肌电图数据，并结合临床。肌电图检查时，在保证方法学正确的前提下，一个项目通常会进行多次重复检查，获取数据时通常选择最佳的数据。工作中常见到的错误的肌电图报告有：①患者有疾病而肌电图结果正常；②患者无疾病而肌电图结果异常；③患者有疾病肌电图结果也有异常，但肌电图结果与临床症状不符合，导致临床的误解。

一、肌电图报告书写的原则

肌电图检查是神经系统检查的延伸，在没有进行正确详细的临床查体之前不应该进行电生理的检查。每次检查必须根据患者的体征进行制定检查方案，在进行临床信息分析后进行初步的定位诊断才能开始神经传导和肌电图检查，并随时进行数据分析决定下一步检查项目，尽量完善检查内容。

1. 如果在临床正常的区域出现了显著的电生理异常，先要考虑技术原因，准确的数据来源于正确的机器设置和正确的操作。技术原因容易导致数据的异常。如果有疑问，也需要重新对患者进行临床查体，以免漏掉患者未诉及的症状和体征。

2. 临床上没有明确的症状，而肌电图结果提示存在的微小的异常，这可能是由非病理性的因素导致，这些异常要慎重判断，可以描述，但不要轻易将其作为某种疾病诊断的依据。

3. 在有病变的部位进行检测，肌电图数据未见异常这是很常见的现象，主要的原因有：①外伤性疾病导致神经损伤的早期，如果神经传导检查跨越损伤位置而在部位在病变部位远端进行检测，此时神经远端沃勒变性尚未开始，这时检测到的神经传导是正常的，针电极肌电图也只表现为募集减少而其他数据正常；②病变轻微或者在损害的早期，虽然患者有症状，但数据尚在正常值范围，对患者而言可能已经是异常（例如患者本来的神经传导是 60m/s，病变时检测到 50m/s，可能和正常参考值对比仍在正常范围，但患者已有无力症状），因此要患者自身双侧对比；③理解正常值的意义：正常值是实验室根据取样的正常人群 95%～99% 置信区间（不同实验室有些区别），而非所有正常人都落在正常值区间也可落在正常值区间以外。

4. 电诊断检查方案是一个动态的过程,不同患者的检查有一定的共性,但是每例患者的临床表现甚至疾病不同时期各不相同、各有特点,检查应有针对性地进行。根据检查所见,随时调整检查方案,得出可以解释患者临床症状的结果。

5. 电生理检测能够提示诊断线索,有助于定位,肌电图数据可以帮助判断病程和疾病严重程度,根据是否脱髓鞘和轴索病变帮助定性诊断,但是单独的肌电图报告不能进行病因诊断。

二、书写报告的格式

1. 基本信息姓名,出生日期,检查编号,检查日期,检查者。

2. 病史描述有关病史、神经系统体格检查结果及相关的实验室检查结果,得出初步临床诊断。病史和体格检查要以神经肌肉疾病临床表现为中心,形成初步的神经肌肉疾病定位诊断。

3. 描述有关检测内容:①神经传导速度,刺激和记录的部位、距离、潜伏期、传导速度及波幅等,并对照正常值或正常侧计算数据偏离程度(波幅低于正常低限为异常,速度低于正常低限或较平均值减慢 20% 以上为异常,末端潜伏期长于正常值高限或延长 20% 以上为异常);②F 波和 H 反射,记录潜伏期、出现率和速度;③针电极肌电图,记录检测肌肉的名称及各种生理状态下的肌电活动的变化,包括插入电位,自发电位,MUP 的波形多相波比例,时限(缩短或增宽的百分比增宽大于 20% 为神经源性损害,缩窄大于 20% 为肌源性损害)、波幅,募集相(单纯相且波幅超过 4mV 提示神经源性损害,病理干扰相且波幅低于2mV 提示肌源性损害);④其他检查的结果,如 RNS 结果等。

4. 结论根据描述的结果写出初步的结论,尽可能为临床提供帮助。结论的形式可分为神经源性损害(广泛或局部),神经根,神经丛损害,周围神经损害,单神经损害,肌肉损害等(具体见第二节)。

5. 审核负责技术操作的技师或医生将全部的检测结果和相关结论记录到报告上,由有经验的负责临床神经电生理的医生再次复核签字。

第二节　规范的肌电图结果和报告

根据神经传导和针电极肌电图结果,区分神经源性损害和肌源性损害,常见的神经源性和肌源性损害的书写形式包括如下几项。

一、神经源性损害

1. 广泛神经源性损害(提示前角细胞损害的可能)电生理广泛神经源性损害的意义是脊髓各个节段(颅段、颈段、胸段、腰骶段)的相应下运动神经元均受累,在多数病例中向临床医生提示前角细胞病变(如 ALS)的可能。典型的 ALS 在针电极肌电图上应表现为广泛分布的损害,但是"广泛神经源性损害"并非一定是 ALS。例如颈神经根、胸神经根和腰骶神经根同时存在病变时也可表现为广泛神经源性损害。

2. 上肢或下肢(局部)神经源性损害局部或节段的神经源性损害提示局部病变,如颈神经根病、臂丛病变及腰骶神经根病变等。

3. 上下肢周围神经源性损害（感觉和运动纤维均受累）提示多发性神经病。由于病因不同，可表现为运动神经脱髓鞘为主的急性或慢性多发性神经病、运动感觉均受累的周围神经病及单纯感觉神经受累的周围神经病。

4. 单神经损害或多发性单神经病多为嵌压性周围神经病，左尺神经损害（肘上 - 肘下节段）提示肘管综合征，正中神经腕部损害提示腕管综合征。也可以是血管炎性损害导致的单神经病或多发性单神经病。

二、肌源性损害

肌源性损害通常提示肌肉病变。见于炎性肌病、进行性肌营养不良和其他原因的肌病。在肌肉损害的疾病中，全身不同肌肉损害的严重程度可以有很大差别，且同一块肌肉的不同肌纤维损害程度也会有所不同，因此检查前需要进行临床查体，选择受累明显的肌肉进行检查，且检查时针电极需要多角度进针，记录不同的运动单位，观察肌肉损害是否有灶性的特点。

三、神经肌肉接头损害

神经肌肉接头损害的特殊性在于神经传导和肌电图均正常，而需要 RNS 出现阳性帮助定位诊断。神经肌肉接头前膜病变表现为与临床不相称的 MNCV 波幅下降，当出现这种情况时要加做高频重复刺激或短时运动诱发试验，波幅明显递增（增加 1 倍以上要怀疑此部位病变）。如怀疑突触后膜病变，低频 RNS 更有临床诊断价值，面部肌肉或肢体近端肌肉阳性率高。

第三节　肌电图报告书写常见问题

一、肌电图结果与临床不一致

肌电图检测作为一种辅助检查手段，具有其敏感性和特异性。

1. 方法学因素在症状体征明确的腕管综合征中，常规的正中神经 MNCV 和 SNCV 检测方法的异常率仅有 80%，这和检查的技术方法有关。

2. 正常值的意义正常值是根据正常人的数据分布做出的区间，因此存在正常人数据分布在正常值范围之外的情况，对于无症状体征的正常人，肌电图数据的异常要慎重解释。而对于患者早期或病变轻微时，肌电图数据仍然在正常值区间，此时虽然结果正常，但不能由此得出排除疾病的诊断。

二、肌电图与病理不一致的临床病例分析

肌电图作为一种辅助检查手段，得到的是神经和肌肉的生理功能数值，间接反映神经肌肉的病变。肌电图对轻微的肌肉损害不敏感，而病理的结果也可能因未取到病变的肌肉组织而出现假阴性。因此，肌电图和病理可作为互相佐证和补充，通常情况下，肌肉病理是炎性肌病诊断的"金标准"。

三、肌电图技术因素对结果的影响

1. 干扰和环境因素技术来源。①50Hz交流电干扰；②记录时电缆运动可能会产生静电效应而导致伪迹；③电极-皮肤接触面不牢或因皮肤被拉伸而造成干扰；④较高的电极-皮肤电极阻抗；⑤来自肌电图仪固有的噪声（例如来自放大器的半导体）；⑥生物医学器械（例如起搏器）。

2. 生物来源包括心电干扰和邻近肌肉信号干扰。

3. 肌电图仪器设置，具体如下：

（1）低频和高频滤波以及敏感度和扫描速度的设置。放大器滤波影响波形，但可用于减少刺激伪迹。调高低频滤波会导致那些缓慢变化的信号的波幅减小、波形失真；更重要的是，它还会延长动作电位的潜伏期。调低高频滤波会降低动作电位的波幅和上升时间。如果使用过低的高频滤波，系统将不能充分记录电位的上升部分，这可导致动作电位波幅降低、相位数减少。

（2）灵敏度和扫描速度设置可影响动作电位的潜伏期和时限的测量，包括CMAP、SNAP及MUP等。灵敏度增高（如从10mV/D到5mV/D），测量出的动作电位的潜伏期会缩短，时限会延长；扫描速度增快（如从5ms/D到10ms/D），测量出的动作电位的潜伏期及时限均会增加。

（3）刺激强度：高强度刺激会产生更大的刺激伪迹，且让受试者更不舒服。在强刺激的情况下，电流可能从阴极逸出而刺激到离阴极一定距离的神经纤维，有时还可能使邻近的其他神经兴奋，这样会导致潜伏期错误或导致波的形态改变。在运动神经检查中，刺激伪迹对CMAP波形造成的影响很小；但感觉神经波幅通常较小，更容易受刺激伪迹的影响。如果刺激电极和记录电极之间的距离很短，可能会在记录的信号上产生一个很大且扭曲的刺激伪迹。可以通过以下几种方法减小伪迹：①擦拭刺激电极下的皮肤来降低皮肤阻抗；②重新放置地线位置；③调转刺激电极阳极的方向；④利用肌电图软件带有的工具进行信号的处理。

4. 距离测量及记录时肌肉状态在进行距离测量时，关节摆放的位置可影响长度的测量，如伸肘和屈肘时测量肘上到肘下的距离会有很大差异，通常情况下测量距离时关节应放置在中立位。在神经传导检查时肌肉应处于放松状态，如果所记录的肌肉处于收缩状态，记录的波幅及形态都会受到影响。

5. 温度对神经传导影响较大，温度降低会使动作电位潜伏期延长、时限增宽，而波幅可能会轻度增高。肌电图检查时体表温度应该大于32℃。

四、肌电图数据和图形的重要性

1. 大小运动单位并存 当获得的运动单位大小混杂存在时，平均后的运动单位时限可能仍然落在正常值区间内，而导致错误地认为运动单位数据正常。这时就需要通过观察运动单位图形来帮助判断肌电图是否存在异常。大小运动单位并存的情况一般见于以下情况：①进行性神经源性损害的早期，再生的运动单位还非常小时；②长期慢性的肌肉病变；③神经源性损害和肌源性损害同时存在的疾病。

2. 波形离散和传导阻滞导致的波幅下降 当神经存在脱髓鞘时，同一根神经中的不同神经纤维传导速度可能出现较大的区别，这可以导致 CMAP 波的波形离散；甚至在传导时可能会因信号丢失导致部分神经纤维无法兴奋出现传导阻滞。上述两种情况下动作电位波幅常会出现降低。此时若只看波幅可能会误认为是由于轴索损害导致降低，但如果能够结合波的形态和传导速度的数据，可以判断出是脱髓鞘导致还是轴索损害导致的波幅降低。

五、不同疾病肌电图的动态变化

肌电图数据采集只能反映检查时神经肌肉的状态，因此对有病程迁延或疾病变化的疾病，肌电图要注意动态变化。如多发性肌炎在活动期由于肌纤维破坏，肌膜不稳定，安静时出现纤颤电位和正锐波等异常自发电位，随着治疗后病情改善，肌膜稳定后异常自发电位会消失。在代谢性疾病的有害代谢物堆积时症状严重，神经或肌肉病变可出现神经传导或肌肉异常，而在代谢改善后有害代谢物减少，病情减轻，神经肌肉疾病可有部分或全部恢复，如卟啉病在急性发作期可出现神经传导异常，治疗后神经传导可恢复。某些线粒体肌病在病情减轻时异常肌电图也可有改善。

第四节 肌电图检测中的不足和注意事项

1. 主观性 首先，由于肌电图检测策略的制订和数据的获得以及数据分析都由肌电图医生来引导，因此有很大的主观性，受限于肌电图医生对肌电图和神经肌肉疾病的理解。其次，很多实验室对 MUP 不再采取定量的方式而用定性的方式，这更取决于肌电图采集医生的经验。最后，在复查和随诊的过程中，如果采用 MUP 定性的方式不能对 MUP 前后的定量变化进行比较。因此对神经内科神经肌肉疾病而言，最好的方式是进行定量的 MUP 测定，尤其是病情轻微的肌病。

2. 对肌病不敏感 肌病由于病变早期呈灶性分布，可能会在针电极肌电图检查时有所遗漏（未采集到病变部位），因此对于怀疑肌病的肌肉，建议采集 20 个不同的 MUP，以提高发现肌源性损害的敏感性。

在 MUP 采集过程中，肌电图医生习惯性地采集形态为三相且波幅较高的 MUP，而忽略掉那些形态多样、波幅较低的波。但在肌肉损害的疾病中，这样的波的比例会明显增高。当这些波被忽略时，会导致采集的 MUP 偏大或不具有代表性，从而导致假阴性的出现。另外，肌电图对神经源性损害比肌源性损害更敏感。

3. 不同时期的肌电图表现不同 在神经病变时，常规神经传导检查的刺激部位和记录部位如果不跨越病变部位，在急性期 7～10 天内，远端神经传导可以正常。在 7 天后远端开始沃勒变性后，远端记录的动作电位波幅和速度才会出现异常。急性期针电极肌电图仅可以见到募集减少，需要在 2 周后病变远端肌肉可能才能出现纤颤或正锐波。

第五节 神经和肌肉影像学的价值与不足

近年来影像学技术对神经肌肉疾病的诊断应用逐渐增多。神经肌肉疾病的影像学检测主要包括磁共振和超声。影像学可以反映神经或肌肉的形态学特点，肌电图主要反映神经肌肉疾病的电生理功能状态。

周围神经超声可以对大部分肌电图能够检测的神经进行检测。神经超声可以对周围神经的神经干,如正中神经,从腕部一直扫描至腋部进行连续扫描,操作简单快速。可以获取神经的横截面积、周径和神经束信号的变化,有无血流信号异常等数据,还能观察与邻近组织及神经之间的关系,有无压迫损伤等。多种周围神经病可以出现神经横截面积增大的表现,且不同疾病的横截面积增大程度不同,结合临床可有助于鉴别诊断。目前神经超声在CIDP、MMN、CMT1A 等诊断和鉴别中的应用越来越多,但神经超声的影像学改变并不特异,必须与临床和肌电图联合进行分析才有一定的价值。神经超声也可以对臂丛进行检测,但由于腰骶丛位置较深,超声无法探测到。

磁共振主要用于臂丛、腰骶丛以及嵌压部位的成像,可以较为清晰地显示局部神经结构的异常,但较为费时,目前也较难对神经的增粗程度进行定量分析。

肌肉 MRI 在多种肌病的诊断中发挥了一定作用,在肌营养不良疾病中常常表现为对称性部分肌群的脂肪化、萎缩,在炎性肌病则可见不规则分布的斑片状水肿改变。这些改变在临床上可以有助于提供肌病的病因线索,但必须要与肌电图和临床结合。肌肉 MRI 的改变同样没有特异性,运动神经元疾病或周围神经病也可能和肌病一样出现肌肉 MRI 上的异常信号,尽管其分布特点有所不同,但在某些情况下想完全区分仍有难度,如肯尼迪病患者,也可以出现大腿对称性肌肉信号的异常。

对肌肉组织进行超声和 MRI 检测均有一定的辅助价值,对于深部肌肉的探测超声不如MRI 敏感。超声对运动神经元疾病的肌肉束颤具有较高的应用价值,可在一定程度上为运动神经元病的诊断提供线索。但是两种影像学结果在对神经和肌肉损害进行解释时,必须与临床和肌电图结合。

(管宇宙)

缩略词对照表

A-CIDP	acute onset CIDP	急性起病的 CIDP
ADM	abductor digiti minimi	小指展肌
AIDP	acute inflammatory demyelinating polyneuropathy	急性炎性脱髓鞘性多发性神经病
ALS	amyotrophic lateral sclerosis	肌萎缩侧索硬化
AMAN	acute motor axonal neuropathy	急性运动轴突性神经病
AMSAN	acute motor and sensory axonal neuropathy	急性运动感觉轴突性神经病
APB	abductor pollicis brevis	拇短展肌
BBE	Bickerstaff brainstem encephalitis	Bickerstaff 脑干脑炎
BMD	Becker muscular dystrophy	贝克肌营养不良
BR	blink reflex	瞬目反射
CB	conduction block	传导阻滞
CIDP	chronic inflammatory demyelinating polyneuropathy	慢性炎性脱髓鞘性多发性神经病
CK	creatine kinase	肌酸激酶
CMAP	compound muscle action potential	复合肌肉动作电位
CMT	Charcot-Marie-Tooth disease	沙尔科 - 马里 - 图思病，又称腓骨肌萎缩症
CRD	complex repetitive discharge	复合重复放电
CTS	carpal tunnel syndrome	腕管综合征
dHMN	distal hereditary motor neuropathy	远端型遗传性运动神经病
DMD	Duchenne muscular dystrophy	Duchenne 肌营养不良，又称进行性假肥大性肌营养不良
DML	distal motor latency	远端运动潜伏期
EDB	extensor digitorum brevis	趾短伸肌
EMG	electromyogram	肌电图
ETF	electron transfer flavoprotein	电子转运黄素蛋白
FD	fiber density	纤维密度
FPP	familial periodic paralysis	家族性周期性麻痹
GBS	Guillain-Barré syndrome	吉兰 - 巴雷综合征
GSD	glycogen storage disease	糖原贮积症
HIV	human immunodeficiency virus	人类免疫缺陷病毒

HMN	heredity motor neuron diseases	家族性运动神经病
HOKPP	hypokalemic periodic paralysis	低钾性周期性麻痹
HYPP	hyperkalemic periodic paralysis	高钾性周期性麻痹
ICMUC	ideal case motor unit count	理想状态运动单位计数
IPI	interpotential interval	波间期
MDS	Movement Disorder Society	运动障碍协会
MFS	Miller-Fisher syndrome	Miller-Fisher综合征，米 - 费综合征
MG	myasthenia gravis	重症肌无力
MIPI	mean interpotential interval	平均波间期
MMN	multifocal motor neuropathy	多灶性运动神经病
MNCV	motor nerve conduction velocity	运动神经传导速度
MSA	multiple system atrophy	多系统萎缩
MUNE	motor unit number estimates	运动单位数目估计
MUNIX	motor unit number index	运动单位数目指数
MUP	motor unit potential	运动单位电位
MUSIX	motor unit size index	运动单位大小指数
NCS	nerve conduction study	神经传导检查
NL	neurolymphomatosis	神经淋巴瘤病
NOH	neurogenic orthostatic hypotension	神经源性体位性低血压
PAF	pure autonomic failure	单纯性自主神经功能障碍
PCB	probable conduction block	可能的传导阻滞
PD	Parkinson disease	帕金森病
PMA	progressive muscular atrophy	进行性肌萎缩
PSP	progressive supranuclear palsy	进行性核上性麻痹
RNS	repetitive nerve stimulation	重复神经电刺激
SBMA	spinal and bulbar muscular atrophy	脊髓延髓性肌萎缩
SFEMG	single-fiber electromyography	单纤维肌电图
SIP	surface electromyographic interference patten	表面电极记录的干扰相
SMA	spinal muscular atrophy	脊髓性肌萎缩
SNAP	sensory nerve action potential	感觉神经动作电位
SSR	skin sympathetic response	皮肤交感反应
TA	tibialis anterior	胫骨前肌
TD	temporal dispersion	波形离散
TPP	thyrotoxic periodic paralysis	周期性麻痹
TTR	transthyretin	甲状腺素转运蛋白
TTR-FAP	transthyretin-related familial amyloid polyneuropathy	转甲状腺素蛋白相关家族性淀粉样多发性神经病
VAS	visual analogue scale	视觉模拟评分